·四川大学精品立项教材·

临床肿瘤学

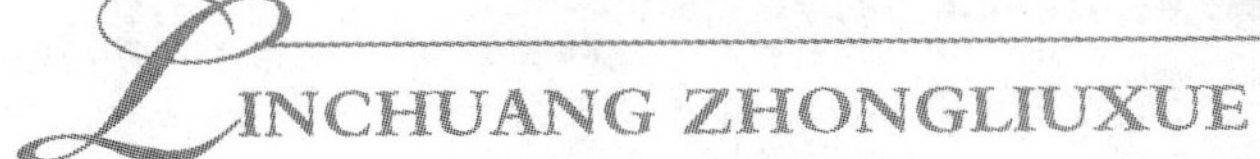

LINCHUANG ZHONGLIUXUE

第二版

主　编　卢　铀

副主编　李　平　任　莉　易　成　徐　泳

编　者（按姓氏笔画排序）

丁振宇　马　钦　马学磊　王丹青　王永生
王红静　牛　挺　勾红峰　方　堃　尹如铁
邓窈窕　艾　平　卢　铀　成　科　朱　江
任　莉　刘　明　刘　磊　刘卫平　刘咏梅
刘继彦　李　平　李　进　李　梅　李　潞
李志平　李俊英　李清丽　杨　烈　吴　昕
邱　萌　余　敏　余春华　邹立群　沈亚丽
张新星　陈　烨　陈念永　卓洪宇　易　成
易亭伍　罗　峰　周　麟　周晓娟　郑　鸿
郑儒君　赵娅琴　柏　森　姜　愚　宫友陵
徐　泳　郭文浩　黄媚娟　曹　丹　彭　枫
蒋晓芹　鄢　希　薛建新

四川大学出版社

责任编辑：朱辅华
责任校对：唐明超
封面设计：墨创文化
责任印制：王　炜

图书在版编目(CIP)数据

临床肿瘤学 / 卢铀主编. —2 版. —成都：四川大学出版社，2015. 11
ISBN 978-7-5614-9122-5

Ⅰ. ①临… Ⅱ. ①卢… Ⅲ. ①肿瘤学 Ⅳ. ①R73

中国版本图书馆 CIP 数据核字（2015）第 272955 号

书名　临床肿瘤学(第二版)

主　编　卢　铀
出　版　四川大学出版社
地　址　成都市一环路南一段 24 号 (610065)
发　行　四川大学出版社
书　号　ISBN 978-7-5614-9122-5
印　刷　郫县犀浦印刷厂
成品尺寸　185 mm×260 mm
印　张　25.25
字　数　644 千字
版　次　2015 年 12 月第 2 版
印　次　2015 年 12 月第 1 次印刷
定　价　48.00 元

◆读者邮购本书，请与本社发行科联系。
电话：(028)85408408/(028)85401670/
(028)85408023　邮政编码：610065
◆本社图书如有印装质量问题，请寄回出版社调换。
◆网址：http://www.scup.cn

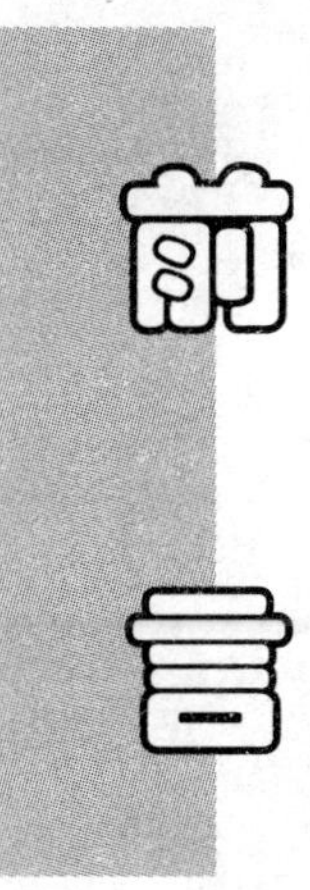

第一版《临床肿瘤学》2009年出版发行，对我校医学生本科教学，尤其在实习阶段，系统与重点学习临床肿瘤专科知识起到了重要作用，是四川大学华西临床医学院医学生学习肿瘤学的重要参考教材之一。时至今日，肿瘤转化性研究和个体化治疗理念均有了重大进展和改变，这些研究成果正在不同程度地改变着肿瘤专科医师的诊疗理念和对治疗预后的判断，以及医学生对肿瘤疾病的认识。

无疑，组织编写第二版《临床肿瘤学》势在必行。新版教材在承蒙广大师生对第一版提出许多宝贵意见与建议的基础上，做了较大改进，增加了较大篇幅，同时也传承了第一版的亮点，如各章节篇首列出内容提要，便于学生关注重点内容；正文部分充分体现规范化、个体化的诊治原则；病例分析更加贴合临床实际情况。此次再版，总论篇详细地阐述了恶性肿瘤综合治疗的观念和方法，同时对心理社会肿瘤学、肿瘤护理等新兴亚专业也做了重要介绍。各论篇涉及常见恶性肿瘤的相关诊断与处理原则，并介绍了肿瘤有关实用性最新进展。

第二版《临床肿瘤学》吸收了部分青年编者。他们大多是医学博士毕业，长期工作在临床一线，并有较深厚的实验室研究背景、扎实的专业知识和活跃的临床科研思维；他们长期参与各层次医学生教育，积累了较丰富的教学经验。相信他们撰写的篇章，不仅能展示其对肿瘤学进展的深刻认识，也能更好地反映肿瘤学本科教学特点的需求。

在编写本教材过程中，主要编写人员反复多次开会商讨各章节的组织架构、内容要点、编写细节，付出了大量时间和心血，力争为广大师生奉上一本实用经典的教科书。但是由于我们水平所限，本教材恐难免有些疏漏和不足之处，希望读者在使用过程中能一如既往地不吝赐教，帮助我们不断提高教材编写水平。

最后，特别感谢所有编写人员的大力协助与付出，感谢肿瘤中心教学秘书徐泳副教授的协调与敬业，感谢肿瘤中心主任魏于全院士的信任与支持，时至我回国 10 年，能有此机遇和荣幸再次担任本教材的主编。

卢　铀

2015 年 10 月 10 日

目　录

总论篇

各论篇

总论篇

ZONGLUNPIAN

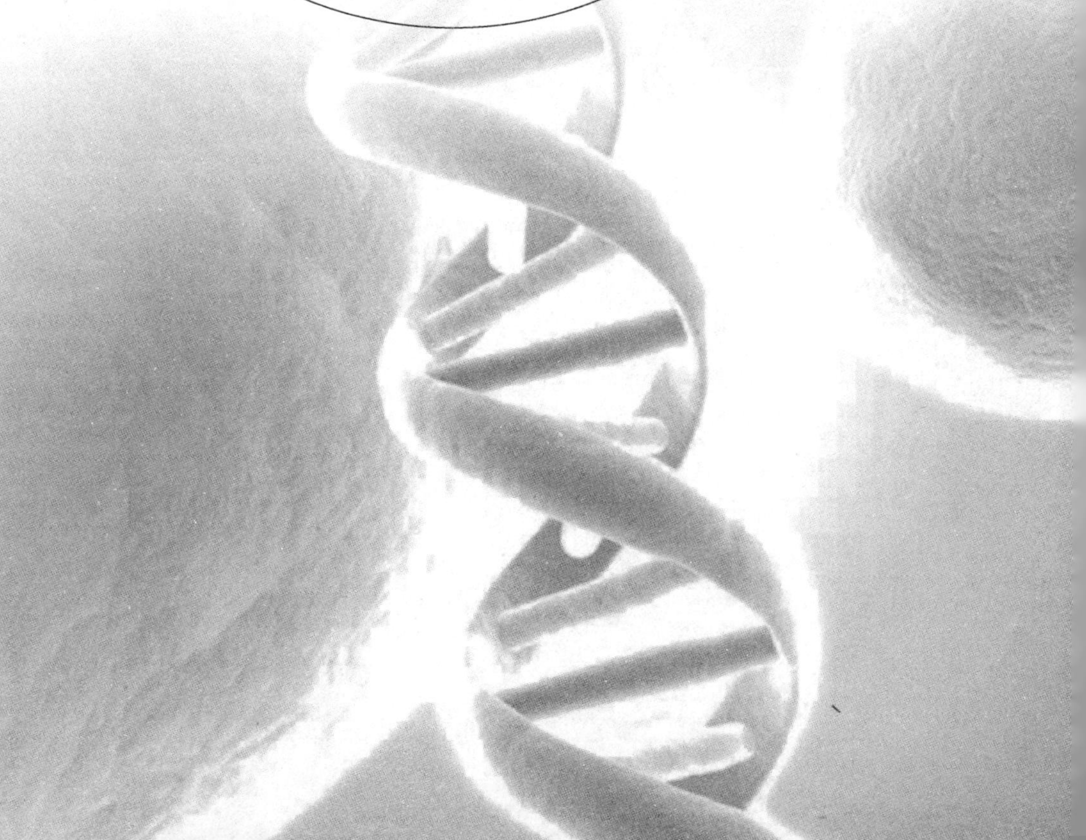

第一章　恶性肿瘤的多学科综合治疗

内容提要：

◆ 肺癌、女性乳腺癌、胃癌、肝癌、食管癌、结直肠癌和子宫颈癌是我国主要的常见恶性肿瘤。

◆ 了解与掌握肿瘤个体化治疗的新理念、新进展是多学科综合治疗的基础。

◆ 肿瘤多学科综合治疗是延长患者生存时间，提高患者生存质量，减少医疗隐患的保障。

目前对大多数肿瘤疾病来说，单一的治疗手段很难取得令人满意的疗效。随着各个肿瘤相关学科的进步，以及新的肿瘤治疗方式的出现，多种治疗方式的相互结合、取长补短已是目前肿瘤治疗的主要治疗模式。多学科综合治疗（multi-disciplinary management，MDM）可以归纳为：根据特定患者的特定肿瘤、生理及心理状态，在兼顾患者生存时间、客观疗效、生存质量、心理状况、社会及经济承受能力的情况下，合理规划多种肿瘤治疗手段在最为恰当的时机介入其整体治疗方案之中，以期为患者带来最大的获益。其与目前倡导的循证治疗及个体化治疗是统一的整体，体现了现代医学模式由“生物医学模式”向“生物－心理－社会医学模式”的转换。

第一节　多学科综合治疗的原则、特点与流程

一、多学科综合治疗的原则与特点

就目前肿瘤治疗现状，绝大多数的肿瘤患者在其整个疾病过程中皆会接受多种方式的联合治疗，但并非所有的联合治疗皆可以称之为MDM。MDM是以患者为中心的治疗方式，其根本目的是尽量延长肿瘤患者的生存时间，提高其生存质量，同时将治疗的不良反应降至最低。因此，在考虑MDM各种治疗方式的有效组合时就要兼顾患者的各种相关因素，对患者的病理学类型、临床分期、生理状态、基础疾病、治疗预期、心理期望、经济承受能力进行通盘考虑。其有如下的原则和特点：

（1）MDM由多个肿瘤相关专业的医师在治疗实施前共同讨论得出，并在治疗过程中根据患者的具体情况加以讨论修正。

（2）需综合评估患者的总体情况，将其治疗预期分类为根治性和姑息性两类，并根据治疗预期纳入合适的治疗手段和方案。

（3）影响MDM方案制订的最为重要的因素为患者的肿瘤病理学类型及相关基因突变情况、肿瘤分期及一般体能状况等，以上因素务必在制订治疗方案前做到100%的精确。

（4）MDM 中各种具体治疗措施皆需依据一定的规范及循证医学的证据。

（5）MDM 中不同治疗措施的介入时间有着一定的既定次序，同时这种次序是在治疗前即已初步确定。

（6）MDM 中不同的治疗手段也有一定的主次之分，其中的一或两种治疗手段为患者的主要治疗方式，其他的治疗手段主要是起辅助作用。

（7）MDM 以病种为中心，各肿瘤病种的 MDM 原则相同，但根据不同病种的特点而有各自的侧重点。

（8）虽然 MDM 重点在于治疗，但其也包含了肿瘤诊断的部分。

（9）重视循证医学证据的更新。目前 MDM 主要的依据是各种高水平的循证医学证据，在 MDM 的制订过程中要随时关注其证据的更新。

二、MDM 的规范流程

MDM 是一个较为灵活和宽泛的概念，其本身也在不断地完善和进步。因此，其理想的标准化流程有一个动态调整的过程。就现阶段来说，MDM 的理想流程包含以下几个要素：

（1）需建立一个以瘤种分类的分科机制，如设立肺癌科、结直肠癌科、乳腺癌科等，每个科室治疗瘤种均涉及肿瘤外科、肿瘤内科、肿瘤放疗、普通内科、病理科、影像科等多个相关学科专业背景的医务人员，或在现有的临床分科基础上设立多个以瘤种分类的协作组，并制定相关的联合会诊机制。

（2）门诊设立不同瘤种的相关学科联合门诊制度，当肿瘤患者门诊就诊时，将得到包括肿瘤外科、肿瘤内科、肿瘤放疗科、病理科、影像科等多个学科专家的联合会诊，合理地制订下一步检查或治疗方案，并确定下一步收治科室；有定期和不定期的多学科讨论制度，针对住院患者出现的特殊情况或病情变化随时调整后期的治疗策略。

（3）有一套成熟的监督和评价体系，对整个 MDM 过程进行质量控制（简称质控），对协作组各参与科室在 MDM 过程中对规范及既定流程的配合和遵守加以监督。

第二节　多学科综合治疗方式

一、肿瘤外科治疗

肿瘤外科治疗是肿瘤治疗的主要治疗方式之一，同时也是最早用于恶性肿瘤治疗的现代治疗手段。随着外科手术技术的进步，新型生物材料的应用，以及各种先进辅助手段（如体外循环、麻醉、手术机器人）的应用进一步扩大了肿瘤切除的适应证，提高了肿瘤的手术疗效。肿瘤外科治疗恶性肿瘤要遵从一定的原则，如术前或术中一定要明确肿瘤的病理学诊断，要依据肿瘤的病理学类型、生物学特性以及患者的具体生理心理状况选择合理的手术方式，要在最大限度地切除肿瘤的同时最大可能的保留正常组织，要防止肿瘤的医源性播散等。目前肿瘤外科的发展方向集中于微创和腔镜等对患者损伤较小的手术方案，同时其与肿瘤放疗、肿瘤化疗等相关学科的协作也更为紧密。

从手术方式来说，肿瘤外科主要包括了活检术、肿瘤根治术、姑息性手术及减瘤术等，严格意义上，每一种手术方式都是MDM不可或缺的一部分。肿瘤活检术是肿瘤治疗的前提，在明确患者肿瘤病理学类型后才可能对其制定科学有效的治疗方案；肿瘤根治术很长时间以来都是早中期实体瘤根治的主要手段，对局限期肿瘤病灶规范合理的手术切除是肿瘤患者长期生存的保证，但对于某些体积较大、侵犯范围较广的肿瘤病灶，单纯依靠手术切除往往难以得到令人满意的疗效，这时就需要外科手术同其他肿瘤治疗联合，如术前的新辅助放化疗或术后的辅助放化疗来进一步提高疗效；姑息性手术和减瘤手术虽然不能让患者得到根治的效果，但其可以缓解患者的临床症状，提高患者的生存质量，同时其也为提高其他治疗方式的疗效提供了机会。例如，很多卵巢癌患者初诊时肿瘤分期较晚，并存在腹腔内转移，如果此时放弃手术治疗而单纯采用化疗，则可能因为肿瘤体积较大而疗效欠佳；如果采用减瘤手术尽量切除大块肿瘤（使肿瘤最长径减小到2 cm以下），而后联合辅助化疗则可能得到较好的疗效。

二、肿瘤放疗

放疗是放射治疗的简称，1895年伦琴发现X射线、居里夫人发现镭以后，这门新兴技术很快应用于医学临床。最近20年来，各种新型放疗技术层出不穷，如旋转调强放疗(tomotherapy、rapidArc、VMAT)、立体定向放疗（γ-knife、X-knife、cyber-knife)及自适应放疗等，放疗在肿瘤综合治疗中的重要作用日益显现。放疗目前是恶性肿瘤治疗中的主要手段之一，一个肿瘤患者在其整个治疗过程中有80%可能会接受放疗。根据放疗实现的手段可将其分为外照射放疗（包括三维适形放疗、静态及动态调强放疗、大分割立体定向放疗等）及内照射放疗（包括腔内放疗及插植放疗等），根据放疗的目的可将其分为根治性放疗及姑息性放疗。就肿瘤放疗的原则来说，最为重要的是在尽量提高肿瘤区域照射剂量的同时，尽量减少正常组织受照射剂量。目前放疗的发展方向主要集中于高精度、高剂量、小范围、动态监测、实时校正的治疗方式及高能粒子的应用研究上。

肿瘤放疗是肿瘤MDM的重要组成部分，它同其他相关学科有着紧密的联系，同时对MDM治疗抉择有重要的影响。放疗与手术皆为局部治疗手段，在不同的瘤种、不同的分期情况下，两者有不同的取舍和组合方式。例如，可以采取术前的新辅助放疗使瘤体缩小，进而增加手术完整切除的可能性，或对术后可能残留的肿瘤病灶进行辅助放疗，提高患者的局部控制率；而在头颈部肿瘤中，因其特殊的解剖结构，放疗往往是主要的治疗手段，而放疗完成后残存的颈淋巴结就可以采用手术切除的方式，以期为患者带来更好的疗效。放疗与化疗的联合在临床上也非常常见，在不同的治疗模式和瘤种中，两者的主次同样有所区别。例如，局部晚期实体瘤（肺癌、食管癌、直肠癌等）的同步放化疗中，放疗往往起主导作用，而化疗多是在放疗基础上进一步提高疗效的辅助手段；而在淋巴瘤化疗后残存病灶的放疗中，化疗就成了影响患者疗效的最为主要的因素，放疗此时是对化疗疗效的补充。

三、肿瘤内科治疗

肿瘤内科治疗涵盖的治疗方式较多，主要包括肿瘤化疗、肿瘤分子靶向治疗、肿瘤内分泌治疗、免疫治疗、基因治疗及姑息性治疗等。

（一）化　疗

化疗是化学治疗或化学药物治疗的简称。20 世纪 40 年代，Gilmen 和 Philips 首次用氮芥治疗淋巴瘤，标志着现代肿瘤化疗的起始。肿瘤化疗是恶性肿瘤的主要治疗手段之一，按其治疗目的可分为根治性化疗和姑息性化疗。化疗可能根治的瘤种包括部分血液系统肿瘤、生殖源性肿瘤、淋巴瘤等；姑息性化疗应用的范围比较宽泛，大多数恶性肿瘤都有可能会接受姑息性化疗。与肿瘤外科和肿瘤放疗类似，单纯依靠化疗就能得到良好疗效的瘤种很少，大多数情况下其皆需与其他治疗方式配合。例如，在手术/放疗前进行新辅助化疗，其作用为可能降低肿瘤分期，提高手术切除率，同时可能减少手术中肿瘤细胞播散的机会；对于局部进展期不能手术的实体瘤患者进行的同步放化疗，其作用为化疗药物对放疗的增敏，以提高放疗疗效，同时控制远处的微小病灶，减少肿瘤远处转移的发生率；手术/放疗后的辅助化疗，在大体肿瘤得以消除后，用全身化疗消除残存的肿瘤细胞，可提高疗效。

（二）分子靶向治疗

肿瘤分子靶向治疗建立在对肿瘤发生、发展分子机制的深刻认识的基础上，针对肿瘤细胞于正常细胞不同的分子靶点，进行有针对性的治疗，开创了肿瘤内科治疗的一个新时代。相对肿瘤化疗来说，分子靶向治疗的针对性更强，毒性更低，在特定患者中其客观疗效和对患者生存质量的保存与提高皆有明显的优势。目前应用在临床上的分子靶向治疗主要包括与信号转导相关的酶抑制剂（EGFR 酪氨酸激酶抑制剂、EML4 - ALK 酪氨酸激酶抑制剂等）、抗新生血管药物（血管内皮抑素、VEFR 抗体等）及单克隆抗体（抗 EGFR 单克隆抗体、抗 CD20 抗体）等。

肿瘤分子靶向治疗对 MDM 规范流程进行了完善和发展，如目前相关的肿瘤患者（如非小细胞肺癌、乳腺癌、结直肠癌等）在诊断环节即需要进行相应的基因检测，明确患者突变类型，后续才能够制定更为合理的治疗方案。同时肿瘤分子靶向治疗虽然对特定患者疗效较好，但其多应用于晚期肿瘤患者，严格来说也是姑息性治疗，不能达到根治的效果，同时也存在继发性耐药的问题。因此，极少有肿瘤患者在其整个治疗过程中只接受单一的分子靶向治疗，大多在治疗的某一个阶段接受分子靶向治疗，或分子靶向治疗与其他治疗方式相结合。

（三）其他内科治疗

肿瘤内分泌治疗是肿瘤综合治疗的一部分，同时其也是部分瘤种的主要治疗手段（如乳腺癌、前列腺癌等）。

免疫治疗目前已经取得重大进展，针对免疫检查点的抑制剂如 CTLA - 4 抑制剂（如 ipilimumab）、PD - 1 抑制剂（如 nivolumab）、PD - L1 抑制剂（如 BMS - 936559），在晚期恶性黑色素瘤、非小细胞肺癌获得了令人瞩目的疗效，也是未来肿瘤内科治疗的研究方向之一。

姑息性治疗如针对癌性疼痛、呕吐等的对症支持治疗，是提高晚期恶性肿瘤患者生存质量、潜在延长生存时间的主要治疗手段，是 MDM 规范流程的重要组成部分。

四、其他肿瘤治疗手段

除了以上恶性肿瘤的主体治疗手段外，还有一些其他治疗方式（如介入治疗、热疗、光动力学治疗等）和中医中药治疗，是 MDM 的组成部分。

（一）介入治疗

自 20 世纪 50 年代后期，CT、MRI 等成功应用于临床以后，介入治疗有了较快的发展。1967 年美国胃肠放射学家 Margulis 首次提出介入放射学（interventional radiology）的概念，其定义为以影像学诊断为基础，在医学影像学诊断设备（X 线、超声、CT 及磁共振等）的引导下，利用穿刺针、导管及其他介入器材，对疾病进行治疗，采集数字化影像、组织学、细菌学及生理生化资料进行诊断的学科，具有集影像学诊断与微创治疗为一体的学科特点，为疾病的诊断和治疗开拓了新的途径。它具有微创性、可重复性强、定位准确、疗效高、见效快、并发症发生率低、多种技术可以联合运用、简便易行等诸多优点。介入放射学经过 40 多年的发展，已经形成了较完整的体系。临床上按不同的方式将其分为以下类型：①按入路途径分为血管性介入和非血管性介入技术两大类；②按病变部位和病种分为神经介入、心脏介入和外周介入，其中外周介入可进一步细分为肿瘤介入、血管介入、消化道介入、泌尿系介入、妇产科介入、骨关节介入等；③按引导方式分为 X 线介入（DSA）、CT 介入、超声介入、MRI 介入等。肿瘤介入一般指与肿瘤的诊断及治疗相关的血管和非血管介入技术。诊断一般指的是经皮穿刺活检术及针吸活检术。治疗一般指的是与肿瘤的原发灶、局部复发病灶、转移灶和并发症相关的介入技术。诊断性介入（介入穿刺活检）是介入治疗的起始，同时其往往也是肿瘤患者获取病理学结果的重要手段，同时随着分子靶向治疗的进展，临床上对病理学标本质和量的要求愈来愈高，这里也凸显了诊断介入的重要性；治疗性介入主要包含了血管介入，是某些瘤种的主要治疗方式。肿瘤血管介入技术是指使用穿刺针，通过穿刺针进入人体血管系统（动脉或静脉），在透视引导下，将导管送至肿瘤病灶所在的位置，经血管造影对比剂显示肿瘤供血动脉后，在血管内进行肿瘤的诊断和治疗的技术，通常包括了造影、插管、灌注、栓塞、安装支架、分流、植入和消融术等。常见的体表穿刺点有股动静脉（最常用）、桡动脉、锁骨下动静脉、颈动静脉等。介入治疗能够使药物直接作用于病变部位，不仅大大提高了病变局部的药物浓度和药物疗效，还可以减少药物剂量，从而进一步降低药物的毒副作用。与外科治疗相比，介入治疗一般不需要全身麻醉，局部麻醉就可以完成介入手术；不需切开皮肤进行较大的暴露，一般仅需一根导管或穿刺针就可以完成手术；创伤极小，术后恢复快，住院时间短，可以重复治疗；对某些疾病，外科基本无法完成，介入治疗却可以收到明显的疗效，甚至成为唯一有效的治疗手段。例如，不能手术的巨块型肝癌，对放化疗皆不敏感，介入治疗往往是这些患者的主要治疗手段，并能取得较好的疗效。

（二）热　疗

肿瘤热疗是利用加热方式治疗肿瘤的一种方法，即利用有关物理能量在组织中“沉淀”（聚集）而产生热效应，使肿瘤组织温度上升到有效治疗温度，并维持一段时间，以杀伤肿瘤细胞的一种治疗方法。肿瘤热疗概念中有两个要素：一为温度，另一为持续时间。当温度很高时，只需要较短的时间就可以产生造成肿瘤组织固化甚至汽化的效果；而临床常用的温热治疗，其治疗温度往往小于 45 ℃，这样的温度可能比平时洗浴的水温还低，但只要维持时间足够长，同样可以造成肿瘤细胞损伤和坏死。因此，温度和时间这两个热疗的要素缺一不可。

肿瘤组织通过各种生物信号途径促进新生血管生成，在局部形成纷杂密布的血管网络，存储了大量的血液，在同等的加温条件下，储血量越大的组织转换产生的温度越高；而肿瘤组织的新生血管网是不甚健全的，它不像正常血管网那样有序，而是杂乱无章，造成血流阻力增大。另外肿瘤血管的自我调节功能也不完善，不能根据温度变化灵活地收缩或舒张，通过血流加速带走的热量非常有限。以上特点使肿瘤组织在加温后可以产生比周围正常组织更高的温度，研究显示这个温度差为 5～10 ℃。临床上很多时候就是利用这个温差达到杀伤肿瘤而保全正常组织的效果。温度升高可以通过蛋白质变性、致细胞结构或代谢异常、改变微环境等作用对肿瘤细胞造成损伤。同时，研究发现很多细胞毒药物［如顺铂、多柔比星（阿霉素）、博来霉素、氟尿嘧啶、紫杉醇等］在温度升高以后其抗肿瘤活性可以显著加强；热疗还可以给乏氧的肿瘤细胞造成更大的损伤，因此热疗与放疗具有协同作用，对放疗后残存的乏氧肿瘤细胞加以热疗可以提高疗效。

目前临床应用较多的热疗技术为射频热疗，其适应证较广泛，几乎所有实体瘤病灶均可实施。临床常以病灶体表投影作为热疗靶区，目标热疗温度为 41～45 ℃，由于实时测温尚难以实现，往往需要运用计算机手段在热疗前先进行模拟，制定适合的热疗计划。单次热疗时间一般在 1～2 小时，而每两次热疗间的时间间隔应不少于 72 小时，这样的时间间隔是基于由热休克蛋白介导的热耐受往往需要 72 小时才会明显减弱。有学者还对加热的模式进行了研究，结果显示迅速升温至目标温度再逐步降低的疗效优于从低温开始逐渐升温的治疗模式。虽然热疗相对细胞毒性抗肿瘤治疗来说不良反应很小，但仍需注意以下问题：若计划制定有误或温度过高仍可能导致烫伤；脑、眼球等水分含量较高的组织热耐受能力差，应尽量避免直接针对该区域热疗；靶区皮肤感觉缺失或异常禁止热疗；体内有金属物体或起搏器等电子医疗仪器应避免射频热疗；热疗持续时间较长，应注意时刻询问患者感受并及时调整功率，热疗前后均嘱咐患者补充饮水；如果患者具有发热、出血、重要器官功能异常等情况应暂停热疗。

（三）中医中药治疗

中药治疗是我国的特色医疗技术，历史悠久，有其完整的理论和方法。目前肿瘤中医药治疗更多的是在肿瘤放化疗和姑息性治疗方面发挥辅助性的对症支持效应。

第三节　多学科综合治疗的国内外现状

一、国际现状

MDM 目前是国际上肿瘤患者治疗的标准模式，在欧美等发达国家的大型医疗中心，皆有一套较为成熟的治疗流程。MDM 主要通过临床多学科协作组（multi-disciplinary team，MDT）来实现。MDT 并没有一个对参与成员的严格限定，各个诊疗中心 MDT 的组成成员可能并不一致。一个理想的 MDT 团队应包括多个相关学科的专家，如肿瘤外科、放疗科、肿瘤内科、影像科、病理科及介入科等，甚至还包括有心理医师及社会支持工作人员。国外成熟的MDT流程多为制度化的模式，从患者门诊就诊开始，即接受多学科单病种门诊（多个肿瘤相关专业的医师对其进行临床会诊，并讨论综合而正确的临床诊疗方案），患者其后在专科的治疗过程中，如遇到单一学科难以解决的问题时，也会有多学科会诊，适时调整整体治疗方案以期为患者带来最大的获益。此外，既往各个医疗中心的MDT团队大多由本中心各专业的医务人员组成，虽然这种组合方式的操作可行程度较高，但也存在各医疗中心不同专业间的水平差异，从而导致各中心MDM之间水平不均衡的问题。同时，如该医疗中心的相关专业分布于不同地点的医疗分部，则MDT联合会诊就较为费时费力，效率也较低。目前，国外的大型医疗中心也在探索利用先进通讯手段（如互联网视频会议），远程纳入不同医疗中心或不同医疗分部的相关专业专家，高效率地进行MDT联合会诊，以提高MDM的质量。

二、国内现状

客观来说，目前我国对于恶性肿瘤的MDM还处在起步阶段，很多相关的制度和模式有待完善。但是，MDM在我国肿瘤诊治方面的重要性已愈来愈受到大家的重视，从行政到学术方面在国家层面推行的相关指南及规范，客观上也对我国MDM模式的完善起到很好的促进作用。虽然如此，我们还需正视目前的不足：

（1）虽然目前推出了一些肿瘤的治疗指南，并在大型医学中心施行较好，但总体来说，地方医院的遵照实施程度较低，患者治疗方案的制订有一定的随意性，标准不统一。

（2）我国临床肿瘤的分科体系主要遵照治疗方式而非瘤种，比如大多数医院的肿瘤相关科室皆为肿瘤内科、肿瘤放疗科、肿瘤外科，甚至很多综合性医院，没有专门的肿瘤外科，而是同普通外科合并在一起，这样的分科方式可能会造成各个肿瘤专业各自为政，只专注于自身的发展而忽视了彼此间的联合协作。

（3）我国目前还没有完善的专科医生培养制度，住院医师培养后能力的高低主要由所在医院/医学院的实际水平及对其重视程度的大小决定，这就造成了肿瘤相关专业专科医师水平参差不齐，一些先进的规范的理念难以广泛推广。

（4）肿瘤治疗的各亚专业间的资源分配和发展不均衡，进而成为MDM规范实施的障碍。例如，肿瘤外科依附于普通外科的历史优势，肿瘤化疗又有技术难度相对较小、投入有限、易于开展的特点，两者的普及面皆较广；而肿瘤放疗因其技术门槛较高、前期投入巨大、缺乏专业人员的特点，普及面有限，因此也就无法在根本没有开展肿瘤放疗的医院实施包含肿瘤放疗的MDM。

综上所述，MDM是目前肿瘤治疗的标准规范模式，是保证并提高肿瘤患者治疗疗效的必要手段。虽然MDM在我国总体尚处于初级阶段，但其必将不断完善。MDM同个体化治疗、循证治疗是一个有机的整体，同时其中一些既定的治疗模式也随着肿瘤基础医学及临床医学的发展而不断更新。此外，在医学生阶段树立起MDM、个体化治疗、循证治疗的观念至关重要，这不仅是个人学术和行医生涯的良好开端，也是我国普及并坚持MDM模式，提高肿瘤患者整体诊治水平的希望所在。

（周　麟　朱　江　郭文浩　卢　铀）

参考文献

[1] 陈万青，张思维，曾红梅，等. 中国 2010 年恶性肿瘤发病与死亡 [J]. 中国肿瘤，2014，23 (1)：1.

[2] Ichikawa M，Nemoto K，Miwa M，et al. Status of radiotherapy in a multidisciplinary cancer board [J]. J Radiat Res，2014，55 (2)：305－308.

[3] Wegiel J，Flory M，Kuchna I，et al. Brain-region-specific alterations of the trajectories of neuronal volume growth throughout the lifespan in autism [J]. Acta Neuropathol Commun，2014，2 (1)：28.

[4] Stevenson M M，Irwin T，Lowry T，et al. Development of a virtual multidisciplinary lung cancer tumor board in a community setting [J]. J Oncol Pract，2013，9 (3)：e77－80.

[5] 吴一龙. 恶性肿瘤多学科综合治疗的困境 [J]. 循证医学，2008，8 (1)：1－2.

[6] 李晔雄. 恶性肿瘤多学科综合治疗的制度保证 [J]. 询证医学，2008，8 (4)：249－251.

第二章　肿瘤外科治疗概论

内容提要：

◆ 现代肿瘤外科重视全身观念，呈现出多学科合作特点。

◆ 肿瘤外科参与肿瘤的预防、诊断、治疗全过程。

◆ 肿瘤外科施行手术应遵循无瘤原则、微创化原则和个体化原则。

第一节　现代肿瘤外科理念

在肿瘤外科技术及理论发展的基础上，现代肿瘤外科的理念已经从传统理念中“蜕变”：从局部观到全身观，从单纯手术到综合治疗，从巨创到微创，从单纯追求生存时间到生存时间与生存质量并重。

最基本的转变是从局部观到全身观，即恶性肿瘤是全身性疾病。需要通过对治疗手段、方式、时间、顺序的不断摸索，总结出最为适宜的治疗方式，即综合治疗。这涉及多个学科进行协作，通过治疗前综合评估，治疗中综合协作，治疗后定期随访。这是从单纯手术到综合治疗理念的转变。认识到恶性肿瘤的转移途径，施行手术无法通过一味扩大手术切除范围达到彻底清除肿瘤细胞的目的，反而会增加并发症、降低术后生存质量，因此要求手术策略的制定应在保证根治性的同时最大限度地降低创伤，手术方式、操作要尽量微创化，这是从巨创到微创的转变。现代肿瘤外科不仅追求延长患者的生存时间，也追求尽可能保证术后生存质量，使患者保留良好的生存质量和尊严，这是生存时间与生存质量并重的理念。

第二节　肿瘤手术的分类

外科手术不仅用于肿瘤治疗，还用于肿瘤的预防、诊断、修复与重建。因此，肿瘤外科手术按作用可分为预防性手术、诊断性手术、治疗性手术和修复与重建手术。

一、预防性手术

预防性手术（preventive surgery）是指切除可能恶变的病灶或去除危险因素，防止肿瘤发生、恶变。预防性手术存在防患于未然的价值，但需要谨慎选择病例，严格控制手术适应证。对如下一些病变值得考虑实施预防性手术：

(1) 家族性结肠息肉病的患者，40 岁以后有约 50％可发展为结肠癌，70 岁以后几乎所有患者均罹患结肠癌。因家族性结肠息肉病与结肠癌的关系十分密切，此类患者最好在 40 岁之前做全结肠切除术，以预防恶性肿瘤的发生。

(2) 先天性睾丸未降或下降不全，睾丸停留在腹腔内，常有发生睾丸癌的危险。因此，应在青春期前及早施行睾丸复位术或切除手术，以预防恶变。

(3) 对于恶性肿瘤的癌前病变，如结直肠息肉、皮肤黏膜白斑病、子宫颈非典型增生、膀胱乳头状瘤等，均应及时治疗以预防其进一步发展为恶性肿瘤。

近年随着分子病理学的发展，人们已经认识到某些具有特定基因的人群罹患某一类型恶性肿瘤的概率较大，从而开发出新型预防性手术适应证。例如，有人因自身乳腺癌基因 *BRCA1* 表达阳性而实施预防性乳腺切除。关于这类预防性手术目前尚有争议。

预防性手术切除的标本需常规进行病理分析，以免忽略了可能已经发生的恶变。应当指出，预防性手术切除需切除全部病变，不能只切取部分。

二、诊断性手术

诊断性手术（diagnostic surgery）是对于采用辅助检查不能明确诊断的患者进行的活检术或探查性手术，以获取病理组织进而明确病理学诊断。

诊断性手术常用的方法有细针吸取、套针穿刺活检、咬取活检、切取活检、切除活检和探查性手术，需根据肿瘤部位、患者状态等情况综合考虑选择适宜的方式。不论采用何种方式，都应尽量缩短活检与进一步相应治疗的间隔时间，即明确诊断后应该立刻开展相应的治疗，因为诊断性手术操作无法遵循无瘤操作的原则，会破坏肿瘤的包膜或假包膜，破坏肿瘤的完整性，有引起肿瘤播散的可能。例如，乳腺癌穿刺活检癌细胞有可能沿针道转移，骨肿瘤钳取活检可能导致活检部位创口转移。

（一）细针吸取

细针吸取（fine-needle aspiration）是通过细针头，对表浅可疑肿块进行穿刺，进行细胞学诊断。其诊断准确率一般可达 80%以上。常用于乳腺、甲状腺肿块的术前诊断。细针吸取活检存在一定的假阴性和假阳性率，偶见针道转移病例。应当指出，由于细针吸取是进行细胞学诊断，不能对肿瘤进行组织学检查，无法进行肿瘤组织类型的判定，因而对不准备行手术切除的患者此方法可能无法满足诊治需要。

（二）套针穿刺活检

套针穿刺活检（needle biopsy）一般是在局部麻醉下应用较粗的穿刺套针对可疑肿块进行穿刺，以获得少量组织条进行病理切片检查。由于此方法是组织病理学检查，因而诊断准确率较高。但是，因穿刺活检可造成创伤出血，癌细胞沿针道转移，故应严格掌握适应证。目前，临床上广泛开展在 B 超或 CT 引导下对乳腺、胰腺、肝、肺等进行穿刺活检，影像学手段定位可以提高穿刺的准确性，减少对周围器官的损伤。

（三）咬取活检

咬取活检（biting biopsy）是指对皮肤或自然腔道黏膜的肿块，如鼻咽部、气管支气管、结直肠或膀胱内肿瘤的诊断，通过内镜或直接以活检钳咬取组织做病理学检查。其诊断率与操作者技术、经验密切相关。肿瘤组织表面常被覆坏死组织，因而咬取组织时应注意部位及深度，取材的组织块太小或过于表浅时，诊断比较困难。应注意，由于咬取存在肿瘤血管破裂导致大出血的可能，必要时可使用油纱等填塞或压迫止血至术后 48 小时，术中、术后可使用止血剂，密切观察出血征象。

（四）切取活检

切取活检（incisional biopsy）是指切取肿瘤部分组织做病理学检查以明确诊断。这种手术方式通常用于术中判断肿瘤侵及重要器官或大血管无法切除或占位病变性质未明确时，为了明确其病理性质指导下一步治疗，常切取一小块组织做病理学检查明确诊断。切取活检与第二次手术切除或放化疗间隔的时间应越短越好，以尽可能降低恶性肿瘤播散的可能。

（五）切除活检

切除活检（excisional biopsy）是指在条件允许的情况下，尽可能完整切除肿瘤做病理学检查以明确诊断。这种方法的诊断准确率最高，对于恶性肿瘤医源性播散的概率也最低。采用该方法时，其切口和入路的选择应满足进一步扩大手术或再次手术的需要。例如，乳腺肿块行局部完整切除后，如果病理学诊断为恶性肿瘤，则需进一步进行改良根治术或局部扩大切除，在手术切口和入路的选择上就应考虑到这种可能性。

（六）探查性手术

探查性手术（exploratory surgery）并不完全等同于上述的诊断性手术，此类手术的目的不仅是诊断，更重要的是了解肿瘤范围并争取切除肿瘤。探查性手术往往需要做好大手术的准备，一旦探查明确诊断而又能彻底切除时，即进行肿瘤的治疗性手术（therapeutic surgery），所以术前准备必须充分。临床应用中时常需同时满足其他的手术目的，例如老年患者肠梗阻常因肿瘤性病变引发，手术解除梗阻时可能同时起到探查及治疗的目的。

三、治疗性手术

大多数良性肿瘤，如皮下脂肪瘤、纤维瘤、甲状腺瘤、神经鞘瘤、子宫肌瘤等，手术切除后可以获得痊愈。部分如多发性纤维瘤等难以手术根治的疾病，在影响患者的外观、活动或存在恶变可能时，需通过手术方式改善。早期的恶性肿瘤，如Ⅰ期的子宫颈癌、乳腺癌、食管癌、胃癌、膀胱癌等，行根治性手术切除后5年生存率常可达90%以上。进展期恶性肿瘤通过以手术为主的综合治疗，5年生存率也可达30%～60%。部分晚期恶性肿瘤亦需行姑息性手术或减瘤手术、减症手术，以作为综合治疗的一部分，达到减轻患者痛苦、延长寿命、提高生存质量的目的。

（一）治愈性手术

治愈性手术（curative surgery）是以彻底切除肿瘤为目的的手术。对恶性肿瘤实施的治愈性手术称根治性手术（radical surgery），要求完整切除原发灶及受累组织、区域淋巴结，无肉眼和镜下肿瘤细胞残留，即 R_0 切除，如发现镜下癌残留，这种手术即为 R_1 切除。如癌瘤侵犯其他器官，则被侵犯的器官亦应做部分或全部切除。如胃癌侵犯胰腺尾部，除做胃大部切除或全胃切除及清扫胃周围区域淋巴结外，尚需切除胰尾及脾。

实施根治性手术应注意：①应将原发灶与区域淋巴结做整块切除，自四周向原发灶中心解剖；②保证足够的肿瘤切除范围，对于切缘距离可能不足者应行术中冰冻病检，明确切缘有无癌残留；③术中若行活检，完成后应更换手套、活检器械及可能沾染的手术野无菌巾；④术中不应切入肿瘤或与淋巴结之间的组织，以免癌细胞污染创面。

（二）姑息性手术

对于无法根治性切除的恶性肿瘤，若存在因肿瘤引发的严重并发症、影响生存质量，可姑息性切除原发灶或通过手术减轻症状，即为姑息性手术（palliative surgery）。姑息性手术常为 R_2 切除，即存在明确的癌残留的切除术。

1. 减瘤手术

减瘤手术（debulking operation）最常用于卵巢癌伴腹腔内广泛转移，行姑息性减瘤手术后辅以化疗，患者仍可得到较好的疗效，获得较长的生存时间。

2. 减症手术

减症手术常用于解除癌瘤引起的消化道梗阻、胆道梗阻，临床上常需做胃空肠吻合、胆囊空肠吻合或回结肠吻合等。

（三）辅助性手术

辅助性手术（auxiliary surgery）是为了配合其他治疗而进行的以辅助为目的的手术。例如，对于激素依赖性肿瘤，可通过切除内分泌器官使肿瘤缩小或降低复发率，如乳腺癌行卵巢切除，前列腺癌行睾丸切除的去势手术；对喉癌放疗患者，为预防放疗中呼吸困难，常需做放疗前气管切开术。

（四）修复与重建手术

修复与重建手术（repair and reconstruction）的目的是最大程度地恢复患者因肿瘤根治性切除而损伤的器官形态和功能。例如，乳腺癌根治术后的乳房重建；头面部肿瘤切除术后常用血管皮瓣进行修复，舌再造术，口底重建术。随着肿瘤外科、显微外科、移植技术和基因工程的进步，肿瘤切除后的器官重建将会有更大的发展。

第三节　肿瘤外科的治疗原则

一、良性肿瘤的外科治疗原则

良性肿瘤治疗以手术切除为主，一般手术切除后即可治愈。手术原则是完整彻底切除肿瘤，应包括肿瘤包膜及少量正常的周围组织，如甲状腺瘤要求做肿瘤所在腺叶及峡部切除。

良性肿瘤治疗不当可能导致复发及恶变。例如，咽部的乳头状瘤多次切除后恶变为高度恶性的乳头状癌；皮肤交界痣切除不彻底发展为恶性黑色素瘤等。所以肿瘤的第一次治疗是否得当极为重要。另外，切除的肿瘤必须进行病理学检查，明确病理性质，以免将恶性肿瘤误诊为良性肿瘤。

有些良性肿瘤的生物学特性呈现部分恶性肿瘤的特征，称为交界性肿瘤，其手术切除范围应进一步扩大，术后严密随诊。

二、恶性肿瘤的外科治疗原则

（一）明确诊断

恶性肿瘤的外科手术、化疗、放疗等治疗对患者的身心和经济都是较大的打击和负担，因而在治疗前必须明确诊断，避免误诊。恶性肿瘤诊断包括病理学诊断和临床分期。

1. 病理学诊断

恶性肿瘤的外科治疗创伤较大，常导致术后功能障碍甚至致残。例如，直肠癌经腹会阴切除术后患者失去肛门，要终身结肠造口、粪便改道。因此，肿瘤外科手术特别是大手术或易致残手术，术前必须有明确的病理学诊断，以免误诊误治。对于术前难以取得病理学诊断的病案，应在术中取组织做快速冰冻切片检查。另外，同一部位的恶性肿瘤，由于病理学类型不同，生物学行为也不一样，所采取的手术方式就可能大相径庭。例如，胃平滑肌肉瘤仅做广泛切除术，不必做胃周淋巴结清扫，而胃癌则应清扫胃周相应各组淋巴结；直肠腺癌需行经腹根治性手术，而直肠类癌一般可经肛门局部切除。因此，病理学诊断对肿瘤外科治疗的实施是至关重要的前提。不仅如此，即便在无法进行手术切除的情况下，肿瘤的病理学类型对后期放化疗方案的选择也具有重要意义。

2. 临床分期

对恶性肿瘤施行手术治疗前尽可能对病变做出准确的临床分期，即术前评估，以选择合理的治疗方案。这主要依赖影像学结果。通过术前体格检查、肿瘤指标及 CT 等影像学检查，对肿瘤的浸润深度、区域淋巴结受累情况、是否远处转移进行全面评估，按照国际分期方法进行分期，从而制定最合理的治疗方案。

目前国际通用的恶性肿瘤分期方法是美国癌症联合委员会（American Joint Committee on Cancer，AJCC）和国际抗癌联盟（Union for International Cancer Control，UICC）的 TNM 委员会联合制定的 TNM 分期。实施治疗前按临床分期（cTNM），手术探查时医师可根据外科分期（sTNM）相应修改治疗方案，术后的临床病理分期（pTNM）则是术后辅助治疗以及评估预后的重要依据。

（二）制订合理的综合治疗方案

围绕着外科手术所采取的其余治疗手段称为辅助治疗（adjuvant therapy，术后进行的治疗）或者新辅助治疗（neoadjuvant therapy，术前进行的治疗）。常规包含化疗或放疗，生物靶向治疗等新的治疗手段也参与其中。肿瘤外科医生不仅必须明确外科手术在肿瘤治疗中的作用，而且应该熟悉化疗、放疗等其他治疗手段，依托于 MDT 平台，与其他专业医生共同研讨制订规范化、个体化的综合治疗方案。

（三）选择合理的手术方式

决定治疗方案后，要根据患者的具体情况，全面考虑，选择合理的手术方式。在选择手术方式时，应遵循以下原则：

（1）根据肿瘤的生物学特性选择手术。例如，上皮或黏膜来源的癌常伴有淋巴结转移，故手术时应清扫区域淋巴结；肉瘤易局部复发而很少发生淋巴结转移，不必常规清扫区域淋巴结；食管癌有多中心起源的特点，其切除范围应注意是否足够；原发肌肉肉瘤或软组织肉瘤侵犯肌肉时，肿瘤易沿肌间隙扩散，应将肌肉连同筋膜从起点到止点全部切除。

（2）保证足够的切除范围。手术切除范围应遵照“两个最大”原则，即最大限度切除肿瘤和最大程度保护正常组织和功能，二者兼顾。同时必须考虑到：①患者年龄及身体一般状况的评估；②手术对正常生理功能的影响及术后患者的生存质量；③手术的复杂程度及手术本身的死亡率。

（四）无瘤原则

无瘤原则（tumor-free principal）是指应用各种措施防止手术及检查操作过程中肿瘤细胞的直接种植或播散。实施手术和检查操作时必须严格遵循无瘤原则，尽量避免医源性播散。

（1）侵袭性诊疗操作中的无瘤原则：①选择合适的操作方法，操作轻柔，避免机械挤压；②活检时避免血肿形成，肢体癌瘤应用止血带阻断血流进行活检；③活检术与根治术时间衔接得愈近愈好，最好是在有冰冻切片的条件下进行。

（2）手术操作中的无瘤原则：①不接触的隔离技术（no-touch isolation technique）。脱落的肿瘤细胞易在组织创面种植，因而应遵循不接触原则。对已经破溃的体表肿瘤或已经侵犯浆膜表面的内脏肿瘤，应先用纱布覆盖、包裹，避免肿瘤细胞脱落、种植；肠道手术时应将肿瘤远近两端的肠管用布带结扎，防止肿瘤细胞植于创面或沿肠管播散；接触过肿瘤的器械及时更换或清洗；肿瘤切除后，手术人员应更换手套；术后创面应用大量无菌水冲洗，以消灭可能脱落的肿瘤细胞；对肿瘤已经侵犯浆膜面，或已有胸腹膜转移的患者，可向胸、腹腔内灌注化疗药物，如顺铂、氟尿嘧啶等，并可在胸、腹腔内放置持续化疗管以便术后进一步灌注化疗。②不切割原则和整块切除（en bloc）的根治原则。禁止将肿瘤分块切除，应完整切除肿瘤及可能累及的组织、淋巴结。③手术探查时应由远及近，动作轻柔。例如，上腹部肿瘤应先探查盆底，然后逐步向上腹部探查，最后才探查肿瘤。④手术操作应先结扎引流肿瘤区的主要静脉，再结扎供应肿瘤区的动脉，先处理手术切除的周边部分，逐渐向肿瘤部分分离，做到原发灶与区域淋巴结整块切除。⑤尽量锐性分离，少用钝性分离。

（五）微创原则

外科治疗应该在对患者正常生理的最小干扰下以最小的创伤为患者去除疾病、解除痛苦。因此，外科医生在手术策略的制订和手术操作过程中均应遵循微创原则，即手术操作过程中对组织轻柔爱护，最大限度地保存器官组织及其功能，以利伤口的愈合。微创原则贯穿于手术操作的整个过程中，并应当重视如下要点：①选择适当的手术切口；②精细分离组织；③严密地保护切口；④迅速彻底止血；⑤分层缝合组织。

第四节　肿瘤外科治疗的注意事项

一、术前注意事项

（1）检查肿瘤时要轻柔，避免挤压和反复多次检查。

（2）避免对肿瘤局部做不适当治疗，如理疗、中草药外敷、热敷、推拿按压或局部注射药物等。

（3）应通过体格检查、影像学检查对包括肿瘤部位及远处组织器官做全面评估，尽可能准确分期。

（4）依托于MDT平台，制定规范化、个体化的综合治疗方案。

（5）对伴有糖尿病、心血管疾病等合并症患者，术前应及时加以纠正，充分做好术前准备。

（6）术前必须对患者交代有关病情和手术可能出现的问题，特别是致残手术。

（7）对患者给予适当的心理支持治疗，解除其心理负担。

二、术中注意事项

（1）切口选择适当，以能充分显露视野为原则，不能因切口过小而过分牵拉或挤压肿瘤。

（2）严格遵循无瘤原则。

（3）标本切除后应及时检查，查看肿瘤是否已全部切除，边缘有无残留，必要时可进行快速冰冻病检。

三、术后处理

肿瘤切除后除与外科术后注意事项一致外，应考虑术后辅助治疗，按原来制定的综合治疗方案实施。

四、准确记录病情和定期随访

恶性肿瘤的治疗是长期的，随访是终身的，因此及时记录对后续治疗、随访中的对比分析、治疗调整等非常重要。除记录常规病历资料（体格检查、实验室检验及辅助检查结果等）外，还应准确记录术中所见（肿瘤大小、部位、形态、质地、侵犯范围、淋巴结清扫范围及数目等）、术后病理学诊断结果，并在出院证明中提供上述主要信息，便于患者在以后的治疗和随访中提供给主管医生。

术后随访对及时发现肿瘤的复发或转移十分重要，恶性肿瘤术后患者应该终身定期随访。一般前两年每3个月复查1次；2～5年每6个月复查1次；5年以后每年复查1次。随访复查应包括体格检查和必要的实验室检验和影像学检查。通过定期随访观察，能够及早发现复发和转移病灶，及时治疗。另外，通过长期随访可以对手术治疗和其他治疗方法的效果进行评价，对提高治疗水平具有重要价值。

第五节　肿瘤外科治疗发展趋向

一、向分子水平进展

手术治疗中一个十分困难的问题是如何个体化界定手术范围，清扫已经发生微转移的淋巴结，最大限度地保留没有转移的淋巴结，以提高患者术后的免疫力。目前利用免疫导向手术，即将肿瘤细胞或肿瘤抗原特异性单克隆抗体结合放射性核素，术中利用探测仪探测与肿瘤特异性结合的单克隆抗体，从而准确地确定手术应当切除的范围。此方法的准确性及特异性均较高，被称为分子定界，它为个体化进行肿瘤外科手术开辟了新的道路。

通过分子生物学技术还能够发现微转移灶，重新指导分期。例如，诊断乳腺癌腋淋巴结转移，在病理学阴性的病例中，通过RT－PCR技术，又发现了约一半的微小淋巴结转移，这样就纠正了原来的临床病理分期，称为分子分期。虽然对此还需要进一步大规模长期试验以确定其临床价值，但应用分子生物学的成果和技术在临床肿瘤学中已显示出重要作用。

精确判断患者的预后对设计治疗方案极为重要。目前，估计预后主要依据组织病理学和临床分期。能否应用现代分子生物学的研究成果，如癌基因、抑癌基因和转移相关基因等作为标记物，用分子生物学的技术方法来估计肿瘤的恶性程度、转移复发的危险，以补充病理学检查的不足，更精确地判断患者的预后，为进一步积极辅助治疗提供依据。这种“分子预后”已经成为当前临床肿瘤研究一个较为活跃的领域。

二、兼顾根治与注重生存质量

肿瘤外科经历了单纯切除→扩大切除→功能保全（适当切除）的阶段，如何在根治的同时保全功能、改善生存质量是目前的发展方向。例如，低位直肠癌患者以往都需行经腹会阴联合切除术，术后患者丧失肛门功能、终身粪便改道。随着对直肠癌浸润、转移规律的进一步认识，目前绝大部分低位直肠癌患者可行保肛手术。随着更加注重功能保留和生存质量，采用组织材料、器官移植技术进行修复重建成为目前的热点之一。例如，肝癌的亲体肝移植手术、胸部肿瘤采用人工组织材料进行术后胸壁修复、乳腺癌切除后行乳房重建术等。

三、强调综合治疗

目前已经认识到肿瘤性疾病并不是简单的局部病变，不是单纯手术切除就可以达到根治，因而必须综合应用化疗、放疗及生物治疗、靶向治疗等手段，才能获满意疗效。

四、个体化治疗

个体化治疗是指根据患者个体的状况（如全身情况、分期、分型、生物学特性）决定治疗方案，这种个体化治疗已经越来越多地应用于肿瘤外科，并且成为当前发展的重要方向。根据个体肿瘤的分子诊断判别生物学特性，从而决定治疗方式和手术范围等的个体化治疗成为新的热点。

五、微创化趋势

微创化是肿瘤外科发展的长期方向。随着对肿瘤的认识深入和内镜技术的发展，微创技术在肿瘤外科的应用取得了长足进步。

胸腔镜、腹腔镜等腔镜技术在肿瘤外科的应用日益广泛，从以往只适用于良性肿瘤到现在可用于大多数恶性肿瘤。

内镜下切除术可用于部分早期恶性肿瘤和良性肿瘤。例如，早期的直肠恶性息肉、类癌可采用肠镜或经肛内镜下微创技术（transanal endoscopic microsurgery，TEM）完整切除。

自然腔道内镜手术（natural orifice transluminal endoscopic surgery，NOTES）是以软式内镜为治疗工具，不经皮肤切口，而经口、阴道、结直肠等自然腔道对腹腔疾病进行治疗的微创外科治疗方法，它正发展成一种全新的微创治疗方式。NOTES 不只是简单的新内镜技术，而是包括治疗理念、基础理论、相关技术及教育培训等的复杂系统。

NOTES技术在完成腹腔内外科操作并取得令人满意的美容及心理微创效果的同时，可以降低传统外科和腹腔镜手术部分术后并发症如疼痛、感染、切口疝、肠梗阻、肠粘连发生的概率，同时完全有可能不用气管插管和全身麻醉来完成，减轻了麻醉深度，相应的麻醉风险也大大降低。

总之，肿瘤外科手术在肿瘤治疗中仍占有极其重要的地位，但单靠手术治愈肿瘤的观念已过时了，肿瘤外科医生应该精通肿瘤生物学知识、机体免疫防御机制，紧跟其他学科的进展，不断掌握新技术，善于个体化分析病情，充分利用MDT平台，更好地发挥外科手术在肿瘤治疗中的作用。

（杨 烈 马 钦）

第三章　放射治疗概论

内容提要：

◆ 现代放射治疗（简称放疗）是建立在放射物理学、放射生物学、放射影像学，以及临床肿瘤学、肿瘤分子生物学等相关学科发展基础上，利用现代计算机技术开展的肿瘤治疗手段，约70%的恶性肿瘤患者在其治疗过程中需要接受放疗。

◆ 放射线的基本剂量学特征、临床应用特点及治疗技术，是放射肿瘤医师或治疗师应该掌握的基础理论知识。

◆ 规范的放疗流程与优良的放疗质量控制和质量保证，是确保肿瘤患者放疗疗效和防范医疗风险或事故的重要前提与保障。

◆ 线型二次方程（LQ）与生物等效剂量（BED）是量化与评价不同放疗分割方案生物学效应的基本公式和概念。“4R”是常规分割放疗的生物学基础。

◆ 放疗技术包括二维简单照射、三维适形放疗、调强放疗、立体定向放疗、图像引导技术等。调强放疗技术可以获得肿瘤靶区根治或姑息性治疗的疗效。

第一节　临床放射物理概论

一、放射源与放射治疗机

（一）放射源种类与照射方式

1. 放疗技术

放疗技术是指利用放射源产生的具有一定能量的电磁波或粒子射束与人体物质相互作用，将其部分或全部能量转移给人体，并使用各种技术尽量保证肿瘤组织获得致死照射剂量，同时降低肿瘤周边正常组织的照射剂量，使之在耐受范围之内。

2. 放射源

放射源的主要种类包括：①放出α、β、γ射线的放射性核素；②产生不同能量X射线的X射线治疗机和各类加速器；③产生不同能量电子束、质子束、中子束及其他重粒子束的各类加速器。

3. 放疗的照射方式

根据放射源与人体的位置关系可分为外照射和内照射两种基本照射方式。

(1) 外照射：又称远距离照射，放射源位于体外，大部分射线被屏蔽，仅照射范围大小的射线经过体表及其他正常组织到达肿瘤部位。肿瘤的照射剂量会受到射线路径上的正常组织耐受剂量的限制，可以通过选择不同能量的射线和多角度照射等方法将射线能量集中于肿瘤部位并保护正常组织。目前外照射是临床最常见的治疗方式，可以使用放射性核素（如钴-60治疗机），也可使用产生以上②、③类放射源的X射线治疗机及各类型加速器。

（2）内照射：又称近距离照射，是将密封的放射性核素直接置入需要治疗的人体组织内或天然腔道内，如子宫颈、前列腺、乳腺、直肠、鼻腔等进行照射。内照射一般作为外照射治疗的辅助手段，较少单独使用，如外照射后残存瘤体加量以提高肿瘤局部控制率。

（二）放射治疗机

1. X射线治疗机

高速运动的电子撞击钨等重金属靶物质时会产生X射线。X射线治疗机主要使用千伏级X射线来治疗肿瘤，临床上按能量高低分类：接触X射线（40～50 kV）、浅表X射线（50～150 kV）、深部X射线（150～500 kV）等。因其能量较低、穿透力较差，X射线治疗机主要用于体表肿瘤或浅表淋巴结转移性肿瘤的照射，并于20世纪50年代逐渐被钴-60治疗机及医用电子直线加速器所代替。

2. 钴-60治疗机

钴-60治疗机是利用人工放射性核素钴-60（^{60}Co）衰变产生的γ射线来治疗肿瘤的外照射治疗机。钴-60衰变产生γ射线的平均能量为1.25 MeV；半衰期为5.27年，即每个月衰变约1.1%，每4～5年需更换新放射源。

与深部X射线治疗机相比，除去能量高、单能外，钴-60治疗机还具有以下优点：①穿透力强、旁向散射小，靶区剂量分布更均匀，周围正常组织保护更好；②其最大剂量点深度约5 mm，能更好地保护皮肤；③钴-60γ射线康普顿效应占主要优势，因此骨和软组织吸收剂量相当。而千伏级X射线光电效应占优势，骨吸收剂量远大于软组织。但是，钴-60治疗机存在需要定期换放射源、有放射污染、治疗深度不能满足更深部位治疗的缺点，因此也逐渐被高能医用电子直线加速器所替代。

3. 医用电子直线加速器

医用电子直线加速器是利用微波直线加速电子到较高能量，然后引出需要能量的电子束或打靶产生X射线。其结构主要包括加速管、微波系统、电子枪、射束均整器及准直系统、治疗床、控制系统等（图1-3-1）。

医用电子直线加速器具有很多优点，目前在临床上使用最为广泛。可以产生高能量（临床常用4～18 MV）X射线治疗深部肿瘤，比钴-60产生的γ射线治疗剂量分布更加均匀；其放射源可以围绕等中心轴旋转，能高效率完成多角度投照；可配置楔形板、多叶准直器等附加装置实现更加适形于治疗靶区形状及剂量分布的外照射治疗。还可产生不同能量电子束（临床常用4～18 MeV）治疗不同深度的浅表肿瘤。

4. 重粒子治疗设备

传统上将质量大于电子的粒子称为重粒子，包括不带电粒子（快中子）、带电粒子（质子、氦离子、碳离子等）。重粒子具有不同于光子和电子的物理剂量学及生物学特征：重带电粒子在深度-剂量曲线末端会形成布拉格峰（图1-3-2）。通过改变粒子入射能量或外加吸收体等方法调节能量可以改变布拉格峰值位置，以此改善靶区与正常组织间的剂量比例。除质子外所有重粒子的线性能量传递（linear energy transfer，LET）较高，具有更好的生物学效应。

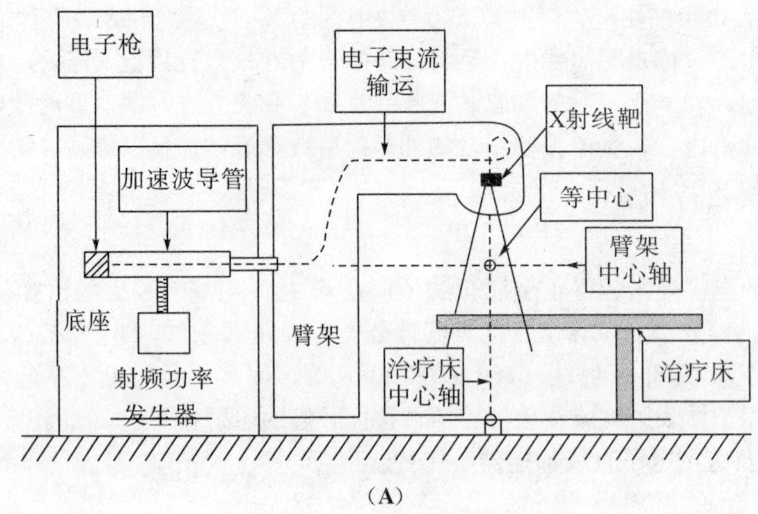

(A)

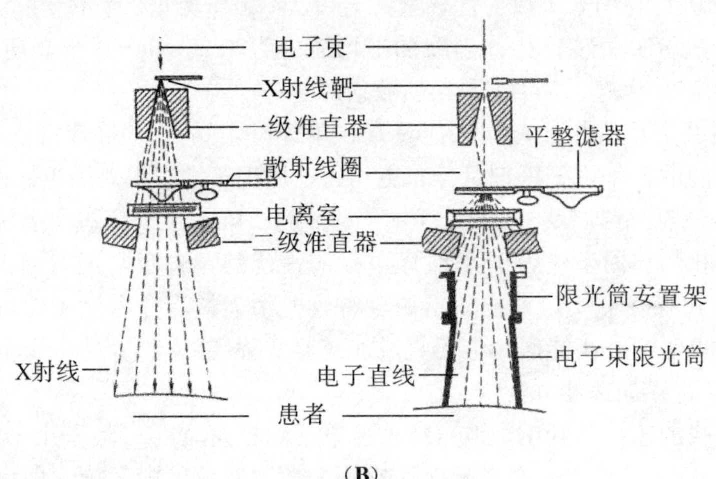

(B)

图 1－3－1　加速器基本原理

［(A) 摘自 Review of Radiation Oncology Physics: A Handbook for Teachers and Students, IAEA; (B) 摘自朱广迎，放射肿瘤学，第二版］

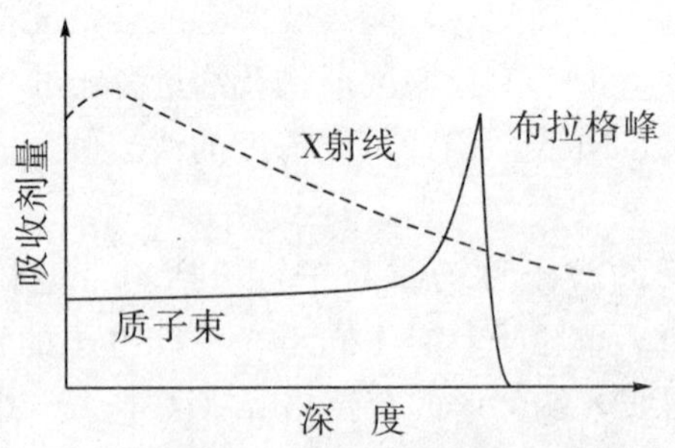

图 1－3－2　质子束、X 射线深度－剂量曲线示意图

放疗使用的重粒子因其能量较高一般由回旋加速器产生，如医用质子加速器最大能量不低于 250 MeV。重粒子治疗虽然兼具物理剂量学和生物学优势，但因其技术含量高，造价昂贵、维护难等特点，临床上目前未能广泛使用。

5. 后装治疗机

后装治疗机适用于近距离照射，将放射源导管（无放射源）置于人体天然管腔内或组织间，并在辐射屏蔽下用自动或手动方式通过连接管道将治疗用放射源推送到治疗部位。一般按治疗参考点的剂量率大小分为低剂量率（0.4～2 Gy/h）和高剂量率（>12 Gy/h）治疗模式。

二、射野剂量学

（一）射野剂量学常用概念

（1）人体模型：X（γ）射线、电子束等入射到人体并与其发生相互作用，能量逐渐传递给人体组织直至消失，对这些特征的测量和计算很难直接在人体中进行，必须使用人体组织替代材料构成的人体模型，简称模体。要求模体材料必须与被模拟组织与射线相互作用具有相同的物理特点，如原子序数、电子密度等。因人体含有大量水，临床上通常选用水（液态水或固体水）作为合适的组织替代材料。

（2）照射野：射线束经射线屏蔽准直器后垂直通过模体表面的面积，临床剂量学中规定模体内50%等剂量线的延长线交于模体表面的区域为照射野。

（3）参考点：模体表面下照射野中心轴上某一作为剂量计算或测量参考的点。

（4）源皮距（SSD）：放射源到模体表面照射野中心的距离。

（5）源瘤距（STD）：放射源沿照射野中心到肿瘤内所考虑点的距离。

（6）源轴距（SAD）：放射源到机架旋转轴或机器等中心的距离。

（7）吸收剂量：X（γ）射线和高能电子束等电离辐射进入人体后，人体吸收其能量的多少直接影响最终的生物学效应，因此定义单位质量物质吸收电离辐射的平均能量称为吸收剂量。其单位为戈瑞（Gy），1 Gy=100 cGy=1 J/kg。

（8）百分深度剂量：为了描述射束路径上组织内各深度处的吸收剂量大小，定义照射野中心轴上某一深度处的吸收剂量率与参考深度处吸收剂量率的百分比为百分深度剂量，参考深度通常为最大剂量点深度。

（9）等剂量曲线：百分深度-剂量曲线描述了射野中心轴上各点剂量值，在实际治疗中需要知道整个照射野内甚至野外的剂量分布，因此将模体内百分深度剂量相同的点连接起来构成了等剂量曲线。临床常用等剂量曲线分布图评估靶区剂量包裹或危及器官受照剂量范围。

（二）X（γ）射线射野剂量学

1. X（γ）射线与物质的相互作用

深部X射线、钴-60 γ射线及加速器产生的高能X射线均为电磁辐射，称为X（γ）光子。光子本身不带电，入射到物体时，其强度随穿透物质厚度近似呈指数衰减。其能量小于50 MeV时，与物质主要发生三种效应：

（1）光电效应：入射光子与组织原子核外电子发生相互作用，并把全部能量传递给对方，使其从原子中发射出去，而入射光子消失。

（2）康普顿效应：入射光子同组织原子的外层电子相互作用，光子转移部分能量给电子，散射光子能量和运动方向发生变化。

(3) 电子对效应：入射光子在原子核库仑场作用下形成一对正负电子对的过程。入射光子产生电子对效应的能量必须大于1.02 MeV，获得动能的电子通过电离或辐射方式损失能量。

以上三种形式所占比例与X（γ）光子能量、吸收物质原子序数有关（图1-3-3），对于低能光子和原子序数高的吸收物质，光电效应占优势；中能光子和原子序数低的吸收物质，康普顿效应占优势，高能射线和原子序数高的吸收物质，电子对效应占优势。如图1-3-4列出人体骨、肌肉和脂肪相对空气的质能吸收系数比值。

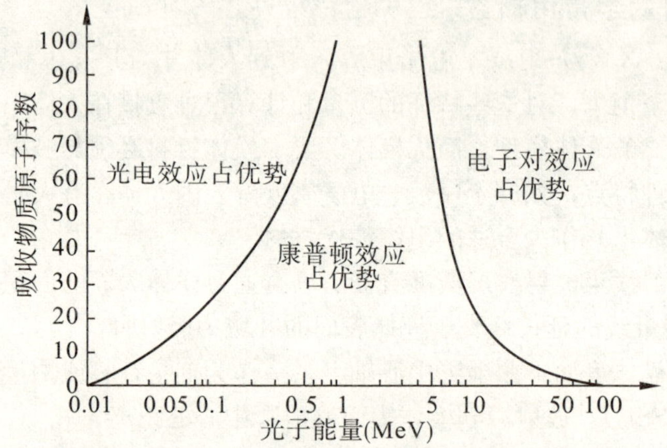

图1-3-3　X（γ）光子与物质相互作用主要形式

（摘自胡逸民，肿瘤放射物理学，原子能出版社）

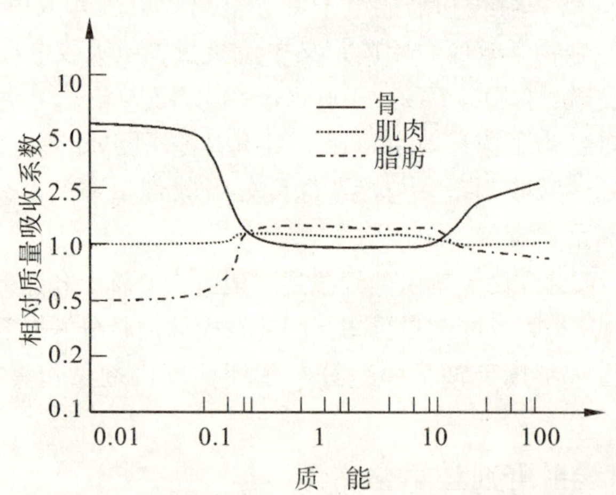

图1-3-4　人体骨、肌肉和脂肪相对于空气的质能吸收系数

（摘自胡逸民，肿瘤放射物理学，原子能出版社）

2. X（γ）射线百分深度剂量分布

高能X（γ）射线百分剂量分布特点是入射表面剂量较低，如6 MV X射线表面剂量约为40%，随深度增加先逐渐增至最大剂量，从表面至最大剂量点深度称为剂量建成区；然后随深度增加剂量按指数衰减和距离平方反比律逐渐下降。

影响X（γ）射线百分深度-剂量曲线的因素主要包括以下几方面：

(1) 射线能量：随射线能量增加，表面剂量减少，最大剂量深度增大。如低能X（γ）

射线表面剂量最大，其建成区较窄或无建成区；而钴－60 γ射线，6 MV X射线最大剂量深度分别为0.5 cm和1.5 cm。因能量越大，其穿透能力越强，同一深度，百分深度剂量值增大。如图1－3－5列出不同能量X（γ）射线百分深度－剂量曲线。

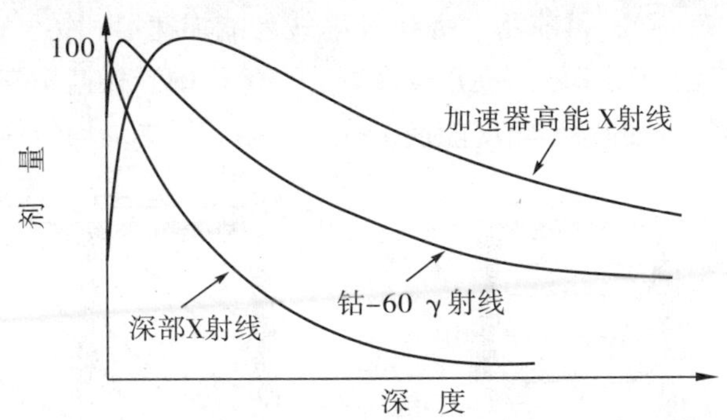

图1－3－5　不同能量X（γ）射线百分深度－剂量曲线示意图

（2）照射野面积：体内某点的吸收剂量是原射线和散射线共同作用结果，当照射野面积极小时，剂量贡献几乎全部来自于原射线；当照射野增大时，散射线增加，则百分深度剂量值增加。

（3）源皮距：根据距离平方反比定律，距离越短，百分深度剂量随深度变化较快；反之，距离越长，变化越慢。所以，相同深度处源皮距较长，其百分深度剂量值越大。

3. X（γ）射线等剂量曲线

图1－3－6显示不同能量X（γ）射线的等剂量分布，其主要特点是：在同一深度，中心轴上剂量较高，向射线边缘剂量逐渐减小。随能量增高，等剂量线由弯曲逐渐平直，这主要是因为高能射线散射主要向前，低能则向各方向散射。在照射野边缘附近（半影区），剂量随离轴距离增加而减少。影响等剂量线曲线分布的因素很多，射线能量、源皮距、放射源大小、漏射线甚至入射角度等都会明显影响曲线分布。

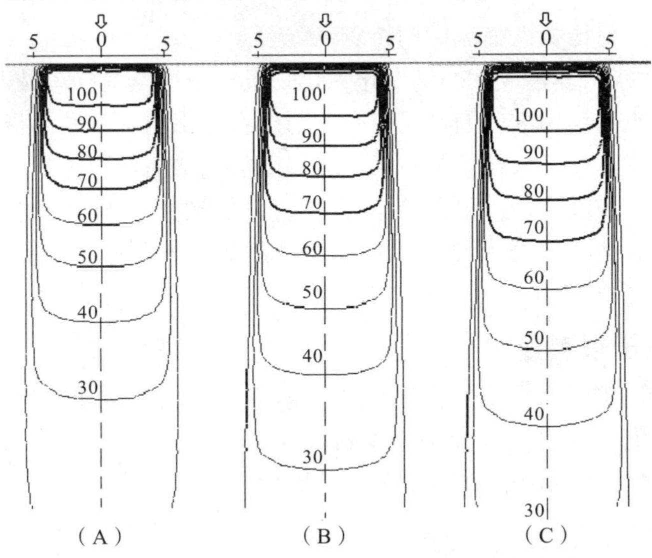

图1－3－6　不同能量X（γ）射线的等剂量分布图

（A）4 MV X射线，SSD＝100 cm，10 cm×10 cm；（B）10 MV X射线，SSD=100 cm，10 cm×10 cm；（C）15 MV X射线，SSD=100 cm，10 cm×10 cm

4. 楔形板

规则照射野形成的是具有一定平坦度和对称型的剂量分布，临床上为了适应某些治疗需要，有时会在射束路径上附加由高密度铅或铜做成的楔形滤过板来改变其剂量分布，这种装置称为楔形板（图 1－3－7）。目前几乎所有 X 射线高能加速器和钴－60 治疗机都配置有电动或手动楔形板，它广泛应用于两野夹角或多野联合治疗中。根据病变部位轮廓、肿瘤与周边危及器官的关系选择适合的楔形角度能使治疗区域内获得更加均匀的剂量分布。

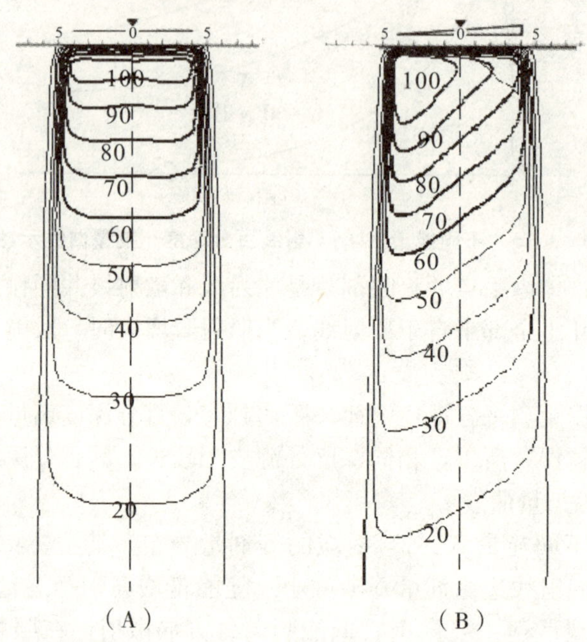

图 1－3－7　不加与加楔形板的等剂量分布图

（A）不加楔形板的等剂量分布图；（B）加楔形板的等剂量分布图。

5. 高能 X（γ）射线特性临床应用特点

高能 X（γ）射线因其建成区剂量变化大，一般把治疗位置放在最大剂量深度点之后，可在治疗区内获得更为均匀准确的剂量分布。射线在组织内基本遵循指数和平方反比律衰减，因此单野照射中治疗区域剂量分布不均匀；随能量增高，靶区剂量会更均匀，但靶区后组织受量也会增高。因此，应根据治疗部位选择适合的射线能量及多野照射，并通过附加楔形板、挡铅或其他补偿器等装置，选择多野照射技术更好地将高剂量集中于治疗区域，同时降低正常组织受量。

（三）高能电子束剂量学

高能电子束与物质作用主要发生碰撞并逐渐损失其能量，在组织中有确定的穿透深度，在此深度处其能量几乎全部损失。相对高能 X（γ）射线，电子束的穿透能力较弱，易于散射，因此临床上常用于浅表肿瘤的治疗。

1. 百分深度剂量分布

高能电子束的百分深度剂量分布大致可分为四个部分：剂量建成区、高剂量坪区、剂量跌落区和 X 射线污染区（图 1－3－8）。与高能 X（γ）射线百分深度剂量分布相比，高能电子束皮肤剂量较高，一般在 75%～80%，剂量建成效应不明显，并随能量增加而增加；随深度增加，百分深度剂量很快达到最大值，形成高剂量坪区，随之迅速跌落。因为医用电子直线加速器的电子束在产生过程中会与散射箔、检测电离室、准直器、限光筒等相互作用，产生长拖尾的X射线污染，对浅表肿瘤治疗不利。

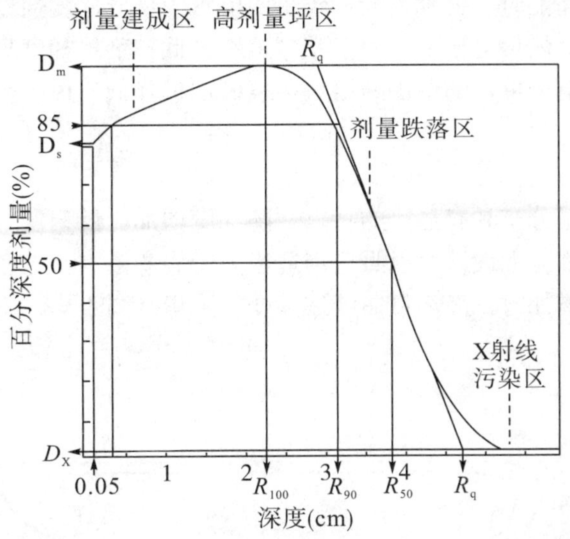

图1-3-8　电子束百分深度剂量分布

（摘自胡逸民，肿瘤放射物理学，原子能出版社）

因高能电子束易散射等特点，其百分深度-剂量曲线受外界条件的影响更复杂：

（1）能量：射线能量越高，表面剂量越大，高剂量坪区越宽，剂量跌落梯度越小，X射线污染越大，电子束的临床剂量学优势越不明显。不同能量电子束的百分深度剂量分布见图1-3-9。

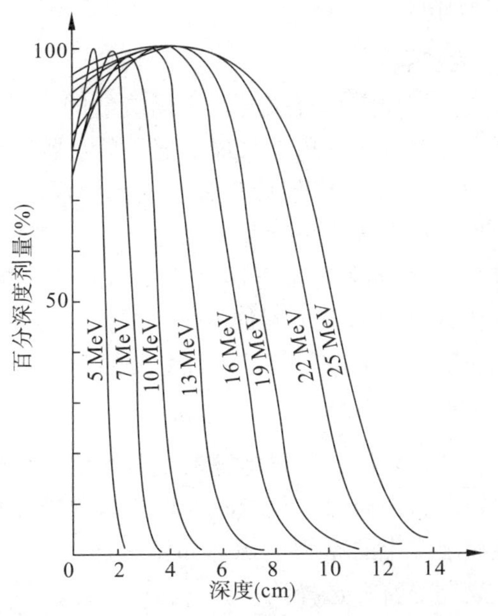

图1-3-9　不同能量电子束的百分深度剂量分布

（摘自胡逸民，肿瘤放射物理学，原子能出版社）

（2）照射野：照射野较小时，随深度增加，百分深度剂量逐渐减小；照射野较大时，随深度增加，开始随面积增加而增大，一旦照射野直径大于电子束射程约 1/2，电子达到平衡时，剂量基本不再随深度增加而变化。因此，低能时，因其射程较短，照射野对百分深度剂量影响较小；高能时，射程较长，较小照射野中百分深度剂量受照射野影响较大。

（3）源皮距：对低能量电子束，由于其穿透本领低，剂量梯度高，基本可以忽略源皮距的影响；但对高能电子束，随源皮距增大，表面剂量降低，最大剂量深度变大，X 射线污染增加。

2. 等剂量曲线分布

高能电子束等剂量分布具有显著的特点：随深度增加，低剂量线向外侧扩张，高剂量线向内侧收缩，因此临床上设计照射野应当适当大于病变范围。随能量增加，此现象更明显；但当照射野面积增加时，高剂量曲线逐渐变得平坦（图 1－3－10）。

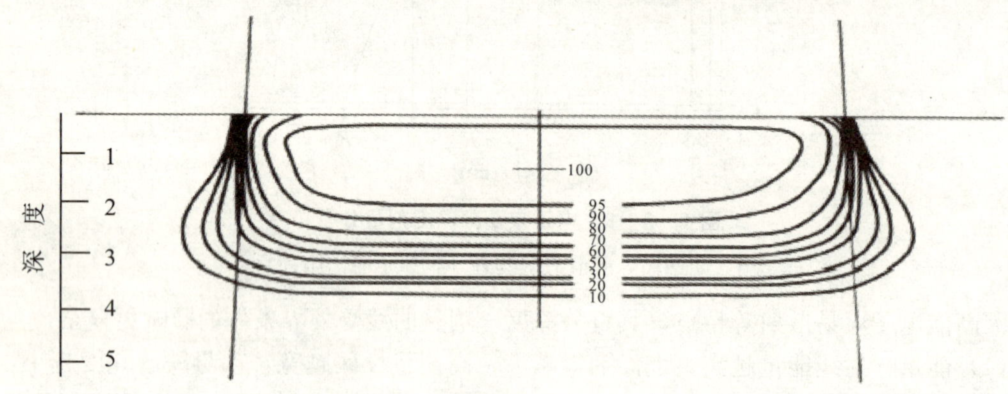

图 1－3－10　高能电子束等剂量曲线

（摘自胡逸民，肿瘤放射物理学，原子能出版社）

3. 高能电子束临床应用特点

临床中，高能电子束常采用单野垂直照射，不同能量的电子束其有效治疗深度不同。射线能量的选择主要根据靶区深度、肿瘤剂量最小值、危及器官耐受剂量等综合因素进行能量选择，通常选用 1/3～1/4 电子束能量计算其有效治疗深度。同时根据其照射野等剂量曲线的特点，照射野面积一般在表面位置等于或大于靶区横径约 1.2 倍。

高能 X（γ）射线治疗时末级照射野准直器一般需与皮肤保持一定距离以达到皮肤保护作用，而电子束治疗需在 X 线准直器下附加电子限光筒并尽量贴近皮肤表面进行治疗，因为其筒壁能增加电子束照射野中的散射电子，以弥补照射野边缘剂量不足。

（四）近距离放疗剂量学

近距离放疗是使用封装的放射源，通过施源器或输源导管直接放入人体内需要治疗部位进行照射，包括腔内照射、管内照射、组织间插植、术中置管术后放疗及敷贴治疗五大类技术。主要使用放射性核素产生的 γ 辐射源，如铱－192、钴－60、碘－125、铯－137 等，根据其不同能量、半衰期等特征选择治疗。

与外照射相比，近距离放疗的基本特征是：单个放射源强度较小，一般选择几个毫居里到几个居里左右。放射源贴近肿瘤组织，射线大部分能量被周边肿瘤组织吸收，其有效治疗距离短，一般在 5 mm 到 5 cm，而邻近组织由于辐射剂量随距离增加迅速跌落，受量较低。剂量分布遵循距离平方反比定律，治疗范围内剂量分布不均，越近源剂量越高。

近距离放疗有其完全不同于外照射的剂量学系统，根据治疗方式和施源器的物理特点主要分为腔内放疗剂量学系统、组织间插植放疗剂量学系统和管内照射剂量学系统。

（五）放疗临床剂量学四原则

放疗无论使用何种治疗技术都需要在治疗前对整个治疗方案进行设计和评估；无论是根治性放疗还是姑息性放疗，其根本目标是给肿瘤区域很高的治疗剂量而周围组织和器官接受的剂量最小。根据临床要求，一个好的治疗计划应该满足以下四个要求：①肿瘤剂量准确，治疗范围要求精准，同时保证治疗剂量达到预计的控制剂量；②治疗肿瘤区域内剂量分布均匀，剂量变化不能超过±5%，即至少达到 90%的剂量分布；③照射野设计应尽量提高治疗区域内剂量，降低照射区域正常组织受照射范围；④保护肿瘤周围重要器官免受照射，或至少不能超过其耐受剂量。

三、治疗流程及常用治疗技术

（一）治疗流程

每名患者从确定需要进行放疗到治疗完全结束需要依次经历以下多个环节，每个环节的准确实施及各环节间的有序衔接是放疗取得成功的关键，任何一个环节出错，都会影响整个放疗的质量。

1. 临床医师制定治疗策略

医师在放疗前应充分了解患者病史，并根据病理学、影像学等资料及患者个体情况等确定放疗的目的是根治还是姑息性放疗。初步选择适合患者的放疗模式，外照射或内照射，简单照射或复杂照射等。

2. 体位固定

放疗疗程通常会持续 1 至 2 个月，为了保证每次治疗的重复性、稳定性及患者的舒适性，必须选择适合患者形体和治疗方式的体位及固定装置，此过程称为体位固定。常用体位有仰卧、俯卧；固定装置有热塑面罩、真空垫、体架等。

3. X 射线机模拟定位/CT 模拟定位

放疗需要准确地确定肿瘤治疗范围及需保护的危及器官。体表简单肿瘤可以直接通过临床触诊等方式来确定，但随着影像学技术的不断发展，目前绝大部分患者均在其影像学上进行确定，此过程称为放疗定位。

X 射线机模拟定位能获得入射方向上患者的二维 X 线平片信息，能确定照射野中心及简单的照射野形状，由此方式进行的计划及治疗通常称为简单二维放疗。

使用患者 CT 扫描图像来确定肿瘤治疗部位的技术为 CT 模拟定位，由此方式进行的计划设计及治疗通常称为三维放疗。目前临床大部分患者采用此治疗方式。

4. 计划设计

计划设计是放疗最复杂核心的步骤，目前三维及调强等其他复杂治疗技术均在计划系统（treatment planning system，TPS）中完成。其目的是尽可能依据已有的 CT、MRI 等影像学资料准确地确定治疗靶区和需保护的危及器官及其他感兴趣组织，并借助计划系统各辅助功能或计划者经验根据临床剂量要求对射线种类、射线能量、照射野方向及大小、照射野数量及其权重、添加楔形板等机器物理参数进行优化和选择，并进行剂量计算，对计划结果按照剂量学临床四原则及可执行度进行综合评估，最终得到一个满足临床要求的肿瘤控制剂量及危及器官受量分布，并能在治疗机上高效、准确执行的计划方案。

放疗医师在此阶段必须负责准确勾画出肿瘤治疗范围、需保护的危及器官，确定肿瘤控制剂量、危及器官耐受剂量，评估计划并确定最终将执行的计划方案。治疗过程中根据患者肿瘤或病情变化更改剂量或治疗方案。计划设计通常由物理师与医师共同完成。

5. 计划验证

治疗计划是在患者影像学上进行的照射方案设计，为保证实际治疗准确性和患者安全，此方案在驱动治疗机治疗患者前必须进行几何位置验证及剂量学验证。

几何位置验证包括：①机器能否安全、正确地执行该计划；②患者摆位是否与定位时一致，可以通过治疗首次或疗程中拍摄照射野平片或患者实时影像与计划影像学信息进行对比修正；③实时治疗照射野验证，通过配置于射束源相对的电子影像系统或胶片实时获取治疗照射野形状进行验证。放疗医师负责对治疗位置的准确性进行审核和确认。

剂量学验证即验证患者实际照射剂量是否与计划方案计算剂量相同。可通过将治疗方案移植到模体中并使用剂量仪等设备进行实际测量对比；也可在射线入射或出射患者体表或体内放置剂量仪，获得局部点剂量信息。临床中最好将两者结合使用，这一任务通常由物理人员负责完成。

6. 治疗执行

计划设计在满足临床剂量学要求、几何位置和剂量学验证合格后就可以进行实际治疗。治疗过程的准确实施与否将直接决定患者最终的治疗疗效。治疗过程主要包括：①准确核对治疗信息及方案是否与患者匹配；②根据计划设计采用的体位固定及定位方式进行治疗摆位；③进行治疗前摆位验证；④确认无误后，进行治疗；⑤单次治疗结束并进行记录；⑥治疗中注意观察患者形体及病情变化，并及时与医师进行沟通，直至整个治疗阶段结束。治疗执行主要由治疗师负责，放疗医师需定期复诊患者，观察其病情变化以确定是否更改治疗方案并及时处理并发症。

7. 治疗结束及随访

放疗结束后，放疗医师需根据实际治疗过程开具治疗小结单，内容包括治疗部位、治疗技术、治疗剂量、危及器官所受剂量等，同时要求患者定期复诊或检查。

（二）治疗技术

放疗技术是随着近一百多年来放疗物理、生物、临床、影像及计算机等技术的不断进步而发展，目前临床应用较多的主要为以下几种。

1. 二维简单照射

二维简单照射是利用在治疗方向上患者平面（通常为X线平片）信息确定治疗野中心及照射面积，并在均匀模体中进行剂量计算的治疗技术。因为其影像学信息量少、剂量计算粗糙等缺点，仅适合简单的单野或对穿野照射。

2. 三维适形放疗

使用CT图像进行放疗定位是放疗发展史上一里程碑进步。三维适形放疗（three-dimension conformal radiation therapy，3DCRT）通过获取患者治疗体位的CT影像学信息，准确确定治疗范围及需要保护的危及器官；同时依据照射野方向观（beam's eye view，BEV）确定需要照射的照射野角度并使其照射野形状与靶区形状一致；根据其CT值密度关系进行非均匀组织精确的剂量计算，调节射束各项参数最终使处方剂量适形于治疗靶区并较好的保护周边危及器官。此技术适应于大部分肿瘤治疗。

3. 调强放疗

调强放疗（intensity-modulated radiation therapy，IMRT）是三维适形治疗的扩展，其主要特点是预先给定临床目标剂量，并通过逆向优化算法自动调节各射束方向上各点的射束强度，最终得到处方剂量很好的包裹靶区并保护危及器官及周边组织的目的。目前主要有静态调强和动态旋转调强技术，并已广泛应用于人体各部分复杂肿瘤的治疗。

4. 立体定向放疗

立体定向放疗（stereotactic body radiation therapy，SBRT）的基本原理是对较小体积肿瘤靶区进行一次性（或少次）的大剂量（通常每次为500～1 200 cGy）共面或非共面的多角度聚焦照射，使高剂量集中于靶区，边缘剂量下降迅速，周边组织受量很小。该技术对治疗精度的要求很高，通常使用立体定向框架及人体内、外部标记点等方式进行体位固定及摆位治疗。目前头颅、肺、肝等部位的小体积肿瘤较多使用该方式进行治疗。

5. 图像引导放疗技术

治疗中常使用实时的影像学信息来修正每次治疗摆位误差，监控治疗中患者或肿瘤动度，观察并修正整个疗程中患者肿瘤及解剖结构的变化等因素对准确实施治疗计划的影响，从而提高患者治疗精度的技术称为图像引导放疗技术（image-guided radiation therapy，IGRT）。目前常用的有电子照射野影像系统，KV/MV级锥形束CT、超声等。

（蒋晓芹　柏　森）

第二节　临床放射生物学

一、放射线能量转换与靶组织生物学效应

生物介质吸收射线的能量，使一个或多个轨道电子脱离原子或分子而射出，称为电离。能引起物质电离的辐射称为电离辐射。电离辐射的生物学效应体现在对生物体的DNA链产生损伤。电离辐射可导致多种类型的DNA损伤，其中DNA链断裂是电离辐射所致DNA损伤中较常见和重要的形式，分为单链断裂（single strand break，SSB）和双链断裂（double strand break，DSB）。靶组织内放射线能量的转移和吸收所引起的生物损伤过程见图1－3－11和图1－3－12。

二、放射后细胞死亡方式

细胞死亡是细胞被照射后的主要生物学效应，不同类型的细胞受到放射线照射后反应方式不同。放射线诱导的死亡形式包括细胞凋亡、细胞自噬、有丝分裂死亡、细胞衰老、细胞坏死等。

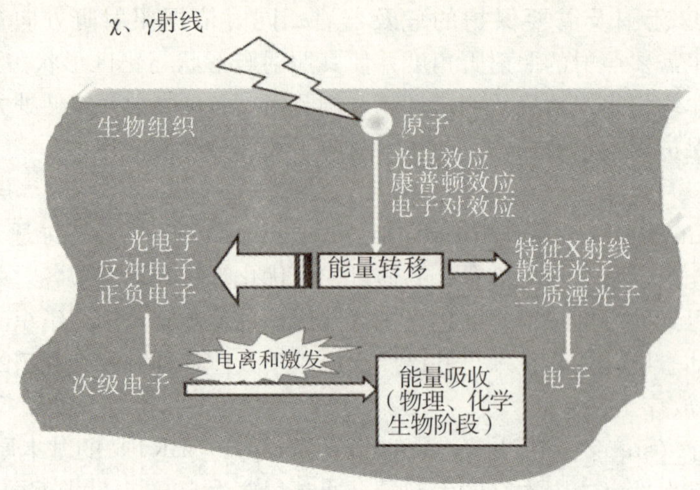

图 1－3－11　射线能量的转移与吸收过程

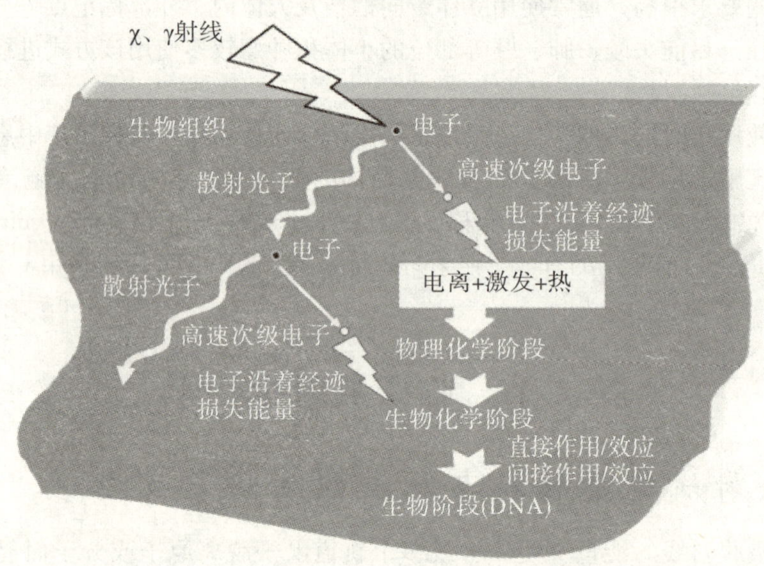

图 1－3－12　射线能量的转移和吸收所引起的生物损伤

（一）细胞凋亡

细胞凋亡是一种主动的由凋亡相关基因导向的细胞消亡过程，又称为程序化细胞死亡。辐射诱导的凋亡特征与其他状态下发生的凋亡特征相同。

（二）有丝分裂死亡

有丝分裂死亡是指细胞在畸形有丝分裂的过程中死亡或由于发生畸形有丝分裂而导致的子代细胞死亡，是由细胞不成熟或者异常进入有丝分裂期所导致的。目前认为，有丝分裂死亡是实体性肿瘤受到照射后重要的细胞死亡方式。

（三）细胞自噬

细胞自噬是指细胞内受损、变性或衰老的蛋白质和细胞器被运输到溶酶体，溶酶体对其消化降解的过程。自从发现放射线可诱导肿瘤细胞自噬，对“放射线诱导的自噬是促进细胞生存还是导致细胞死亡”存在争议。对放射线诱导自噬的上游分子机制还不是十分清楚。但近年关于自噬的研究已成为肿瘤治疗研究的热点。

（四）细胞衰老

细胞衰老是细胞脱离细胞周期并不可逆地丧失增殖能力后一种永久的细胞周期停滞状态。有研究提示，p53在辐射导致的细胞衰老过程中起开关作用。

（五）细胞坏死

细胞坏死是在某种强烈刺激条件下发生的一种被动死亡。目前对于辐射诱导的细胞凋亡或坏死之间的分界尚不明确。电离辐射对细胞能量代谢的影响以及对细胞膜结构与遗传物质的损伤，加之细胞凋亡后的继发性坏死可能是导致细胞坏死的主要原因。此外，许多诱导细胞凋亡的因子在诱导细胞凋亡的同时常常伴有细胞坏死的发生。

三、线性能量传递和相对生物学效应

（一）线性能量传递

线性能量传递（linear energy transfer，LET）是指直接电离粒子在其单位长度径迹上消耗的平均能量，一般认为10 keV/μm是高LET和低LET的分界值，LET值小于10 keV/μm时称低LET射线，如X、γ、β射线；LET值大于10 keV/μm时称高LET射线，如中子、α粒子。

（二）相对生物学效应

相对生物学效应（relative biological effectiveness，RBE）定义为X射线或γ射线引起某一生物学效应所需剂量与所观察的电离辐射引起相同生物学效应所需剂量的比值，即为该种电离辐射的相对生物效能。RBE是衡量某种射线生物学效应大小的指标。RBE不是常数，它取决于生物损伤的水平。

（三）RBE与LET的相互关系

RBE也取决于LET，在LET为100 keV/μm时达到最大值。如果LET太低，放射线太稀疏，对细胞的杀伤是无效或低效的。LET太高也不好，会由于过度的能量沉积而浪费了（图1-3-13）。

四、细胞对放射线的剂量效应

（一）细胞存活曲线

放射生物学规定：鉴别细胞存活的唯一标准是，受照射后细胞是否保留无限增殖的能力。辐射诱导的DNA损伤如果不能修复将导致细胞死亡，称为增殖性死亡，又称克隆源性死亡。

（二）线性二次模型

线性二次模型（linear quadratic model，LQ）是放射生物学研究中最常用的用来拟合细胞存活曲线的数学模型（图1-3-14）。假设细胞失活由不可修复的DNA双链断裂（DSB）引起，一个细胞通过两种方式被杀死：线性部分，某一带电粒子径迹中产生的致死性损伤；平方部分，不同粒子径迹间的亚致死性损伤相互作用的致死性损伤。

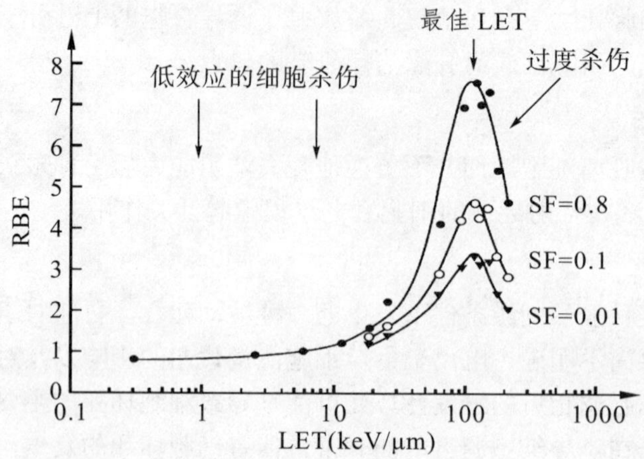

图 1－3－13　RBE 与 LET 的关系

人体肾脏细胞在细胞存活百分比（SF）＝0.8，0.1 和 0.01 时，接受不同 LET 射线照射后的相对生物学效应（RBE）。

（摘自 Michael J，et al，Basic Clinical Radiobiology，4th ed.）

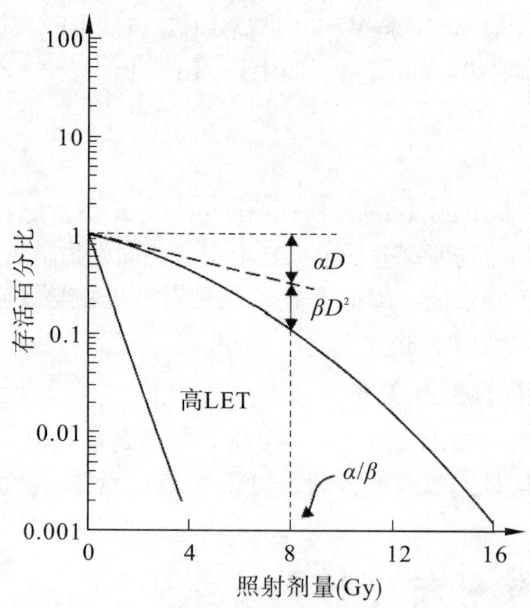

图 1－3－14　线性二次模型

（摘自 Michael J，et al，Basic Clinical Radiobiology，4th ed.）

当两种杀灭细胞成分相等时，$\alpha D=\beta D^2$，$\alpha/\beta=D$，该剂量即为细胞线性二次模型的 α/β 值。α/β 值越小，曲线越弯曲，高剂量的效应越大。实际上，中低剂量区域，大多数哺乳动物细胞存活曲线符合线性二次模型，高剂量区域更符合指数存活模型。

五、正常组织的放射损伤

正常组织与肿瘤组织不是截然分开的，尽管制定、实施了精确的治疗计划，仍不可避免地要照射到肿瘤周围的正常组织或器官。根据放射线照射后组织损伤反应发生的快慢，可将放射线引起机体的变化分为早期反应和晚期反应。

（一）早期反应

早期反应一般发生于增殖能力较强的组织，如骨髓、表皮、消化道黏膜。此类反应开始较早，通常出现在照射期间或治疗后的最初几天或几周。正常组织受放射线照射后早期反应的发生有一定的规律。通常是从血管的变化开始，临床上可以看到红斑，然后是炎症反应。紧随血管变化的是细胞丢失阶段，这一阶段与早期反应最为密切。可由不同程度的细胞丢失而引起相应的临床症状。如皮肤的干性和湿性脱皮，就是由于不同程度的细胞丢失所致。

（二）晚期反应

晚期反应通常在治疗结束后的数月或数年才表现出来。相对于早期反应而言，晚期反应发生于更新慢的组织，其受损后不能完全修复，这主要是由于受损组织的干细胞损伤后丧失了增殖能力，或受损组织所在的微环境缺乏增殖刺激因子，从而导致受损组织发生进行性萎缩。例如，照射后由于血管损伤造成的甲状腺损伤。晚期反应除了器官的实质性细胞发生变化外，其他细胞如血管内皮细胞、成纤维细胞等也参与了晚期反应的发生。

六、放射线对肿瘤和正常组织的作用

放射敏感性是细胞对放射线固有的敏感性。临床上常将肿瘤分为放射敏感、中等敏感和放射抗拒等类型。对放射敏感的肿瘤如精原细胞瘤、淋巴瘤、小细胞肺癌等，治疗剂量一般给予常规分割 30～50 Gy。中等敏感的肿瘤如大部分鳞癌、腺癌等，临床上常常给予常规分割超过 60 Gy 的剂量。不敏感的肿瘤如恶性黑色素瘤、肉瘤等，对于这部分肿瘤，单纯放疗疗效差，最佳剂量和分割尚不明确。

放射线对正常组织细胞的损伤常常是限制肿瘤治疗剂量进一步提高的主要因素，局部肿瘤的治愈率和正常组织放射并发症均随照射剂量的增加而增加，而放疗的目标是给予肿瘤最大的杀伤，获得最佳治疗效果；同时使受照射的正常组织和器官损伤最小，没有严重的治疗后遗症。

对放射敏感的组织一般是代谢活跃的组织，如骨髓、肠黏膜、性腺等，肺、肝、肾、皮肤、乳腺等组织对放射线中度敏感，而骨、肌肉、结缔组织等的敏感性较低。

七、影响放射敏感性的因素

（1）细胞周期：G_0、S 期抗拒，G_2/M 期敏感，G_1 期中度敏感。

（2）氧效应：乏氧细胞对放射线不敏感。肿瘤细胞距血管 180 μm 以上，氧弥散减少，出现缺氧坏死。乏氧细胞处在 100～180 μm 位于坏死和富氧细胞之间。给予放射增敏剂可以提高分次照射时乏氧细胞的敏感性。

（3）细胞增殖速度、分化程度。

（4）瘤床手术、感染、血供等。

（5）全身情况如糖尿病、贫血等。

（6）*Ras*、*P53*、*ATM* 等基因的表达。

八、现代分次放疗的理论基础及临床应用

分次放疗是现代放疗的基础，有利于保护正常组织，杀灭肿瘤组织。其生物学依据为

放射生物学 4R，具体如下：细胞放射损伤的修复（repair），细胞周期时相的再分布（redistribution），乏氧细胞的再氧合（reoxygenation），受照射细胞的再群体化（repopulation）。

（一）细胞损伤的修复

DNA 是放射线对细胞作用最关键的靶。1959 年 Elkind 发现将照射剂量分两次，间隔一定时间照射比一次照射的存活率高，证实这种修复存在，称为亚致死性损伤的修复。由于正常组织有比肿瘤组织更强的修复能力，常规 2 Gy 照射存活曲线有较小的差异，但经过几十次照射，差异呈指数放大。临床常规分割照射中，两次照射的时间间隔应大于 6 小时，以利于正常组织亚致死性损伤的修复。

（二）细胞周期时相再分布

不同细胞周期时相的放射敏感性不同。大量的细胞实验证实：M 期和 G_2 期细胞对放射线最敏感，而 S 期细胞对放射线是最耐受的。可能的原因是 M 期和 G_2 期细胞没有充足的时间进行损伤修复。

（三）肿瘤细胞再氧合

细胞对电离辐射的效应依赖于氧的存在。肿瘤组织生长迅速，肿瘤新生血管发育不良，血供不足，瘤体超过一定体积时，肿瘤细胞即逐渐处于乏氧状态。乏氧细胞对放射线抗拒，随着多次照射后靠近微血管氧合好的敏感细胞被杀灭，氧到乏氧细胞的弥散距离缩短，血管与肿瘤细胞的相对比例增加，同时肿瘤内压力减小，肿瘤微血管血流量增加，原来乏氧的细胞变成氧合好的细胞，放射敏感性增加。正常组织氧合好，不存在再氧合增敏效应。分次照射有利于乏氧细胞的再氧合，因此可采用分次照射的方法使肿瘤细胞不断氧合并杀灭之。

（四）再群体化

组织辐射损伤后，损伤的干细胞在机体的调节机制下，增殖、分化、恢复组织原来形态的过程称作再群体化。这一概念最早用于描述正常组织损伤，如皮肤割伤后的恢复过程。

肿瘤细胞受到照射后，可启动肿瘤内存活的克隆源性细胞，使之比照射前分裂的更快，出现加速再群体化。

分次放疗期间诱导再群体化有利于正常组织修复损伤，但对于肿瘤组织由于再群体化加速，对肿瘤控制不利，临床放疗中应予考虑，避免不必要的疗程延长。如果疗程太长，疗程后期的分次剂量效应将由于克隆源性细胞的加速再增殖而受到减弱。必要时在平衡正常组织耐受量的前提下增加肿瘤剂量，弥补肿瘤控制概率的下降。

九、肿瘤放疗中生物等效剂量换算

生物剂量是指对生物体辐射反应程度的测量。生物剂量与物理剂量是两个不同的概念。基于线性二次模型（linear quadratic model，LQ）的生物等效剂量（biological equivalent dose，BED）是量化与评价不同放疗分割方案生物学效应的基本公式和概念。

$$BED=nd\times[1+d/(\alpha/\beta)]。$$

公式中，n 为分次数、d 是分次剂量、nd 是总剂量、α/β 值可查表获得。

十、肿瘤微环境

恶性肿瘤的发生和转移与肿瘤细胞所处的内外环境有着密切的关系。它不仅与肿瘤细胞自身的（细胞核和细胞质）内在环境有关，而且亦关系到肿瘤所在组织结构、功能和代谢。肿瘤细胞可以通过自分泌和旁分泌，改变和维持自身生存和发展的条件，促进肿瘤生长。全身和局部组织亦可通过代谢、分泌、免疫、结构和功能的改变，限制和影响肿瘤的发生和发展。因此，恶性肿瘤治疗达不到预期疗效的一个重要原因，很可能是存在于肿瘤微环境中的健康细胞给肿瘤细胞提供了相应的条件，使它能抵抗治疗并存活下来。近年来，肿瘤微环境在肿瘤的放疗中所起的作用也越来越受到研究者的重视，尤其是肿瘤微环境的乏氧、血管，以及免疫是近年放射生物学的研究热点。

（一）肿瘤乏氧

组织中稳定的氧浓度取决于氧供给和氧需求的平衡。氧从血液中获得，并以扩散的方式到达耗氧局部，伴随向组织扩散的同时，氧不断地被组织消耗。一般氧的扩散距离为75～200 μm，这主要取决于扩散途中组织的实际耗氧率。对绝大多数正常组织来说，氧的浓度维持在5%～7%。当浓度低于或等于3%时，就认为组织缺氧。此时缺氧引起相关细胞信号通路激活，造成细胞行为或“表型”的改变。例如，乏氧细胞无氧糖酵解能力增强、乏氧组织局部新生血管增加，对放疗的敏感性降低。这些改变有利于细胞适应低氧环境。对肿瘤而言，由于其不受控制地快速增长，使其脉管系统的供氧量无法满足肿瘤局部需求。尽管乏氧可以刺激肿瘤脉管系统的生长，但肿瘤局部新生成的脉管系统多为杂乱无章、缺乏血管平滑肌包被的裸露不成熟血管。这种血管通常灌注较差，因此不能满足肿瘤细胞快速增长的需求，导致肿瘤乏氧。

肿瘤对放射线的敏感性与肿瘤组织的乏氧显著相关。这是由于细胞对电离射线的反应很大程度上取决于细胞的氧供状况。图 1－3－15 中描述了培养基中受照射的哺乳细胞。细胞的存活分数表示为正常有氧情况下或乏氧状态下放射剂量的函数，可以看出相同剂量照射细胞后，乏氧情况下细胞的存活显著高于有氧的细胞存活。这个现象可用“氧固定假说”来解释，当射线被生物体吸收后，受照射的组织局部会产生大量的自由基。这些自由基是高度活化的分子，能打断化学键，产生化学变化，启动一系列事件，最终导致生物体损伤。它们除了可以直接在靶分子（通常为 DNA 分子）内产生外，还可以间接地在其他细胞分子中产生，进而破坏靶分子结构，导致细胞死亡。这类自由基（用 R＊表示）很不稳定，需要有氧将其固定为 RO_2＊，然后再进一步反应，最终在靶分子中产生 ROOH，这样使靶分子中化学成分有一个稳定的变化，这就是通常所说的损伤被（化学）“固定”下来。

同时，放射线照射组织后的短时间内，也会造成乏氧。照射前后肿瘤乏氧比例随着时间的变化而变化，放射线照射肿瘤后，绝大多数对放射线敏感的有氧细胞会被杀死，存活细胞大多是乏氧的，即照射后短时间内肿瘤组织内极度乏氧，这种乏氧会逐渐降低并接近初始值，这个过程就是再氧合。再氧合的运用指导了临床分次放疗，使每次 2 Gy 照射前肿瘤组织的乏氧比例都会有一定程度的降低，从而提高每次照射治疗的疗效。

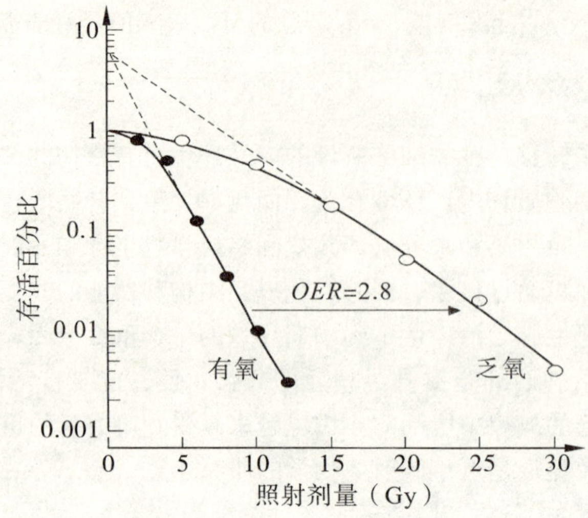

图 1-3-15　有氧或乏氧状态下 X 线照射体外哺乳动物细胞的存活曲线

此图描述了氧的放射剂量修饰效应，虚线向上外推到纵坐标交叉点（$n=6$）。OER（氧增强比）＝乏氧状态下达到一定生物学效应时所需要的照射剂量/正常状态下达到相同生物学效应时所需的照射剂量。

（摘自 Michael J，et al，Basic Clinical Radiobiology，4th ed.）

（二）肿瘤血管和免疫

肿瘤局部血流状况直接影响到肿瘤组织的氧供，而后者与放疗密切相关。早在 20 世纪便有研究发现，放疗导致肿瘤局部血管塌陷，并推断肿瘤血管内皮细胞可能参与肿瘤对放射线敏感性的调节。临床研究中，常规放疗后的肿瘤微血管的形态和氧供在治疗早期并未发生改变；随着剂量的积累，晚期血管密度逐渐降低。基础研究中，低剂量的放射线不足以使血管形态和生理发生明显变化。较高剂量，通常是指每次 5～10 Gy，可造成轻微的血管损伤，主要表现为血流灌注短暂降低后恢复；而每次大于 10 Gy 的剂量则可造成严重的血管损伤，血流灌注随即降低，恢复的时间随照射剂量不同而有差异。这是由于大剂量射线可以激活血管内皮细胞的 Asmas 酶的活性，进而诱导血管内皮细胞的凋亡。

免疫治疗因其特异性强、不良反应小而在肿瘤治疗中占有重要的地位。然而在临床运用中，部分患者因缺乏足够数量的肿瘤特异性杀伤免疫细胞，或肿瘤杀伤性免疫细胞不能顺利到达肿瘤局灶，而导致治疗失败。由于放疗极易导致淋巴细胞损伤，过去一直认为放疗会抑制机体免疫功能。但最近的研究发现尽管放疗会导致受照射部位的炎症反应，但这种炎症反应不仅可以募集免疫细胞，还可以促进 T 细胞向效应 T 细胞转化，这种效应在单次大剂量的治疗中更明显。这是因为放疗杀死肿瘤细胞，释放大量的肿瘤抗原，这些抗原可以刺激树突细胞 Toll 样受体，增强树突细胞的抗原提呈作用。同时，肿瘤特异性抗原的高表达可募集大量的抗原提呈细胞，如 $CD45^+$ 细胞、树突细胞、巨噬细胞，并促进 $CD8^+$ T 细胞 MHC-1 类分子限制性表位多肽的表达增高，有助于 $CD8^+$ T 细胞向肿瘤淋巴回流区富集，提高肿瘤局部干扰素 γ（IFN-γ）、白细胞介素-2（IL-2）等细胞因子的浓度，从而增强机体的免疫系统对肿瘤细胞的杀伤力。

放射生物学为肿瘤的放疗奠定了理论基础，随着科学技术的不断发展，许多新型的检测方法及技术运用到了放射生物学的研究中。例如，利用乏氧探针，动态检测肿瘤组织的乏氧状况，根据乏氧情况，选择合适时机进行放疗。这些新的技术及方法将有利于进一步提高临床放疗的疗效。

（薛建新　卢　铀）

第三节　临床放射治疗概论

一、放疗的分类

从放射物理学的角度，放疗可分为体外放疗和近距离放疗；从放射生物学的角度，可分为常规分割放疗与非常规分割放疗；从临床治疗学的角度，并根据其治疗目的，可分为根治性放疗与姑息性放疗两大类。

（一）根治性放疗

根治性放疗是指以达到治愈肿瘤为目的的放疗，对于其治疗的范围、剂量、分割方式、与其他治疗方式的联合等常有较明确的定义和要求。临床上能否最终取得肿瘤治愈的结果，受很多因素影响，如肿瘤本身的放射敏感性、生物学行为特点、肿瘤的分期、患者的身体状况、治疗方案是否合理等。

放射敏感性与放疗可治愈性并无必然联系，很多对放射线敏感的肿瘤往往分化程度很差，表现出早期出现广泛血行播散的恶性生物学行为。这种情况下，如果有有效的全身治疗方案并能合理地与放疗进行综合治疗，可以取得根治性的治疗效果，如大部分早期的霍奇金淋巴瘤；但如果缺乏有效的全身治疗方案，虽然放疗能够取得很好的局部控制，但能够长期生存的患者很少，如小细胞肺癌。

对放射线中度敏感的肿瘤，大多数为鳞癌。例如子宫颈癌，需要照射较高剂量才能达到局部控制，但其周围的正常组织对放射线的耐受性相对较高，可以通过补充腔内近距离放疗，在提高肿瘤剂量的同时不过高增加周围正常组织的照射剂量。早期的子宫颈鳞癌可以通过根治性放疗达到治愈。同样是鳞癌，如果发生在肺部，由于正常肺组织的耐受剂量的限制，常规分割放疗则很难达到治愈的目的。目前通过改变分割方式，如大分割立体定向放疗（SBRT），在Ⅰ期肺癌患者能取得近似于根治性手术的疗效。

目前，通过有计划地合理实施综合治疗手段，根治性放疗参与治疗的常见肿瘤主要包括适宜期别的皮肤癌、头颈部鳞癌、食管癌、肺癌、子宫颈癌以及精原细胞瘤、霍奇金淋巴瘤等。

（二）姑息性放疗

姑息性放疗是指以达到缓解肿瘤产生的压迫、梗阻、出血、疼痛等症状和/或肿瘤治疗难以达到治愈为目的的放疗，通常用于晚期肿瘤患者。其放疗的范围与剂量常小于同一部位肿瘤的根治性放疗，其剂量分割方式也较灵活，为了达到迅速缓解症状及方便实施的目的，可以采用单次剂量较大、分割次数较少的放疗方式。

二、放疗与其他治疗方式的综合治疗

恶性肿瘤是系统性疾病，放疗作为一种局部治疗手段，常需要联合系统性治疗或/和其他局部治疗手段，以达到在不造成机体严重损害的前提下最大限度控制肿瘤发展，延长

患者生命，提高患者生存质量的目的。

（一）放疗联合手术

根据放疗与手术的时序，可分为新辅助放疗（术前放疗）、术中放疗与辅助放疗（术后放疗）。

术前放疗的优势在于可以通过缩小肿瘤体积、抑制肿瘤细胞活性以提高手术切除率，减少手术中肿瘤种植转移的风险。典型的术前放疗如用于肺上沟肿瘤的综合治疗。存在的主要问题有：放射区域组织水肿、充血等造成手术难度增加，手术并发症发生率增加；延迟手术，部分对放疗无效的患者可能失去手术机会。

术中放疗的优势在于可以在直视下进行，但只能进行单次照射，加之术中照射的辐射防护问题等技术原因现很少使用。

术后放疗是目前应用最广泛的治疗模式，目的在于控制高复发风险的亚临床病灶，对手术未能切除的肉眼或镜下残存病灶可以进行挽救性放疗。

（二）放疗联合化疗

根据放疗与化疗的时序不同，分为序贯放化疗（放疗前后给予化疗）和同步放化疗（放疗化疗同时进行）。

序贯放化疗的优势在于：局部治疗与全身治疗相结合，既控制局部病变又兼顾远处转移；化疗后部分肿瘤体积缩小，放疗范围随之缩小，放疗并发症减少；两种治疗手段分开进行不良反应较小。存在的问题是临床应用发现对肿瘤的控制效果仍不理想。

同步放化疗是目前研究较多的综合治疗模式，其优势在于在兼顾局部与全身控制的同时，化疗药物通过抑制亚致死性及潜在致死性损伤修复、干扰细胞增殖动力学周期、增加细胞凋亡等机制发挥放疗增敏作用，产生协同作用，是目前局部晚期头颈部鳞癌、子宫颈癌、不能手术的局部晚期肛管癌、非小细胞肺癌、食管癌的标准治疗模式。存在的问题是急性毒副作用较为明显。

（三）放疗联合热疗

肿瘤中存在不同程度的缺氧，乏氧的肿瘤细胞对放射线不敏感，而热疗可以改善肿瘤内部的乏氧状态从而达到放疗增敏作用。放疗与热疗两种局部治疗手段的联合可以加强局部肿瘤控制。

三、放疗的不良反应

依据放射生物学理论，放射线对正常组织同样会产生效应，临床表现为急性反应和晚期并发症，严重的急性反应可能导致放疗的中断、治疗计划的修改甚至影响治疗效果，晚期放射损伤的病理生理过程常是不可逆的，严重的并发症会影响患者生存质量甚至导致死亡。

（一）正常组织耐受性

正常组织受到放射性损伤后是否表现出相应的临床症状，与正常组织的内在敏感性、照射剂量与分割、受照射体积以及是否接受了其他合并治疗有关，在分次照射的情况下，缩短总治疗时间如加速超分割放疗时早反应组织反应加重，而增加单次分割的剂量时晚反应组织的损伤加重。

正常组织按照放射体积效应可粗略地分为“并联”器官、“串联”器官与“串并联”器官。典型的“并联”器官如肺、肝等，其功能亚单位之间是并联关系，一定数量亚单位的功能丧失不会导致整个器官的功能丧失。典型的“串联”器官如食管、脊髓，其任何一个节段的功能丧失将导致该平面以下组织功能障碍。因此，“并联”器官发生并发症的风险与一定剂量范围以上的受照射体积相关，“串联”器官的风险则受最高“点”剂量的影响，即使只有其中极少部分的体积受到超过其耐受量的照射就可能造成整个器官的功能丧失。另外一些器官如心脏、脑等兼具两者的特点。

目前临床以最小耐受剂量即 $TD_{5/5}$ 与最大耐受剂量即 $TD_{50/5}$ 来表示正常组织的耐受性。$TD_{5/5}$ 指在标准治疗条件下（体外常规分割放疗：每次 200 cGy，每天治疗 1 次，每周治疗 5 天），治疗后 5 年内小于或等于 5%的病例发生严重并发症的剂量。$TD_{50/5}$ 指在标准治疗条件下，治疗后 5 年内 50%的病例发生严重并发症的剂量。表 1－3－1 列举了部分正常组织的耐受剂量。

表 1－3－1　部分正常组织耐受剂量

器　官	损　伤	$TD_{5/5}$（cGy）	$TD_{50/5}$（cGy）	照射面积或长度
皮肤	溃疡、严重纤维化	5 500	7 000	100 cm^2
脊髓	坏死、梗死	4 500	5 500	10 cm
小肠	溃疡、出血、穿孔	5 000	6 500	100 cm^2
输尿管	狭窄	7 500	10 000	5～10 cm
卵巢	永久不育	200～300	625～1 200	整个卵巢
睾丸	永久不育	100	400	整个睾丸
骨（成人）	坏死、骨折、硬化	6 000	10 000	整块骨或 10 cm^2
骨（儿童）	生长受阻	1 000	3 000	整块骨或 10 cm^2

（二）放疗急性反应与晚期并发症

放疗的急性反应与晚期并发症的损伤靶细胞不同，发病机制不同，两者的发生也无相关性。晚期并发症的潜伏期可长达数月至数年甚至更长时间。目前对大多数放疗反应缺乏有效治疗措施，对重要组织器官的放疗损伤最有效的预防手段是在放疗计划设计阶段给予充分考虑。一旦出现放疗不良反应，应积极予以对症支持治疗，预防感染等并发症的出现，避免组织损伤进一步加重。

四、放疗计划设计与实施中的注意事项

放疗的过程较为复杂，需要多个领域、专业工作人员的分工协作，患者方能安全、顺利完成治疗并达到预期治疗效果。

（一）放疗开始前的准备工作

1. 制订治疗方案

采集病史，完成体格检查及必要的影像学检查，确立恶性肿瘤诊断，明确肿瘤的侵犯范围和分期，根据肿瘤的部位、病理学类型、肿瘤的局部侵犯和分期，与肿瘤外科、肿瘤内科及其他相关专业医师讨论制订治疗方案，尤其是综合治疗方案。

2. 制订放疗方案

根据确定的治疗方案，确定治疗目的、治疗部位与体积、照射剂量与分次，初步确定拟采取的放疗技术、射线能量，根据组织器官的运动情况选择恰当的辅助放疗技术如呼吸控制装置、呼吸门控、影像引导放疗等。

3. 医患沟通与知情同意

与患者及其家属充分沟通治疗的方案、预计能达到的治疗效果、治疗的过程、可能发生的不良反应及其转归，获得患方对放疗的书面知情同意。

4. 处理对放疗可能有潜在影响的合并症或情况

如评估并处理患者合并的内科疾病，头颈部放疗前处理龋病、残根，上颌窦癌放疗前上颌窦开窗，吞咽梗阻患者置入营养管等。

（二）放疗计划设计中的注意事项

1. 治疗体位的选择与固定

了解各种治疗体位的优缺点如仰卧体位较舒适且重复性好，俯卧位有助小肠远离照射区等，结合患者身体情况选用适当的体位与固定设备。

2. 靶区与危及器官的勾画

放疗计划设计是放疗的核心内容，靶区与危及器官的勾画与剂量是计划设计的基础。为了便于资料总结与交流，国际辐射与测量委员会规定了一些靶区的定义：

肿瘤区（gross tumor volume，GTV）：指肿瘤的临床病灶，临床、影像学检查可以发现的具有一定范围和位置的恶性病变范围，包括肿瘤原发灶和转移灶。手术后或化疗达到完全缓解后的放疗没有GTV。在定位CT图像上勾画GTV，但确定GTV常需要参考多种影像学资料，如MRI、PET-CT等。

临床靶区（clinical target volume，CTV）：指包括GTV以及/或者需要治疗的亚临床恶性病变范围。一个肿瘤可能有多个临床靶区，临床靶区的确立依赖于医生的临床判断。

内靶区（internal target volume，ITV）：在患者坐标系中，考虑到由于肿瘤、器官运动等因素导致的CTV位置、形状、大小的变化所引起的CTV外边界运动的范围，称之为内边界，CTV加上内边界的范围构成ITV。不同肿瘤的内边界不同，如头颈部肿瘤的活动程度小于胸腹部肿瘤，肺下叶的病灶活动范围大于肺上叶的肿瘤。

计划靶区（planning target volume，PTV）：考虑到日常照射过程中患者体位重复性的误差、治疗机器设备的误差等存在于治疗过程各环节的不确定性，需要在ITV外设置一个范围称之为摆位边界，ITV加上摆位边界构成PTV。PTV的设置是为了保证CTV得到处方剂量的照射。

危及器官（organ at risk，OAR）：指可能卷入照射的重要组织器官，其放射耐受性能显著影响治疗计划设计和放疗处方剂量。勾画OAR时也要考虑到组织器官运动、摆位误差等因素，扩大一定的边界，OAR加边界称为计划危及器官区（planning organ at risk volume，PORV）。图1-3-16给出了一个靶区与危及器官的示意图。

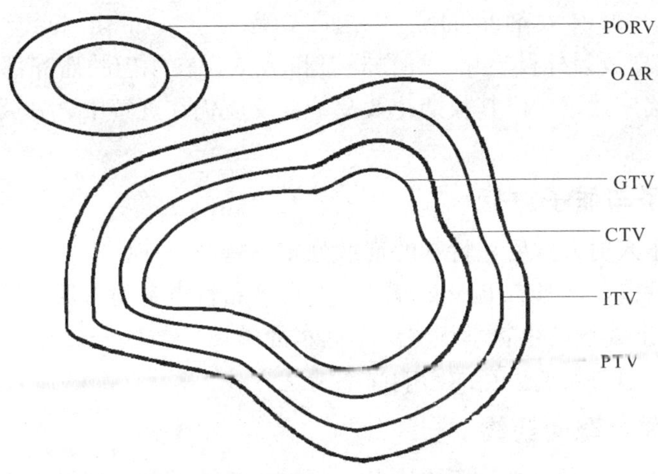

图 1-3-16　GTV、CTV、ITV、OAR、PORV 示意图

3. 放疗计划的评价

放疗医师确定靶区及危及器官后，根据治疗目标给出靶区总剂量、分割方式，物理师/剂量师根据放疗临床剂量学四原则确定射线能量、放疗技术并设计治疗计划和剂量计算；放疗医师通过剂量体积直方图、等剂量分布图等工具评估治疗计划，最终选择适当的治疗计划在给予靶区剂量精确的照射的同时尽可能减少正常组织的损伤。

（三）放疗实施中的注意事项

1. 医生参与复位，定期检查治疗记录

目的在于保证治疗计划的正确实施。

2. 随访并记录患者的症状和体征变化、进行必要的实验室检验及影像学检查

放疗期间密切观察患者的病情变化，了解近期治疗效果，及时发现并处理出现的不良反应以保证放疗按计划进行。

3. 必要时修订放疗计划

如患者出现不可耐受的急性反应时可能需要调整放疗计划，但对于根治性放疗，应尽量避免非计划性的治疗中断，以免延长治疗时间造成肿瘤控制效果降低。

（四）放疗结束后的随访

放疗结束后 1、3、6 个月复查是判断放疗疗效或肿瘤残存的必要检查时点。此后 3 年应长期定期 4～6 个月随访患者，3 年后视患者情况可考虑 6～12 个月复查随访，注意观察远期疗效及晚期并发症的发生情况。

五、放疗的研究方向

目前研究较深入的有以下几个方面。

（一）时间-剂量分割方式的改变

通过不同的时间-剂量分割方式探索不同分次剂量、不同疗程对肿瘤控制的影响。超分割放疗、加速超分割放疗均有文献报道在不同的肿瘤放疗中取得了超过常规分割放疗的疗效，但关于其最佳适用对象、最佳分割方式仍然缺乏足够清晰的定义。

目前少分次、每次大剂量的立体定向放疗（stereotatic body radiation therapy，SBRT）与立体定向放射外科治疗（即伽马刀和X刀）在颅内肿瘤和部分体部肿瘤的治疗中取得了较好的临床效果，但其长期疗效及不良反应仍在观察中，其放射生物学原理仍在研究中。

（二）碳离子与质子放疗

碳离子与质子入射人体后呈特殊的剂量分布，特征是在体内经过一定的距离后剂量快速升高后又迅速跌落，即具有Bragg峰，该剂量分布特点有助于保护周围正常组织，碳离子同时具有高LET射线的生物学优势。小样本的碳离子与质子放疗试验证实了其局部控制优于常规放疗，但对长期生存的影响尚不清楚。

（三）放疗联合靶向药物

目前靶向药物是肿瘤内科治疗的热点，西妥昔单抗联合放疗显著改善局部晚期头颈部肿瘤的局部控制与长期生存。其他肿瘤放疗与靶向药物联合治疗尚处于临床试验阶段。

（五）生物靶区

有学者提出，肿瘤内部存在不同放射敏感性的区域，这些区域有不同的生物学特征，通过分子影像学技术识别不同敏感性的区域并利用IMRT技术给予不同剂量的照射，以达到优化的放疗效果。这一领域目前临床前期研究较为活跃。

（徐　泳　陈念永）

参考文献

[1] 殷蔚伯，余子豪，徐国镇，等. 肿瘤放疗学［M］. 4版. 北京：中国协和医科大学联合出版社，2008.

[2] Halperin E C，Perez C A，Brady L W. Perez和Brady放射肿瘤学原理和实践［M］. 朱广迎，等，译. 天津：天津科技翻译出版公司，2012.

[3] Hall E J，Giaccia A J，Radiobiology for the Radiologist［M］. 7th ed. Lippincott Williams & Wilkins. 2012.

[4] 胡逸民. 肿瘤放射物理学［M］. 北京：原子能出版社，1999.

[5] 朱广迎. 肿瘤放射物理学［M］//放射肿瘤学. 朱广迎. 2版. 北京：科学技术文献出版社，2006.

[6] 全国卫生专业技术资格考试专家委员会. 肿瘤放疗技术［M］. 济南：山东大学出版社，2005.

[7] International atomic energy agency（IAEA）. Review of Radiation Oncology Physics：A Handbook for Teachers and Students［M］. Vienna，2005.

[8] Michael J，Albert van der Kogel. Basic Clinical Radioboliogy［M］. 4th ed. Great Britain：Hodder Arnold，2009.

[9] DeVita V T Jr，Lawrence T S，Rosenberg S A. Cancer：Principles and Practice of Oncology［M］. 9th ed. Philadelphia：Lippincott Willoams & Wilkins，2011.

[10] Giaccia A J. Molecular Radiobiology：The State of the Art［J］. J Clin Oncol，2014，32（26）：2871－2878.

[11] Liauw S L，Connell P P，Weichselbaum R R. New paradigms and future challenges in radiation oncology：an update of biological targets and technology［J］. Sci Transl Med，2013，20：5（173）：173sr2.

[12] 刘树铮. 医学放射生物学［M］. 3版. 北京：原子能出版社，2006.

[13] Chaachouay H，Ohneseit P，Toulany M，et al. Autophagy contributes to resistance of tumor cells to ionizing radiation [J]. Radiother Oncol，2011，99 (3)：287－292.

[14] Kim H，Bernard M E，Flickinger J，et al. The autophagy-inducing drug carbamazepine is a radiation Protector and mitigator [J]. Int J Radiat Biol，2011，87 (10)：1052－1060.

[15] Lan J，Wan X L，Deng L，et al. Ablative hypofractionated radiotherapy normalizes tumor vasculature in lewis lung carcinoma mice model [J]. Radiat Res，2013，179 (4)：458－64.

第四章 化学治疗概论

内容提要：

- ◆ 肿瘤化学治疗（简称化疗）在肿瘤综合治疗中扮演了重要的角色。
- ◆ 化疗主要用于治疗晚期肿瘤患者，还可用于手术前后或与放疗联用。
- ◆ 化疗药物的合理应用、毒性反应的及时处理以及疗效的准确评估是化疗顺利进行的保证。

第一节 肿瘤化疗的发展史

1943年耶鲁大学的Gilman用氮芥治疗淋巴瘤，1948年Farber用甲氨蝶呤治疗急性淋巴细胞白血病，揭开了现代恶性肿瘤化学治疗（又称化学药物治疗，简称化疗）的序幕。随着抗肿瘤药物的不断研发，恶性肿瘤的化疗得到了快速的发展。

20世纪50年代后，通过动物实验研究及临床试验，先后发现了不少有效的化疗药物，如氟尿嘧啶、放线菌素D、甲氨蝶呤以及几种烷化剂，如环磷酰胺、美法仑（*L*-苯丙氨酸氮芥）等，使肿瘤化疗得到了发展。特别是甲氨蝶呤（MTX）治疗绒毛膜上皮细胞癌取得成功，使人们对肿瘤化疗树立了信心。到20世纪60年代末，大部分目前常用的化疗药物都已经被发现，包括顺铂、多柔比星（阿霉素）、长春碱、长春新碱、阿糖胞苷、博来霉素等。肿瘤化疗在20世纪60年代的另一个发展，是人们开始认识肿瘤组织动力学及化疗药物药代动力学的重要性，导致了临床上几种化疗药物的联合治疗。20世纪60年代末，已有少数肿瘤可经化疗治愈，如急性淋巴细胞白血病、霍奇金淋巴瘤、睾丸肿瘤等。到了20世纪70年代，更多的肿瘤有了比较成熟的化疗方案，包括晚期睾丸肿瘤、弥漫大B细胞性淋巴瘤、肾母细胞以及横纹肌肉瘤等。20世纪80年代后期，从植物中提取的长春瑞滨、紫杉醇应用于临床。同时，人们开始进一步研究如何以生物反应调节剂等药物来提高化疗药物的疗效，并探索肿瘤对化疗药物产生抗药性而使化疗失败的原因。20世纪90年代初，粒细胞集落刺激因子（G-CSF）的临床应用减少了粒细胞减少症的发生，使化疗的剂量强度得以提高。21世纪以来分子靶向药物的研究已成为新的热点，分子靶向药物与化疗药物的联合使用，进一步提高了化疗的疗效，改善了患者的生存质量。

随着对药物作用机制的亚细胞水平分子水平的研究、抗肿瘤新药的发现、联合用药及用药途径的改变等，已使化疗在临床上取得了令人振奋的进展。它不仅仅是一种姑息疗法或者辅助治疗，而已经发展成为一种根治性的方法和手段。

第二节　肿瘤化疗药物的分类及作用机制

一、肿瘤化疗药物的分类

（一）传统分类法

常用的抗肿瘤细胞毒药物按传统的分类方法分为以下六大类，详见表1-4-1。

1. 烷化剂

烷化剂是最早问世的细胞毒药物，直接破坏DNA的化学结构，抗瘤谱广，在体内半衰期短，毒性较大，常采用大剂量短程疗法或间歇用药。

2. 抗代谢类

抗代谢类是一类能干扰细胞代谢过程的药物，其化学结构常与核酸代谢的必需物质叶酸、嘌呤、嘧啶等相似，通过特异性对抗干扰核酸代谢，产生抗肿瘤效应。

3. 抗生素类

抗生素类是来源于微生物的抗肿瘤药，选择性作用于DNA模板，抑制DNA依赖性RNA聚合酶，从而影响RNA的合成，干扰核酸的转录。基本上可分醌类、亚硝脲类、糖肽类、色肽类和糖苷类等。

4. 植物类

植物类可抑制RNA合成，与细胞微管蛋白结合，阻止微小管的蛋白装配，干扰增殖细胞的纺锤体的生成，从而抑制有丝分裂，导致细胞死亡。

5. 激素类

激素类包括抗雌激素、芳香化酶抑制剂、孕激素、性激素、抗雄激素、黄体生成素释放激素激动剂/拮抗剂等。

6. 杂类

杂类包括铂类、达卡巴嗪（氮烯咪胺）、门冬酰胺酶（左旋门冬酰胺酶）、替莫唑胺等。

（二）按增殖动力学分类

抗肿瘤药物的疗效和毒性，与恶性肿瘤细胞的增殖动力学密切相关。增殖细胞群中的每个增殖细胞从一次分裂结束时起到下一次分裂结束时的整个过程称为细胞周期。大致分为4个阶段，即G_1期、S期、G_2期和M期。G_1期即DNA合成前期，是经过有丝分裂而来的子细胞继续生长的时期。此期主要合成信使核糖核酸（mRNA）和蛋白质等，为向S期过渡做物质上的准备。S期即DNA合成期，是进行DNA复制的时期。G_2期即DNA合成后期或分裂期，DNA合成已结束，正进行细胞分裂的准备工作，继续合成与细胞分裂有关的蛋白质和微管蛋白。M期即有丝分裂期，每个癌细胞分裂为两个子细胞。处于静止细胞群的静止细胞（G_0），应有一定的增殖能力，当受到一定内外因素的刺激，会成为增殖细胞，进入增殖细胞群。

表 1-4-1 常用的抗肿瘤细胞毒药物

传统分类	常用药物名称	缩 写
烷化剂	氮芥	HN_2
	环磷酰胺	CTX
	异环磷酰胺	IFO
	苯丁酸氮芥	CLB
	卡莫司汀	BCNU
	塞替派	TSPA
	白消安	BUS
抗代谢类	甲氨蝶呤	MTX
	巯嘌呤	6-MP
	氟尿嘧啶	5-FU
	阿糖胞苷	Ara-C
	吉西他滨	GEM
抗生素类	多柔比星	ADM
	放线菌素 D（更生霉素）	ACD
	博来霉素	BLM
	丝裂霉素	MMC
植物类	长春新碱	VCR
	长春瑞滨	NVB
	依托泊苷（足叶乙苷）	VP-16
	伊立替康	CPT-11
	拓扑替康	TPT
	紫杉醇	TAX/PTX
	多西紫杉醇（多西他赛）	TXT/DTX
激素类	他莫昔芬（三苯氧胺）	TAM
	来曲唑	Femara
	阿那曲唑	Arimidex
	依西美坦	Aromasin
	氟他胺	Flutamide
杂类	顺铂	DDP
	卡铂	CBP
	奥沙利铂	L-OHP/OXA
	门冬酰胺酶	ASP
	达卡巴嗪（氮烯咪胺）	DTIC
	替莫唑胺	TMZ

根据恶性肿瘤药物对各细胞增殖周期的敏感性高低，可将其分为细胞周期非特异性药物和细胞周期特异性药物两大类。

1. 细胞周期非特异性药物

细胞周期非特异性药物主要作用于增殖周期各期的细胞，包括 G_0 期细胞。这类药物包括烷化剂、大部分抗肿瘤抗生素及杂类药，其疗效与剂量成正比，呈剂量依赖性，以大剂量冲击治疗为宜。常用药物见表 1-4-2。

表 1-4-2　常用的细胞周期非特异性药物

烷化剂	抗肿瘤抗生素	杂　类
氮芥	放线菌素 D（更生霉素）	顺铂
苯丁酸氮芥	丝裂霉素	卡铂
环磷酰胺	多柔比星（阿霉素）	奥沙利铂
异环磷酰胺	表柔比星（表阿霉素）	达卡巴嗪（氮烯咪胺）
美法仑	柔红霉素	

2. 细胞周期特异性药物

细胞周期特异性药物主要作用于增殖期细胞，对 G_0 期细胞不敏感。抗肿瘤植物类药物主要作用于 M 期，抗代谢类药物作用于 S 期。其疗效呈给药时机依赖性，宜小剂量持续给药。常用的细胞周期特异性药物见表 1-4-3。

表 1-4-3　常用的细胞周期特异性药物

G_1 期特异性药物	S 期特异性药物	G_2 期特异性药物	M 期特异性药物
门冬酰胺酶	阿糖胞苷	博来霉素	长春碱类
肾上腺皮质激素	羟基脲	平阳霉素	喜树碱类
	氟尿嘧啶	依托泊苷	紫杉醇
	甲氨蝶呤		多西紫杉醇
	吉西他滨		

二、肿瘤化疗药物的作用机制

抗肿瘤化疗药物种类繁多，其分子水平的作用机制各不相同。根据药物的作用点可以将其作用机制归纳如下。

（一）干扰核酸的合成代谢

这类药物的化学结构与核酸代谢的必需物质相似，主要是通过阻碍核酸特别是 DNA 的合成，而起到杀伤细胞的作用，属细胞周期特异性药物。其具有代表性的药物有：氟尿嘧啶、甲氨蝶呤、巯嘌呤等。氟尿嘧啶在体内活化成氟尿嘧啶脱氧核苷酸（FdUMP）与胸苷酸合成酶（TS）结合，阻止脱氧脲苷酸（dUMP）转化为脱氧胸苷酸（dTMP），从而影响 DNA 合成；甲氨蝶呤与二氢叶酸还原酶结合，使二氢叶酸不能被还原成四氢叶酸，导致 5,10-二甲基四氢叶酸缺乏，使脱氧脲苷酸不能接受来自 5,10-二甲基四氢叶酸的碳单位形成脱氧胸苷酸，DNA 合成受阻。

（二）直接与 DNA 作用干扰其复制等功能

这类药物具有活泼的烷化基团，能与核酸、蛋白质中的亲核基团发生烷化反应，以烷基取代亲核基团中的氢原子，引起 DNA 双链间或同一链内发生交叉联结，使 DNA 复制受阻，属细胞周期非特异性药物。其具有代表性的药物有：氮芥、环磷酰胺、卡莫司汀等烷化剂，博来霉素、丝裂霉素等抗生素，顺铂等杂类。

（三）影响微管蛋白，抑制有丝分裂

这类药物主要通过影响微管蛋白的合成，阻止纺锤丝形成，抑制有丝分裂，最终细胞核结构异常导致细胞死亡，属细胞周期特异性药物。其具有代表性的药物有：抗肿瘤植物类药如长春碱类及紫杉类药。

（四）抑制蛋白质合成

某些肿瘤细胞，如淋巴细胞白血病细胞不能自行合成门冬酰胺，必须从细胞外摄取。这类药物主要通过影响某些氨基酸的合成，抑制肿瘤细胞的生长，属细胞周期特异性药物。其具有代表性的药物门冬酰胺酶可将门冬酰胺水解，使肿瘤细胞合成蛋白质的原料门冬酰胺缺乏，限制了蛋白质的合成。

（五）抑制拓扑异构酶

拓扑异构酶为DNA复制的关键酶，抑制拓扑异构酶即阻碍了DNA的复制，导致细胞死亡，属周期特异性药物。其具有代表性的药物为喜树碱类药物，如伊立替康等为拓扑异构酶Ⅰ抑制剂。DNA复制时，这类药物与拓扑异构酶Ⅰ及DNA形成稳定复合物，使DNA单链断裂。鬼臼毒类药物，如依托泊苷等为拓扑异构酶Ⅱ抑制剂，使DNA双链断裂，阻碍DNA的复制。

第三节　肿瘤化疗的耐药

一、肿瘤化疗耐药的概述

肿瘤细胞对化疗药物产生的耐药性成为了影响化疗疗效的主要原因。肿瘤细胞对药物存在固有的抗药性（intrinsic resistance，constitutive resistance，亦称原发性耐药），在治疗开始时就表现出对药物的高度耐受；而另一些则在开始时对化疗敏感，以后逐渐产生抗药性，出现获得性耐药（acquired resistance，亦称继发性耐药）。根据耐药谱又分为原药耐药（primary drug resistance，PDR）和多药耐药（multidrug resistance，MDR）。原药耐药只对诱导的原药产生耐药；多药耐药是指肿瘤细胞对一种药物产生耐药性后，不仅对同类型药物有耐药性，而且对其他结构不同、作用机制不同的药物也产生耐药性。目前已知的与多药耐药有关的药物主要有抗肿瘤抗生素，如多柔比星、柔红霉素、博来霉素、丝裂霉素等；植物类药如长春碱（长春花碱）、鬼臼碱和紫杉类等；其他如顺铂、美法仑等。

二、肿瘤化疗耐药的发生机制及其逆转

（一）肿瘤化疗耐药的基础理论

肿瘤细胞产生耐药的机制相当复杂，一般认为可能与肿瘤细胞的突变、肿瘤细胞的凋亡、肿瘤细胞的增殖动力学及肿瘤的负荷有关。

（1）肿瘤细胞可因其固有的遗传不稳定性，发生自发突变而产生耐药。这种自发突变可以发生在接触化疗药物之前，产生原发性耐药；亦可以发生在接触化疗药物之后，产生获得性耐药。

（2）大多数细胞毒类药物是通过损伤细胞DNA，激活细胞凋亡通路而杀伤肿瘤细胞

的。因此，肿瘤细胞凋亡调控通路的异常包括促凋亡基因的失活和抗凋亡基因的激活都将导致耐药的发生。研究发现，肿瘤抑制基因 *p53* 的状态和化疗的敏感性有着密切的关系。抗凋亡基因 *Bcl-2* 的磷酸化状态和耐药的发生也有着密切的关系。

（3）G_0期细胞对药物最不敏感，也是肿瘤耐药的原因之一。

（4）增殖的肿瘤细胞数目越多，发生自发突变的细胞数目就越多，越容易产生耐药。

（二）肿瘤化疗的多药耐药

自 1970 年由 Bielder 和 Riehm 发现多药耐药（MDR）现象以来，肿瘤细胞对化疗药物产生的多药耐药性已经成为目前肿瘤治疗中的一大难题。肿瘤的 MDR 现象产生的机制多样，涉及复杂的分子生物学基础。现已发现 MDR 的形成机制包括：

（1）细胞膜膜糖蛋白介导的药物转泄和外排泵机制：P-糖蛋白（P-glycoprotein，P-gp）由 MDR 基因家族中与耐药相关的 MDR_1 基因编码。其高表达，能将细胞内的化疗药物泵出细胞外，从而降低细胞内的有效药物浓度，产生耐药，称为典型 MDR。除此以外，研究发现多药耐药相关蛋白（multidrug resistance-associated protein，MRP）、乳腺癌耐药蛋白（BCRP）、肺耐药相关蛋白（LRP）等也介导了药物的外排，参与多药耐药的形成。

（2）MDR 的酶介导机制：研究发现拓扑异构酶、谷胱甘肽-S-转移酶（GST）、蛋白激酶 C 等也与化疗药物的多药耐药有关。

（3）DNA 修复增强与 MDR：大多数抗肿瘤药物是通过 DNA 损伤起到抗肿瘤作用的。因此，细胞修复 DNA 损伤能力的增强与 MDR 密切相关。例如，有研究发现 DNA 修复蛋白 ERCC1（切除修复交叉互补基因 1）表达水平的升高，使顺铂-DNA 加合物从 DNA 上移除增加，导致了细胞对顺铂的敏感性下降；烷化剂的细胞毒作用主要是由于 DNA 烷化，而 DNA 修复蛋白 MGMT（O^6甲基鸟嘌呤 DNA 甲基转移酶）能单独将甲基从 O^6-甲基鸟嘌呤的 O^6 位转移到自身半胱氨酸残基上，使 DNA 链上的鸟嘌呤复原，DNA 恢复原貌，导致肿瘤组织对烷化剂产生耐药。

（三）化疗耐药相关分子生物学指标

随着医学分子生物学技术的进步，研究者们对肿瘤细胞的耐药机制进行了更深入的研究，发现了一些耐药相关的分子生物学标记，有望指导临床的个体化治疗。

（1）氟尿嘧啶作为一种抗代谢药物，已广泛应用于各种实体瘤的治疗。其在体内主要通过抑制胸腺嘧啶核苷酸合成酶（thymidylate synthase，TS）的催化活性，干扰 DNA 的合成修复。约 80% 以上的药物在肝中经二氢嘧啶脱氢酶（dihydropyrimidine dehydrogenase，DPD）分解代谢为无活性成分。目前研究结果表明，*TS* 基因突变、基因扩增等原因引起的 TS 活性和水平的改变，肿瘤组织及肝中 DPD 表达上调，都可能与氟尿嘧啶的耐药有关。

（2）吉西他滨为胞嘧啶核苷衍生物，进入体内后由脱氧胞嘧啶激酶活化形成吉西他滨磷酸盐（dFdCMP）、吉西他滨二磷酸盐（dFdCDP）掺入到 DNA 中，抑制 DNA 链的延长，导致 DNA 复制提前终止。目前研究发现核苷转运蛋白（主要是 hENT1 和 hCNT1）的缺失、脱氧胞苷激酶（dCK）表达下调、核糖核苷酸还原酶 M1（RRM1）表达水平的增高可能增加肿瘤细胞对吉西他滨的耐药性。

(3) 紫杉类药物通过促进微管的聚合，抑制微管解聚，诱导细胞分裂停滞于 G_2/M 期，导致细胞凋亡，起到抗肿瘤的效果。已有研究发现抑癌基因 *BRCA1* 的表达缺失和基因突变与紫杉醇的耐药相关。

总之，肿瘤细胞的耐药机制较复杂，其中最重要的因素是多药耐药基因 MDR_1 编码的跨膜蛋白 P－gp 的外排药物功能，导致细胞内化疗药物累积减少，细胞从而对多种化疗药物耐受。其他机制涉及不同的耐药细胞和不同的化疗药物，有些只在特定条件下形成耐药或只对特定的细胞、特定的几种化疗药物形成耐药。进一步阐明肿瘤化疗耐药的形成机制对其逆转很重要，有利于提高肿瘤的化疗疗效、改善预后。

（四）肿瘤化疗耐药的逆转

随着肿瘤细胞 MDR 分子基础和发生机制研究的进展，人们用不同手段和方法来克服肿瘤细胞的 MDR。目前常采用以下几种逆转肿瘤细胞耐药策略：①使用对 MDR_1 细胞敏感的药物，如顺铂、卡铂、氟尿嘧啶、博来霉素等，这些药物不作为 P－gp 底物，因而不被泵出；②增大化疗剂量，提高血药浓度，使耐药细胞内的药物浓度增加，从而达到克服 MDR 目的；③改变药物剂型或结构，用脂质体包被药物，进入细胞内可以防止被 P－gp 泵出细胞外，从而逆转耐药；④应用 MDR 调节剂，如钙拮抗剂、钙调节蛋白拮抗剂、环孢素类、抗心律失常药、激素类药、双嘧达莫类化合物、表面活性剂等逆转耐药，但这类逆转剂的不良反应较大也使其临床应用受到限制。

第四节　肿瘤化疗的临床应用

一、分　类

在恶性肿瘤的治疗中，化疗主要用于以下 4 种情况：①主要应用抗肿瘤药物治疗某些进展期或晚期恶性肿瘤患者；②手术、放疗或手术联合放疗等局部治疗前的新辅助化疗；③对于早期患者手术及放疗后的辅助化疗；④腔内化疗。

（一）化疗为主的治疗

某些进展期或晚期恶性肿瘤患者失去手术切除的机会，或者有手术禁忌证而不能手术者，或者因肿瘤对放疗不敏感，在这种情况下，化疗便成为可供选择的重要治疗方法。涉及多种实体肿瘤的大量研究结果显示，对于进展期恶性肿瘤患者，化疗相较于最佳支持治疗而言改善了患者的生存质量，而且应尽早使用。化疗对某些恶性肿瘤而言，可以达到治愈的效果。例如在成人，这些肿瘤包括霍奇金及非霍奇金淋巴瘤、急性髓性及淋巴细胞性白血病、生殖细胞肿瘤、局限期小细胞肺癌和绒毛膜癌。在儿童，主要可治愈的肿瘤包括急性白血病、Burkitt 淋巴瘤、肾胚胎瘤（肾母细胞瘤）和胚胎性横纹肌肉瘤。

（二）新辅助化疗

新辅助化疗是在手术前的短时间内给予化疗，目的是缩小原发肿瘤以利于完整手术切除，尽可能保留器官功能，从而改善患者的生存质量。新辅助化疗亦可结合放疗同时或序贯进行。该治疗模式已经在局部晚期的直肠癌、膀胱癌、乳腺癌、贲门癌、头颈部肿瘤、非小细胞肺癌、骨肉瘤等实体瘤中得到广泛应用。新辅助化疗在很多方面具有明显的优势：①使瘤体缩小以利于肿瘤的完全手术切除，减少手术范围，提高患者器官的保全率和生存质量；②破坏肿瘤细胞活力，减少手术时的扩散和转移；③通过对新辅助化疗疗效的评估和手术标本的病理观察可以帮助判断肿瘤的化疗敏感性，为术后治疗提供重要指导；④消灭或减少亚临床病灶，减少术后的复发转移，延长患者的生存时间。

（三）辅助化疗

辅助化疗是在根治性手术及放疗后进行全身化疗的一种综合治疗方法，有助于清除残余的和转移的亚临床微小癌灶，减少复发，提高和巩固手术及放疗的效果，延长患者的无病生存时间（DFS）及总生存时间（OS）。例如，手术加术后辅助化疗，可使骨肉瘤的治愈率提高到60%～80%，使睾丸肿瘤治愈率提高到90%～100%。目前根治性手术后的辅助化疗已成为肺癌、乳腺癌、胃肠肿瘤、卵巢癌、头颈部肿瘤、子宫颈癌、肾胚胎瘤、骨肉瘤等多种实体瘤患者术后的标准治疗。但化疗引起的不良反应可以导致手术切口出血或者感染，影响愈合，有时这些不良反应往往会影响治疗效果，需临床医生予以重视。

（四）腔内化疗

腔内化疗是指将抗肿瘤药物直接注入胸膜腔、腹膜腔、心包腔、脊髓腔及膀胱内，提高局部药物的浓度，增强抗肿瘤药物的作用，以期控制局部肿瘤生长，对于恶性浆膜腔积液是较有效的局部治疗方式。一般选择刺激性较小的药物，以免引起剧烈疼痛。

1. 胸膜腔内化疗

除一些对化疗敏感的肿瘤如淋巴瘤、小细胞肺癌、乳腺癌等以外，其他肿瘤引起的恶性胸膜腔积液（习称胸腔积液，简称胸水）全身化疗效果欠佳。应通过胸膜腔闭式引流的方法排尽胸水，然后向胸膜腔内注入化疗药物或一些生物制剂。用于胸膜腔内化疗的药物包括：博来霉素、顺铂等；另一些生物制剂，如高聚金葡素、干扰素或局部刺激性药物，如滑石粉等，能使胸膜产生化学性炎症，导致胸膜粘连而致使胸膜腔闭塞。

2. 腹膜腔内化疗

腹膜腔内化疗常用于消化道恶性肿瘤、卵巢癌、腹膜间皮瘤等腹膜腔种植转移引起的恶性腹膜腔积液（习称腹腔积液，简称腹水）的患者。如有腹水，应先尽量将腹水量减少到3 000 ml以下，然后注入药物。如无腹水，需将药物溶解在大量0.9%氯化钠注射液（生理盐水，1 500～2 000 ml）后注入腹膜腔。常用药物包括氟尿嘧啶、顺铂、卡铂、紫杉醇等。临床上通常与局部热疗联合运用，被称为热灌注化疗，更为有效。应注意腹膜腔内化疗后腹痛、腹膜腔感染、肠粘连、肠梗阻等并发症。

3. 鞘内化疗

鞘内化疗常用于急性淋巴细胞白血病或高度恶性淋巴瘤的中枢神经系统预防和恶性肿瘤脑脊髓膜转移的治疗。由于大部分化疗药物不能透过血－脑屏障，腰椎穿刺后将化疗药物直接注入脊髓腔，可以使脑脊液中的药物浓度明显提高。常用药物包括甲氨蝶呤、阿糖胞苷，用0.9%氯化钠注射液稀释后鞘内注射，同时给予地塞米松。应注意恶心、呕吐、急性蛛网膜炎等不良反应，反复鞘内注射可引起脑白质病变。

4. 膀胱灌注化疗

膀胱灌注化疗常用于多灶复发的浅表性膀胱癌的治疗或膀胱癌术后治疗，以防止复发，减少术中种植转移。常用药物包括卡介苗、塞替派、丝裂霉素、多柔比星等。

二、联合化疗的原理及应用

临床上除了极少的肿瘤（如绒毛膜癌、Burkitt 淋巴瘤）以外，绝大部分肿瘤在可耐受的剂量下很难被单一化疗药物所治愈。联合应用不同的药物，既可以使每种药物发挥在人体允许的范围内达到的最大细胞杀伤作用，也能对有异质性的肿瘤细胞具有更广泛的作用，还能防止或减慢耐药性的产生。因此，目前大多数肿瘤的标准治疗方案中都包括两种或多种抗肿瘤药。随着近年来生物化学、药理学、细胞增殖动力学等相关学科的不断进展，从不同角度提出了联合化疗的理论基础。

（一）联合化疗的理论基础

1. 生物化学基础

利用不同药物分别阻断或抑制生物合成过程的不同部位或阶段，达到干扰、破坏肿瘤细胞的活性，从而导致肿瘤细胞死亡，产生不同生物化学损害。临床上根据各个抗肿瘤药物作用于肿瘤细胞代谢不同阶段的特点，分别设计出了化疗药物联合应用的不同模式。

2. 药理学基础

（1）联合毒性不同的药物：抗肿瘤药物在干扰、破坏肿瘤细胞的同时也破坏正常细胞，产生不良反应。一般情况下毒性不同的药物合并应用时毒性不增加，所以可将毒性不同的药物配伍，提高疗效，避免毒性的增加。

（2）抗肿瘤药物与解毒药联合应用：如甲氨蝶呤大剂量应用时，同时或其后 12～14 小时给以亚叶酸钙（甲酰四氢叶酸钙）解毒。

（3）抗肿瘤药物与代谢抑制剂联合应用：在体内代谢较快的抗肿瘤药物与代谢抑制剂联合应用，可防止药物在体内迅速灭活从而提高其疗效，如由日本研制的抗癌新药替吉奥胶囊，就是替加氟联合其分解代谢酶抑制剂吉美嘧啶，从而增加血中氟尿嘧啶的浓度提高疗效。

3. 细胞增殖动力学基础

肿瘤的增长与增殖细胞群有直接关系，若细胞的增殖速率小于丢失速率，则肿瘤不断缩小。处于静止细胞群的静止细胞（G_0），有一定的增殖能力，当受到一定内外因素的刺激，会成为增殖细胞，进入增殖细胞群，此为肿瘤复发的主要根源。因此，联合化疗中一般都包含两类以上作用机制不同的药物，常常序贯应用细胞周期非特异性药物与细胞周期特异性药物。

（二）联合化疗的临床应用

1. 联合化疗的用药原则

（1）选用的药物一般应为单药应用有效的药物。

（2）选择不同作用机制及作用于不同细胞周期时相的药物联合。

（3）各种药物之间有或可能有互相增效作用。

（4）联合使用的药物之间毒性尽量不重叠。

（5）各种药物之间无交叉耐药性。

2. 联合化疗的应用方法

（1）序贯性化疗：临床上序贯应用细胞周期非特异性药物和细胞周期特异性药物，以期杀死处于不同增殖周期的细胞。细胞周期非特异性药物可以减小肿瘤负荷，使G_0期细胞进入增殖周期，为周期特异性药物创造条件。再使用细胞周期特异性药物，杀灭增殖活跃的肿瘤细胞。

（2）同步化治疗：部分细胞周期特异性药物在杀灭特定的某一期增殖细胞时，还能延缓周期时相的进程，使细胞堆积于某一时相，若作用解除，细胞将同时进入下一时相，称为同步化作用。此时选择对细胞积聚的时相或其下一时相的特异性药物，能更有效地杀灭瘤细胞，提高化疗的疗效。在同步化疗时要注意第二次给药时间，如第二次给药的时间不当，都会错过瘤细胞积聚的高峰时间而影响疗效。如长春碱在用药后6～8小时能使细胞阻滞在M期，此时使用环磷酰胺或博来霉素等可以明显增效。常用的使细胞同步于S期的药物有阿糖胞苷、羟基脲、甲氨蝶呤；使细胞同步于G_2期的药物有博来霉素；同步于M期的药物有长春新碱、秋水仙碱、依托泊苷。其中长春新碱、博来霉素（或平阳霉素）无明显骨髓毒性，是常选用的同步化药物。但同步化疗只适用于生长较慢的肿瘤，有时需多次同步化，才能取得满意的疗效。

（3）给药顺序：抗癌药物给药顺序也很重要，由于给药顺序不同出现的疗效也有显著的差异。如应用甲氨蝶呤给药后4～6小时再给氟尿嘧啶可见增效，反之则减效；顺铂先于氟尿嘧啶前用亦可以增加氟尿嘧啶的疗效。又如紫杉醇与顺铂联用，因顺铂会降低紫杉醇的清除率，建议先给予紫杉醇再给予顺铂。

3. 联合用药的选择

一个相对合理的化疗方案应包括细胞周期非特异性药物及分别作用于细胞增殖的不同时期的细胞周期特异性药物，可包含2～5种药物，如治疗非霍奇金淋巴瘤的CHOP方案，方案中的4种药物［环磷酰胺、长春新碱、多柔比星、泼尼松（强的松）］均为单用有效，分别属于不同的化学类型，毒性也不完全相同。

三、化疗的疗效评价

在抗肿瘤药物的临床研究和实践中，正确评价药物的有效性并制定相应的疗效判定指标是十分关键的问题。国际上均采用通用的疗效判断标准，使所发表的研究结果具有可比性。过去采用WHO的标准，近年来则通用实体瘤治疗疗效评价标准（response evaluation criteria in solid tumors，RECIST）。

（一）WHO疗效评价标准

1979年世界卫生组织确定了实体瘤疗效评价标准。该标准使用双径测量法，即对可测量病灶取病灶最长径，及与其相垂直的径线，两者长度相乘，得到最大垂径乘积，再将各病灶最大垂径乘积相加。按肿瘤最大垂径乘积的变化将疗效分为以下4种：①完全缓解（complete remission，CR），所有肿瘤病变完全消失，疗效维持4周以上；②部分缓解（partial remission，PR），肿瘤病灶的最大垂径乘积之和缩小50%以上，无其他新病灶出现，疗效维持4周以上；③无变化（no change，NC），肿瘤病灶的最大垂径乘积之和缩小不足50%，或增大不超过25%，无其他新病灶出现，疗效维持4周以上；④疾病进展（progressive disease，PD），肿瘤病灶的最大垂径乘积之和增大超过25%，或出现其他新病灶。

（二）实体瘤治疗疗效评价标准

随着WHO方法的广泛采用，人们发现该方法存在如下不足：将“可评价”与“可测量”混为一谈；缺乏最小病灶的大小及最少病灶数量的明确规定；单个病灶进展和肿瘤整体进展的概念界定不清；新的诊断病变范围的影像学方法，如CT和MRI已被广泛应用。针对以上问题，1994年EORTC（European Organization for Research and Treatment of Cancer）、美国NCI（National Cancer Institute）和加拿大NCI提出了RECIST标准，首次在1999年美国的ASCO会议上介绍，并于同年在JNCI杂志上正式发表。RECIST将肿瘤病灶细分为“可测量和不可测量病灶”“目标病灶和非目标病灶”，采用简易精确的最大单径测量代替了传统的双径测量方法，保留了WHO标准中的CR、PR、SD、PD的概念，但制定了判断CR、PR、SD、PD的新标准。RECIST标准规定可测量病灶最多为10个（一个器官内不超过5个），将可测量病灶的疗效分为：①CR，所有肿瘤病变完全消失，疗效维持4周以上；②PR，肿瘤病灶的最长径之和缩小30%以上，无其他新病灶出现，疗效维持4周以上；③疾病稳定（stable disease，SD），肿瘤病灶的最长径之和缩小不足30%，或增加不超过20%，无其他新病灶出现，疗效维持4周以上；④PD，肿瘤病灶的最长径之和增大超过20%，或出现其他新病灶。

但在RECIST标准应用的过程中同样也产生了一些问题和质疑，如需要测量评价病灶的最少数量，如何更准确地测量评价淋巴结，怎样将一些新的肿瘤诊断技术如磁共振和PET-CT等应用于评价标准等。2009年由多学科专家组成的RECIST标准制定小组，对标准进行了修订，由于修订后的标准仍然根据的是解剖学上的肿瘤病灶的变化，而非功能上的变化，所以定义为RECIST 1.1版（见附录一）。

（三）常用化疗疗效评估指标

RR（response rate）：即有效率，等于（CR+PR）/总例数×100%。

DCR（disease control rate）：即疾病控制率，等于（CR+PR+SD）/总例数×100%。

OS（overall survival）：即总生存时间，指从随机化分组至患者死亡的时间间隔。这是Ⅲ期临床研究最重要的研究终点，也是受研究者主观偏倚影响最小的指标。

PFS（progression-free survival）：即无疾病进展生存时间，是指观察受试者进入试验到肿瘤发生恶化或死亡的时间长度，受试者只要“肿瘤恶化”或“死亡”二者其一先发生，则达到研究的终点。

TTP（time to progression）：即疾病进展时间，定义事件仅有“肿瘤恶化”，不包括“死亡”。若受试者尚未发生“肿瘤恶化”就已经先“死亡”，则此受试者再也观察不到“肿瘤恶化”，故他提供的资料是不完整的TTP时间资料。

DFS（disease-free survival）：即无病生存时间，是指从随机化分组开始到第一次复发或死亡的时间。如果疾病有较高的症状复发率或生存时间与DFS有较强的相关性，则DFS可作为辅助治疗药物的获准依据；如果在复发和死亡之间有较长的间隔，则也支持使用DFS作为终点指标。

第五节　常见的肿瘤化疗药物相关毒性及其处理

化疗药物的剂量和疗效之间存在陡直的线性关系，即在一定范围内增加一倍的剂量可获得数倍的疗效。但化疗药物大多数因为严重不良反应，如心脏毒性、肺毒性、肝肾毒性以及骨髓抑制等而限制了化疗药物的使用剂量。目前的常规化疗一般选用药物的最大耐受剂量（maximum tolerated dose，MTD），即不引起受试对象出现死亡的最高剂量。原则是用大剂量和尽量短的间歇，尽可能多杀灭肿瘤细胞，避免其毒性危及患者生命。不同的药物对不同的器官产生不同的毒副作用。其中，某些主要的毒副作用成为限制继续增大化疗药物剂量的主要原因，这些毒副作用即为化疗药物的剂量限制性毒性（dose-limiting toxicities，DLT）。WHO和美国NCI对各系统的不良反应分度均有明确的规定，参见2009年颁布的CTCAE分级4.0版。在治疗过程中，若出现3度不良反应则需调整用药剂量，若出现4度不良反应应立即停止用药并予处理与急救。只有对常见的肿瘤化疗药物相关毒性有了充分的认识，并掌握其处理原则，才能更好地发挥化疗药物的抗肿瘤作用。

一、血液学毒性

血液学毒性主要为骨髓抑制，是化疗引起的最常见的毒副作用。主要表现有白细胞数降低、血小板减少和贫血等。由于血细胞半衰期不同，影响最大的是白细胞，其次是血小板，严重时会引起红细胞数量减少。

（一）白细胞数降低

白细胞数降低主要是中性粒细胞减少，对其处理重在预防，降低引起感染的危险性。粒细胞－巨噬细胞集落刺激因子（GM－CSF）和粒细胞集落刺激因子（G－CSF）能促进骨髓干细胞的分化和粒细胞的增殖，减轻化疗药物引起的粒细胞降低程度及缩短粒细胞减少持续的时间，是目前治疗白细胞降低的首选药物。注意化疗要在使用GM－CSF/G－CSF结束24～48小时后开始，若出现骨痛可给予止痛处理，治疗过程中应严密监测血象。

（二）血小板减少

促血小板生成素（TPO）、白细胞介素－11（IL－11）常用于化疗引起的血小板减少。对于化疗引起的短期血小板显著降低的患者，当血小板计数低于20×10^{9}/L需要输入血小板1～2单位减少出血的风险。

（三）贫　血

应对贫血的严重程度进行分级并分析贫血的原因。如果是小细胞低色素性贫血，可补充铁剂；如果是大细胞性贫血，可补充维生素B_{12}及叶酸。当血红蛋白低于60 g/L可考虑输注红细胞悬液。另外，红细胞生成素（EPO）能增加多程化疗诱发贫血患者的血红蛋白水平，明显减少输血的需要，从而改善患者的生存质量。但是，FDA不建议小细胞肺癌、乳腺癌、鼻咽癌、淋巴瘤、子宫颈癌患者使用EPO，因为存在EPO促肿瘤生长的可能。

二、消化道反应

（一）恶心、呕吐

恶心、呕吐是化疗药物引起的最常见的早期毒性，也是最令恶性肿瘤患者恐惧的经历之一。在常用的化疗药物中，导致恶心、呕吐反应较明显的是烷化剂、铂类和蒽环类，其中以顺铂为甚。

恶心、呕吐反应的发生机制异常复杂，至今仍未彻底阐明。目前一般认为化疗药物主要通过以下途径引起恶心、呕吐：①药物等刺激胃肠，尤其是嗜铬细胞释放神经递质5-羟色胺（5-HT），5-HT与相应受体结合产生神经冲动，由迷走神经和交感神经传入呕吐中枢而导致呕吐；②药物及其代谢产物直接刺激延髓的化学感受器（CTZ），进而传递至呕吐中枢引发呕吐；③感觉、精神因子直接刺激大脑皮质通路导致呕吐，此类多见于预期性化疗相关性呕吐。

按恶心、呕吐发生的时间在用药后24小时之内还是之后分为急性呕吐和延迟性呕吐。2004年意大利佩鲁贾会议达成共识，按患者呕吐发生风险的比例（＜10%，10%～30%，30%～90%，＞90%），确立为轻微致吐、低度致吐、中度致吐、高度致吐4个等级，先后被NCCN/ASCO所采用。轻微致吐性药物主要有：门冬酰胺酶、博来霉素、氟达拉滨、长春新碱，以及多数小分子靶向药物和抗体类药物等。低度致吐性药物主要有：吉西他滨、卡培他滨、紫杉醇、多西紫杉醇、培美曲塞、依托泊苷和氟尿嘧啶等。中度致吐性药物主要有：多柔比星、异环磷酰胺、伊立替康、奥沙利铂、卡铂、小剂量顺铂和大剂量阿糖胞苷等。高度致吐性药物主要有：达卡巴嗪、大剂量顺铂（≥50 mg/m^2）、大剂量环磷酰胺（＞1 500 mg/m^2）等。

临床工作中应按照恶心、呕吐发生的时间及药物致吐风险等级的高低，使用不同作用机制的止吐药物。5-HT_3受体拮抗剂对化疗药物所引起的急性呕吐有明显的抑制作用，但对延迟性呕吐的控制率＜50%。地塞米松对延迟性呕吐有肯定的疗效，完全控制率达45%左右，地塞米松联合5-HT_3受体拮抗剂优于单用5-HT_3受体拮抗剂。阿瑞吡坦（aprepitant）是NK1（P物质）受体拮抗剂，联合地塞米松能提高疗效，对延迟性呕吐完全控制率达68%。NCCN指南建议：对于高度致吐化疗方案使用三联疗法（阿瑞吡坦+5-HT_3受体拮抗剂+地塞米松）；中度致吐化疗方案使用二联疗法（5-HT_3受体拮抗剂+地塞米松）；低度致吐化疗方案使用地塞米松联合甲氧氯普胺（胃复安）或苯海拉明。必要时均可联合苯二氮䓬类药物。止吐药应在化疗前给予，采用最大生物学效应的最小剂量，并根据药物的致吐性强弱同时结合患者特点来选择制订个体化止吐方案。同时也应考虑有无其他引起恶心、呕吐的情况：如肠梗阻、前庭功能障碍、脑转移、电解质紊乱、尿毒症、是否合并用药如阿片类药物、精神因素等。

（二）腹　泻

腹泻在应用抗代谢类药物氟尿嘧啶及其衍生物、伊立替康较多见，还包括阿糖胞苷、环磷酰胺、依托泊苷、多柔比星等。其主要原因为药物对肠道黏膜的急性损伤所致的肠道吸收和分泌失调。化疗时或化疗后出现腹泻要检验粪便，查明腹泻原因，并根据腹泻轻重选用蒙脱石散剂、洛哌丁胺及奥曲肽等；避免吃对胃肠有刺激性的食物，进低纤维素、高蛋白质食物；静脉补充足够的液体、维生素及电解质，重度腹泻需联合抗生素治疗。伊立替康引起的腹泻分为24小时之内发生的胆碱能综合征所致的急性腹泻，伴痉挛性腹痛、唾液分泌增加、低血压等，严重者给予阿托品0.25 mg皮下注射可缓解；以及用药24小时后出现的迟发性腹泻，Ⅲ、Ⅳ度占39%，中位发生时间为用药后第5天，平均持续4天。一旦出现迟发性腹泻，在补充液体和饮食调整的同时予以大剂量洛哌丁胺口服治疗，首剂4 mg，以后每2小时口服2 mg，直至末次水样便后继续服用12小时，用药时间不宜超过48小时。

三、肺毒性

多种化疗药物如亚硝脲类、植物碱类、烷化剂、部分小分子靶向药物等，可引起肺、气道、胸膜和肺循环系统的损伤。其中，博来霉素、平阳霉素致肺间质纤维化最常见，紫杉醇主要表现为肺水肿，同时伴有胸膜腔积液和外周水肿。吉西他滨的肺毒性范围是轻度的呼吸困难到致命的急性呼吸窘迫综合征。间质性肺炎是靶向药物——抗 EGFR 酪氨酸激酶抑制剂吉非替尼和厄洛替尼最严重的不良反应。对于老年人、肺功能差、慢性肺部疾病或曾接受肺部或纵隔放疗的患者，应慎用或禁用此类药物。博来霉素的累积剂量应限制在 300 mg/m^2 以下。出现肺毒性要立即停药并对症处置，使用皮质类固醇和抗生素。

四、心脏毒性

许多化疗药物能造成心肌细胞、心脏血管、心包和传导功能的损伤，引起充血性心力衰竭、心肌缺血、心包炎及心律失常等。常见化疗药物包括蒽环类、博来霉素、丝裂霉素、环磷酰胺、异环磷酰胺、氟尿嘧啶、长春碱类和紫杉类。心脏毒性的发生，可与药物的累积剂量相关，蒽环类药物最明显。多柔比星累积剂量一般应小于 550 mg/m^2，表柔比星不宜超过 900～1 000 mg/m^2。化疗前应进行心电图和超声检查，如左心室射血分数低于 60%，则应慎用或禁用蒽环类药物。

五、肝毒性

化疗药物产生的肝毒性可能是急性肝损伤，也可能因长期用药引起慢性肝纤维化和脂肪变性。大多数化疗药物引起的肝功能异常是一过性的，停药及保肝治疗后可迅速恢复。对于肝炎患者，尤其是乙肝病毒（HBV）携带者和乙肝患者，应在化疗前后及化疗同时应用拉米夫定控制病毒的增殖，防止肝炎加重。

六、肾和膀胱毒性

化疗药物可以直接或间接损伤肾小球、肾小管、肾间质或肾的微循环系统，导致尿素氮、肌酐升高，甚至引起急性肾功能损害。其中以损伤肾小管最多见。常见的导致肾毒性的药物有顺铂、大剂量甲氨蝶呤、丝裂霉素和亚硝脲类等。化疗前常规检查肾功能，根据肾小球滤过率及肌酐清除率调整用药剂量，注意水化、碱化尿液。使用大剂量甲氨蝶呤时应给予亚叶酸钙解救。使用异环磷酰胺和大剂量环磷酰胺后，其代谢产物丙烯醛对膀胱黏膜有损伤，可引起出血性膀胱炎，同时应用美司钠可预防其发生。

七、神经毒性

紫杉类、长春碱类、铂类（尤其是奥沙利铂）具有周围神经毒性，可引起感觉和运动神经的损伤。表现为指或趾端麻木、腱反射消失、感觉异常、刺痛、皮肤蚁行感。甲氨蝶呤、阿糖胞苷、大剂量异环磷酰胺及氟尿嘧啶类药物可致中枢性神经毒性，引起脑白质损害、偏瘫、失语、认知功能障碍和小脑共济失调等。神经毒性的发生和严重程度往往和累积剂量及剂量强度呈相关性。目前缺乏特异、有效的治疗方法，使用维生素 B_1、维生素 B_{12} 营养神经及扩血管药物可能改善症状。

八、其　他

一些化疗药物也可以引起其他的不良反应，包括如门冬酰胺酶、紫杉醇等引起的变态反应（过敏反应），卡培他滨等引起的手足综合征，多西紫杉醇、多柔比星等引起的脱发，博来霉素等引起的发热，烷化剂和亚硝脲类所致的生殖毒性，二重肿瘤的发生等。

临床医师应充分掌握肿瘤化疗药物的不良反应及防治方法，才能更加合理地使用化疗药物，保证化疗的顺利进行，减轻患者的痛苦，延长患者的生存时间。

第六节　抗肿瘤新药的临床试验

进入 21 世纪，临床肿瘤学也正处于一个重大变革时期，循证医学（evidence-based medicine，EBM）、规范化及个体化治疗已成为肿瘤学界努力的方向。寻找有效的抗肿瘤药物已成为人们迫切的渴望。临床试验是新药研发过程的重要一环，对新药在上市前的安全性和有效性最后评价起着关键作用。

美国、日本和欧洲的许多国家在 20 世纪 70、80 年代先后制定并实施了“药物临床试验质量管理规范（good clinical practice，GCP）”。我国 2001 年新修订发布的《中华人民共和国药品管理法》中也明确规定：药物的临床试验必须严格按照 GCP 进行。

目前国际公认将药品的开发分成三个阶段：基础研究阶段、实验或动物实验研究阶段、临床研究阶段。临床研究阶段进一步分成Ⅰ～Ⅳ期，各期临床试验的目的和设计是不相同的，需要的病例数也不同。

（一）新药临床Ⅰ期

Ⅰ期临床试验主要了解新药在人体内的药代动力学过程，进行药动学参数和生物利用度测定，为Ⅱ期临床试验提供安全有效的给药方案。一般受试例数为 20～30 例。

（二）新药临床Ⅱ期

Ⅱ期临床试验主要确定药物的适应证和不良反应，对该药的安全性和有效性做出初步评价。我国现行法规规定，试验组和对照组的例数都不得低于 100 例。要根据试验目的选择恰当的观测指标，包括诊断指标、疗效指标、安全性指标。

（三）新药临床Ⅲ期

Ⅲ期临床试验是扩大的多中心随机对照临床试验，最好是随机双盲研究，旨在进一步验证和评价药品的有效性和安全性。试验组例数一般不低于 300 例，可根据本期试验的目的调整选择受试者的标准，适当扩大特殊受试人群，进一步考察不同对象所需剂量及其耐受性。在Ⅲ期临床试验结束时，申办方将综合所有的信息，提交给每个国家的管理部门以便获得批准。

（四）新药临床Ⅳ期

Ⅳ期临床试验是在新药上市后的实际应用过程中加强监测，主要考察不良反应、禁忌证、长期疗效和使用时的注意事项，以便及时发现可能有的远期不良反应，并评估远期疗效。

（陈　烨　邱　萌）

参考文献

[1] 孙燕，石远凯. 临床肿瘤内科手册 [M]. 5 版. 北京：人民卫生出版社，2007.

[2] 郝希山，魏于全. 肿瘤学 [M]. 北京：人民卫生出版社，2010.

[3] DeVita，V T，Lawrence T S，Rosenberg S A. Cancer：Principles and Practice of Oncology [M]. 9th ed. Philadelphia：Lippincott Williams & Wilkins，2011.

[4] Connors T. Anticancer Drug Development：The Way Forward [J]. Oncologist，1996，1 (3)：180－181.

[5] Ricevuto E，Bruera G，Marchetti P. General principles of chemotherapy [J]. Eur Rev Med Pharmacol Sci，2010，14 (4)：269－271.

[6] Pritchard J R，Lauffenburger D A，Hemann M T. Understanding resistance to combination chemotherapy [J]. Drug Resist Updat，2012，15 (5－6)：249－257.

[7] Li L H，Dong H，Zhao F，et al. The upregulation of dihydropyrimidine dehydrogenase in liver is involved in acquired resistance to 5－fluorouracil [J]. Eur J Cancer，2013，49 (7)：1752－1760.

[8] 鄢希，侯梅. 肿瘤多药耐药机制及其逆转剂研究进展 [J]. 华西医学，2008，23 (3)：662－663.

[9] Eisenhauera E A，Therasseb P，Bogaertsc J，et al. New response evaluation criteria in solid tumours：Revised RECIST guideline (version 1.1) [J]. Eur J Cancer，2009，45 (2)：228－247.

[10] 汤钊猷. 现代肿瘤学 [M]. 3 版. 上海：复旦大学出版社，2011.

第五章　肿瘤生物治疗概论

内容提要：

◆ 生物治疗是恶性肿瘤治疗的第四大治疗手段。

◆ 生物治疗包括肿瘤免疫治疗、基因治疗、抗血管生成治疗及靶向治疗。

◆ 生物治疗是肿瘤治疗研究领域的热点。

第一节　生物治疗的概念

肿瘤生物治疗已经成为继手术、放疗、化疗后的第四大治疗手段。肿瘤的生物治疗(biotherapy 或 biological therapy)，主要是指免疫治疗（immunotherapy)，也称为生物反应调节剂治疗（biological response modifier therapy)。免疫理论认为，免疫系统能够监测并杀灭机体内的异常细胞，避免恶性肿瘤的发生。但是，肿瘤细胞可以通过多种手段逃脱免疫监视，避免免疫杀伤。这就是免疫监视与免疫逃逸。基于这一理论，生物治疗的目的是增强免疫或打破免疫耐受，达到激发或恢复机体免疫反应来对抗、抑制或杀灭肿瘤细胞的目的。

近年来，生物治疗的概念和内容已经发生了一些变化，如采用生物技术药物或手段干预与肿瘤生长和发展相关的特定分子的一些靶向治疗，也被纳入生物治疗的范畴，使生物治疗成为一个更广泛的概念。

第二节　生物治疗类型

目前，肿瘤的生物治疗主要包括肿瘤免疫治疗（如肿瘤疫苗、抗体、免疫细胞以及细胞因子治疗等)、基因治疗、抗血管生成治疗以及靶向治疗等。

一、肿瘤免疫治疗

（一）肿瘤疫苗治疗

自 20 世纪初，科学家就从传染病的预防性疫苗中得到灵感，开始致力于肿瘤治疗性疫苗的研究。肿瘤疫苗一直是肿瘤生物治疗研究的热点领域。肿瘤疫苗主要指的是治疗性肿瘤疫苗，通过诱导主动特异性抗肿瘤免疫，可以产生持久的免疫记忆和长期的抗肿瘤免疫，是理想的抗肿瘤药物。

肿瘤疫苗经历了 100 多年的发展，直到 1999 年，加拿大才批准全细胞肿瘤疫苗 Melacine 上市用于恶性黑色素瘤的治疗，Melacine 也成为全球第一个上市的肿瘤疫苗。随后，有恶性黑色素瘤 M－Vax、肾癌疫苗 Oncophage 在不同国家获批上市。2010 年

4月，美国食品药品管理局（FDA）批准第一个肿瘤疫苗 Provenge 用于晚期前列腺癌患者的治疗。目前，已有近10个肿瘤疫苗在不同国家获批上市，证实在临床应用中能够减少肿瘤复发，延缓肿瘤生长或延长肿瘤患者的生存时间。此外，从临床试验网（www.clinicaltrials.gov）可以检索到160多个肿瘤疫苗治疗方案进入Ⅲ期临床试验，预期不久的将来，将会有更多的肿瘤疫苗进入临床。

（二）抗体治疗

抗体治疗属于过继免疫治疗。杂交瘤技术制备单克隆抗体的突破，极大地推动了抗体药物进入临床，针对肿瘤发生、发展的关键分子可以制备单克隆抗体，通过过继输注达到治疗肿瘤的目的。

1995年德国批准第一个鼠源性单克隆抗体 Edrecolomab（抗 EpCAM）用于晚期结肠癌的治疗。1997年 FDA 批准第一个嵌合型人源化抗体 Rituximab［利妥昔单抗（美罗华），抗 CD20］用于治疗难治性的或滤泡型的 CD20 阳性的非霍奇金淋巴瘤。利妥昔单抗被证实能有效提高患者的生存率，2013年全球销售超过80亿美元。2005年，美国 FDA 批准第一个完全人源化的单克隆抗体 Panitumumab（抗 EGFR）用于结直肠癌的治疗。目前，已有曲妥珠单抗（赫赛汀，Trastuzumab）、贝伐单抗（Bevacizumab）等10多个抗体药物用于肿瘤的临床治疗。值得关注的是，近年来，针对免疫抑制的关键分子 CTLA-4或 PD-1/PD-L1 信号的抗体治疗取得重要进展，通过过继治疗诱导产生主动特异性免疫，发挥持久的免疫治疗疗效，成为肿瘤生物治疗的热点领域。

（三）免疫细胞治疗

研究发现，部分免疫细胞亚群或体外诱导的免疫细胞具有肿瘤杀伤活性，如自然杀伤细胞（NK）、淋巴因子活化的杀伤细胞（LAK）、细胞因子诱导的杀伤细胞（CIK）等，这些细胞的肿瘤杀伤活性对 MHC 的依赖性较小，但特异性较差。20世纪80年代，科学家就发现 LAK 和 CIK 在体外具有肿瘤细胞杀伤活性，目前仍然有一些医疗机构开展这些细胞的临床治疗，但 LAK 和 CIK 在体内的抗肿瘤疗效一直缺乏大规模的临床试验验证。

免疫细胞治疗领域，获得具有特异杀伤活性的免疫细胞一直是细胞治疗研究的热点。在恶性黑色素瘤的研究中发现，肿瘤浸润淋巴细胞（tumor-infiltrating lymphocytes，TIL）具有特异杀伤活性，在晚期恶性黑色素瘤患者的细胞治疗中，获得了高达70%的客观缓解率。但是，目前这一方法还需在其他实体瘤中证实。近年来，采用具有特异杀伤活性的细胞毒T淋巴细胞（CTL）的 *TCR* 基因，或采用肿瘤抗原的识别抗体的 *SCFV* 基因与T细胞活化性信号（激活信号）的细胞内片段基因构建嵌合抗原受体（chimeric antigen receptor，*CAR*）基因，修饰T细胞，可以规模获得具有特异性的肿瘤细胞杀伤活性的T细胞。特别是 *CAR* 修饰的T细胞（CAR-T），可以不受 MHC 限制。目前，这一细胞疗法在慢性淋巴细胞白血病的治疗中取得突破性进展，针对 CD19 的 CAR-T 在难治性慢性淋巴细胞白血病显示出根治潜能。这一方法由于可以直接获得特异性的"CTL"及免疫记忆，有望成为肿瘤免疫治疗高效个体化治疗手段。

（四）细胞因子治疗

细胞因子是一大类由免疫细胞及非免疫细胞分泌的，具有介导和调节免疫、炎症反应、细胞生长，促进造血及组织修复等多种生物活性的小分子可溶性蛋白。在肿瘤生物治疗领域，细胞因子是目前研究应用最为广泛的一类生物反应调节剂。大量研究证实，细胞因子可通过多种机制发挥抗肿瘤作用：①直接抗肿瘤作用，诱导肿瘤细胞凋亡，如TNF-α；②增强免疫应答，诱导特异性的抗肿瘤免疫，如IL-2；③诱导免疫细胞的激活和增殖，促进非特异性的免疫杀伤，如IFN-γ。

细胞因子的研究从20世纪50年代干扰素和60年代集落刺激因子的研究开始，随着生物技术的发展，大量细胞因子基因被克隆和表达，越来越多的细胞因子功能被阐明。大量细胞因子用于肿瘤患者的治疗，如IL-2用于肾癌，IFN-γ用于恶性黑色素瘤的治疗，而集落刺激因子（G-CSF或GM-CSF）则广泛用于放化疗诱导的骨髓抑制的治疗。事实上，细胞因子相互之间构成了复杂的分子网络信号，相互调节，共同发挥复杂的生物功能，因此也被广泛用于疫苗的研发和细胞治疗，如Provenge引入GM-CSF、CAR-T的体外规模扩增等。随着肿瘤生物治疗的广泛使用，细胞因子可能还会发挥更为重要的作用。

二、肿瘤基因治疗

恶性肿瘤是一种基因疾病，这是肿瘤基因治疗的理论基础，但恶性肿瘤是一种多基因疾病，并涉及基因调控、表达和目的蛋白的功能变化，因而使肿瘤的基因治疗异常复杂。此外，基因治疗如何有效地将目的基因靶向导入肿瘤细胞目前尚未得到有效解决，也是肿瘤基因治疗的研究热点。近年来的研究结果表明，溶瘤病毒为载体的基因治疗可能是一个理想选择。

截至目前，全球进入Ⅲ期临床试验的抗肿瘤基因药物在Clinicaltrials. gov检索不到10个。我国上市的基因药物“今又生”（p53重组腺病毒）主要在肿瘤中引入抑癌基因*p53*而发挥作用，仅在头颈部肿瘤证实了其有效性，但临床使用并不广泛。尽管直接针对肿瘤的基因治疗目前进展缓慢，但基于基因治疗技术的免疫治疗却发展迅速，如前面提到的CAR-T细胞治疗，就需要将设计的富含靶向抗原的SCFV和活化性信号序列的重组融合基因导入T细胞。此外，采用基因疫苗如Allovectin-7，或基因修饰的肿瘤疫苗，如TGF-β反义核苷酸修饰的全细胞肿瘤疫苗均在临床研究中显示积极结果，提示基因治疗在肿瘤免疫治疗领域可能扮演更积极的作用。

三、抗血管生成治疗

自1971年Folkman教授提出并证实“肿瘤生长依赖于血管生成”，抗血管生成治疗的研究就一直是肿瘤研究的一个重要领域。2004年FDA批准了全球第一个抗血管生成药物，针对VEGF的单克隆抗体——贝伐单抗（avastin）用于结肠癌的治疗。这一药物联合常规治疗能够延长晚期结直肠癌患者总生存时间，2013年该药全球销售达71亿美元。目前，国内有新药重组人内皮抑素批准用于肺癌的治疗。单纯的抗血管生成药物并不直接杀伤肿瘤细胞，主要通过抑制或破坏肿瘤血管，阻止肿瘤生长和转移。因此，单独使用这些抗血管生成药物难以获得令人满意的疗效，需要联合放化疗来获得更好的治疗疗效。但是，一些多靶点的小分子靶向药物，如索拉菲尼、舒尼替尼等，同时具有抗肿瘤血管生成和对肿瘤细胞直接抑制作用，可通过多重作用发挥有效的抗肿瘤作用。

第三节　肿瘤生物治疗的挑战与展望

近十年，随着越来越多的生物治疗产品和技术应用于临床，也暴露出越来越多的问题。

（1）多数肿瘤生物治疗产品并不诱导肿瘤杀伤，而是通过激活免疫来发挥抑制肿瘤发生、发展的进程。在肿瘤负荷较大的情况下，常常难以导致可见肿瘤的明显退缩。如何更客观地评价疗效可能需要新的评价体系。

（2）部分生物治疗药物或手段均需要个体化，如肿瘤疫苗、CAR－T 治疗。需要在临床建立标准化的制备和质控体系，以保障这些生物治疗策略临床使用的安全性和有效性。

（3）多数肿瘤生物治疗都无法导致肿瘤的缩小或消退，目前不能作为独立疗法用于临床，将生物治疗整合到目前的治疗手段中以获得最佳的治疗疗效尚需通过大量的转化研究来获得更优选的整合方案。尽管如此，2013 年，SCIENCE 杂志将肿瘤免疫治疗评为了年度十大科学进展之首，表明生物治疗在肿瘤领域的研究越来越受到关注，广泛应用于临床越来越接近现实。

（王永生）

参考文献

[1] National Cancer Institute. Biological Therapies for Cancer [EB/OL]. [2015－7－1]. http://www.cancer.gov/cancertopics/factsheet/Therapy/biological.

[2] Balwit J M，Hwu P，Urba W J，et al. The iSBTc/SITC primer on tumor immunology and biological therapy of cancer：a summary of the 2010 program [J]. J Transl Med，2011，9：18.

[3] Kantoff P W，Higano C S，Shore N D，et al. Sipuleucel-T immunotherapy for castration-resistant prostate cancer [J]. N Engl J Med，2010，363 (5)：411－422.

[4] Maus M V，Grupp S A，Porter D L，et al. Antibody-modified T cells：CARs take the front seat for hematologic malignancies [J]. Blood，2014，123 (17)：2625－2635.

[5] Pan J J，Zhang S W，Chen C B，et al. Effect of recombinant adenovirus-p53 combined with radiotherapy on long-term prognosis of advanced nasopharyngeal carcinoma [J]. J Clin Oncol，2009，27 (5)：799－804.

第六章 心理社会肿瘤学

内容提要：

◆ 心理社会肿瘤学作为一门新兴的、涉及多个领域的学科，近年来在国内外发展迅速。其相关研究为解答恶性肿瘤诊治过程中的一些伦理问题，特别是病情告知及临终关怀，提供了重要的参考依据。

◆ 恶性肿瘤患者及患者家属常出现抑郁、焦虑等不良心理反应，目前 NCCN 指南推荐使用心理痛苦温度计进行恶性肿瘤患者不良心理反应的筛查。

◆ 针对肿瘤患者及其家属的心理反应和相关伦理问题，可以从告知肿瘤患者真实信息、处理患者的情绪问题等多个方面进行心理社会干预。

◆ 肿瘤科医务工作人员的心理健康也是心理社会肿瘤学所关注的热点。

心理社会肿瘤学（Psycho-Oncology）是心理学、社会学及肿瘤学相结合的学科，主要研究恶性肿瘤患者及其家属在疾病发展的各阶段所承受的压力和他们所出现的心理反应，以及心理及行为因素在恶性肿瘤的发生、发展及转归中的作用。肿瘤科医护人员因工作应激而产生的心理反应也属于心理社会肿瘤学的研究范畴。随着现代医学技术的发展，恶性肿瘤患者的生存时间不断延长，对恶性肿瘤患者的生存质量的研究愈发成为研究热点。在此种背景之下，作为影响肿瘤患者生存质量的重要因素——恶性肿瘤患者的心理社会问题便越来越受到肿瘤学者及社会学者的关注。

心理社会肿瘤学发展于 20 世纪 70 年代的西方社会。1983 年创办了第一本专业杂志——《心理社会肿瘤学杂志》（*The Journal of Psychosocial Oncology*）。1984 年成立了国际心理社会肿瘤协会（International Psycho-Oncology Society，IPOS）。1992 年在法国召开了首届心理社会肿瘤学大会，同年创办了目前心理社会肿瘤学最主要的专业杂志《心理社会肿瘤学》（*Psycho-Oncology*）。相对于西方发达国家，中国的心理社会肿瘤学起步较晚，但近十年来取得了长足进展。2006 年中国筹建了“中国抗癌协会肿瘤心理学专业委员会（Chinese Psycho-Oncology Society，CPOS）”，并多次在各地举办心理社会肿瘤学培训班及相关学术会议。然而，中国具有不同于西方社会的特殊国情及文化背景，直接生搬硬套西方的心理社会肿瘤学研究方法及理论并不完全合理。2012 年，北京大学肿瘤医院唐丽丽等编写了一本中国自己的《心理社会肿瘤学》教材，进一步促进了国内心理社会肿瘤学的发展。总之，具有中国特色的心理社会肿瘤学进入了快速发展的时期。

第一节 肿瘤患者的不良心理反应

行为科学的著名理论“马斯洛需要层次理论”将人类的需要划分为生理需要、安全需要、社交需要、尊重需要和自我实现需要五个层次。对肿瘤患者而言，这五个层次的需要均可能不同程度地受到损害，因而产生了相应的不良心理反应。美国国家综合癌症网络（National Comprehensive Cancer Network，NCCN）采用“Distress”指代恶性肿瘤患者的不良心理反应，并于 1997 年制定了专门的临床工作指南“心理痛苦管理（*Distress Management*）”。NCCN 将心理痛苦定义为一种涉及心理（认知、行为、情绪）、社会及精神领域的多因素的令人不快的情绪体验，它可能干扰患者对肿瘤、肿瘤相关症状及抗肿瘤治疗的有效应对能力。心理痛苦从普通正常的脆弱、悲伤、害怕到具有临床意义的抑郁、焦虑、惊恐、社会隔绝以及存在危机，包含了一系列由轻到重的症状谱。

恶性肿瘤患者的不良心理反应可能会损害患者的依从性，尤其是对口服药物的依从性。例如，没有焦虑障碍的恶性肿瘤患者的依从性是存在焦虑障碍的患者的三倍。而对随访复查的依从性及生活习惯改变（如戒烟、戒酒）等的依从性，同样可能受到其不良心理反应的影响。除此之外，患者的不良心理反应还可能影响其对临床诊疗方案的选择，并且其自身的不良情绪可能会给接诊的医务工作者造成更大的心理负担。因此，早期筛查及评估患者的精神状况，以便及时对恶性肿瘤患者的不良心理反应进行干预，将可能提高患者对治疗的依从性，使医患之间的沟通更加顺畅，并避免患者发展为更为严重的情绪障碍。

一、恶性肿瘤患者不良心理反应的评估

NCCN 指南推荐使用心理痛苦温度计（distress thermometer，DT）进行恶性肿瘤患者不良心理反应的初步筛查。心理痛苦温度计的设计类似疼痛评分量表，包括 0～10 的 11 个尺度（0 表示无心理痛苦，10 表示极度心理痛苦），指导患者在最符合自己近 1 周所经历的平均痛苦水平的数字上做出标记。其设计简便、操作性强，大多数患者很容易接受并且在 3 分钟以内可以完成填写，在西方发达国家运用广泛。NCCN 推荐使用心理痛苦温度计对初诊肿瘤患者进行不良心理反应的筛查，对于评分小于 4 分的患者，考虑为轻微不良心理反应，可常规由肿瘤科相关医务工作者处理及疏导。对于评分大于 4 分意味着显著水平的心理痛苦，需要进一步的评估，通过患者心理痛苦评估表的问题清单来了解患者的心理痛苦来源。此时可能需要精神科医生、心理治疗师或社会工作者参与。

心理痛苦温度计同样适用于对我国门诊及住院的恶性肿瘤患者进行心理痛苦筛查。北京大学肿瘤医院采用 DT 对我国 4 815 例恶性肿瘤患者进行心理痛苦筛查后发现，恶性肿瘤患者显著心理痛苦的总体检出率为 24.2%。四川大学华西医院的研究发现，使用心理痛苦温度计评估国内的淋巴瘤及鼻咽癌患者的心理痛苦具有较好的信度与效度，可以将其运用于筛查中国本土的恶性肿瘤患者不良心理反应。

二、恶性肿瘤患者常见的不良心理反应

绝大多数的人罹患恶性肿瘤后都会有轻微的一过性的抑郁或者焦虑症状，部分恶性肿瘤患者，特别是经心理痛苦温度计评分大于 4 分的患者，常常存在或者可能发展为具有临床意义的抑郁、焦虑或者其他心理障碍，从而需要接受专科医生的治疗。

（一）适应障碍

适应障碍是指在明显的生活改变或环境变化时所产生的短期和轻度的烦恼状态和情绪失调，常有一定程度的行为变化等，但并不出现精神病性症状。适应障碍是恶性肿瘤患者最常

见的不良心理反应，其临床表现以情绪障碍为主，如苦恼、焦虑、抑郁等，同时有适应不良行为（如不愿与人交往、退缩等）和生理功能障碍（如睡眠不好、食欲缺乏等）。但严重程度达不到焦虑症、抑郁症或其他精神障碍的标准。然而，因其症状的不典型及观念问题，恶性肿瘤患者的适应障碍常常被医务工作者及患者家属所忽视，从而发展为更为严重的精神障碍。

（二）焦虑障碍

焦虑障碍是一种以焦虑情绪为主的常见神经症，主要包括广泛性焦虑障碍、情景性焦虑、惊恐障碍、创伤后应激障碍等。25%～48%的肿瘤患者曾出现过明显的焦虑症状，而20%～80%的患者出现过创伤后应激障碍。存在焦虑障碍的肿瘤患者的症状表现不一，存在高度情景性焦虑的患者常常不断地向医务工作者重复问问题，或对治疗的副作用反应过度。存在创伤后应激障碍的肿瘤患者通常会表现出高度的焦虑症状，频繁出现惊恐发作。研究结果显示，肿瘤复发或转移的“坏消息”常常会加重患者的创伤后应激障碍症状，而疼痛也往往是其加重因素。

（三）抑郁障碍

恶性肿瘤患者中抑郁情绪比较常见，估计发病率在25%～35%。但是，许多恶性肿瘤患者的抑郁没有被医生识别出来，因而也没能得到及时处理。抑郁可能是恶性肿瘤患者自杀最主要的原因。抑郁影响了患者对疾病的应对能力，加重了患者的临床症状（如疼痛），降低了患者的生存质量。于保法在《肿瘤患者心理变化及探索》一书中提到，恶性肿瘤患者的抑郁与抑郁症相比具有三个特点：一是恶性肿瘤患者的抑郁程度较轻且持续时间短暂，患者自尊心完整；二是恶性肿瘤患者对死亡没有典型抑郁症患者那种病态的强烈的欲望；三是部分存在抑郁障碍的肿瘤患者存在不同程度的认知障碍，肿瘤患者的抑郁障碍常随着病情进展而加重。

恶性肿瘤患者抑郁的发病率与原发病灶的部位有关，预后不良的患者抑郁发病率较高。但是在恶性肿瘤患者中，抑郁的诊断有一定的困难。在躯体正常的人群中，抑郁的诊断通常依赖于一些典型的症状，如食欲降低、睡眠障碍、体重下降、疲倦、性欲降低等，而在肿瘤患者中，肿瘤本身以及放化疗所致的不良反应也可能引起这些症状，因此，恶性肿瘤患者抑郁的诊断应该有精神病学或心理学医生的参与。

（四）其他不良心理反应

除此之外，恶性肿瘤患者还常常表现出恐惧、过度依赖、悲观、绝望、淡漠、退缩等与应激相关的情绪和行为反应。

（姜　愚　易亭伍）

第二节　肿瘤患者家属的心理问题

随着恶性肿瘤患者生存时间的不断延长，恶性肿瘤患者的治疗和康复的重心转向家庭，家庭照顾成为恶性肿瘤患者的主要照顾模式。另外，在我国，患者家属在医患沟通过程中始终扮演重要角色，直接影响各种重要医疗决策。恶性肿瘤不仅影响了患者本人的生活，也在各个方面影响患者家属的日常生活。恶性肿瘤患者家属不仅要承受即将失去亲人的痛苦，而且要面临许多社会责任和家庭责任，容易出现心理问题。研究发现，存在高度焦虑或抑郁障碍的患者家属将对患者的心理状况产生不良影响，同时也会影响患者的生存质量与医疗决策。

在恶性肿瘤患者家属中，约56.4%存在焦虑障碍，58.7%存在抑郁障碍，焦虑合并抑郁占49.1%。患者家属由于承担着照顾患者、财力付出、兼顾工作等诸多责任，有时候其压力甚至高于患者本人。对患者隐瞒诊断、患者恶性肿瘤复发或者处于晚期、有心理疾病的病史等因素可能会加重患者家属的心理问题。影响患者家属心理问题的其他因素还包括：生活方式受干扰的程度、受教育水平、自身的健康状况，以及患者自觉症状加重和体力功能状态的恶化。乐观的家属心理调节能力强，悲观的家属心理调节能力较差。

肿瘤患者家属是肿瘤患者最重要的社会支持，其心理健康直接影响患者的病情及转归。因此，对肿瘤患者家属出现的心理问题应当早期发现早期干预。目前评估患者家属不良心理反应的常用工具仍可采用心理痛苦温度计。国外研究者发现，其应用于恶性肿瘤患者家属的不良心理反应筛查具有良好的信度与效度。四川大学华西医院的研究也发现，心理痛苦温度计可以用于国内恶性肿瘤患者家属的心理评估，评分高的恶性肿瘤家属也可能需要进行相关的心理干预。

针对恶性肿瘤患者家属的心理干预，可以有效地减轻家属的负担，增加其对疾病的认识及应对能力，并改善其生存质量，从而间接影响恶性肿瘤患者的生活。恶性肿瘤患者家属心理干预的形式有很多，如小组交流、面对面的访谈、电话心理辅导、心理治疗等。此外，护理人员通过面对面地向患者家属提供咨询指导，可有效地减轻其焦虑程度。对家属及时提供患者诊疗情况，进行有效的信息支持，也可以缓解家属的焦虑情绪。

（易亭伍　李　梅）

第三节　肿瘤科医护人员的心理压力及应对措施

虽然肿瘤治疗获得了长足进步，但医护人员仍然不可避免地需要面对很多患者的疾病进展、放弃治疗和死亡。由于肿瘤治疗往往是一场长期的治疗过程，医护人员已经和患者及其家人形成了亲密和特殊的关系，因此当患者离世时医护人员也会感到悲伤。25%～35%的肿瘤内科医师，38%的肿瘤放疗医师及28%～36%的肿瘤外科医师在职业生活中感到不同程度的职业倦怠。

职业倦怠包括三个指标：情绪衰竭、去人格化和成就感低落。情绪衰竭是指个人认为自己所有的情绪资源都已经耗尽，对工作缺乏冲动，有挫折感、紧张感，甚至害怕工作。去人格化，指刻意与工作以及其他与工作相关的人员保持一定距离，对工作不热心、不投入，对自己工作的意义表示怀疑。成就感低落，是指个体对自身持有负面的评价，认为自己不能有效地胜任工作。职业倦怠的表现有酗酒，药物成瘾，婚姻冲突，进食过量及体重增加，临床工作中出错的频率增加，在工作场所乱发脾气导致患者和同事的不满，需要药物控制的抑郁和焦虑，严重者甚至自杀。

肿瘤科医护人员产生职业倦怠和压力的主要原因有：①长时间超负荷地工作，缺乏足够的个人时间和休假时间。例如，美国肿瘤内科医师每周平均工作时间达63小时，远高于其他美国内科医师（平均工作时间50小时）。②肿瘤科医务工作者不可避免地需要向患者转达所谓“坏消息”（治疗失败，疾病进展，肿瘤转移等），然而即使在心理社会肿瘤学相对较发达的英美，约一半的肿瘤科医生仍感到对此类沟通技巧缺乏相应的训练，如何传达坏消息成为了肿瘤科医务工作者的压力来源。③肿瘤学目前发展迅速，新药、新技术层出不穷，因此在临床工作之外，肿瘤科医务工作者还面临巨大的科研及学习压力。

如果医护人员的心理不健康，不仅会对本人及其家庭有害，而且会对其治疗的患者造成不良影响。因此，在临床实践中，肿瘤科医护人员既要关注患者的治疗情况，也要重视个人的心理卫生，以便更好地为患者服务。应对压力和职业倦怠的主要策略有：①提高医患交流的技巧。交流技巧的训练不仅能够减轻医护人员自身的心理压力，还能够提高患者及其家属的满意度。良好的医患沟通有利于患者排解不良情绪、消除紧张感觉，对医护人员更加信任，对治疗依从性更好，对医护人员的评价更高，增强患者活下去的信心，从而提高了患者的生存质量，也减少医疗纠纷的发生。②与同事、家人和朋友交流自己工作中的悲伤、失落感、挫折感等不良情绪。③善于在工作中发现乐趣，并与同事们分享。④注意自我心理调节，缓和不良情绪。⑤参加体育活动，培养兴趣爱好。⑥定期休假，管理好自己的时间，既要高效率地工作，也要有充分的个人休息时间和家庭生活时间。

（易亭伍　姜　愚）

第四节　肿瘤相关的伦理问题

一、病情告知

（一）恶性肿瘤患者病情告知的现状

对肿瘤科医务工作者而言，病情告知是医患沟通的核心环节。在过去，国内的医务工作者及患者家属并不倾向于将病情告知恶性肿瘤患者。但是，这种情况在近几年发生了很大的变化，特别是在发达地区，患者有权在充分知晓病情的前提下做出医疗决策。

四川大学华西医院的研究发现，对“是否告诉恶性肿瘤患者真实诊断”的态度受到“恶性肿瘤是早期还是晚期”的影响。当诊断由早期变成晚期时，认为“恶性肿瘤患者应该知道真实诊断”的恶性肿瘤患者、患者家属、肿瘤专科医生以及肿瘤专科护士的人数均显著减少。在总计 1 295 位受访者中，81.0％的人认为应该告诉早期恶性肿瘤患者真实诊断，而只有 44.7％的人认为应该告诉晚期恶性肿瘤患者真实诊断。

中国台湾地区及香港特别行政区的研究结果显示，多数中国人在面对恶性肿瘤诊断时都希望知道“真相”。但事实上，完全知情的中国恶性肿瘤患者比例仅占 34.5％。在死于恶性肿瘤的患者中，只有 37％的人生前知道他们的真实诊断，只有 13％的人知道自己的预后。针对恶性肿瘤患者疾病相关信息需求的研究显示，约 10％的患者对疾病预后的相关信息非常关注，仅次于对治疗相关信息的需求，而 27％的患者认为医务工作者是其获取相关信息的主要来源。已有研究发现，患者相关的信息需求得不到满足，是导致患者不良心理反应的重要来源之一。因此，医务工作者应当掌握如何准确、得体地向患者及其家属告知患者病情的技巧。

（二）如何向恶性肿瘤患者揭示真实诊断及预后

对肿瘤科医务工作者而言，向恶性肿瘤患者传递“坏消息”是一项困难而又不可避免的工作。过分强调病情的严重性，会给患者及其家属造成巨大的心理压力，甚至导致患者放弃治疗；而过分“粉饰”病情，给予患者不切实际的希望，最终不可避免地会严重损害患者对医务工作者的信赖，甚至导致医患纠纷的产生。美国德州大学 M. D. Anderson 癌症中心的 Baile 教授于 2000 年提出了向恶性肿瘤患者传递“坏消息”的六个步骤，简称 SPIKES。

第一步（S）：准备与患者面谈（Setting up the interview）。在这一阶段，医生应该做好充分的准备，为患者提供一个相对不受打扰的交谈地点。让患者决定是否选择 1 或 2 名家属陪同。

第二步（P）：评估患者可能的感受（assessing the patient's Perception）。

第三步（I）：获得患者的“邀请”（obtaining the patient's Invitation）。并非所有的患者都希望知道关于其疾病的所有信息，因为回避疾病的相关信息是患者的心理防卫机制之一，特别是当疾病进展时更为明显。因此，医生可能会担心向不愿知道实情的患者泄露了真实病情。而当患者明确表达出“希望知道疾病相关信息”的愿望时，医生的这种担忧会减少。

第四步（K）：告诉患者相关知识及信息（giving Knowledge and information to the patient）。在这一步要特别注意使用患者能够理解且比较容易接受的语言，注意避免容易刺激到患者的语句，比如说“你无药可救了”“我已经没什么可以帮你的了”等。

第五步（E）：弄清楚患者的情绪反应，并对患者的情绪进行适当的回应，从而安抚患者的情绪（addressing the patient's Emotions with empathic responses）。患者认为医生是他们最重要的精神支持，而使用“移情（empathy）”等方法对患者的情绪进行适当的回应是提供这种支持的最有力的手段。

第六步（S）：讨论今后治疗计划的策略，适当地总结（Strategy and Summary）。先清楚患者的真实想法，为患者制订一个切实可行的治疗计划。这将为患者提供很大的安慰。

当医务工作者向恶性肿瘤患者告知病情时，“认同感（recognition）”“引导能力（guidance）”和“应变能力（responsiveness）”是患者最重视的三个品质。所谓“认同感”，不单是指医务工作者对患者情绪的同理心，更重要的是医务工作者承认并重视病情变化为患者所带来的情绪影响。“引导能力”即指医务工作者提供下一步诊治方案信息的能力，这种信息既可以是较具体的（比如“我们需要做另外一种检查”），也可以是较模糊的（比如“还有别的治疗值得一试”）。“应变能力”是指医务工作者应该根据患者不同的心理变化，根据情况给予认同或者引导，而不是机械性的“照本宣科”。目前强调对医务工作者告知病情能力的培训，但遗憾的是，目前国内相关培训极少。

二、临终关怀

死亡是每个人最后都必须面对的。对晚期肿瘤患者而言，临终关怀是为终末期恶性肿瘤患者及其家属提供全面的心身照护。其目的是尽可能地减轻临终患者的痛苦，提高其人生最后一段旅程的生存质量，维护临终患者的尊严。临终关怀的基本精神是：减轻患者的痛苦，增加患者的舒适感，提高生存质量，维护临终患者的尊严。

对晚期肿瘤患者而言，疼痛是影响其生存质量的最主要因素，约 70％以上的终末期患者主诉疼痛，且往往疼痛难以控制，而这种慢性的无法控制的疼痛往往加重患者的焦虑、抑郁、痛苦等心理障碍。患者能否应对肿瘤复发带来的冲击在一定程度上受到亲情及社会支持的影响。心理干预能够提高患者的生存质量，放松治疗在一定程度上能够缓解癌性疼痛。为终末期患者提供心理社会支持需要多学科专家的参与，包括肿瘤科医生、专科护士、精神科医生、心理治疗师、社会工作者等。多学科专家应该组成一个专门的治疗小组，为终末期患者提供临终关怀。可惜的是，我们在临床工作中远远没有做到这一点。

肿瘤专科的医生及护士应该接受专门的培训，包括如何与晚期患者交流（语言的及非语言的沟通），如何倾听患者的苦恼，如何协助患者进行适当的情绪宣泄，如何协助患者进行适当的社会生活，如何维护终末期患者的尊严，如何向临终或居丧期患者家属提供支持和关怀等。

（姜　愚　易亭伍）

第五节　肿瘤心理社会干预

针对肿瘤患者及其家属的心理反应和相关伦理问题，心理干预可以从以下几个方面进行。

一、告知肿瘤患者真实信息

恶性肿瘤的诊断对绝大多数患者和他们的家人来说无疑是沉重的心理打击。而随后有关的治疗和预后问题，包括治疗的形式、治疗是否会对患者的生理和社会功能造成损害、是否会威胁生命、治疗持续时间及所需要的费用等，都会成为患者关心的焦点，也必然使患者出现一系列心理反应。当这些心理反应过于负面和消极时，会明显影响患者的机体免疫力，导致其生理功能进一步恶化。因此，一旦患者的恶性肿瘤诊断明确无误，医务人员和患者家属立即面临是否将诊断告诉患者及如何告诉患者的困扰。尽管目前国内外在此问题上的做法仍未完全统一，但大多数学者包括世界卫生组织均主张在恰当的时机给患者提供诊断与治疗计划的真实信息。因此，如何让患者对自己的疾病状况知情，防止他们出现强烈的负性心理反应是相当重要的。

做好告知的具体操作步骤包括：第一，医务人员要充分了解患者具体的心理文化背景及其所处的家庭、社会环境，评估其承受应激的能力。第二，与患者家属协商，讨论让患者本人知情的利弊，并在一定程度上达成共识，拟定告知的方式及如何处理患者得知真实信息后的反应。第三，在取得患者家属同意的前提下，有计划、逐步地告知患者其病情及相关的各种信息。必要时，可以安排受过专业训练的心理工作者参与告知的过程并给予患者专业的心理支持。需要特别注意的是，在告知时，始终要注意保护患者的正性期望和积极的信念。例如，可以告诉患者同样的疾病对不同的人的影响是难以预测的，积极的应对方式和乐观的态度可以调动机体的潜能与疾病抗争并获得肯定的疗效。还可以通过健康教育，让患者了解更多医学进展，了解医学将在很大程度上给予他帮助。另外，有条件时还可以通过取得良好预后的类似患者现身说法的方式向患者介绍康复的经验。总之，医务人员应该将诊断、治疗和康复的希望一起带给患者，并帮助患者逐渐接受患病的事实，调整并保持良好的心态去面对疾病。

之所以要求尽可能告知患者疾病的真实信息，是因为对患者的“保密”会在有意无意间拉开医务人员与患者的心理距离。而且，患者对医务人员的任何信息包括语音、语调、表情、一举一动都会非常敏感，最后导致不仅没有达到“保密”的避免患者精神上受打击的目的，一旦患者通过其他渠道知晓部分真相后，反而会产生严重的被抛弃和被蒙骗感以及对疾病的过于消极的歪曲认知。这样患者的孤独、抑郁、绝望等情绪反应会更甚，从而导致医患关系紧张，治疗依从性差。

二、处理患者的情绪问题

大多数恶性肿瘤患者得知自己的诊断后都会出现不同程度的负性情绪反应，严重的可能产生自杀意念甚至出现自杀行为。负性情绪与躯体的疾病交互影响会导致身心反应的恶性循环：得知恶性肿瘤诊断，出现负性情绪，负性情绪影响生理功能，症状加重，情绪更为消极……阻断这种恶性循环的关键在于解决患者的情绪问题。

对患者出现的对疾病的“否认”反应，临床心理学家们认为这是患者在心理防御机制下的自我保护，这可以让患者在接受严酷的事实之前有一段心理过渡期。但是，“否认”的时间过长或强度过大则可能延误治疗。有研究结果显示，肿瘤患者真正意义上的“否认”并不多见，大多数是情绪的压抑。患者外表上似乎无所谓，实际上是有意识地克制着自己的负性情绪。这种压抑往往会加重患者的心理负担，引起更复杂的负性情绪和消极行为。

不同年龄阶段的肿瘤患者得知自己的疾病诊断后情绪反应可能会有所不同。年轻的患者更多的是担心疾病对自己学习、工作和婚姻的影响，“怨天尤人”和“愤怒”的心理反应会比较突出，容易出现紧张急躁、痛苦郁闷和悲观绝望。中年患者病前多是家庭和工作单位的中流砥柱，患病不仅对他们而且对其家庭的影响也是十分显著的。因此，中年患者“否认”的心理反应更为突出，对家人尤其是对年长的父母和年幼的子女牵挂和忧虑更明显，焦虑情绪严重，求生欲望强。老年人本身就常常存在孤独感和衰老感，在得知自己的疾病后，这种孤独感和衰老感会更甚，还容易由孤独感发展为与世隔绝、被抛弃感，由衰老感发展为绝望感和濒死感，从而导致自杀危险性增高。

针对肿瘤患者出现的各种负性情绪，首要的是给予支持性心理治疗和疏泄性心理指导，建立起良好的医患关系，使患者感到医务人员的支持和理解，使他们压抑的深层次的负性情绪得到宣泄，从而减轻紧张、痛苦的情绪和孤独无助感。此外，帮助患者强化社会支持系统，不断向其提供治疗成功的范例，让患者认识到在与疾病抗争的过程中自己应承担的责任等都是帮助患者消除不良情绪反应，更积极主动配合治疗的重要心理干预手段。焦虑、恐惧和抑郁是大多数肿瘤患者出于对死亡、疼痛或残疾等不良后果的担心而产生的情绪反应，对此，可采用认知心理治疗矫正其消极负性的歪曲认知，学习用积极合理的认知模式去看待疾病；对抑郁焦虑情绪严重甚至出现自杀意念或自杀行为的患者，适当使用抗抑郁、抗焦虑药物，不仅可改善其情绪状况，还可协同改善患者的躯体疼痛等症状。

三、处理肿瘤治疗所致的心理冲击

法律规定，恶性肿瘤患者有选择“治与不治”及“如何治”的权利，也规定家属和医务人员有帮助缺乏能力的患者进行治疗的义务。所以在遵从法律和社会伦理的情况下，对各方需求的认识与尊重，在肿瘤诊治决策中是至关重要的。

肿瘤的化疗、放疗或手术治疗都可能伴随明显的不良反应，常对患者构成暂时或长期的心理冲击。这种心理冲击反应的强度取决于治疗所产生的躯体应激及患者自尊心冲击之间复杂的相互作用。因此，在实施治疗前，应与患者及其家属充分协商，向其说明治疗过程、意义、优势、可能存在的不良反应及并发症等，与其讨论应对治疗不良反应的方法，鼓励患者树立信心，做好充分心理准备，尽量减少恐惧和焦虑。

放化疗所致的恶心、呕吐是暂时性的不良反应，但反应的严重程度与持续时间存在较大的个体差异。焦虑紧张情绪可强化和延长该反应，甚至有的患者还存在预期或回忆性的恶心、呕吐。对这类患者可使用放松技术、音乐疗法，必要时可使用抗焦虑药物。

秃发也是很多化疗药物带来的不良反应，常常会持续于整个治疗期。假发的使用可以解决部分患者因此而出现的烦恼。而帮助患者在认知上接纳自我外在的不完美形象，肯定积极、勇敢面对挫折的内在自我，可能才是从根本上改善患者情绪的方法。

手术的结果大多是永久性的改变。颜面部改变、截肢、内脏造瘘、器官切除等都可造成患者心理创伤。对这类肿瘤患者，术后急性期心理干预和长期身体和心理康复都必不可少。

四、教育患者家属

肿瘤患者由于工作和生活能力受到严重影响，其自尊心、自信心均受打击，在出现焦虑、抑郁、悲观、孤独等情绪反应时，其依赖性往往也会明显增加。此时，医务人员需说服教育患者家属体谅、理解、关心和照顾患者，帮助其战胜疾病，促进康复。但也需提醒患者家属要注意到患者还存在的生理、心理和社会功能，在生活中让其充分发挥这些功能，而不应仅仅将其视为总是需要被照顾的弱者。特别是对经过积极治疗疾病控制良好的患者，恢复其正常的家庭和社会功能，让其重新享受在家庭和社会的权利和重新在家庭和社会中担当相应的角色是非常必要的。

（李　进）

参考文献

[1] Chambers S K，Hyde M K，Au A M，et al. A systematic review of psycho-oncology research in Chinese populations：emerging trends [J]. Eur J Cancer Care (Engl)，2013，22 (6)：824－831.

[2] National Comprehensive Cancer Network. NCCN clinical practice guidelines in oncology：distress management. (Version 1.2015)

[3] Wang Y，Zou L，Jiang M，et al. Measurement of distress in Chinese inpatients with lymphoma [J]. Psychooncology，2013，22 (7)：1581－1586.

[4] Deng Y T，Zhong W N，Jiang Y. Measurement of distress and its alteration during treatment in patients with nasopharyngeal carcinoma [J]. Head Neck，2014，36 (8)：1077－1086.

[5] Miovic M，Block S. Psychiatric disorders in advanced cancer [J]. Cancer，2007，110 (8)：1665－1676.

[6] 于保法. 肿瘤患者心理变化及探索 [M]. 北京：中国协和医科大学出版社，2004.

[7] Shanafelt T，Dyrbye L. Oncologist burnout：causes，consequences，and responses [J]. J Clin Oncol，2012，30 (11)：1235－1241.

[8] Jiang Y，Liu C，Li J Y，et al. Different Attitudes of Chinese Patients and Their Families toward Truth Telling of Different Stages of Cancer [J]. Psychooncology，2007，16 (10)：928－936.

[9] Baile W F，Buckman R，Lenzi R，et al. SPIKES-a six-step protocol for delivering bad news：application to the patient with cancer [J]. The Oncologist，2000，5：302－311.

[10] Kaasa S，Payne S，Sjøgren P. Challenges related to palliative care [J]. Lancet Oncol，2011，12 (10)：925－927.

第七章　肿瘤护理

内容提要：

- 肿瘤护理是涉及肿瘤多学科治疗与患者社会心理学的一个特殊专业，需要专业化的培训。
- 强调肿瘤患者接受不同治疗手段时的个体化护理。
- 心理护理贯穿于整个治疗过程，对患者实施生理、心理、社会的全方位护理。
- 患者安全管理是护理质量的核心体现，做好患者安全管理，防止护理不良事件发生。

第一节　化疗护理

一、局部不良反应护理

（一）静脉炎

各种物理、化学、感染等因素对血管壁刺激可导致血管炎症反应。化疗药物在周围浅静脉注射时，常可引起不同程度的静脉炎，表现为从注射部位的静脉开始，沿静脉走行发红或色素沉着、疼痛、血管变硬，呈条索状以至血流受阻。宜采用中心静脉导管输注化疗药物；给药速度不宜过快；在给药前、两种化疗药物之间和给药后应用0.9%氯化钠注射液（或葡萄糖注射液）将药物冲净，减少药物对血管的刺激作用，避免静脉炎的发生。

（二）药物外渗

药物外渗是指静脉输液过程中，腐蚀性药液进入静脉管腔以外的周围组织。化疗药物具有腐蚀性，外渗可能引起局部组织肿胀、疼痛，甚至局部组织出现溃疡、坏死。化疗给药必须由经过培训的专业护士执行。在选择给药途径时，须了解各类药物的理化性质，如pH值、渗透压、刺激性等。宜选择中心静脉导管给药，如PICC（peripherally inserted central catheter）、CVC（central venous catheter）或输液港（ports）。输注化疗药物前应告知患者：化疗药物输注时如有不适或疼痛应立即告知医护人员。当怀疑有药物外渗，应立即停止药物注入，按药物外渗处理。

二、全身不良反应护理

（一）消化道不良反应的护理

1. 恶心、呕吐

恶心、呕吐是对患者心理乃至化疗依从性影响最大的不良反应之一。化疗前针对患者不同需求，采取多种方法开展访谈、咨询等有效的健康教育，通过心理支持、饮食指导等帮助患者正确应对化疗引起的恶心、呕吐。“分散注意”是有效的行为治疗方法，其他如保持环境整洁、空气新鲜、减少异味等不良刺激，也有助于减轻恶心、呕吐。对重度呕吐患者，需要严格记录出入量、评估脱水情况并及时告知医生以便处理。

2. 黏膜炎

化疗期间注意口腔卫生，忌烟酒、辛辣饮食。每日饭前后用盐水或漱口液漱口，睡前及晨起用软牙刷清洁口腔，预防口腔感染。观察腹部症状和体征。

（二）骨髓抑制的护理

化疗期间注意监测患者血象变化，必要时每日查血常规了解血象变化。粒细胞下降时发生感染的概率增加，应减少探视，严密监测体温。血小板降低时应注意预防出血，嘱患者适当卧床休息，勿剧烈活动。如果患者出现头痛、恶心等症状应警惕颅内出血。

（三）心脏毒性的护理

化疗前应了解患者有无心脏病病史、心电图情况。化疗中应监测心率、脉搏，必要时给予心电监测，早期发现心力衰竭、心律失常等情况并予以相应护理。

（四）肝毒性的护理

化疗药物引起的肝损伤临床主要表现为乏力、食欲缺乏、恶心、呕吐、肝大、血清转氨酶及胆红素升高，重者出现黄疸甚至急性肝衰竭。

化疗前、后应进行肝功能检查。化疗过程中关注患者不适主诉，密切观察患者的食欲、皮肤巩膜颜色等。嘱患者以清淡饮食为宜，适当增加蛋白质、维生素摄入量。做好心理护理，减轻患者焦虑情绪。

（五）泌尿系统毒性的护理

化疗前应进行肾功能检查。化疗前和化疗中观察患者小便颜色、尿量等，嘱患者多饮水，使尿量维持在 2 000～3 000 ml/d 以上。使用大剂量顺铂时保持尿量在 2 000 ml/d 以上，100 ml/h 以上。

（六）神经系统毒性的护理

化疗中及化疗后应密切观察患者感觉、运动功能改变，意识情况，有无人格改变、智力减退、定向力障碍等情况出现。有的药物如顺铂能引起直立性低血压，故在用药时或用药后应卧床休息，起床不可过急，下床活动应有人陪同，防止跌倒、坠床。若患者出现肢体活动或感觉障碍，应加强康复护理。若患者出现腹胀、便秘等可给予润肠剂，观察排便情况，警惕发生肠梗阻。

（七）过敏反应的护理

多数抗癌药物可引起过敏反应。门冬酰胺酶和紫杉醇过敏反应发生率较高。门冬酰胺酶可引起速发型超敏反应，发生率为 10%～20%，每次门冬酰胺酶使用前均需行皮试。紫杉醇过敏反应最常发生于第一次或第二次使用该药物时，通常在输注药物开始后几分钟内发生，临床表现为典型的Ⅰ型超敏反应，包括支气管痉挛、呼吸困难、瘙痒、荨麻疹、低血压等。使用之前了解患者药物过敏史，以往用过该药、高剂量给药等为高危因素。给药前做好预防措施，随时准备好抗过敏药等抢救用物。给药后严密观察病情，特别是在给药后1小时内应每15分钟监测血压、脉搏、呼吸变化，做好记录。若出现轻度症状，如潮红等皮肤反应，不需中断用药；若出现严重过敏反应，应及时停药就地抢救。给予紫杉醇时禁止使用聚氯乙烯输液装置。

第二节　放疗护理

一、放疗前的护理

做好患者的心理和身体准备。护士应首先了解该患者的治疗时间和疗程、放射线种类、照射部位、放疗的预期效果及患者的身心状态，有的放矢地做好准备工作。

多数患者对“放疗”缺乏正确的认识，治疗前应向患者及其家属介绍有关放疗的知识、治疗中可能出现的不良反应及需要配合的事项。头颈部病变特别是照射野覆盖口腔时，应做好口腔卫生，如有龋病应先治疗龋病，必要时拔除病牙；对牙周炎或牙龈炎患者也应采取相应治疗后再进行放疗。接近软骨及骨组织的切口，必须在其愈合后方可进行放疗。其他部位切口除特殊急需外，一般也应待切口愈合后再行放疗为宜。如全身或局部有感染情况，须先控制感染后再行放疗。

二、放疗期间的护理

（一）照射野皮肤护理

照射前应向患者说明保护照射野皮肤对预防皮肤反应的重要作用。选用全棉柔软内衣，避免粗糙衣物摩擦。外出时应予遮挡防止日光直接照晒。局部皮肤禁用碘酒、酒精等刺激性消毒剂，禁用肥皂擦洗或热水浸浴等；多汗区皮肤如腋窝、腹股沟、外阴等处保持清洁干燥，照射野可用温水和柔软毛巾轻轻沾洗。局部皮肤不要搔抓，皮肤脱屑切忌用手撕剥；照射区皮肤禁止剃毛发，宜用电动剃须刀；照射区皮肤禁止作为注射点；防止损伤皮肤造成感染。

（二）密切观察

定期检查血常规，放疗期间患者常有白细胞下降、血小板减少，并对机体免疫功能造成一定影响。应密切观察血象变化并注意患者有无发热现象，一般体温超过38 ℃给予相应处理，预防继发性感染发生。常规每周检查血常规1或2次，如果发现白细胞及血小板有降低情况或出现血象骤降，应及时告知医生，暂停放疗。放疗期间鼓励患者多饮水，以增加尿量，使因放疗所致肿瘤细胞大量破裂、死亡而释放的毒物排出体外，减轻全身放疗反应。注意观察患者情况，如有全身或局部反应需及时处理，严重者报告医师。

三、放疗后的护理

放疗结束后照射野皮肤仍需继续保护，为期至少1个月。随时观察患者局部及全身性反应消退情况。向患者说明照射结束后，局部或全身仍可能出现后期的放射反应，消除患者紧张情绪。

四、放疗的不良反应护理

放疗常引起一些全身性反应或局部反应，其反应程度视照射剂量、照射体积大小及个人对放射线的敏感程度而异。

1. 皮肤反应

放射性皮肤反应一般分为干性和湿性两种，干性皮肤反应表现为皮肤瘙痒、色素沉着及脱皮，此时应给以保护性措施，用无刺激性软膏如维生素 AD 涂抹。湿性皮肤反应表现为照射区皮肤有湿疹、水疱，严重时可造成糜烂、破溃，多发生在腋下、腹股沟、会阴部，常继发感染。因此，要注意照射区域皮肤的清洁、干燥，避免衣物摩擦。

2. 口腔黏膜反应

口腔黏膜反应轻度表现为口腔黏膜稍有红肿、红斑、充血、唾液分泌减少，中度表现为口咽部黏膜明显充血、水肿，斑点状白膜、溃疡形成，有明显疼痛和吞咽痛，进食困难。重度表现为口腔黏膜极度充血、糜烂、出血，融合成片状白膜，溃疡加重并有脓性分泌物，剧痛不能进食水并可能伴有发热。出现重度口腔黏膜反应时应暂停放疗。

根据黏膜反应分度选择合适的口腔黏膜护理方式，可使用保护口腔黏膜、消炎止痛、促进溃疡愈合的药物。在急性反应及疼痛严重时，可给予患者 2%利多卡因、地塞米松、庆大霉素及 0.9%氯化钠注射液的混合溶液漱口，以缓解疼痛、预防感染；如出现严重的口腔溃疡可局部加用促表皮生长因子。

3. 胃肠反应

胃肠反应常表现为食欲缺乏、恶心、呕吐、腹痛、腹胀、腹泻等，严重者会造成肠穿孔或大出血。指导患者进食低渣饮食，限制刺激性食物及饮料。反应轻者对症给予流质或半流质饮食，口服维生素 B_6、10%复方樟脑合剂等；严重者应及时补液，纠正水、电解质紊乱，酌情减少照射剂量或暂停放疗。

第三节 生物治疗护理

一、细胞因子诱导杀伤细胞治疗的护理

（一）细胞血样采集的护理

采集细胞血样前 1 天晚餐患者宜食清淡、禁高脂肪饮食，以免血清中脂肪过多，影响细胞分离效果。寻找粗、直、充盈的大血管进行静脉采血，以保证采血通畅；采血过程中监测患者的反应，出现异常反应时立即停止采血。采集结束后，嘱患者穿刺处按压时间为 5～10 分钟，嘱患者预防直立性低血压的发生。

（二）细胞回输的护理

细胞悬液从细胞培养实验室取出后应在 30 分钟内开始输注。为预防过敏反应发生应准备好急救物品，必要时回输前 10 分钟遵医嘱给予抗过敏药物肌内注射。回输细胞缓慢静脉推注或静脉滴注，静脉推注 10 分钟以上或静脉滴注 1 小时左右。输注过程中严密观察患者的体温、脉搏、呼吸、血压等变化，同时应注意倾听患者主诉，观察有无寒战、皮疹等不良反应。

（三）观察不良反应

少数患者在输入细胞12小时后出现发热，伴轻微寒战、肌肉酸痛，体温多在38.5℃左右，部分患者可不予特殊处理，次日体温恢复正常；部分患者经物理降温后24小时内自行缓解。发热的原因可能与回输的细胞中含有白细胞介素和人血白蛋白及回输后细胞因子的释放有关。个别患者在细胞回输后24小时会出现躯干散在红色斑丘疹伴瘙痒，可给予抗过敏药物外用。

二、分子靶向药物治疗的护理

（一）常见靶向药物的不良反应

1. 皮肤不良反应

皮肤不良反应多见于靶向作用在表皮生长因子受体（EGFR）的药物，主要包括酪氨酸激酶抑制剂如吉非替尼、厄洛替尼，以及人工合成的单克隆抗体如西妥昔单抗、尼妥珠单抗等。最常见的不良反应表现为痤疮样皮疹、皮肤瘙痒、手足综合征、脱发和色素沉着等，其中最突出的是类似痤疮的皮疹，一般在用药后2周内出现，见于头皮、面部、颈部、胸背部等部位。对于轻度皮疹可局部涂抹皮肤外用药，同时保持身体清洁及皮肤湿润，通常可明显缓解。

2. 心血管不良反应

心血管不良反应主要包括高血压、心肌缺血/梗死、左心室射血分数下降及Q-T间隔延长等，可发生于多种靶向药物。单克隆抗体曲妥珠单抗的心脏毒性为该药最常见的不良反应，其主要症状包括心悸、气促、心律失常等。因此，在使用该药前，应对患者的心功能状况进行评估，了解患者是否存在心脏疾病；在治疗期间应监测左心室功能。

3. 胃肠不良反应

胃肠不良反应常见的有恶心、呕吐、食欲减退及腹泻等症状。在使用吉非替尼及厄洛替尼的治疗中，40%～60%的患者会发生腹泻；对于有消化性溃疡病史的晚期非小细胞肺癌患者，使用厄洛替尼会增加胃肠出血的风险。发生腹泻时，通常建议患者通过饮食调节减轻症状，必要时使用止泻剂。

（二）靶向药物治疗的护理

做好用药前宣教，使患者及其家属对肿瘤靶向药物治疗有所了解；讲解靶向药物与一般化疗药物的区别，以及不良反应。对于需静脉输注的靶向药物，要求现配现用（如未立即使用，在2～8℃条件下，暂时储存时间通常不超过24小时）。首次输注前，遵医嘱预先给予患者抗组胺药和糖皮质激素。如既往有严重过敏反应者，禁止使用。输注过程中，遵医嘱或药物说明书控制输注速度，密切监测患者心率、脉搏、血压、呼吸。加强巡视，防止液体渗出发生静脉炎。

第四节　静脉血管通路管理

静脉化疗是治疗肿瘤的重要手段之一，但由于化疗药物对血管的强刺激性，建立不恰当的血管通路易导致化疗药物外渗，有可能引发医疗纠纷或医疗事故。为了预防化疗药物外渗，需要建立主动静脉治疗的工作模式，即早期帮助患者建立静脉血管通路，使其静脉血管通路的管理规范化、标准化、程序化。

一、建立静脉输液专业小组

建立以护士为主体的静脉血管医护一体化管理小组，培养静脉治疗或肿瘤专科护士，对静脉治疗并发症实施监控。PICC 置管应由经过 PICC 专业知识和技能培训、考核合格且有 5 年以上临床工作经验的护士完成。

二、多因素评估

患者入院时即完成第一次静脉治疗前评估。专科护士遵守静脉治疗护理评估流程，主动完成全面的护理评估。

（一）患者情况评估

了解患者基础疾病、有无合并症、既往史、治疗方案与疗程、认知水平、合作程度、自理能力、家庭经济情况、生活及娱乐方式、血管条件等，这些因素都会影响血管通路方式的选择。

（二）药物评估

评估药物 pH 值、渗透压。如果渗透压大于 340 mmol/L，可吸出水分，使细胞萎缩、坏死；如果渗透压达到 600 mmol/L，外周静脉 24 小时即可发生静脉炎。如果渗透压低于 240 mmol/L，可使血管内膜和中膜的细胞吸入水分，细胞肿胀而发生静脉炎。化疗药物属于细胞毒性药物，在杀伤肿瘤细胞的同时，对血管内膜有一定的损伤作用。因此，静脉治疗前需全面了解药物的性能、不良反应、pH 值、渗透压、配伍禁忌，保证输液安全。

（三）血管通路评估

外周留置针不宜输注腐蚀性药物；PICC 适宜中长期静脉治疗，可用于任何性质的药物的输注，但不应用于高压注射泵注射造影剂和血流动力学监测（耐高压导管除外）；CVC 可用于任何性质的药物的输注、血流动力学监测，但不应用于高压注射泵注射造影剂（耐高压导管除外）。PICC 与 CVC 相比，静脉置管操作简单，风险小，留置时间长，经过培训的静脉或肿瘤专科护士即可操作，并发症相对减少，更有利于临床推广使用。

三、医护共同决策

护士参加医生晨查房和新患者治疗方案讨论会，充分了解患者静脉输液治疗方案及疗程，充分评估患者静脉治疗风险，根据患者输液时间的长短，医护共同选择合理的静脉输液通路。告知患者及其家属 PICC 或 CVC 置管的风险以及相关注意事项，签订知情同意书后进行静脉置管。医护共同监测静脉导管相关并发症以及科学处理并发症。

第五节　肿瘤患者的心理护理

一、肿瘤患者心理护理的意义

肿瘤患者心理护理是一个长期的过程，贯穿于整个治疗过程。因为在疾病的发生、发展过程中，随着肿瘤病情的变化、治疗方案的改变、治疗周期的延长，患者的心理变化也相应会改变。心理护理作为整体医疗的一部分，应与肿瘤的传统治疗方法有机地结合在一起，护士和医生根据患者心理反应和心理需求，选择适当的时机、适当的地点告知患者的病情和治疗效果，使之积极配合治疗。这样不仅可以解除患者的心理障碍，延长患者的生存时间，提高其生存质量，还可改善医患关系，降低医疗费用；既具有重要的临床应用价值，也具有较高的社会和经济效益。

二、肿瘤患者常见症状的心理护理

（一）疼痛的心理护理

疼痛是晚期肿瘤患者常见的症状之一。国际疼痛学会（IASP）将疼痛定义为“一种不愉快的感觉和情感上的体验，伴有实质或潜在的组织损伤”。1995 年 JACHO（全美保健机构评审联合委员会）规定把疼痛作为继体温、脉搏、呼吸、血压之后的第 5 生命体征之后，癌性疼痛越来越受到医护人员的重视。目前，肿瘤患者疼痛治疗主要采取药物治疗和心理护理两种方法。疼痛通常伴有心理痛苦，疼痛的药物治疗是按照 WHO 三阶梯止痛法，心理痛苦需要定期评估和干预。

1. 树立希望

控制疼痛，无痛生存，这是患者及其家属的希望，也是患者的基本权利。Duggleby 在一项研究中让家属观看有关希望方面的视频，并且每天用 5 分钟时间记录与希望有关的日记，以反映他们在照顾患者时的挑战在哪里？以及究竟是什么给他们带来了希望。结果表明希望变量的平均得分增加，患者的生存质量也会提高。因此，疼痛护理的目标是减轻患者的疼痛，让患者看到希望的曙光。

2. 分散注意

注意程度对疼痛的影响极为重要，疼痛时如果把注意分散到其感兴趣的事物上，对疼痛的敏感性就会降低。医院舒适的自然环境会让患者感觉到家的温暖，医护人员热情的关爱会让患者感受到社会的支持。这些来自客观环境和主观态度的改变都会起到分散患者注意，缓解疼痛的作用。

3. 沟通交流

护士应理解患者的感受、行为，经常与患者交流沟通。建立良好的护患关系，尽可能满足患者的合理要求，争取信任与合作，使其以乐观的态度面对疾病，可缓解疼痛带来的压力。疼痛时护士可以帮患者更换体位或握握患者的手，给患者以安慰和鼓励，激发其战胜疾病的信心，可减轻其疼痛。

（二）焦虑、抑郁的心理护理

焦虑是个体对一个或多个模糊的、非特异性的威胁做出反应时所经受的不适应感和自主神经系统激活状态。抑郁是以情感低落、悲伤、失望，以及思维、认知功能迟缓等为主要特征的一类情感障碍和精神状态。肿瘤患者焦虑、抑郁症状的发生受躯体症状的数量、持续时间、程度以及心理社会因素的影响。因此，在减轻或消除躯体症状的同时，应努力开展心理护理工作。

1. 心理支持

在患者住院时可通过焦虑、抑郁等量表的测量全面了解患者的心理状况；运用沟通技巧，充分与患者交流，建立信任的护患关系；帮助患者缓解疼痛，克服其焦虑、抑郁反应；调动社会家庭支持系统，鼓励其亲属和朋友多关心患者；鼓励患者积极对待疾病，消除患者的紧张、恐惧等心理；增强自信心，获得安全感。

2. 健康教育及信息支持

根据患者的个体情况，向患者及其家属讲解病情信息，治疗方案、疗效、不良反应以及注意事项，告知患者及其家属疗效、不良反应存在个体差异，给予患者安慰和鼓励，取得信任和配合。在康复过程中，宣讲疾病康复的知识，使其知晓心情舒畅、遵医嘱行为、合理的营养支持等对肿瘤康复的重要意义。

第六节　护理安全管理

护理安全是指在实施护理的全过程中，患者不发生法律和法定的规章制度允许范围以外的心理、机体结构或功能上的损害、障碍、缺陷或死亡。护理安全是护理管理的重要内容，这已经成为困扰医院管理者和医护人员的难题之一。而肿瘤内科住院患者因心理、病情及用药特殊等特点，存在许多潜在的安全隐患。

一、影响安全的因素

（一）护理人员因素

护理人员因素包括责任心不强，不遵守规章制度和操作规程；护理人力资源缺乏，服务不到位；专科知识掌握不够，技术水平低；新护士、进修生及实习生经验不足，或协作能力不强等。

（二）患者因素

患者因素包括安全意识差，对警示标志不重视；依从性差，由于患者不遵医行为如私自外出等造成的安全问题；心理障碍。

（三）管理因素

管理因素包括规章制度不健全、不完善；管理不力，制度执行不严；病区治安不严。

（四）环境因素

环境因素包括：①基础设施、物品配备和布局不当，如病区加床；地面不平或有障碍物；病床高度不合适，无床档；座椅不稳，无扶手靠背；厕所地面湿、滑；床旁无呼叫器等。②消毒隔离不严。③医用危险品如氧气、麻醉药物、化疗药物等管理及使用不当。④医疗设备、物品，特别是急救物品和器材缺乏或性能不好。

二、肿瘤科常见护理安全管理

（一）自　杀

肿瘤患者抑郁反应发生率在56.6%，明显高于我国正常人群抑郁发生率15.1%～

22.5%。特别是中晚期恶性肿瘤患者在心理、社会方面备受折磨，时刻面临死亡的危险，处于绝望，可能出现自杀、自伤等。护理人员要与患者建立良好的护患关系，取得患者的信任。经常与其交流思想，了解患者的心理状态和心理特征；给予护理支持和疏导；帮助解决生活、生理需要；帮助患者正确认识和对待治疗，增强其战胜疾病的信心。

（二）跌倒/坠床

肿瘤患者因放化疗致体质虚弱，尤其是伴有骨转移者，如遇地面潮湿、光滑、有果皮，病房内设施摆放凌乱或走廊内有障碍物等，很容易发生跌倒/坠床。应加大防范跌倒/坠床事件发生的宣传力度，向患者及其家属讲明放化疗后机体功能下降，可能出现头晕、乏力、直立性低血压而步态不稳致跌倒发生。治疗过程是患者发生跌倒/坠床的重点环节，个体化健康教育，结合典型案例教育，并实施健康教育签字确认。强化安全意识，使患者从心理上接受帮助，主动维护自身安全。同时在病房墙壁及病区走廊悬挂有关防跌倒/坠床的安全宣传，供患者学习了解，帮助患者提高预防跌倒/坠床的意识。

（三）压　疮

中晚期恶性肿瘤患者身体功能降低，营养不良，长期卧床，疼痛、呼吸困难等不适症状致强迫体位，使患者的局部皮肤处于一种受压迫状态，容易导致压疮的发生。

建立完善高危压疮患者识别与上报制度、护理流程和护理质量考核标准等，成立护理部压疮管理委员会—病房压疮管理小组—责任护士三级质量控制体系，明确各级人员职责。责任护士及时正确评估患者，发现高危患者立即报告护士长，并告知患者及其家属压疮的危险因素、危害和预防措施，取得患者及其家属的理解与配合。实施个体化压疮预防护理方案，动态观察患者病情和皮肤情况。

（四）导管滑脱

肿瘤患者因病情、治疗需要，给予留置各种导管，如CVC、PICC、胃管、导尿管、胸腹水引流管等。当宣教不到位、患者对置管不适应或对其重要性认识不足，以及固定方法不正确，易致导管滑脱。预防导管滑脱的措施：①妥善固定导管；②保证患者翻身活动不牵拉导管；③医护人员更换穿刺口敷料时操作轻柔；④护士每日观察导管的功能及固定情况；⑤做好预防导管滑脱的健康宣教。

（五）医院感染

肿瘤患者作为一个特殊群体由于免疫功能受损，在临床侵入性操作和放化疗治疗后，免疫力进一步下降，容易发生医院感染。医护人员应严格执行消毒隔离制度、手卫生规范及无菌操作原则，防止医院感染。在病情许可的情况下，鼓励患者多做室外活动，适当加强体质锻炼，减少患者长时间在封闭的病室内聚集。病房定时开窗通风，定期清洁消毒，保持环境整洁干净，并遵守探视制度，减少陪伴，预防交叉感染。

（郑儒君　李俊英　余春华）

参考文献

[1] Li J Y, Liu C, Zou L Q, et al. To Tell or Not to Tell: Attitudes of Chinese Oncology Nurses Towards Truth Telling of Cancer Diagnosis [J]. Journal of Clinical Nursing, 2008, 17 (18): 2463-2470.

[2] Duggleby W, Wright K, Williams A, et al. Developing a living with hope program for caregivers of family members with advanced cancer [J]. Journal of Palliative Care, 2007, 23 (1): 24-31.

[3] Yu C H, Wang J, Fu Y, et al. Treatment of skin injury due to vinorelbineextravasation using bFGF and rhGm-SCF: an experimental study in a murine model [J]. Biological Research for Nursing, 2011, 13 (1): 32-37.

[4] Jiang Y, Li J Y, Liu C, et al. Different attitudes of oncology clinicians toward truth telling of different stages of cancer [J]. Supportive Care in Cancer, 2006, 14 (11): 1119-1125.

[5] Jiang Y, Liu C, Li J Y, et al. Different Attitudes of Chinese Patients and Their Families Toward Truth Telling of Different Stages of Cancer [J]. Psycho-Oncology, 2007, 16 (10): 928-936.

[6] 李俊英，余春华，符琰. 化学疗法经外周静脉置入中心静脉导管路径医护一体化管理模式探讨 [J]. 华西医学，2011，26 (11)：1736-1738.

[7] 李俊英，李虹，余春华，等. 肿瘤专科护士的培训模式与发展 [J]. 护士进修杂志，2010，25 (23)：2136-2138.

[8] 李俊英，余春华，符琰. 肿瘤患者 PICC 导管相关性感染的研究进展 [J]. 护士进修杂志，2009，24 (2)：147-149.

[9] 余春华，李俊英，符琰，等. PICC 专职化管理在导管质量控制中的作用 [J]. 护士进修杂志，2013，28 (5)：412-414.

[10] 郑儒君，李俊英. 肿瘤患者心理痛苦评估与治疗研究进展 [J]. 华西医学，2011，26 (8)：1264-1267.

各论篇

ZONGLUNPIAN

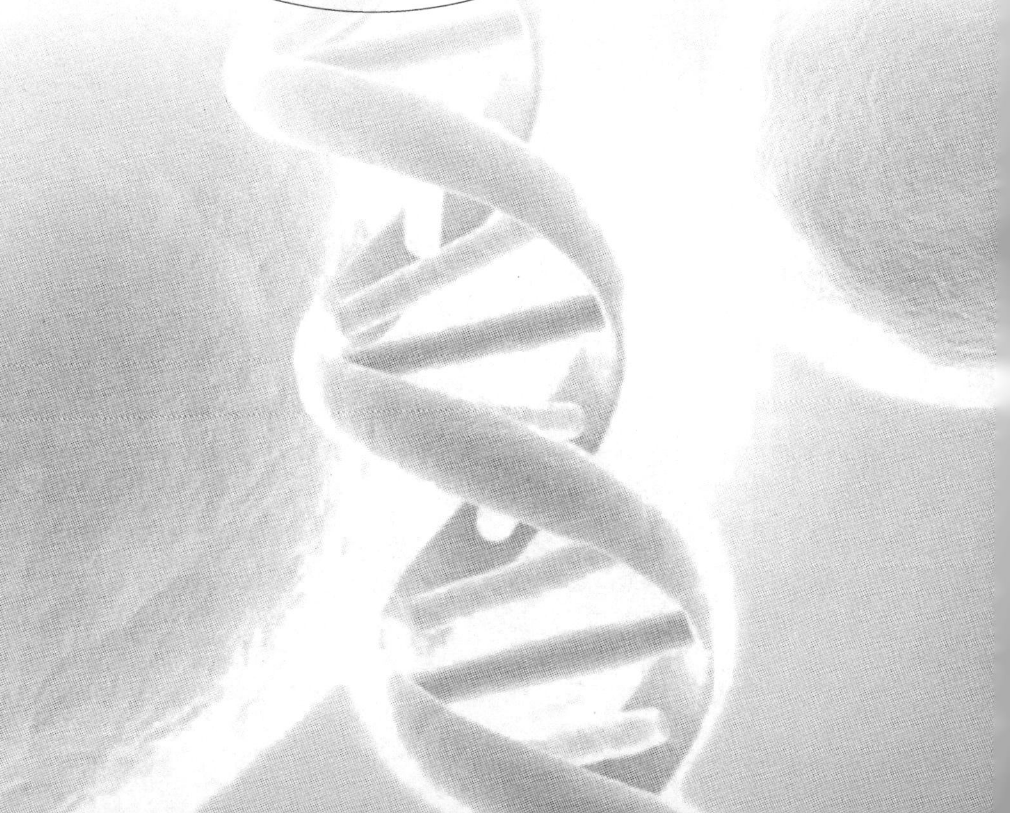

第一章 鼻咽癌

内容提要：

◆ 80%左右的鼻咽癌发生在我国，在我国呈南高北低发病趋势。

◆ 鼻咽腔由6个壁构成，颈部淋巴引流分为Ⅰ～Ⅵ区。

◆ 鼻咽癌根据原发灶侵犯邻近结构范围以及颈淋巴结转移、远处转移而出现相应临床表现。

◆ 以放疗为主的综合治疗是鼻咽癌的治疗原则。

◆ 放疗技术的发展提高了鼻咽癌放疗后的局部控制疗效，减轻了远期放射损伤。

鼻咽癌（nasopharyngeal carcinoma，NPC）的发病有明显的地域和种族差异，并存在家族高发倾向。①地域聚集性：据粗略估计，世界上80%左右的鼻咽癌发生在我国。在我国，鼻咽癌发病也有明显的地域差异，高发区集中在南方的广东、广西、湖南、福建、江西、海南、浙江等省。中国南方发病率高达（20～50)/10万，东南亚地区发病率为（10～15)/10万，而北美和其他西方国家发病率仅为（0.2～0.5)/10万。②种族易感性：鼻咽癌发病有明显的人种差异，在世界四大人种中蒙古人种高发，移居美国加利福尼亚州的华人后裔鼻咽癌的发病率也明显高于当地白种人。③家族高发倾向：香港特区流行病学调查结果显示有鼻咽癌高发家族存在。④人群分布：男女发病率之比为（2～3)∶1。

第一节 病 因

鼻咽癌的病因尚不确定。目前认为鼻咽癌是一种多基因遗传病，它往往涉及多个基因之间或基因与环境之间的相互作用。

1. 遗传易感性

鼻咽癌存在明显的地区性、人群易感性和家族聚集现象，反映了遗传背景在鼻咽癌发病过程中起十分重要的作用。鼻咽癌患者具有相同的组织相容性复合物谱。

2. EB病毒感染

大量的研究结果显示，EB病毒感染与鼻咽癌存在密切关系。EBV DNA复制增高（DNA拷贝数≥1 500/ml）与肿瘤预后有关。

3. 环境因素

研究发现一些物质与鼻咽癌的发生有一定关系。如亚硝胺，其中的二甲基亚硝胺和二乙基亚硝胺在广州咸鱼中含量较高。高镍饮食可能为鼻咽癌发病的促进因素之一。

第二节　解剖结构

一、鼻咽及相邻重要结构

（一）鼻咽的部位及结构

鼻咽又称上咽部或咽的鼻部，位于咽的上 1/3，颅底与软腭之间，连接鼻腔和口咽，为呼吸的通道（图 2－1－1）。鼻咽腔由 6 个壁构成：前壁、顶壁、后壁、底壁和左右两侧壁，顶壁和后壁相互连接，呈倾斜形或圆拱形，因而常合称为顶后壁。

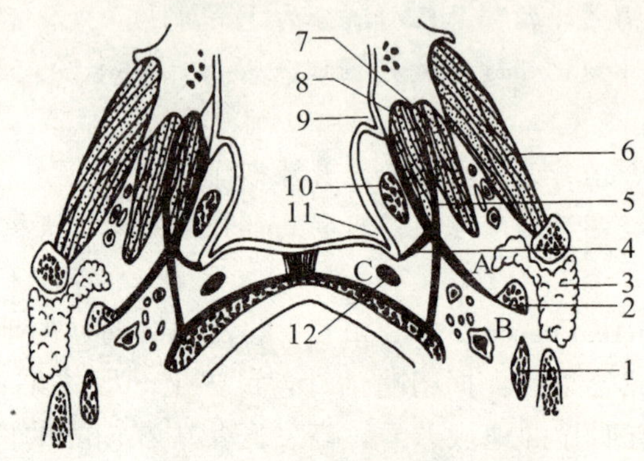

图 2－1－1　鼻咽横断面图示

1. 二腹肌；2. 茎突；3. 腮腺；4. 咽颅底筋膜；5. 颊咽筋膜；6. 翼外肌；7. 翼内肌；8. 腭帆张肌；9. 咽鼓管开口；10. 腭帆提肌；11. 咽隐窝；12. 咽后淋巴结。

1. 顶后壁

顶后壁自后鼻孔上缘向上，直至软腭水平。由蝶骨体、蝶窦底、枕骨体和第 1、2 颈椎构成，形如圆拱穹隆状。

2. 侧壁

鼻咽腔的两侧壁是由腭帆张肌、腭帆提肌、咽鼓管咽肌及咽鼓管软骨构成。包绕耳咽管软骨的组织形成隆突样结构，称耳咽管隆突。隆突中央有耳咽管咽口的开口，开口的上部为隆突的圆枕部。隆突后为耳咽管后区，它在圆枕与顶后壁之间形成深约 1 cm 的隐窝，称为咽隐窝，该区是鼻咽癌最好发的部位。

3. 前壁

前壁由双后鼻孔缘、下鼻甲后端及鼻中隔后缘组成。

4. 底壁

底壁由软腭背面构成。

（二）鼻咽相邻重要结构

1. 颅底

颅底中线及中线旁结构如蝶窦、海绵窦、斜坡、岩尖等位于鼻咽顶壁及顶侧壁上方，并有破裂孔、卵圆孔等天然孔道相通。

2. 颈椎

第1、2颈椎组成鼻咽的后壁结构。

3. 咽旁间隙

咽旁间隙是位于面、颌及上颈部的一个深脂肪间隙（图2-1-2）。咽旁间隙与口咽、鼻咽为邻，在颅底下颈椎前构成一个以颅底为底、以舌骨小角为顶的倒锥形，前窄后宽，内侧围绕咽部筋膜，外侧是翼肌及腮腺深叶。以咽部筋膜、茎突及其附着肌肉为边界，咽旁间隙可划分为咽腔外侧的咽侧间隙和咽腔后方的咽后间隙，前者以茎突为界又分为茎突前间隙和茎突后间隙。

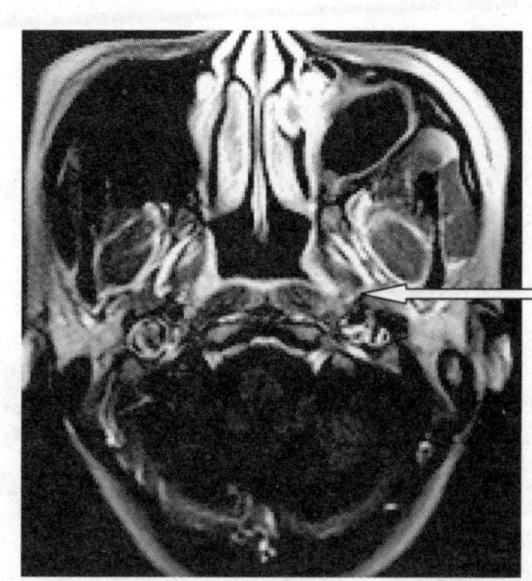

图2-1-2　咽旁间隙MRI轴面图

二、淋巴引流

鼻咽的淋巴管网丰富、粗大并且左右交叉。局限于鼻咽一侧的原发灶可出现双侧或对侧颈淋巴结转移。鼻咽黏膜下淋巴管网汇集后，通常沿着淋巴管引流的方向从上而下依次转移，较少出现跳跃转移。但对于颈转移灶巨大、淋巴结侵犯皮肤、既往颈部有放疗或手术史等情况的病例可出现逆流转移而致颌下、颏下、颊部面动脉旁淋巴结转移。分化差的鼻咽癌可有更广泛的转移，如耳前、枕后、腮腺区淋巴结等。颈淋巴结分区详见表2-1-1和图2-1-3。

表2-1-1　颈淋巴结分区

分　区	推荐边界
Ⅰ区	上界：下颌舌骨肌；下界：舌骨；前界：下颌骨前缘；外侧界：下颌骨内侧缘；后界：颌下腺后缘；内侧界：二腹肌前腹外缘
$Ⅰ_A$区	颏下淋巴结（前正中线至二腹肌前腹与舌骨下缘之间的区域）
$Ⅰ_B$区	颌下淋巴结（下颌骨上缘、二腹肌前腹与颌下腺后缘间的区域）
Ⅱ区	上界：颈1下缘；下界：舌骨下缘；前界：颌下腺后缘；后界：胸锁乳突肌后缘；内侧界：颈部血管鞘内缘；外侧界：胸锁乳突肌内缘
$Ⅱ_A$区	颈动脉前区

续表2-1-1

分 区	推荐边界
$Ⅱ_B$ 区	颈动脉后区
Ⅲ区	上界：舌骨下缘；下界：环状软骨下缘；前界：胸锁乳突肌前缘；后界：胸锁乳突肌后缘；内侧界：颈部血管鞘内缘；外侧界：胸锁乳突肌内缘
Ⅳ区	上界：环状软骨下缘；下界：胸锁关节上 2 cm；前界：胸锁乳突肌前缘皮肤；后界：胸锁乳突肌后缘；外界：胸锁乳突肌内侧；内界：颈动脉内缘
Ⅴ区	上界：颅底；下界：锁骨上缘；前界：胸锁乳突肌后缘；后界：斜方肌前缘
$Ⅴ_A$ 区	环状软骨下缘以上区域
$Ⅴ_B$ 区	环状软骨下缘至锁骨上区域
Ⅵ区	颈前淋巴结（上界：舌骨；下界：胸锁关节上 2 cm；前界：皮肤、颈阔肌；后界：气管食管间；外界：甲状腺内侧）
咽后淋巴结	上界：颅底；下界：舌骨上缘；前界：腭帆提肌；后界：椎前肌；内界：体中线；外侧界：颈血管鞘内缘

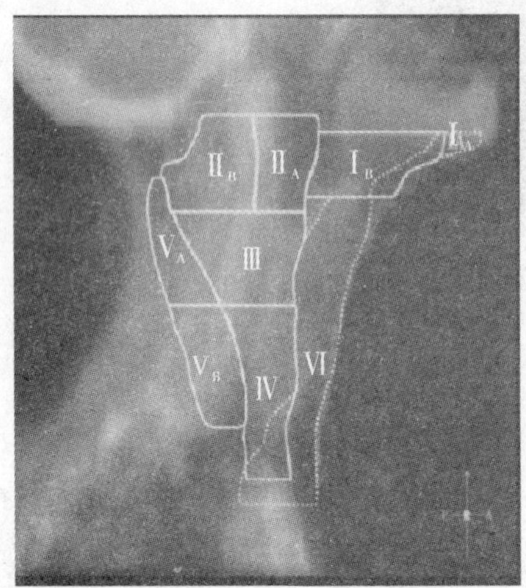

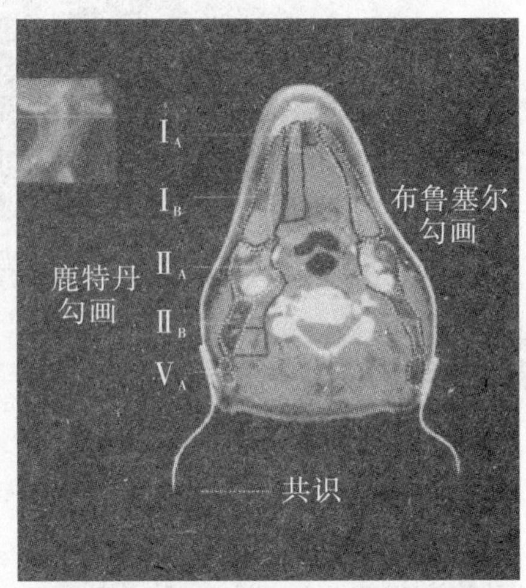

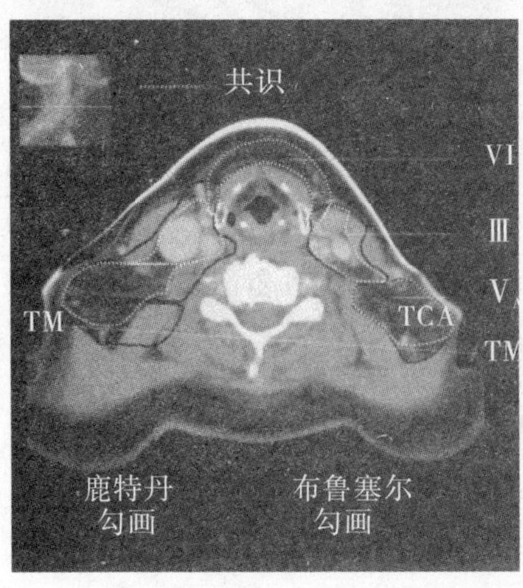

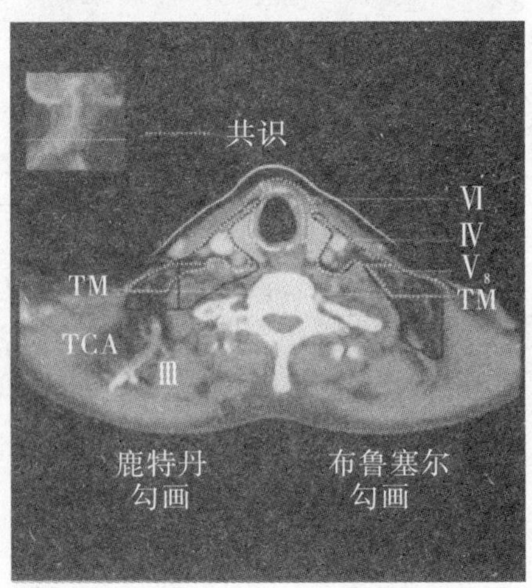

图 2-1-3 颈淋巴结分区示意图

第三节　病　理

鼻咽癌起源于鼻咽黏膜上皮，借助光学显微镜（简称光镜）和电子显微镜（简称电镜）观察有鳞状分化特征。

根据大体肿瘤表现，将鼻咽癌分为结节型、菜花型、溃疡型和黏膜下浸润型4型。

2003年，世界卫生组织（WHO）根据鼻咽癌显微镜下表现，将其分为非角化型癌（包括分化型和未分化型）、角化型鳞状细胞癌、基底细胞样鳞状细胞癌3型。其中非角化型癌（低分化癌）占80%。

另外，鼻咽其他癌较少见，其组织类型有腺癌、腺样囊性癌、黏液表皮样癌以及恶性淋巴瘤等。

第四节　临床表现及诊断

一、临床表现

耳鼻症状、头痛、面麻、复视、颈部肿块是鼻咽癌患者最常有的主诉。根据原发灶侵犯邻近结构范围，以及颈淋巴结转移、远处转移而出现相应临床表现。

（一）肿瘤直接侵犯邻近结构

鼻咽部的原发病灶向上破坏颅底骨质（多在颅中窝），侵犯多对脑神经、海绵窦和蝶窦；向下延伸至口咽，甚至喉咽；向前突入鼻腔、筛腔、上颌窦、翼腭窝、眼眶；向后侵犯第1、2颈椎；向两侧扩展到咽旁间隙，以致出现多个不同部位的相应症状。

1．鼻咽部局部病变引起的症状

（1）回吸涕血与鼻出血：在用力回吸鼻腔或鼻咽分泌物时（多在清晨洗漱时），轻者可引起涕血，重者可致大量的鼻出血。

（2）鼻塞：肿瘤向前生长导致后鼻孔的机械性阻塞，多呈单侧性鼻塞且进行性加重。

（3）耳鸣与听力下降：鼻咽侧壁和咽隐窝的肿瘤浸润、压迫咽鼓管，可出现耳鸣、耳内闷塞感、听力下降。

（4）头痛：可由于肿瘤压迫、浸润脑神经或颅底骨质，也可以是局部感染或血管受刺激引起的反射性头痛。

2．脑神经损害的症状

（1）嗅神经：受损害后可出现嗅觉减退，但必须与肿瘤和炎症等机械性堵塞鼻腔所致的嗅觉减退鉴别。

（2）视神经：引起单侧视力下降，甚至失明。

（3）动眼神经：支配内、上、下直肌，以及下斜肌和提上睑肌。其受损时，眼球处于半固定状态，同时上眼睑下垂，不能睁眼，瞳孔散大，对光及调节反射消失。

（4）滑车神经：支配上斜肌，其受侵后可致眼球不能向外下方侧视。

（5）三叉神经：含有运动和感觉两种神经纤维。运动纤维支配咀嚼肌（嚼肌、颞肌、翼内肌、翼外肌）、鼓膜张肌和腭帆张肌等；感觉纤维起自半月神经节，分出眼支（经眶上裂离颅)、上颌支(经圆孔离颅)和下颌支(经卵圆孔离颅)。其受损体征是:患侧面部(由前额至下颌部)的感觉障碍(眼外眦角以上由眼支分布,外眦至口角间由上颌支分布,口角以下由下颌支分布);咀嚼肌萎缩,张口时下颌向患侧偏歪,甚至张口障碍。

(6)展神经:支配外直肌。其受损后眼球不能外展,产生复视,并可呈明显的内斜视。展神经的受累最为常见。

(7)面神经:受损后单侧面肌瘫痪,不能皱额,口角歪向健侧,无法吹口哨。

(8)听神经:由于它位于岩骨之内,鼻咽癌极少侵犯。

(9)舌咽神经:含有运动和感觉两种纤维,其受损的表现是:软腭患侧下塌,腭垂(悬雍垂)偏向健侧,发“啊”音时软腭不能收缩,同时咽部及舌后1/3感觉减退,饮食吞咽时易发生反呛。

(10)迷走神经:由运动和副交感神经纤维组成,经颈静脉孔离颅。其受损的表现是:吞咽障碍、反呛、咽反射消失、声嘶。

(11)副神经:支配胸锁乳突肌及部分斜方肌。其受损时耸肩、转颈无力。

(12)舌下神经:支配舌部肌肉。受累体征是伸舌时舌尖偏向患侧。

3. 颈交感神经麻痹症状

颈交感神经麻痹可引起同侧眼球内陷、眼裂变窄、瞳孔缩小及患侧少汗或无汗,又称Horner氏综合征。

4. 颅底受侵引发的脑神经麻痹综合征

鼻咽癌一旦侵及颅底或颅内,除表现为头痛外,也可出现由多支脑神经损伤而导致的综合征。

(1)眶上裂综合征:眶上裂是Ⅲ、Ⅳ、V_1、Ⅵ脑神经出颅处,有肿瘤侵犯时上述脑神经可由部分麻痹发展到全部且完全性麻痹。

(2)眶尖综合征:肿瘤侵犯致眶尖视神经管一带时,表现为Ⅱ、Ⅲ、Ⅳ、Ⅵ、V_1脑神经麻痹及头痛。

(3)垂体蝶窦综合征:肿瘤侵及蝶窦、后组筛窦时,Ⅲ、Ⅳ、Ⅵ脑神经先受累,继而V_1和Ⅱ脑神经损伤致失明。

(4)岩蝶综合征:又名海绵窦综合征或破裂孔综合征,是肿瘤侵及破裂孔、岩骨尖后继续往前外卵圆孔和海绵窦一带发展,首先出现展神经麻痹,继而顺次出现V_3、V_2、V_1、Ⅲ、Ⅳ、Ⅱ脑神经麻痹。

(5)颈静脉孔综合征:肿瘤侵犯到后颅凹颈静脉孔一带时,出现Ⅸ、Ⅹ、Ⅺ脑神经麻痹症状。

(二)颈淋巴结转移

70%~80%的鼻咽癌患者有颈淋巴结转移体征。最常见的转移部位是颈深上组(Ⅱ区)的淋巴结,然后再转移至其他各组。颈深上组的“典型”部位是:下颌角后方、乳突的前下方、胸锁乳突肌的深面。颈淋巴结转移一般无明显症状,若转移肿块巨大,穿透包膜并与周围软组织粘连固定,则可引发血管神经受压的表现。

(三)远处转移

放疗后20%~30%的鼻咽癌患者可出现远处器官的转移,甚至部分病例初诊时已有远处转移灶。鼻咽癌远处转移以骨、肺、肝转移最为常见，其临床表现如下：

1. 骨转移

骨转移大多为溶骨性表现。患者主要表现为局部固定性疼痛和压痛。MRI、CT、骨显像（俗称骨扫描）、X线等检查有助于诊断。

2. 肺转移

肺转移患者可有咳嗽、咳血丝痰、胸痛等症状，X线或CT检查可见单或双侧散在性结节状的转移灶。

3. 肝转移

肝转移早期可无症状。B超、MRI或CT检查有重要的价值。

二、诊断与鉴别诊断

（一）病史及体格检查

仔细询问病史，检查鼻咽部有无新生物，颈部有无肿大淋巴结，有无脑神经症状及体征，以及心、肺、腹体征。

（二）辅助检查

1. 鼻咽镜检查

做鼻咽间接镜或鼻咽纤维镜检查时，若发现鼻咽部有可疑病灶或肿瘤，则需进一步做活体组织检查（简称活检），以明确病理学诊断。

2. 颈淋巴结活检

对临床未发现鼻咽病灶或多次鼻咽活检阴性而颈淋巴结肿大可疑鼻咽癌者，可进行穿刺细胞学检查，必要时做颈淋巴结活检。

3. EB病毒血清学检测

诊断时发现血清EBV DNA复制增高者，再结合其他影像学检查及临床表现可认为是鼻咽癌的高危对象。

对鼻咽镜下无异常发现，颈淋巴结阴性，但EB病毒血清学检查增高，可定期随访观察。若鼻咽镜下有可疑变化，则应取活体组织检查。

4. 影像学检查

鼻咽肿瘤影像学图示如图2－1－4所示。

（1）计算机体层摄影（computer tomography，CT）：可清晰显示肿物与咽旁血管的关系，以及颅底骨质、海绵窦及蝶鞍周围受侵范围。

（2）磁共振成像（magnetic resonance imaging，MRI）：MRI对局部肿瘤侵犯范围的显示较CT更清晰，尤其对颅底骨质及颅内受侵者。鼻咽肿瘤在T_1加权像呈中等、较低信号，T_2加权像信号增高；注射造影剂后可见病灶实质部分强化。颅底骨质受累表现为正常高信号的骨髓脂肪在T_1加权像为中、低信号的肿瘤所取代。肿瘤咽旁侵犯表现为咽旁间隙正常高信号的脂肪变窄、消失，低信号的肌肉为较高信号的肿瘤取代。

（3）正电子发射计算机体层摄影（positron emission computed tomography，PET－CT）：肿瘤区高摄取，与其他影像学检查相比较具有较高的敏感性和特异性，尤其对鉴别诊断、肿瘤范围、远处转移、区分复发与放疗后改变有重要价值。

（4）其他：胸部 X 线摄影、腹部 B 超、骨显像等检查，可搜索有无远处转移。

鼻咽癌的诊断除依据病史、体征、影像学检查结果外，需有鼻咽部的活检结果。若影像学已证实鼻咽部有异常者，也可通过颈淋巴结活检诊断。

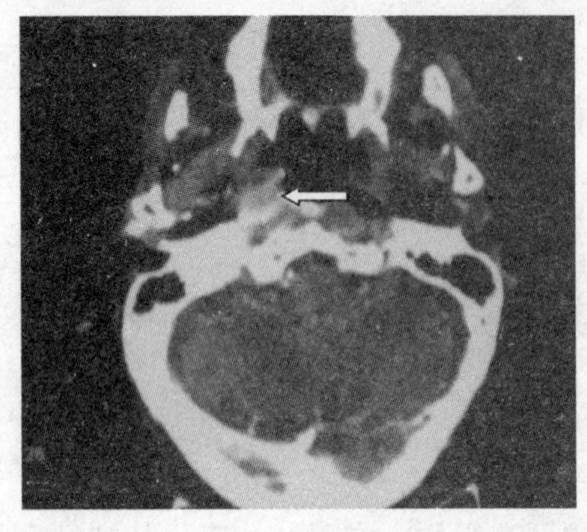

（1）CT 图示

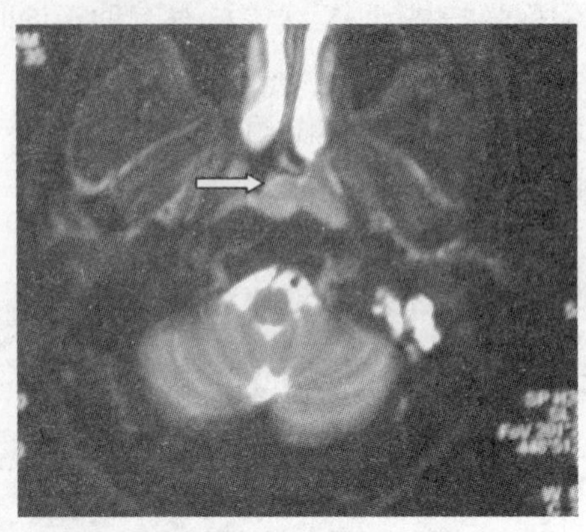

（2）MRI 图示

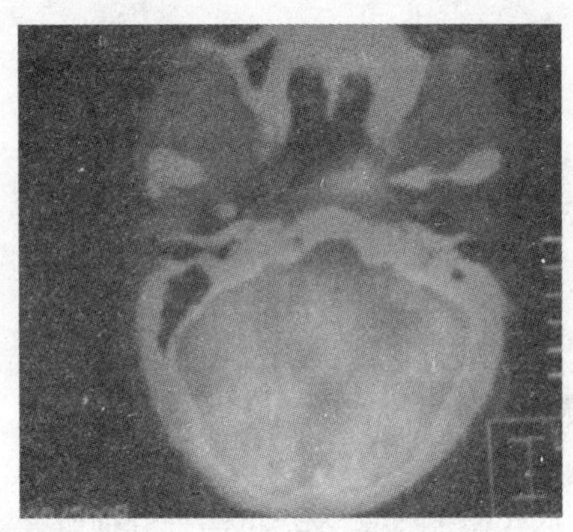

（3）PET－CT 图示

图 2－1－4　鼻咽肿瘤影像学图示

（三）鉴别诊断

1. 增生性病变

腺样体正常情况下不难辨认，但并发感染，致使局部不平或溃疡、出血则难以鉴别，需做活体组织检查进行组织学鉴别。

2. 结核

鼻咽结核不多见，可形成浅表溃疡或肉芽状隆起，甚至累及整个鼻咽腔。多无头痛，无脑神经麻痹，常有潮热、盗汗、乏力等全身性症状。可同时有其他部位结核灶或结核病的既往史，最终靠病理学检查结果鉴别。

3. NK/T 细胞淋巴瘤

NK/T 细胞淋巴瘤曾称为坏死性肉芽肿，多在鼻腔、上腭的中线区出现局部坏死，可导致鼻中隔和上腭穿孔，有特殊的恶臭，还可伴有高热。

4. 鼻咽及颈部的非霍奇金淋巴瘤

鼻咽及颈部的非霍奇金淋巴瘤在鼻咽和颈部也可发现肿物，但发病常较年轻，少见头痛及脑神经麻痹，但常伴发热，肝、脾大等全身性症状和体征。最后确诊依据病理学检查和免疫组织化学检查结果。

5. 血管纤维瘤

血管纤维瘤以年轻人为多见，男性明显多于女性。借助鼻咽镜观察，可见肿物表面光滑，黏膜色泽近似正常组织，有时可见表面有扩张的血管，触之质韧实。无颈淋巴结转移。疑及此病时切忌轻易取活体组织检查，避免造成严重出血。

6. 颈淋巴结炎

颈淋巴结炎急性期病程较短，局部有压痛。多位于颌下（由咽部或牙齿疾病引起）。

7. 颈部转移癌

耳鼻咽喉与口腔的恶性肿瘤常可发生颈淋巴结转移，一般质地较硬，并可发生粘连、浸润、固定现象。其部位大多在颈深上淋巴结和枕后三角区（副神经链组）淋巴结。如锁骨上窝有转移的淋巴结肿大时，则应首先考虑原发灶来自胸腔、腹腔和盆腔的恶性肿瘤。

8. 脊索瘤

脊索瘤以青壮年多见，源于脊索的残余组织。当肿瘤在蝶骨体与枕骨大孔之间时，可破坏颅底突至鼻咽腔，并可引起Ⅸ、Ⅹ、Ⅺ、Ⅻ等对脑神经症状，但无颈淋巴结肿大。CT 检查有助于鉴别诊断。

第五节　分　期

目前国际、国内大多采用 AJCC 和 UICC 的 TNM 委员会联合制定的分期标准。2010 年《AJCC 癌症分期手册》第七版鼻咽癌分期详见表 2-1-2 和图 2-1-5。

表 2-1-2　AJCC-UICC 2010 年鼻咽癌分期

原发肿瘤（T）	
T_{is}	原位癌
T_X	原发肿瘤无法评估
T_1	肿瘤局限于鼻咽腔内，或肿瘤侵及口咽和/或鼻腔但不伴有咽旁间隙侵犯
T_2	肿瘤侵犯咽旁间隙（注：咽旁间隙受侵表示肿瘤向后外浸润超过咽颅底筋膜）
T_3	肿瘤侵犯颅底骨质和/或鼻窦
T_4	肿瘤侵犯颅内和/或脑神经、下咽、眼眶或颞下窝/咀嚼肌间隙
区域淋巴结（N）	
N_X	区域淋巴结无法评估
N_0	无区域淋巴结转移
N_1	一侧淋巴结转移，最长径≤6 cm，转移淋巴结位于锁骨上窝以上部位，和/或单侧或双侧咽后淋巴结转移，最长径≤6 cm
N_2	双侧淋巴结转移，最长径≤6 cm，转移淋巴结位于锁骨上窝以上部位
N_3	转移淋巴结最长径>6 cm 和/或锁骨上窝淋巴结转移
N_{3a}	淋巴结最长径>6 cm
N_{3b}	锁骨上窝淋巴结转移

续表2-1-2

远处转移（M）	
M_X	远处转移无法评估
M_0	无远处转移
M_1	有远处转移
临床分期	
0期	$T_{is}N_0M_0$
Ⅰ期	$T_1N_0M_0$
Ⅱ期	$T_1N_1M_0$，$T_2N_0M_0$，$T_2N_1M_0$
Ⅲ期	$T_1N_2M_0$，$T_2N_2M_0$，$T_3N_{0\sim2}M_0$
$Ⅳ_A$期	$T_4N_{0\sim2}M_0$
$Ⅳ_B$期	$T_{任何}N_3M_0$
$Ⅳ_C$期	$T_{任何}N_{任何}M_1$

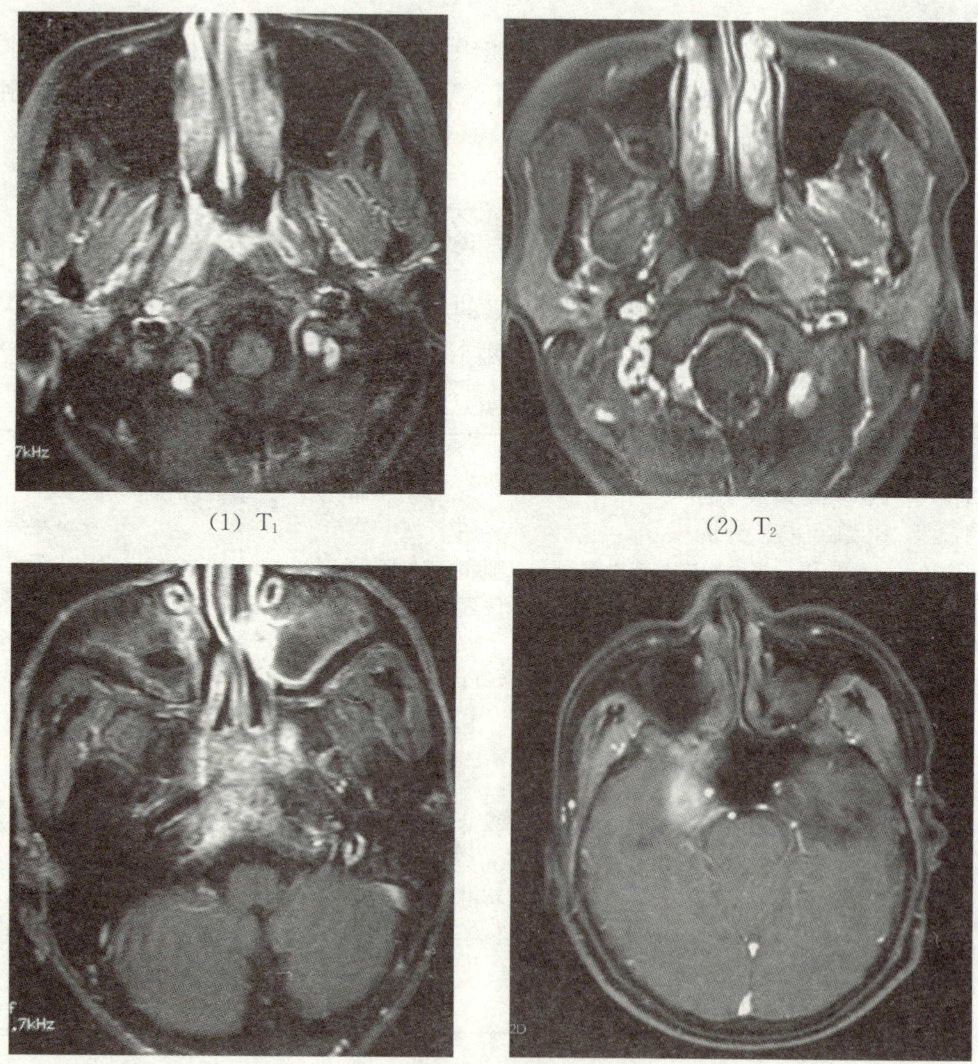

（1）T_1　（2）T_2　（3）T_3　（4）T_4

图2-1-5　MRI影像鼻咽癌AJCC-UICC 2010年T分期

第六节　治　疗

目前鼻咽癌公认的有效的根治性治疗手段为放疗或以放疗为主的综合治疗。早期采用单纯放疗，中晚期采用综合放化疗以及联合靶向药物治疗。

一、治疗原则

（一）初治鼻咽癌

初治鼻咽癌指确诊鼻咽癌后首次进行治疗。

（1）早期鼻咽癌（Ⅰ期）：单纯放疗，包括外照射或外照射加腔内后装近距离放疗。

（2）Ⅱ期及局部中、晚期鼻咽癌（Ⅲ/$Ⅳ_{A,B}$期）：可选用放疗与化疗、靶向药物治疗的综合治疗，包括同期放化疗、新辅助化疗（诱导化疗）或辅助化疗。

（3）有远处转移的病例（$Ⅳ_C$期）：应采用化疗为主辅以放疗、靶向药物治疗。

（二）复发鼻咽癌

复发鼻咽癌指鼻咽癌经放疗病灶消退后，半年以上复发的患者。

（1）放疗后1年以内鼻咽局部复发者：尽量不采用再程常规外照射放疗，可以选用化疗、近距离放疗或调强放疗。

（2）放疗后1年以上鼻咽局部复发者：可做第二疗程根治性放疗，其方法包括单纯外照射或外照射联合近距离照射。

（3）放疗后颈淋巴结复发者：建议手术治疗，不能手术者可采用化疗或联合靶向药物治疗。

（4）复发鼻咽癌再程放疗时：只照射复发部位，一般不做区域淋巴引流区的预防照射。

（5）对于已经出现脑、脊髓放射性损伤的病例：不主张再程常规外照射放疗，应采用以化疗为主的综合治疗。

二、具体治疗方式

（一）放　疗

1. 调强适形放疗

调强适形放疗（intensity modulated radiation therapy，IMRT）为鼻咽癌首选的放疗方式。该技术采取CT模拟定位，逆向计划设计，使放射剂量在三维方向上与病变（靶区）一致，同时靶区内各点剂量强度也可进行调节，从而使靶区可以得到更为确定的给定剂量，且使周围正常组织的受量减少。目前在有条件的医院，调强适形放疗为鼻咽癌的标准放疗方案。

照射靶区的概念：

（1）肿瘤区（gross tumor volume，GTV）：指肿瘤的临床病灶，为一般诊断手段（包括临床检查、CT/MRI/PET检查）能够诊断出的、可见的、具有一定形状和大小的恶性病变的范围，包括原发灶、转移淋巴结和其他转移灶。当肿瘤已行根治术后，则认为没有肿瘤区。对于根治性放疗，要给予肿瘤区足够的剂量，使肿瘤得以控制。

(2) 临床靶区 (clinical target volume, CTV)：根据肿瘤区的大小和范围以及肿瘤的生物学行为来决定，包括原发肿瘤周围可能受侵的邻近区域和可能转移的淋巴引流区域。

(3) 计划靶区 (planning target volume, PTV)：包括临床靶区，照射中患者器官的移动，摆位、治疗中患者体位的重复性误差，靶位置和靶体积变化等因素引起的扩大照射的组织范围，以确保 CTV 得到规定的治疗剂量。

鼻咽癌调强计划靶区确定：GTV 为影像学确定的鼻咽肿瘤和转移淋巴结。高危区 CTV 为原发灶周围极有可能受侵的邻近区域和极有可能转移的淋巴结区域（中上颈淋巴结区），低危区 CTV 为可能出现转移的淋巴结区域（下颈淋巴结区）。

美国 M. D. Anderson 癌症中心将鼻咽癌调强计划剂量通常制定为 GTV 70 Gy，分 33 次照射；高危区 CTV 60 Gy，分 33 次照射；低危区 CTV 50.4 Gy，分 28 次照射（图 2-1-6），采用高能 X 射线照射。同时严格限制靶区周围正常组织（危险器官）的受量，不超过其最大耐受剂量。

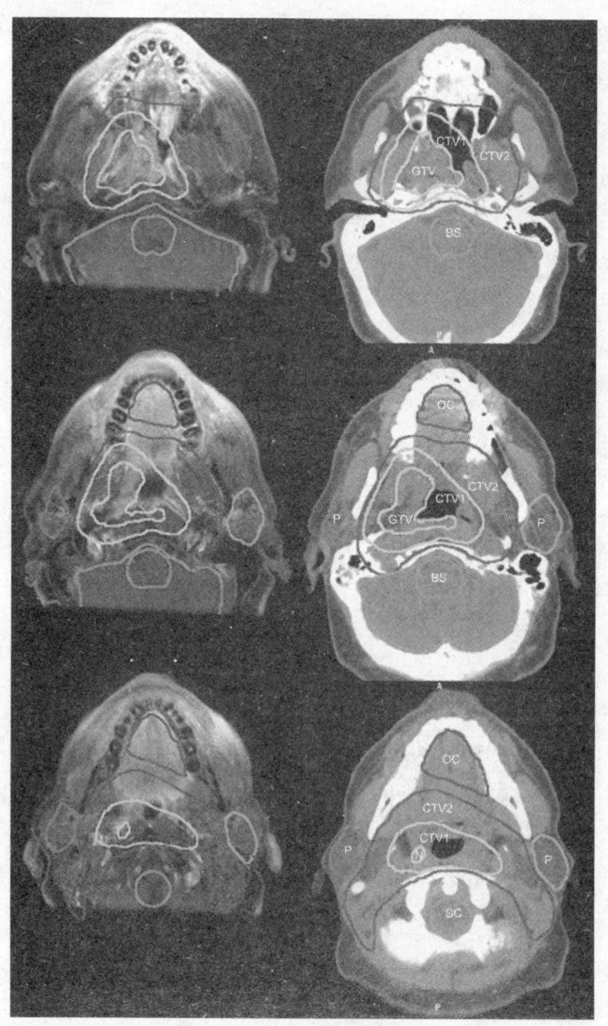

图 2-1-6 Anderson 癌症中心鼻咽癌靶区勾画示意图

2. 影像引导的调强适形放疗

(1) 图像引导的放疗（image-guided radiotherapy，IGRT）：为鼻咽癌推荐的放疗方式。该技术在加速器上增加影像获得装置 Cone-beam CT 来获得照射范围内靶区和正常组织的结构图像，与治疗计划的图像进行比较和调整，减少摆位误差，从而实施更加精准的照射。

(2) 自适应放疗（adaptive radiation therapy，ART）：是继三维适形放疗和调强适形放疗之后，随着图像引导放疗的提高和应用而发展起来的。ART 通过引导的图像来评判患者解剖和生理变化，或治疗过程中的反馈信息如肿瘤的大小、形态及位置变化，分析分次治疗与初始计划设计之间的差异，离线或在线指导后续分次治疗计划的重新设计。它将放疗整个过程从诊断、计划设计、治疗实施到验证作为一个可自我响应、自我修正的动态闭环系统。ART 旨在提高肿瘤放疗的精确性，实现对肿瘤靶区高剂量照射的同时，最大限度地减少周围正常组织受高剂量照射的可能性，进而降低放射性并发症的发生概率。

(3) 功能影像引导的调强适形放疗（functional imag-guided radiotherapy，FIGRT）：为鼻咽癌将来治疗的发展方向。该技术根据肿瘤内不同区域的肿瘤细胞的不同生物学行为确定生物学靶区，进行所谓剂量雕刻，进一步增加肿瘤靶区的放射剂量，同时更有效地保护周围正常组织，提高治疗增益及疗效。目前，应用乏氧示踪剂结合 PET 来显示乏氧区域在实体瘤中分布已经在临床上应用。

3. 腔内近距离放疗

腔内近距离放疗是把施源器经腔道放置到需要治疗的部位，利用假源进行模拟计算，然后注入活性放射源进行治疗的过程。

这种方法适用于：①T_1、T_2期鼻咽癌，先外照射 50～55 Gy 后，给予后装治疗，参考点剂量为 15～20 Gy（1.5～2 周）；②根治性放疗后残留灶，给予 1 或 2 次后装治疗，剂量为 5～10 Gy；③放疗后复发病灶，配合二次外放疗，给予后装治疗剂量为 15～20 Gy（1.5～2 周）。

4. 立体定向放疗

立体定向放疗作为鼻咽癌治疗后残留或复发病灶的补充治疗。该技术采用多野小靶点立体定向照射，单次或分次给予较高剂量照射（通常每次照射剂量为 3～9 Gy）。

5. 放射反应及后遗症

(1) 急性反应：①口腔黏膜反应。随着放射剂量的增加，受照射的口腔及咽部黏膜充血、水肿、糜烂并形成假膜，常伴有咽部疼痛，称为急性放射反应。早期可给予对症处理，清洁口腔，用淡盐水或其他口腔消毒液如复方氯己定含漱液（口泰）等漱口，补充高蛋白质软食、大剂量维生素，反应特别严重时可给予补液，营养支持、抗感染等治疗，甚至暂停放疗。②鼻腔黏膜反应。鼻黏膜可见充血、肿胀，严重时黏膜糜烂、出血、覆盖白膜，致鼻中隔与鼻甲紧贴，鼻道堵满黏稠性或脓血性分泌物。可给予淡盐水或 1%过氧化氢溶液（双氧水）或 1%碳酸氢钠溶液冲洗，每日 1～3 次；冲干净后滴入血管收缩剂和抗生素滴剂，如 1%麻黄碱、复方薄荷油等。③皮肤反应。表现为皮肤红斑、色素沉着、毛发脱落、脱屑等，为干性皮炎；随着放射剂量增加，个别患者可出现水疱、溃疡等湿性皮炎。干性皮炎的处理是保持局部皮肤清洁、干燥，瘙痒明显时，应给予止痒霜或用紫草油涂抹皮肤，切忌搔抓以免造成皮肤溃破感染。放疗过程中应避免衣领等粗糙物对照射野皮肤造成擦伤，加重皮肤反应。湿性皮炎可用硼酸溶液湿敷，同时局部使用促进表皮生长的药，暂停放疗。

（2）晚期损伤：在放疗后会出现一系列损伤及后遗症。①放射性中耳炎：致听力部分丧失。②放射性龋病：致牙碎裂。③皮肤、软组织纤维化：导致颈部皮肤软组织变硬，转头困难。④张口困难：多因颞颌关节及咬肌纤维化引起，通过患者放疗期间张口练习，可防止及减轻症状。⑤口干：主要为腮腺受损所致，调强适形放疗可减轻腮腺损伤，从而减轻口干程度。⑥视力下降或失明：为视神经损伤所致。重在预防，放疗时避免视神经接受较大剂量照射。⑦放射性脑病和/或放射性脊髓炎：多在放疗后数月至两年发生，典型表现为头痛、呕吐、精神症状、记忆力减退、反应迟钝，渐进性、上行性、对称性发展的感觉与运动障碍，最后发展至和放射水平一致的颈脊髓水平以下高位截瘫。MRI 显示脑颞叶坏死、脑水肿表现，损伤段脊髓膨大，呈长 T_1 长 T_2 信号。放射性脑脊髓病早期可给予大量维生素、激素、血管扩张剂、活血化瘀等药物治疗，晚期治疗常无效，着重在预防。

放疗的急性反应常使患者感到痛苦而难以坚持治疗，医生需在治疗前让患者对可能发生的不良反应有充分的知情，并提前做好心理上的准备，保证治疗的顺利完成。放疗的晚期损伤常降低患者的生存质量，医生应鼓励患者加强功能训练，促进疾病康复，提高生存质量。

（二）化　疗

鼻咽癌远处转移率高，是致死的主要原因之一。采用化疗联合放疗治疗，可使鼻咽癌提高局部区域控制率，并且降低肿瘤远处转移率，从而提高总生存率和无病生存率。

鼻咽癌有效的药物有：顺铂、卡铂、氟尿嘧啶、紫杉醇类、吉西他滨、长春瑞滨、多柔比星（阿霉素）、长春新碱、甲氨蝶呤等，以铂类为主的多药联合化疗方案的疗效较好。近年来，紫杉醇、多西紫杉醇、吉西他滨、长春瑞滨、卡培他滨等常与铂类联合应用，取得了较好疗效。

初治鼻咽癌化疗方式有新辅助化疗（诱导化疗，放疗前化疗）、同步放化疗、辅助化疗（放疗后化疗）。研究结果表明，同步放化疗可提高局部中晚期鼻咽癌局部控制率和总生存率；新辅助化疗虽可提高患者的无病生存率，但未能显著提高总生存率；单纯的辅助化疗未显示有局部控制或生存上的获益。目前局部中晚期鼻咽癌的治疗方案以同步放化疗为标准，与其他化疗方式的组合仍在研究中。常用的新辅助化疗和辅助化疗方案为 PF（顺铂和氟尿嘧啶），TPF（多西紫杉醇、顺铂和氟尿嘧啶），GP（吉西他滨和顺铂）等，同步化疗常用单药铂类（例如，顺铂 80～100 mg/m^2，21 天为 1 个疗程；或 40 mg/m^2，每周 1 次）。

（三）手术治疗

1. 原发灶的手术适应证

鼻咽癌局部残留或复发且病灶局限，不宜放疗者；细胞分化程度较高的鼻咽癌（如鳞癌Ⅰ级和Ⅱ级、腺癌等）的综合治疗。

2. 颈淋巴结的手术适应证

放疗后单纯颈淋巴结复发可考虑清扫术，放疗后 3 个月颈淋巴结残留者可行颈淋巴结摘除术。

（四）靶向药物治疗

目前发现与鼻咽癌预后相关的基因有：表皮生长因子受体（*EGFR*）、*HER2/neu*、血管内皮生长因子（*VEGF*）以及 *c*-*KIT* 等。研制成功并广泛应用至临床的有 EGFR 单克隆抗体西妥昔单抗（Erbitux，C225，爱必妥）和尼妥珠单抗（Nimotuzumab，泰欣生）。这两种抗体联合放化疗治疗局部晚期鼻咽癌和转移性头颈肿瘤取得了较好的疗效。

三、预后及随访

近 10 年随着影像技术的发展、治疗技术的改进，鼻咽癌的疗效有了显著提高。早期病变的局部控制率可达到 80%～90%，但 T_3 和 T_4 期者仅为 50%，远处转移率为 30%左右。5 年总生存率为 50%～70%。鼻咽癌患者治疗后应定期随访，1 年以内每 3 个月 1 次，1～2 年每 3～4 个月 1 次，3～5 年每 4～6 个月 1 次，5 年以后每年 1 次。

【病例拓展分析】

患者，男性，40 岁，因“回吸涕血 8 个月，颈部包块 5 个月”就诊。无头痛、复视、面麻、吞咽呛咳，无鼻塞、耳鸣耳塞，无听力下降、视力下降。体格检查：生命体征平稳，右上颈扪及 5 cm 大小、质硬、固定、边界不清、无压痛包块，左上颈扪及 3 cm 大小、质硬、固定、边界不清、无压痛包块，余无阳性体征。

问题 1：就诊时需考虑哪些疾病可能？首先安排哪些检查？

分析：从回吸涕血症状考虑患者出血部位可能来自鼻咽部，需考虑鼻咽恶性肿瘤或其他病变；颈部包块应考虑颈淋巴结肿大，可能的原因包括转移性肿瘤、淋巴瘤、颈淋巴结结核、颈淋巴结炎；该患者颈部包块生长部位为上颈，包块质地硬、不活动、边界不清，无发热等炎症性全身性症状，应考虑头颈部来源的恶性肿瘤转移至颈淋巴结，再结合回吸涕血症状，首要考虑鼻咽恶性肿瘤伴颈淋巴结转移可能性大。因此，首先需行鼻咽纤维镜检查及病理活检。

患者行鼻咽纤维镜检查结果提示右鼻咽部新生物，活检结果提示非角化型未分化性癌。

问题 2：应进一步安排哪些检查？

分析：为明确 TNM 分期，应行鼻咽部增强 MRI、颈部增强 MRI 或 CT 检查，了解肿瘤局部侵犯范围及颈淋巴结转移情况；胸部 CT 或胸部 X 线平片、腹部彩超、全身骨显像等检查了解有无远处转移；同时应行血清 EBV DNA 检测，以了解病毒复制状况。

患者鼻咽部颈部 MRI 显示：“右侧鼻咽肿块，侵及右侧咽旁间隙，双上颈淋巴结肿大，最长径为 5 cm。”胸部 CT、腹部彩超、全身骨显像无异常。

问题 3：患者的诊断及临床分期？

分析：患者诊断为鼻咽非角化型未分化性癌，AJCC-UICC 2010 年分期为 $T_2N_2M_0$ Ⅲ期。

问题 4：患者的治疗方案如何选择？

分析：因患者分期为 $T_2N_2M_0$ Ⅲ期，属局部晚期鼻咽癌，需以同步放化疗（顺铂同步）为主、可联合新辅助化疗加或不加辅助化疗的综合治疗。

患者行顺铂同步放化疗，放疗采取调强适形照射：鼻咽及颈淋巴结转移灶剂量为 70 Gy，分 33 次照射；高危区剂量为 60 Gy，分 33 次照射；低危区剂量为 50.4 Gy，分 28 次照射。放疗结束时右颈残留淋巴结直径为 1 cm。

问题 5：根据放疗结束时情况，如何决定下一步治疗方案？

分析：患者放疗结束时右颈淋巴结残留，可行辅助化疗或观察。2～3 个月后复查 CT，若仍有颈淋巴结残留，则行残留淋巴结摘除术。

问题 6：患者定期随访复查时应做哪些检查？

分析：考虑鼻咽癌治疗后患者有可能出现肿瘤局部复发和/或远处转移以及远期放射性损伤，定期检查项目应包括：病史采集及体格检查，鼻咽纤维镜检查，鼻咽部颈部 MRI 或 CT，血清 EBV DNA 检测，胸部 CT 或胸部 X 线平片，腹部彩超，同位素全身骨显像，听力检查及口腔检查等。随访间隔时间为治疗后 1 年以内每 3 个月 1 次，1～2 年每 3～4 个月 1 次，3～5 年每 4～6 个月 1 次，5 年以后每年 1 次。

（李　平　艾　平）

参考文献

[1] 殷蔚伯，余子豪，徐国镇，等. 肿瘤放疗学 [M]. 4 版. 北京：中国协和医科大学出版社，2008.

[2] Levendag P，Braaksma M，Coche E，et al. Rotterdam and Brussels CT-based neck nodal delineation compared with the surgical levels as defined by the American Academy of Otolaryngology-Head and Neck Surgery [J]. Int J Radiat Oncol Biol Phys，2004，58 (1)：113－123.

[3] Gregoire V，Levendag P，Ang K K，et al. CT－based delineation of lymph node levels and related CTVs in the node-negative neck：DAHANCA，EORTC，GORTEC，NCIC，RTOG consensus guidelines [J]. Radiother Oncol，2003，69 (3)：227－236.

[4] Lu J J，Brady L W. Decision Making in Radiation Oncology [M]. Berlin：Springer－Verlag，2011.

[5] Edge S B，Byrd D R，Compton C C，et al. AJCC Cancer Staging Manual [M]. 7th ed. New York：Springer，2010.

[6] Lee N，Xia P，Quivey J M，et al. Intensity-modulated radiotherapy in the treatmet of nasopharyngeal carcinoma：an update of the UCSF experience [J]. Int J Radiat Oncol Biol Phys，2002，53 (1)：12－22.

[7] Chan A T，Leung S F，Ngan R K，et al. Overall survival after concurrent cisplatin-radiotherapy compared with radiotherapy alone in locoregionally advanced nasopharyngeal carcinoma [J]. J Natl Cancer Inst，2005，97 (7)：536－539.

[8] Bae W K，Hwang J E，Shim H J，et al. Phase Ⅱ study of docetaxel，cisplatin and 5FU induction chemotherapy followed by chemoradiotherapy in locoregionally advanced npc [J]. Cancer Chem other Pharmacol，2010，65 (3)：589－595.

[9] Chen C，Wang F H，Wang Z Q，et al. Salvage gemcitabine-vinorelbine chemotherapy in patients with metastatic nasopharyngeal carcinoma pretreated with platinum-based chemotherapy [J]. Oral Oncol，2012，48 (11)：1146－1151.

[10] Caponigro F. Rationale and clinical validation of epidermal growth factor receptor as a target in the treatment of head and neck cancer [J]. Anticancer Drugs，2004，15 (4)：311－320.

[11] Chan A T，Hsu M M，Goh B C，et al. Multicenter，phaes Ⅱ study of cetuximab in combination with carboplatin in patients with recurrent or metastatic nasopharyngeal carcinoma [J]. J Clin Oncol，2005，23 (15)：3568－3576.

第二章　其他头颈部肿瘤

内容提要：

- ◆ 本章主要包括：口腔、口咽、下咽、喉等部位的头颈部肿瘤以及视网膜母细胞瘤。
- ◆ 饮酒与吸烟是口腔、口咽、喉咽及喉部肿瘤的共同病因。人乳头瘤病毒（HPV）感染是口咽鳞状细胞癌的治疗预后因素。
- ◆ 头颈部肿瘤的治疗很复杂。每种肿瘤特定的部位、侵犯范围及病理学检查结果决定了其相应的手术方案、放疗范围、放疗剂量、放疗分割方法以及化疗的指征。对Ⅰ期或Ⅱ期（大约占40％）的早期患者可以仅行单一的治疗方式如手术或放疗。此两种治疗方式生存率相当。而60％的局部晚期患者需行多学科综合治疗。
- ◆ 视网膜母细胞瘤是儿童常见肿瘤，争取早期诊断、早期治疗，提高保眼率是治疗的关键，局部晚期患者采用以手术为主的综合治疗。

第一节　概　述

一、解　剖

头颈部被划为九个明确的解剖区域（表2－2－1和图2－2－1），各个区域的黏膜上皮都可能发生癌变，还可能发生其他组织类型的肿瘤，包括大小唾液腺、皮肤、甲状腺、甲状旁腺和非上皮组织的原发肿瘤如肉瘤等。

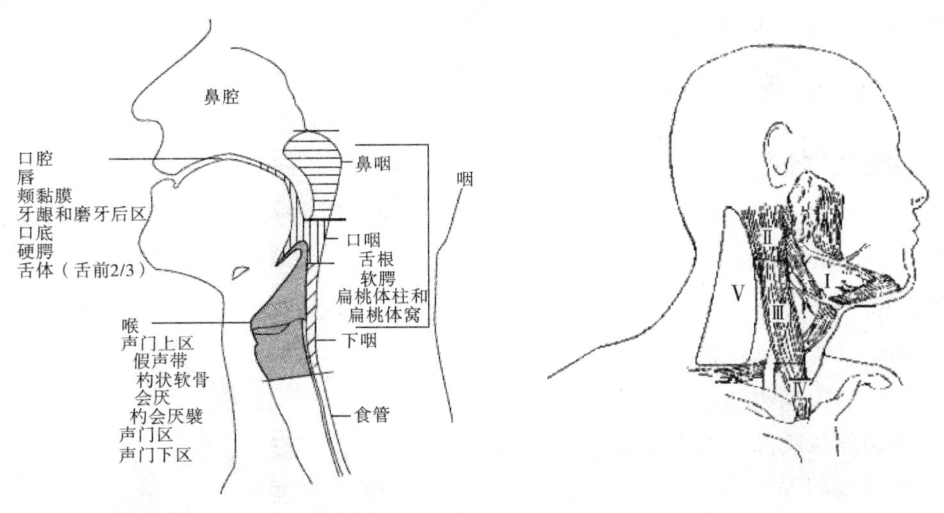

（1）头颈部解剖结构和亚结构　　（2）右侧颈部颈淋巴结分区

图2－2－1　头颈部解剖和淋巴结分区

表 2－2－1 头颈部分区

口腔	颊黏膜、舌的前 2/3、硬腭、上下牙龈、磨牙后区、口底、面颊的口腔侧和下颌骨
咽	分为三个部分 鼻咽：鼻腔后、软腭水平以上的咽壁 口咽：从软腭水平以下到舌根水平的咽壁、扁桃体窝、软腭、轮廓乳头之后的舌根部 下咽：喉和梨状隐窝水平的咽后壁和侧壁
喉	分为三个部分 声门上区：所有真声带以上的喉结构——会厌、杓状软骨、杓会厌隙、假声带和喉前庭 声门：真声带 声门下区：真声带以下到环状软骨底部之间的 0.5 cm 范围
鼻腔	鼻前庭、鼻中隔、筛板区
鼻窦	额窦、蝶窦、筛窦、上颌窦

二、治疗原则

（一）局部晚期原发头颈肿瘤

局部晚期唇癌、口腔癌、口咽癌、下咽癌、喉癌、筛窦癌、上颌窦癌、原发灶不明的鳞状细胞癌的治疗原则如下：

（1）新辅助化疗加或不加靶向药物联合同步放化疗或靶向药物同步放疗。新辅助化疗方案可选：多西紫杉醇（多西他赛）加顺铂加氟尿嘧啶，顺铂加氟尿嘧啶，吉西他滨加顺铂，顺铂加紫杉醇，卡铂加氟尿嘧啶，卡铂加紫杉醇。同步放化疗中应用的药物通常包括铂类、紫杉类或者西妥昔单抗单药。

（2）术后放化疗。

（二）复发的或转移性的（无法治愈的）头颈肿瘤

（1）以化疗为主的联合治疗：顺铂或卡铂加氟尿嘧啶加西妥昔单抗，顺铂或卡铂加多西紫杉醇或紫杉醇，顺铂加西妥昔单抗，顺铂加氟尿嘧啶。

（2）参加新药临床研究。

三、随访原则

（一）随访时间间隔

第 1 年，1～3 个月 1 次；第 2 年，2～4 个月 1 次；第 3～5 年，4～6 个月 1 次；5 年以上，6～12 个月 1 次。

（二）随访内容

（1）病史采集及体格检查。

（2）原发部位的内镜检查。

（3）头颈部、胸部影像学检查。

（4）建议戒烟。

（5）如行颈部放疗，促甲状腺激素（TSH）、甲状腺激素（FT_3、FT_4）检查每 6～12 个月 1 次。

（6）必要时行言语、听力及吞咽功能的评估和康复。

（7）必要时口腔科随访

第二节 口腔癌

口腔癌占头颈部恶性肿瘤的4.7%～20.3%，在国内居头颈部恶性肿瘤的第二位。口腔淋巴循环丰富，淋巴引流首先至颈部Ⅰ区、Ⅱ区和Ⅲ区淋巴结。一般认为，口腔肿瘤的位置接近口咽、中线，越远离唇，则倾向于肿瘤分化越差，淋巴结转移率越高。约30%的患者就诊时存在明显区域淋巴结侵犯。

一、检 查

（1）病史与体格检查。

（2）病理学活检。

（3）胸部影像学检查。

（4）头颈部增强CT或MRI检查。

（5）如果是Ⅲ期和Ⅳ期肿瘤，考虑选择PET-CT检查。

（6）口腔科评估（如有指征，包括拍摄口腔全景X线片）。

（7）营养、言语和吞咽功能检查。

二、分 期

口腔癌目前临床采用2010年《AJCC癌症分期手册》第七版分期标准，详见表2-2-2。

三、治 疗

（一）不同分期的治疗原则

1. $T_{1,2}N_0M_0$

（1）首选原发灶切除加或不加单（双）侧选择性颈清扫术：如有1个淋巴结阳性，最好辅助性放疗；如有不良特征（包括$T_{3,4}$、切缘阳性或邻近切缘、神经血管或淋巴管受侵犯、多个淋巴结阳性、包膜外扩散者）则辅助性化疗。

（2）外照射放疗：原发灶大于或等于66 Gy，颈部危险区大于或等于50 Gy。如有病灶残留，行挽救性手术。

2. 可切除的$T_3N_0M_0$

原发灶切除加或不加单（双）侧选择性颈清扫术，如有指征可行重建术。术后辅助性放疗或放化疗。

3. 可切除的$T_{1\sim3}N_{1\sim3}M_0$

（1）首选手术治疗。①N_1、$N_{2a,b}$、N_3：原发灶切除加同侧根治性颈清扫术加或不加对侧选择性颈清扫术。②N_{2c}（双侧）：行原发灶切除加双侧根治性颈清扫术。有1个淋巴结阳性而无不良指征者，需辅助放疗；有不良指征者应该辅助放疗或放化疗。如有指征可同期重建。

表 2－2－2　AJCC－UICC 2010 年口腔癌 TNM 分期

原发肿瘤（T）	
T_X	原发肿瘤不能评估
T_0	无原发肿瘤证据
T_{is}	原位癌
T_1	肿瘤最长径≤2 cm
T_2	2 cm＜肿瘤最长径≤4 cm
T_3	肿瘤最长径＞4 cm
T_{4a}	中等晚期局部疾病* （唇）肿瘤侵犯骨皮质、下牙槽神经、口底或面部皮肤（如颏或鼻） （口腔）肿瘤侵犯邻近结构［如穿透骨皮质（下颌骨或上颌骨）至舌的深部（外部）肌肉（颏舌肌、舌骨舌肌、舌腭肌和茎突舌肌）、上颌窦、面部皮肤］
T_{4b}	非常晚期局部疾病 肿瘤侵犯咀嚼肌间隙、翼板或颅底和/或包绕颈内动脉
（*：原发牙龈的肿瘤仅侵犯浅表的牙加牙槽窝不足以分为 T_4。）	
区域淋巴结（N）	
N_X	区域淋巴结不能评估
N_0	无区域淋巴结转移
N_1	同侧单个淋巴结转移，最长径≤3 cm
N_2	同侧单个淋巴结转移，3 cm＜最长径≤6 cm；或同侧多个淋巴结转移，最长径≤6 cm 或双侧或对侧淋巴结转移，最长径≤6 cm
N_{2a}	同侧单个淋巴结转移，3 cm＜最长径≤6 cm
N_{2b}	同侧多个淋巴结转移，最长径≤6 cm
N_{2c}	双侧或对侧淋巴结转移，最长径≤6 cm
N_3	转移淋巴结最长径＞6 cm
远处转移（M）	
M_0	无远处转移
M_1	有远处转移
分期	
0 期	$T_{is}N_0M_0$
Ⅰ期	$T_1N_0M_0$
Ⅱ期	$T_2N_0M_0$
Ⅲ期	$T_3N_0M_0$，$T_1N_1M_0$，$T_2N_1M_0$，$T_3N_1M_0$
$Ⅳ_A$期	$T_{4a}N_0M_0$，$T_{4a}N_1M_0$，$T_1N_2M_0$，$T_2N_2M_0$，$T_3N_2M_0$，$T_{4a}N_2M_0$
$Ⅳ_B$期	$T_{4b}N_{任何}M_0$，$T_{任何}N_3M_0$
$Ⅳ_C$期	$T_{任何}N_{任何}M_1$
组织学分级（G）	
G_X：无法评估；G_1：高分化；G_2：中分化；G_3：低分化；G_4：未分化	

（2）原发灶外照射加或不加近距离照射加或不加颈清扫术，定期随访。

（3）放化疗。①原发灶完全缓解：如颈部肿块残留，选择性或根治性颈清扫；如颈部肿块 CR、治疗前为 $N_{0,1}$ 者可观察随访，治疗前为 $N_{2,3}$ 者可观察随访或酌情行选择性（根治性）颈清扫术。②原发灶未完全缓解：行挽救性手术，如有指征行颈清扫术。

4. 可切除的 $T_4N_{任何}M_0$

（1）外科手术加放疗。

（2）化疗加放疗。①原发灶完全缓解：如颈部肿块残留，行选择性（根治性）颈清扫术；如颈部肿块完全缓解、治疗前为 $N_{0,1}$ 者，观察随访；治疗前为 $N_{2,3}$ 者，可观察随访或酌情行选择性（根治性）颈清扫术。②原发灶未完全缓解：行挽救性手术，如有指征行颈清扫术。

5. 手术风险较大的可切除者

手术风险较大的可切除者行原发灶外放疗加或不加近距离放疗。

6. 复发或远处转移者（无法治愈）

（1）化疗为主的联合治疗：顺铂或卡铂加氟尿嘧啶加或不加西妥昔单抗，顺铂或卡铂加多西紫杉醇或紫杉醇，顺铂加氟尿嘧啶。

（2）参加新药临床研究。

（二）放疗剂量与分割

1. 根治性放疗

原发灶及颈淋巴结转移病灶：外照射大于或等于 70 Gy（2.0 Gy/d）或外照射大于或等于 50 Gy 加或不加近距离照射。颈部高危淋巴结区：外照射大于或等于 60 Gy（2.0 Gy/d）；低危淋巴结区：外照射大于或等于 50 Gy（2.0 Gy/d）。

2. 辅助性放疗

原发灶瘤床：外照射大于或等于 60 Gy（2.0 Gy/d）。颈部高危淋巴结区：外照射大于或等于 60 Gy（2.0 Gy/d）；低危淋巴结区：外照射大于或等于 50 Gy（2.0 Gy/d）。

第三节　口咽部肿瘤

口咽部包括舌根部、扁桃体、软腭和咽后壁。口咽部的淋巴组织非常丰富。根据发病部位，有 15%～75%的患者淋巴结受侵。

一、检　查

（1）病史与体格检查（重点口腔）。

（2）头颈部增强 CT 或 MRI 检查。

（3）喉纤维内镜、纤维支气管镜或纤维食管内镜检查。

（4）言语和吞咽功能评估。

（5）HPV 检查（PCR 或 FISH 方法）。

（6）胸部影像学检查。

二、分　期

口咽癌目前临床上采用2010年《AJCC 癌症分期手册》第七版分期标准，详见表 2-2-3。

表 2－2－3　AJCC－UICC 2010 年口咽癌 TNM 分期

原发肿瘤（T）

T_X	原发肿瘤不能评估
T_0	无原发肿瘤证据
T_{is}	原位癌
T_1	肿瘤最长径≤2 cm
T_2	2 cm＜肿瘤最长径≤4 cm
T_3	肿瘤最长径＞4 cm，或侵犯会厌的舌面
T_{4a}	中等晚期局部疾病 肿瘤侵犯喉、舌的外部肌肉、翼内肌、硬腭或下颌骨*
T_{4b}	非常晚期局部疾病 肿瘤侵犯翼外肌、翼板、鼻咽侧壁，或颅底或包绕颈动脉

（*：舌根或会厌谷的原发肿瘤侵犯至会厌舌面并不意味着侵犯喉。）

区域淋巴结（N）*

N_X	区域淋巴结不能评估
N_0	无区域淋巴结转移
N_1	同侧单个淋巴结转移，最长径≤3 cm
N_2	同侧单个淋巴结转移，3 cm＜最长径≤6 cm；或同侧多个淋巴结转移，最长径≤6 cm； 或双侧或对侧淋巴结转移，最长径≤6 cm
N_{2a}	同侧单个淋巴结转移，3 cm＜最长径≤6 cm
N_{2b}	同侧多个淋巴结转移，最长径≤6 cm
N_{2c}	双侧或对侧淋巴结转移，最长径≤6 cm
N_3	转移淋巴结最长径＞6 cm

（*：Ⅶ区转移也被认为是区域淋巴结转移。）

远处转移（M）

M_0	无远处转移
M_1	有远处转移

分期

0 期	$T_{is}N_0M_0$
Ⅰ期	$T_1N_0M_0$
Ⅱ期	$T_2N_0M_0$
Ⅲ期	$T_3N_0M_0$，$T_1N_1M_0$，$T_2N_1M_0$，$T_3N_1M_0$
Ⅳ$_A$期	$T_{4a}N_0M_0$，$T_{4a}N_1M_0$，$T_1N_2M_0$，$T_2N_2M_0$，$T_3N_2M_0$，$T_{4a}N_2M_0$
Ⅳ$_B$期	$T_{4b}N_{任何}M_0$，$T_{任何}N_3M_0$
Ⅳ$_C$期	$T_{任何}N_{任何}M_1$

组织学分级（G）

G_X：无法评估；G_1：高分化；G_2：中分化；G_3：低分化；G_4：未分化

三、治　疗

（一）不同分期的治疗原则

1. $T_{1,2}N_{0,1}M_0$

切除原发灶加颈淋巴结清扫或根治性放疗。单独放疗适用于原发灶 $T_{1,2}N_1$ 的情况。根治性放疗后残留或者复发的肿瘤可行挽救性手术治疗。术后病理学检查结果提示有预后不良因素的病例应予术后放疗，两者间的最佳间隔时间不超过6周。

存在淋巴结包膜外侵、切缘阳性等不良预后因素的恶性肿瘤应给予辅助化疗或放疗。对于其他不良预后因素，如原发肿瘤 $T_{3,4}$，淋巴结 $N_{2,3}$，Ⅳ区、Ⅴ区肿大淋巴结，神经周围受侵和血管内瘤栓，需要根据情况在放疗基础上加用化疗。

2. $T_{3,4a}N_0M_0$

对于晚期可切除的肿瘤，可选择：①同步放化疗；②颈淋巴结清扫后，根据病理不良因素决定是否放化疗或单纯放疗；③新辅助化疗（诱导化疗）或诱导放化疗加手术。

3. $T_{3,4a}N_+$ 或 $T_{任何}N_{2,3}M_0$

局部晚期的口咽部肿瘤推荐同步放化疗。新辅助化疗加放化疗存在争议。三药方案（多西紫杉醇或紫杉醇加顺铂加氟尿嘧啶）联合优于两药（顺铂加氟尿嘧啶）联合方案。

（二）放疗剂量与分割

对于部分 T_1N_1 或 $T_2N_{0,1}$ 患者如果选择根治性放疗，非常规分割放疗是较好的选择。除了常规放疗以外，推荐的方案如下：①同期加量放疗：72 Gy（6周），每次1.8 Gy。在治疗的最后12次，每天再加小野补充照射1.5 Gy，每天2次，间隔大于6小时。②超分割放疗：81.6 Gy（7周），每次1.2 Gy，每天2次，间隔大于6小时。

第四节　下咽癌

下咽部从舌骨上界至环状软骨下界，是一个连接口咽部和颈部食管的肌性结构。下咽部分为3个区域：梨状窝（下咽癌最常见的部位）、外侧壁和咽后壁及环后区。在诊断时，大约60％的下咽部肿瘤患者已属局部晚期伴区域淋巴结转移。另外，尸体检查发现下咽癌远处转移率高（60％），可累及全身几乎所有器官。因此，尽管有标准根治性手术和放疗，下咽部肿瘤患者因为残留或复发的局部肿瘤和远处转移病灶而预后较差。

一、检　查

（1）提倡多学科会诊。

（2）病史和完整的体格检查。

（3）原发灶及颈部的增强CT或MRI检查。

（4）胸部影像学检查。

（5）头颈部的检查应该包括纤维内镜检查。同样可采用支气管镜以及食管镜检查以排除另外可能的原发肿瘤。

（6）口腔科评估。

（7）言语及吞咽功能评估。

二、分　期

下咽癌目前临床采用2010年《AJCC癌症分期手册》第七版分期标准，详见表2-2-4。

表2-2-4　AJCC-UICC 2010年下咽癌TNM分期

原发肿瘤（T）

T_X	原发肿瘤不能评估
T_0	无原发肿瘤证据
T_{is}	原位癌
T_1	肿瘤局限在下咽的某一解剖亚区且最长径≤2 cm
T_2	肿瘤侵犯一个以上下咽解剖亚区或邻近解剖区，或2 cm<测量的肿瘤最长径≤4 cm，无半喉固定
T_3	肿瘤最长径>4 cm或半喉固定或侵犯食管
T_{4a}	中等晚期局部疾病 肿瘤侵犯甲状软骨、环状软骨、舌骨、甲状腺或中央区软组织**
T_{4b}	非常晚期局部疾病 肿瘤侵犯椎前筋膜，包绕颈动脉，或累及纵隔结构

（**：中央区软组织包括喉前带状肌和皮下脂肪。）

区域淋巴结（N）*

N_X	区域淋巴结不能评估
N_0	无区域淋巴结转移
N_1	同侧单个淋巴结转移，最长径≤3 cm
N_2	同侧单个淋巴结转移，3 cm<最长径≤6 cm；或同侧多个淋巴结转移，最长径≤6 cm；或双侧或对侧淋巴结转移，最长径≤6 cm
N_{2a}	同侧单个淋巴结转移，3 cm<最长径≤6 cm
N_{2b}	同侧多个淋巴结转移，最长径≤6 cm
N_{2c}	双侧或对侧淋巴结转移，最长径≤6 cm
N_3	转移淋巴结最长径>6 cm

（*：Ⅶ区转移也被认为是区域淋巴结转移。）

远处转移（M）

M_0	无远处转移
M_1	有远处转移

解剖分期加预后分组

0期	$T_{is}N_0M_0$
Ⅰ期	$T_1N_0M_0$
Ⅱ期	$T_2N_0M_0$
Ⅲ期	$T_3N_0M_0$，$T_1N_1M_0$，$T_2N_1M_0$，$T_3N_1M_0$
$Ⅳ_A$期	$T_{4a}N_0M_0$，$T_{4a}N_1M_0$，$T_1N_2M_0$，$T_2N_2M_0$，$T_3N_2M_0$，$T_{4a}N_2M_0$
$Ⅳ_B$期	$T_{4b}N_{任何}M_0$，$T_{任何}N_3M_0$
$Ⅳ_C$期	$T_{任何}N_{任何}M_1$

组织学分级（G）

G_X：无法评估；G_1：高分化；G_2：中分化；G_3：低分化；G_4：未分化

三、治　疗

不同分期的治疗原则如下：

1. 早期肿瘤

早期肿瘤（T_1N_0，$T_2N_0M_0$）不需要全喉切除术。早期患者可选手术或放疗。对于原先只行根治性放疗（无化疗）的患者，手术可用于清除颈部残留的病灶。对于颈部完全缓解的患者，需要进一步随访观察。

2. 晚期可切除肿瘤

晚期可切除肿瘤（$T_{2\sim4a、b}N_{任何}M_0$）有以下三种治疗方式：

（1）新辅助化疗，如果原发灶完全缓解可加用根治性放疗；如果原发灶部分缓解，可加同步放化疗或手术；如果新辅助化疗后疗效没有达到部分缓解，选用手术治疗。本方案获得较为广泛的临床认可。标准的新辅助化疗方案为顺铂加氟尿嘧啶，也可选多西紫杉醇加顺铂加氟尿嘧啶，紫杉醇加顺铂加氟尿嘧啶或吉西他滨加顺铂联合方案。

（2）手术切除病灶及颈淋巴结清扫术，如术后病理学检查结果有不良预后因素，加用辅助放疗或辅助放化疗。

（3）同步化疗加放疗，化疗药物推荐顺铂或卡铂、紫杉类单药。

3. $T_{4a}N_{任何}M_0$

$T_{4a}N_{任何}M_0$的治疗选择包括：

（1）手术加广泛性颈淋巴结清扫（首选）加辅助放化疗。

（2）同步放化疗，或者新辅助化疗加放化疗或单纯放疗。

（3）参加多学科临床试验。

第五节　喉　癌

喉部分为声门上区、声门区和声门下区 3 个区域。喉癌 30%～35%发生在声门上区，60%～65%发生在声门区，仅 5%发生在声门下区。喉部原发肿瘤的 AJCC－UICC 分期取决于病变累及亚区的数目、声带活动情况以及是否有转移。

声门上区肿瘤在确诊时通常已经为局部晚期。过半数原发于声门上区的患者出现局部淋巴结转移，因为该处有很丰富的跨越中线的淋巴系统。双侧的淋巴结累及在早期肿瘤中并不少见。大部分声门区肿瘤确诊时处于早期，声门区的淋巴引流不丰富，并且声嘶的症状较早出现，故很少扩散到局部淋巴结。因此，声门区肿瘤的治愈率非常高，达 80%～90%。和其他头颈部肿瘤一样，如果有淋巴结转移的话，患者的生存率约减少 50%。

一、检　查

（1）纤维内镜检查加病理活检。

（2）喉部薄层增强 CT 检查或头颈部 MRI 检查。

（3）声门下区肿瘤患者推荐做食管钡餐检查。

（4）胸部影像学检查。

（5）言语、吞咽功能检查和口腔科检查。

二、分　期

喉癌目前临床上采用2010年《AJCC癌症分期手册》第七版分期标准，详见表2－2－5。

表2－2－5　AJCC－UICC 2010年喉癌TNM分期

原发肿瘤（T）		
	T_X	原发肿瘤不能评估
	T_0	无原发肿瘤证据
	T_{is}	原位癌
声门上	T_1	肿瘤局限在声门上的1个亚区，声带活动正常
	T_2	肿瘤侵犯声门上1个以上相邻亚区，侵犯声门区或声门上区以外（如舌根、会厌谷、梨状窝内侧壁的黏膜），无喉固定
	T_3	肿瘤局限在喉内，有声带固定和/或侵犯任何下述部位：环后区、会厌前间隙、声门旁间隙和/或甲状软骨内板
	T_{4a}	中等晚期局部疾病：肿瘤侵犯穿过甲状软骨和/或侵犯喉外组织（如气管、包括深部舌外肌在内的颈部软组织、带状肌、甲状腺或食管）
	T_{4b}	非常晚期局部疾病：肿瘤侵犯椎前筋膜，包绕颈动脉或侵犯纵隔结构
声门	T_1	肿瘤局限于声带（可侵犯前联合或后联合），声带活动正常
	T_{1a}	肿瘤局限在一侧声带
	T_{1b}	肿瘤侵犯双侧声带
	T_2	肿瘤侵犯至声门上和/或声门下区，和/或声带活动受限
	T_3	肿瘤局限在喉内，伴有声带固定和/或侵犯声门旁间隙，和/或甲状软骨内板
	T_{4a}	中等晚期局部疾病：肿瘤侵犯穿过甲状软骨和/或侵犯喉外组织（如气管、包括深部舌外肌在内的颈部软组织、带状肌、甲状腺或食管）
	T_{4b}	非常晚期局部疾病：肿瘤侵犯椎前筋膜，包绕颈动脉或侵犯纵隔结构
声门下	T_1	肿瘤局限在声门下区
	T_2	肿瘤侵犯至声带，声带活动正常或活动受限
	T_3	肿瘤局限在喉内，伴有声带固定
	T_{4a}	中等晚期局部疾病：肿瘤侵犯环状软骨或甲状软骨和/或侵犯喉外组织（如气管、包括深部舌外肌在内的颈部软组织、带状肌、甲状腺或食管）
	T_{4b}	非常晚期局部疾病：肿瘤侵犯椎前间隙，包绕颈动脉或侵犯纵隔结构
区域淋巴结（N）*		
	N_X	区域淋巴结不能评估
	N_0	无区域淋巴结转移
	N_1	同侧单个淋巴结转移，最长径≤3 cm
	N_2	同侧单个淋巴结转移，3 cm<最长径≤6 cm；或同侧多个淋巴结转移，最长径≤6 cm；或双侧或对侧淋巴结转移，最长径>6 cm
	N_{2a}	同侧单个淋巴结转移，3 cm<最长径≤6 cm

续表2-2-5

N_{2b}	同侧多个淋巴结转移，最长径≤6 cm
N_{2c}	双侧或对侧淋巴结转移，最长径≤6 cm
N_3	转移淋巴结最长径>6 cm
（*：Ⅶ区转移也被认为是区域淋巴结转移。）	
远处转移（M）	
M_0	无远处转移
M_1	有远处转移
解剖分期加预后分组	
0期	$T_{is}N_0M_0$
Ⅰ期	$T_1N_0M_0$
Ⅱ期	$T_2N_0M_0$
Ⅲ期	$T_3N_0M_0$，$T_1N_1M_0$，$T_2N_1M_0$，$T_3N_1M_0$
$Ⅳ_A$期	$T_{4a}N_0M_0$，$T_{4a}N_1M_0$，$T_1N_2M_0$，$T_2N_2M_0$，$T_3N_2M_0$，$T_{4a}N_2M_0$
$Ⅳ_B$期	$T_{4b}N_{任何}M_0$，$T_{任何}N_3M_0$
$Ⅳ_C$期	$T_{任何}N_{任何}M_1$
组织学分级（G）	
G_X：无法评估；G_1：高分化；G_2：中分化；G_3：低分化；G_4：未分化	

三、治　疗

不同分期的治疗原则如下：

1. 喉部原位癌

喉部原位癌可采取内镜下切除（剥除、激光）或者放疗。

2. 喉部浸润性肿瘤

手术（内镜下或开放性部分喉切除）和放疗对早期声门和声门上肿瘤有同样的效果。治疗方式的选择取决于是否能保存功能、患者的一般情况、可靠的随访以及患者的意愿。对颈部的处理根据肿瘤出现隐匿的淋巴结转移的危险程度而定。

3. 可切除的晚期声门上和声门型喉癌

（1）全喉切除术。

（2）推荐同步放化疗。

（3）单独的根治性放疗，适合于身体状况不理想或者拒绝使用化疗的患者。

4. 放疗后残留肿瘤或复发肿瘤

如放疗后肿瘤残留或局部复发可行挽救性手术切除病灶。

5. T_{4a}声门型肿瘤

对于T_{4a}声门型肿瘤患者，标准的治疗方法是喉切除加同侧甲状腺切除，如有指征应行颈淋巴结清扫。对于某些T_{4a}声门型肿瘤患者建议：①同步放化疗；②参与研究保留功能的手术或非手术治疗的临床试验。

6. 大体积 $T_{4a}N_+$ 声门上型原发性肿瘤

对于大体积的 $T_{4a}N_+$ 声门上型原发性肿瘤（如软骨破坏、皮肤累及、大范围侵犯舌根），治疗方法如下：

（1）喉切除加同侧甲状腺切除加同侧/双侧颈淋巴结清扫术，序贯化疗加放疗。

（2）参加临床试验。

（3）单独根治性放疗可用于高龄身体情况不佳的患者。

如果用 PET 随访患者，第 1 次检查应在治疗 12 周之后。需要进一步行内镜或高分辨率的先进放射影像学检查，因为大剂量放疗后喉组织和颈部容易出现瘢痕、水肿和纤维化。

第六节　视网膜母细胞瘤

视网膜母细胞瘤（retinoblastoma，RB）好发于婴幼儿，具有家族遗传倾向，是发生于视网膜核层的恶性肿瘤。视网膜母细胞瘤的发病率近年有增高的趋势，中国每年新增病例 6 000 人左右。视网膜母细胞瘤包括遗传型（25%～30%）或非遗传型（70%～75%）两种类型。单眼发病的大多数患者没有遗传性，而双眼发病的儿童多有遗传性。遗传型视网膜母细胞瘤同非遗传型相比，发病年龄更早。小于 1 岁的单侧视网膜母细胞瘤应考虑遗传型，而大龄儿童的单侧肿瘤则更可能是非遗传型。

一、检　查

（1）病史及全面体格检查：多发于婴幼儿，表现为视力障碍、斜视、眼球震颤、“白瞳症”等。

（2）眼 B 超、CT 或 MRI 检查。

（3）眼底图像采集。

（4）荧光眼底血管造影。

二、分　期

眼内视网膜母细胞瘤的国际分类法，能为其治疗提供更加精确的风险分层。

A 组：风险非常低

小视网膜内肿瘤，远离中心凹和视乳头（视盘）

最长径小于 3 mm、限于视网膜内的肿瘤

距中心凹大于 3 mm，距视乳头大于 1.5 mm 的肿瘤

B 组：低风险

所有散在的肿瘤局限于视网膜内

不属于 A 组的所有限制在视网膜内的肿瘤

无玻璃体或视网膜下播种的任何大小和部位的肿瘤

C 组：中度风险

散在局限性病变，伴轻微局部视网膜下或玻璃体播种

肿瘤必须为散在的

视网膜下液累计多达一个象限视网膜，无论过去或现在均无明显播种

现在或过去发生的局限性视网膜下播种，但在距肿瘤 3 mm 范围内

孤立性肿瘤附近局限性微小玻璃体播种

D 组：高风险

弥漫性病变，明显的视网膜下或玻璃体播种

肿瘤大块或弥漫播种

视网膜下液引起全视网膜脱落，无论过去或现在均无明显播种

现在或过去发生的弥漫性视网膜下播种，包括视网膜下肿瘤斑块或结节

弥漫性玻璃体播种，包括油脂样播种或无血管的肿块

E 组：非常高风险

存在下列一种或多种不良预后特征

肿瘤隆起触及晶状体

新生血管青光眼

肿瘤前部达前部玻璃体表面，累及睫状体或前节

弥漫浸润性视网膜母细胞瘤

出血性屈光间质混浊

肿瘤坏死，伴无菌性眼眶蜂窝织炎

眼球痨

三、治　疗

（一）治疗目标

（1）消除肿瘤，挽救生命。

（2）尽量保留患者的视力。

（3）减少治疗导致晚期后遗症的风险，特别是发生第二恶性肿瘤的风险。

（二）常用的治疗方法

1. 眼球摘除术

眼球摘除术适用于巨大的肿瘤，或者毫无恢复患眼视力可能的情况。对于单侧发病、肿瘤超过眼内体积的 50%、向前段浸润、新生血管性青光眼、保守治疗失败的患者应行眼球摘除术。手术时切断的视神经不能短于 1 cm。术后病理学检查，如发现肿瘤已侵及视神经残端者，应进行放疗。如眶内容亦受累，还应进行眶内容剜除术，术后放疗加化疗。

2. 放疗

外照射治疗剂量为 35～46 Gy。外照射治疗可能导致婴幼儿眼眶骨骼的发育停止和面部畸形等不良反应。也可能增加第二恶性肿瘤的风险。当单眼发病的肿瘤影响视神经时，照射应包括整个眼眶（36 Gy），同时视交叉的位置额外增加 10 Gy 剂量（共 46 Gy）。肿瘤可以直接通过视神经延伸至颅内，一旦发生，预后极差。这些患者的治疗应当包括铂类为基础的全身化疗和中枢神经系统鞘内治疗。

3. 冷冻疗法

冷冻治疗主要适用于巩膜边缘较小的肿瘤（最长径<4 mm），可以作为主要的治疗方式，也可以与化疗协同使用。

4. 光疗法

光疗法（热疗）可用于较小肿瘤的治疗或与化疗相结合治疗较大的肿瘤。传统光凝疗法的机制是在肿瘤周围形成高温，局部热疗。目前开展的热疗是通过调节红外光的波长直接将热量传送到肿瘤表面。

5. 全身化疗

全身化疗可以减少肿瘤体积，因此又被称为化学减容术。通过化疗使肿瘤缩小，为患者提供了进行热疗和冷冻治疗的机会，进而避免放疗的长期不良影响。化疗在局部切除术前和术后均可以使用，都有积极治疗效果。化疗的疗效和许多因素有关，包括肿瘤位置，患者年龄，以及肿瘤的大小等。化疗的方案主要为 CEV 方案（卡铂加依托泊苷加长春新碱）。

6. 结膜下化疗

结膜下化疗一般是由眼科医生在结膜下注射卡铂进行治疗。其主要用于全身化疗的辅助治疗和有玻璃体种植的局部治疗，这种方法给那些有玻璃体种植的患者带来新的治疗希望。

7. 眼动脉灌注化疗

眼动脉灌注化疗是通过股动脉导管插管，对眼动脉进行动脉灌注化疗。

四、随访与筛查

（1）患遗传型视网膜母细胞瘤的儿童在疾病初期做常规眼睛检查的同时应经常做其他肿瘤的筛查，建议每 2～4 个月检查 1 次，持续 24 个月，以后改为每半年至 1 年 1 次。

（2）患儿在接受治疗之后，需要仔细监控，直至 5 岁。

（3）视网膜母细胞瘤患者的父母或者兄弟姐妹应进行眼科筛选检查来排除有无未知的家族性疾病。兄弟姐妹应持续筛选检查直到 3～5 岁或直到被证实其确实没有基因突变。

（4）可对视网膜母细胞瘤患者的血液和肿瘤标本进行筛查来确定其有无 *RB1* 基因突变。

【病例拓展分析】

患者，男性，60 岁，因“声嘶 1 个月”就诊。无吞咽困难、饮水呛咳、颈部包块。体格检查：未扪及颈淋巴结长大。颈部 CT 及 MRI 检查结果提示：左侧声带肿块 1 cm×1 cm，侵及前联合。纤维喉镜检查结果：左侧声带活动受限。活检结果：中低分化鳞癌。胸部 X 线片、腹部 B 超、骨显像无异常。

问题 1：该患者诊断分期。

分析：按照 AJCC－UICC 2010 年分期标准，诊断为喉中低分化鳞癌 $T_2N_0M_0$ Ⅱ期。

问题 2：初治的治疗方案。

分析：因患者分期为 $T_2N_0M_0$ Ⅱ期，可行放疗或部分喉切除手术。在患者充分知情同意后采取了部分后切除手术治疗。

问题3：治疗后如何随访。

分析：定期随访，2年以内每3个月1次，2年以后5年以内每半年1次，5年以后每年1次。随访时需要进行问诊、体格检查并根据情况行必要的影像学检查，如颈部CT或MRI检查、胸部X线检查等。

问题4：2年后，患者出现不能说话、气紧，怎样处理？

分析：复查颈部增强CT或MRI及全身检查，明确是否有肿瘤复发、转移。

问题5：颈部增强CT显示，喉部见明显软组织肿块，约3 cm大小，增强扫描不均匀强化，邻近甲状软骨、环状软骨、杓状软骨骨质破坏，累及声门上区，双侧颈动脉鞘旁淋巴结长大。下一步治疗方案是什么？

分析：全喉切除术加颈淋巴结清扫术加左侧甲状腺部分切除术。

问题6：术后病理学检查结果提示，喉中低分化鳞状细胞癌，累及会厌、左右喉室、甲状软骨、环状软骨、喉前肌肉、左侧淋巴结3/9枚查见转移癌。甲状腺可疑累及。全身检查未发现肿瘤远处转移。目前分期、治疗建议是什么？

分析：分期诊断考虑喉中低分化鳞状细胞癌部分喉切除术后复发，全喉切除术、颈淋巴结清扫术、部分甲状腺切除术后，$T_{4a}N_2M_0$ Ⅳ$_A$期。治疗建议：紫杉醇、顺铂联合氟尿嘧啶化疗2个周期后同步顺铂放化疗。

（吴　昕　李　平）

参考文献

[1] 殷蔚伯，余子豪，徐国镇，等. 肿瘤放疗学[M]. 4版. 北京：中国协和医科大学出版社，2007.

[2] 卢泰祥，康平章，陈嘉，等. 2010 NCCN头颈部肿瘤临床实践指南（中国版）.

[3] 中国抗癌协会头颈肿瘤专业委员会，中国抗癌协会放射肿瘤专业委员会. 头颈部肿瘤综合治疗专家共识[J]. 中华耳鼻咽喉头颈外科杂志，2010，45（7）：535-541.

[4] Edge S，Byrd D R，Compton C C，et al. AJCC Cancer Staging Manual [M]. 7th ed. berlin：Springer Science and Business Media LLC（SBM），2010.

[5] 罗京伟，徐国镇，高黎. 头颈部肿瘤放疗图谱[M]. 2版. 北京：人民卫生出版社，2012.

[6] Anne S，Gunilla M，Liedberg B，et al. How relatives of patients with head and neck cancer experience pain，disease progression and treatment：A qualitative interview study [J]. European Journal of Oncology Nursing，2014，18（4）：405-410.

[7] Gustavo N M，Valter S，Heloisa A C，et al. Intensity-modulated radiation therapy for head and neck cancer：Systematic review and meta-analysis [J]. Radiotherapy and Oncology，2014，110（1）：9-15.

[8] Beitler J J，Zhang Q，Fu K K，et al. Final Results of Local-Regional Control and Late Toxicity of RTOG 9003：A Randomized Trial of Altered Fractionation Radiation for Locally Advanced Head and Neck Cancer [J]. International Journal of Radiation Oncology Biology Physics，2014，89（1）：13-20.

第三章　中枢神经系统肿瘤

内容提要：

- 成人中枢神经系统肿瘤约70%发生在幕上，其中大部分发生在脑实质，以高级别脑胶质瘤多见，其次为转移瘤。
- 原发中枢神经系统肿瘤的临床表现取决于肿瘤发生部位，归纳为颅内压增高症状与体征、神经系统定位症状与体征。
- 成人原发中枢神经系统肿瘤的主要治疗手段为手术和术后放疗或放化疗同步治疗。

第一节　概　述

中枢神经系统（central nerve system，CNS）肿瘤是指发生在颅内和椎管内的肿瘤，分为原发和继发两大类。根据统计，2013 年美国原发中枢神经系统肿瘤新发病例为 23 130 例，死亡 14 080 例，每年发病率约为 6.36/100 000，死亡率约为 4.22/100 000。在过去 30 年，CNS 肿瘤的发病率逐渐增加，尤其在老年人群。

成人 CNS 肿瘤约 70%发生在幕上，其中大部分发生在脑实质，以高级别脑胶质瘤多见，其次为转移瘤，其他较多见的有生殖细胞肿瘤、脑膜瘤、CNS 淋巴瘤、髓母细胞瘤、垂体瘤、颅咽管瘤、听神经瘤等。大多数脑肿瘤发生比例男性多于女性。可发生于任何年龄，主要高峰期为 3～9 岁及 40 岁左右。

一、病　因

中枢神经系统肿瘤的发生与遗传易感性、职业和环境暴露等多种因素有关。

（一）遗传易感性

一些颅内恶性肿瘤与遗传性疾病有关，如神经纤维瘤病Ⅰ型和Ⅱ型，还有与遗传因素有关的 Li－Fraumeni 综合征、视网膜母细胞瘤等。

（二）EB 病毒感染

原发 CNS 淋巴瘤与 EB 病毒感染有关，多数 CNS 淋巴瘤为大 B 细胞淋巴瘤，几乎所有病例中均可检测到 EB 病毒的 DNA。

（三）环境因素

农民和石化工人原发 CNS 肿瘤的发病率高，这可能与化学暴露有关。电离辐射也是导致原发 CNS 肿瘤的危险因素，如脑膜瘤等。在儿童急性白血病中接受过颅脑照射后长期生存的人群中，原发脑肿瘤的发生率为 2.3%，比正常人高 22 倍。尽管研究结果显示移动电话的使用并不提高脑肿瘤的发生率，但脑肿瘤发生的危险性在使用移动电话累积时间长（>2 000 小时）的人群中最大。

（四）免疫低下

器官移植和获得性免疫缺陷综合征患者的原发 CNS 淋巴瘤的发病率大大增加。

二、病　理

原发颅内肿瘤起源于外胚层和中胚层，来自脑、脑神经、脑脊膜、垂体、松果体和血管成分。目前应用最广的病理分类是世界卫生组织（WHO）的分类法。2007 年第四版《WHO 中枢神经系统肿瘤分类》将原发中枢神经系统肿瘤分为 7 大类，约 100 种不同的病理亚型（表 2-3-1），并有恶性程度分级（表 2-3-2）。

原发性 CNS 肿瘤中约 38%为神经胶质细胞瘤，包括间变性星形细胞瘤、胶质母细胞瘤、室管膜瘤、低级别星型细胞瘤、少突神经胶质瘤。其他少见原发颅内肿瘤还有垂体瘤、颅咽管瘤、神经鞘瘤、CNS 淋巴瘤、髓母细胞瘤等。

表 2-3-1　WHO 中枢神经系统肿瘤分类（2007 年）

肿瘤分类	WHO 分级
神经上皮组织起源肿瘤	
星形细胞起源肿瘤	
毛细胞型星形细胞瘤	Ⅰ
毛细胞黏液样型星形细胞瘤	Ⅱ
室管膜下巨细胞型星形细胞瘤	Ⅰ
多形性黄色瘤型星形细胞瘤	Ⅱ
弥漫性星形细胞瘤	Ⅱ
纤维型、肥胖细胞型、原浆型间变性星形细胞瘤	Ⅲ
胶质母细胞瘤	Ⅳ
巨细胞型胶质母细胞瘤、胶质肉瘤	Ⅳ
大脑胶质瘤病	Ⅲ
少突胶质细胞起源肿瘤	
少突胶质细胞瘤	Ⅱ
间变性少突胶质细胞瘤	Ⅲ
少突-星形胶质细胞起源肿瘤	
少突-星形细胞瘤	Ⅱ
间变性少突-星形细胞瘤	Ⅲ
室管膜起源肿瘤	
室管膜下室管膜瘤、黏液乳头状型室管膜瘤	Ⅰ
室管膜瘤	Ⅱ
富于细胞型、乳头状型、透明细胞型、伸长细胞型间变性室管膜瘤	Ⅲ

续表2-3-1

肿瘤分类	WHO分级
脉络丛起源肿瘤	
脉络丛乳头状瘤	Ⅰ
非典型性脉络丛乳头状瘤	Ⅱ
脉络丛癌	Ⅲ
其他神经上皮起源肿瘤	
星形母细胞瘤	△
第三脑室脊索瘤样胶质瘤	Ⅱ
血管中心型胶质瘤	Ⅰ
神经元及混合性神经元－神经胶质起源肿瘤	
小脑发育不良性神经节细胞瘤	Ⅰ
婴儿促纤维增生性星形细胞瘤/神经节细胞胶质瘤	Ⅰ
胚胎发育不良性神经上皮肿瘤	Ⅰ
神经节细胞瘤	Ⅰ
神经节细胞胶质瘤	Ⅰ
间变性神经节细胞胶质瘤	Ⅲ
中枢神经细胞瘤	Ⅱ
脑室外神经细胞瘤	Ⅱ
小脑脂肪神经细胞瘤	Ⅱ
乳头状胶质神经元肿瘤	Ⅰ
第四脑室形成菊形团的胶质神经元肿瘤	Ⅰ
副神经节瘤	Ⅰ★
松果体区肿瘤	
松果体细胞瘤	Ⅰ
中等分化的松果体实质肿瘤	Ⅱ～Ⅲ
松果体母细胞瘤	Ⅳ
松果体区乳头状肿瘤	Ⅱ～Ⅲ
胚胎性肿瘤	
髓母细胞瘤	Ⅳ
促纤维增生/结节型髓母细胞瘤、广泛结节型、间变性、大细胞型	
CNS原始神经外胚层肿瘤（PNET）	Ⅳ
CNS神经母细胞瘤	Ⅳ
CNS神经节细胞神经母细胞瘤	Ⅳ

续表2－3－1

肿瘤分类	WHO 分级
髓上皮瘤	Ⅳ
室管膜母细胞瘤	Ⅳ
非典型性畸胎样/横纹肌样肿瘤（AT/RT）	Ⅳ
脑神经和脊神经根起源肿瘤	
雪旺细胞瘤（神经鞘瘤）	Ⅰ
富于细胞型、丛状型、黑色素型	
神经纤维瘤	Ⅰ
丛状型	Ⅰ
神经束膜瘤	☆
神经束膜瘤、非特殊	Ⅰ
恶性神经束膜瘤 9571/3	Ⅱ～Ⅲ
恶性周围神经鞘膜肿瘤（MPNST）	▶5
上皮样型，伴有间叶细胞分化	Ⅱ～Ⅳ
黑色素型，伴有腺上皮分化	
脑膜起源肿瘤	
脑膜皮细胞起源肿瘤	
脑膜瘤	Ⅰ
脑膜皮型、纤维型（成纤维细胞型）、过渡型（混合型）、砂粒体型	Ⅰ
血管瘤型、微囊型、分泌型、富于淋巴细胞－浆细胞型、化生型、	
脊索瘤样型、透明细胞型脑膜瘤	Ⅱ
非典型性脑膜瘤	Ⅱ
乳头状瘤型、横纹肌样型	Ⅲ
间变性（恶性）脑膜瘤	Ⅲ
间叶组织肿瘤（原发于脑膜）	
脂肪瘤、血管脂肪瘤、冬眠瘤	Ⅰ
脂肪肉瘤	Ⅲ～Ⅳ
孤立性纤维性肿瘤	Ⅰ
纤维肉瘤	Ⅲ～Ⅳ
恶性纤维组织细胞瘤	Ⅳ
平滑肌瘤、横纹肌瘤	Ⅰ
平滑肌肉瘤、横纹肌肉瘤	Ⅳ
骨瘤、软骨瘤、骨软骨瘤	Ⅰ

续表2-3-1

肿瘤分类	WHO 分级
骨肉瘤、软骨肉瘤	Ⅳ
血管瘤	Ⅰ
上皮样血管内皮瘤	Ⅱ
血管外皮细胞瘤	Ⅱ
间变性血管外皮细胞瘤	Ⅲ
血管肉瘤	Ⅳ
卡波西（Kaposi）肉瘤	Ⅲ
尤文肉瘤－PNET	Ⅳ
脑膜原发性黑色素细胞性病变	
弥漫性黑色素细胞增生症	△
黑色素细胞瘤	△
恶性黑色素瘤	＃
脑膜恶性黑色素瘤病	＃
其他脑膜相关性肿瘤	
血管网状细胞瘤（血管母细胞瘤）	Ⅰ
淋巴瘤和造血组织肿瘤	
恶性淋巴瘤	▲
浆细胞瘤	▲
颗粒细胞肉瘤	＃
生殖细胞起源肿瘤	
生殖细胞瘤	※
胚胎癌	＃
卵黄囊瘤	＃
绒毛膜上皮癌	＃
畸胎瘤	
成熟性畸胎瘤	▲
不成熟性畸胎瘤、伴有恶性转化的畸胎瘤	▲
混合性生殖细胞肿瘤	▲
鞍区肿瘤	
颅咽管瘤	Ⅰ
造釉细胞瘤型、乳头状型	Ⅰ
颗粒细胞瘤	Ⅰ

续表2-3-1

肿瘤分类	WHO 分级
垂体细胞瘤	Ⅰ
腺垂体梭形细胞嗜酸细胞瘤	Ⅰ
转移性肿瘤	

●：当核分裂≥5个/10HPF和/或有小灶性坏死时诊断为“有间变特征的多形性黄色瘤型星形细胞瘤”，不再使用“间变性多形性黄色瘤型星形细胞瘤 WHOⅢ级”一词；尽管这种病例预后稍差，但仍为WHOⅡ级。

△：因其生物学行为多变，由于缺乏足够的临床和病理资料，本次 WHO 分类未对其明确分级，以往认为该肿瘤为 WHOⅡ～Ⅳ级。

★：特指脊髓的副节瘤为 WHOⅠ级，颅内原发性副节瘤很少见，目前尚无确切分级。

☆：绝大多数神经束膜瘤是 WHOⅠ级；恶性神经束膜瘤仅见于软组织，细胞密度和核染色质明显增加，细胞异型性突出，有较多核分裂者为 WHOⅡ级；在 WHOⅡ级基础上出现坏死者为 WHOⅢ级。

▶：与富于细胞的神经纤维瘤相比，细胞密度和核染色质明显增加，核体积超过神经纤维瘤细胞的3倍，可见较多核分裂者为 WHOⅡ级；异型性更突出，核分裂>4个/HPF者为 WHOⅢ级；在 WHOⅢ级基础上出现坏死者为 WHOⅣ级。

注：部分肿瘤本次 WHO 分类未明确分级。Δ：相当于 WHOⅡ级；#：相当于 WHOⅣ级；▲：Ⅲ～Ⅳ级；※：Ⅱ～Ⅲ级；▲：Ⅰ级。

表2-3-2　肿瘤分级标准

级别	标　准
Ⅰ级	肿瘤具有较低的增殖潜能，通过手术切除就可能治愈
Ⅱ级	肿瘤一般呈浸润性生长，尽管增殖活性较低，但常常复发，有些肿瘤可以进展到高级别
Ⅲ级	组织学上有恶性的证据，包括核异型性、核分裂，这个级别的肿瘤一般要进行术后辅助放化疗
Ⅳ级	具有明确的细胞学恶性表现，包括显著增加的核分裂象、坏死，常常进展迅速，并导致死亡

三、临床表现和诊断性检查

（一）临床表现

原发 CNS 肿瘤的临床表现取决于肿瘤发生部位，归纳为颅内压增高症状与体征，神经系统定位症状与体征。

颅内压增高“三联征”即头痛、呕吐和视力障碍，90%以上患者会出现这些症状。严重颅内压增高甚至可导致脑疝，如小脑幕切迹疝、小脑幕切迹上疝、枕骨大孔疝。神经系统定位症状因肿瘤部位不同可分别表现为癫痫、精神改变、偏瘫、视觉缺损等。癫痫在低度恶性肿瘤中更为常见。癫痫灶多邻近肿瘤病灶。如果患者出现不能用原发肿瘤解释的神经功能障碍症状，应怀疑肿瘤细胞经脑脊液播散的可能。

（二）诊断性检查

1. 一般检查

完整的病史采集和全面的体格检查。神经系统检查包括脑神经检查，精神状态评估，感觉、运动等方面检查。

2. 影像学检查

主要检查手段为增强 MRI 和 CT，可以清楚了解肿瘤侵犯部位、程度，区别肿瘤浸润与瘤周水肿。影像学主要表现为三大特征：增强效应、水肿及坏死。胶质瘤恶性程度越高其水肿范围越大、程度越重。恶性程度高的肿瘤生长过快，供血供氧不足导致中央出现坏死。

3. 脑脊液细胞学检查

脑脊液检查需要注意应在术前或术后 3 周以上进行，且在颅内高压得到控制后，以避免假阳性出现。有经脑脊液播散倾向的肿瘤有必要行脑脊液细胞学检查明确分期，且最好在术前进行，术后进行可能出现假阳性。

4. 组织学诊断

大多数 CNS 肿瘤均需要病理学检查确诊。术后活检或立体定向活检均可明确诊断。

四、治疗原则

成人原发 CNS 肿瘤的治疗手段包括手术、放疗、化疗及生物靶向药物治疗。根据不同的病理学类型选择不同的治疗方案：良性肿瘤及低级别胶质瘤，以手术为主；高级别胶质瘤，选择手术联合放化疗综合治疗；中枢神经系统淋巴瘤，以化疗为主的综合治疗；生殖细胞肿瘤，以放疗为主要治疗手段。

手术可分为根治性手术及姑息性手术，后者用于减轻肿块的占位效应，缓解临床症状。手术尽可能切除肿瘤或者减轻肿瘤负荷能为患者带来更好的预后，但预后还取决于以下几方面因素：患者年龄、体力状况评分、是否接近功能区、手术至肿瘤复发的时间长短等。

放疗通常开始于术后 2～4 周，不同病理学类型靶区勾画及放疗剂量各异（详见各论），目前通常采用三维适形放疗和调强放疗技术。

由于“血－脑脊液屏障”的阻碍，许多化疗药物不能进入脑组织，或者作用有限。替莫唑胺口服生物利用度好，毒性小，研究发现其可提高多形性成胶质细胞（胶质母细胞）肿瘤患者的生存率。

抗血管生成靶向药物贝伐单抗在复发的多形性胶质母细胞瘤患者中应用，可以延长患者的无进展生存时间。

第二节　高级别胶质瘤

高级别胶质瘤包括多形性胶质母细胞瘤（WHO Ⅳ级）、间变性胶质瘤（WHO Ⅲ级）和大脑胶质瘤病（WHO Ⅲ级）等。高级别胶质细胞瘤占原发 CNS 肿瘤 35％～45％，其中以多形性胶质母细胞瘤最多见。高级别胶质细胞瘤可发生在不同年龄段，但好发于成年人；好发于大脑半球白质内；呈浸润性生长，边界不清，周围水肿明显。其生物学行为表现为生长迅速，以脑实质的局部侵犯为主，少数患者在晚期出现脑脊液播散。多形性胶质母细胞瘤和间变细胞胶质瘤分子遗传学、生物学行为、疗效、预后均有所不同。

一、临床表现

由于肿瘤恶性程度高，生长快，患者颅内高压引起的临床表现往往较明显。头痛为最常见症状。肿瘤位于脑表面易发生癫痫，位于额叶者多为大发作，位于中央区及顶叶多为局灶性发作，位于颞叶则为精神运动性发作。

二、影像学诊断

MRI 上恶性胶质瘤显示占位征象明显，周围水肿明显，瘤内可见坏死和出血。囊变、边缘不规则是恶性胶质瘤的特征。

三、治　疗

首先是在保护脑功能的前提下尽可能最大范围切除肿瘤，由于肿瘤通常呈浸润性生长，生长速度较快，单纯手术往往无法完全切除病灶，术后的放化疗辅助治疗尤为重要。

研究结果证实，对于高级别胶质瘤术后辅助放疗，可以延长患者的生存时间。因此，无论有无术后残留，术后均应予以放疗；不能手术或拒绝手术者可行放疗；对复发患者放疗可作为挽救措施。

高级别胶质瘤的放疗靶区范围在增强病灶外扩 2～3 cm，照射 50 Gy（5 周）；后缩野至瘤床外 1 cm，补量到 60 Gy（6 周）。注意重要器官的保护，靶区勾画不包括水肿带，且肿瘤未侵及对侧脑半球时，外扩不超过中线。

对于多形性胶质母细胞瘤，术后行联合替莫唑胺的同步放化疗是标准治疗方案。放疗期间行替莫唑胺 75 mg/(m^2·d)，口服，连用 42 天同步化疗；放化疗结束后 1 个月行辅助化疗，方案为替莫唑胺 150～200 mg/(m^2·d)，口服，连服 5 天，每 28 天重复，共6 个周期。研究结果显示，该治疗方案较术后单纯放疗中位生存时间（中位生存时间）延长 2.5 个月（14.6 个月），在其亚组中（MGMT 启动子甲基化的患者），联合治疗患者的中位生存时间为 21.7 个月，而单纯放疗患者的中位生存时间为 15.3 个月。

对放疗后复发的患者，原则上不做再次放疗，但对于最长径小于 3 cm 的病灶，也可考虑伽玛刀治疗。对这部分患者首先考虑化疗，可选用替莫唑胺剂量－密度方案，如 RESCUE 方案，50 mg/(m^2·d)，口服，连用 21 天，每 28 天重复直至疾病进展或患者身体不能耐受为止。也可在化疗的同时联合贝伐单抗治疗。

对于间变性胶质细胞瘤，目前的标准治疗为最大限度地手术切除病灶，术后行放疗，或放化疗综合治疗。化疗在间变性胶质细胞瘤中的作用目前存在争议。最新的研究表明，对于间变少突胶质细胞瘤辅助化疗可以延长患者的生存时间。常见用于治疗间变胶质细胞瘤的化疗药物及方案包括卡莫司汀、替莫唑胺及 PCV 方案等。

四、预　后

预后因素包括年龄、体力状况评分、肿瘤分级、瘤床位置、分子遗传学表型等。多形性胶质母细胞瘤的预后极差，患者的中位生存时间约 1 年。肿瘤位于额叶的患者比顶叶和颞叶的患者生存时间稍长。多形性胶质母细胞瘤患者中，MGMT 启动子甲基化的患者预后要好于非甲基化患者，同时 MGMT 启动子甲基化患者对替莫唑胺治疗更有效。间变性胶质细胞瘤中，间变星型胶质细胞瘤预后较差，对放化疗反应不敏感，患者的中位生存时间为 3 年左右；而间变少突胶质细胞瘤预后明显好于前者，特别是 1p、19q 缺失的患者预后较好。

第三节　低级别胶质瘤

低级别胶质瘤病理学类型分为 WHO Ⅰ级和 WHO Ⅱ级。WHO Ⅰ级主要为纤维状细胞性星形细胞瘤，常见于儿童，好发于小脑。WHO Ⅱ级包括弥漫性星形细胞瘤、少突－星形细胞瘤、少突胶质细胞瘤，常见于成人。低级别胶质瘤生长缓慢，但多数呈浸润性生长，约占成人原发 CNS 肿瘤 10%，占成人胶质瘤的 20%左右。发病高峰期为 20～40 岁。

一、临床表现

由于肿瘤生长缓慢，临床表现以局部神经功能障碍为主，包括肌力下降、视力下降、性格改变等。约 2/3 的患者发生癫痫，但多以精神运动性发作。也可发生头痛、呕吐等颅内压增高症状。有癫痫症状的患者常常生存时间较长，而言语功能丧失者常提示预后较差。

二、诊　断

低级别胶质瘤的诊断主要根据脑增强 CT 和 MRI 检查结果。MRI 显示增强信号弱，水肿范围小、程度轻，边缘清楚。CT 显示为低密度占位，强化不明显，边缘清晰。

三、治　疗

目前最重要的治疗手段为尽可能最大范围的切除肿瘤。对于 WHO Ⅰ级纤维状细胞性星形细胞瘤术后建议密切随访，未完全切除的患者也可考虑放疗。WHO Ⅱ级胶质瘤术后多数主张放疗。目前对于术后放疗的介入时机存在争议，有术后尽快行放疗及复发后行放疗两种观点。前瞻性对照研究结果显示，术后早期放疗可以延长患者的无进展生存时间，但是对总生存时间没有改善，早期放疗增加放射性神经毒性风险。如果行术后放疗，推荐低剂量放疗，靶区为结合 MRI 在瘤床边缘外放 2 cm，放疗剂量为 45～54 Gy（单次分割为 1.8～2 Gy）。

四、预　后

能完全切除的毛细胞星形细胞瘤患者 90%可获得治愈，未完全切除的患者 10 年生存率为 70%～80%。年龄超过 40 岁、组织学诊断为星形细胞瘤和细胞增殖活跃者、肿瘤最长径超过 6 cm、肿瘤跨越中线和存在神经功能缺陷均为预后不利因素。不超过两个上述不利因素为低危患者（中位生存时间为 7.7 年），超过则为高危患者（中位生存时间为 3.2 年）。星形细胞瘤的 5 年生存率为 37%。

第四节 脑膜瘤

脑膜瘤约占原发颅内肿瘤的 30%，发病高峰为 50～70 岁，男女比例为 2∶1。在 WHO 分级系统中，良性脑膜瘤（占脑膜瘤 90%）为Ⅰ级，其生长缓慢和复发危险度低；不典型脑膜瘤（占 5%～7%）为Ⅱ级，侵袭行为可能增加；间变或恶性脑膜瘤（3%～5%）为Ⅲ级，有高度侵袭性，预后很差。

一、临床表现

典型脑膜瘤生长缓慢，多数患者长期没有症状。发生在小脑脑桥角的患者常会有脑神经症状，发生在大脑凸面表面常有头痛或癫痫，发生在蝶骨翼或视神经处的可出现视神经损害。

二、诊　断

脑膜瘤的增强 MRI 可有以下表现：具有均一强化；广基于硬脑膜，在形成团块肿瘤周围的硬脑膜呈线状增厚（硬脑膜尾征），60%脑膜瘤患者有此特征；生长在脑实质的脑膜瘤挤压脑皮质，使其呈弓形移位（皮质扣压征）；假包膜形成；瘤周水肿等。

三、治　疗

无症状的Ⅰ级脑膜瘤患者可观察，密切随访。有症状和进展的Ⅰ级脑膜瘤应尽量手术切除。肿瘤完全切除后的 5 年复发率为 7%～12%，10 年复发率为 20%～25%，应密切随访。次全切除术后行放疗以获得更好的局部控制，放疗靶区为瘤床外扩 0.5～1.0 cm，放疗剂量通常为 50～54 Gy（分 25～30 次照射）。

对于不典型或恶性脑膜瘤即使完全切除术后复发率也较高（40%～100%），因此需行术后放疗。放疗靶区为肿瘤或瘤床外扩 1.5～2 cm，剂量为 60 Gy（30～33 次照射）。化疗无肯定作用。

难以切除或复发的脑膜瘤，手术不是首选治疗手段，放疗可缓解患者症状并降低肿瘤的进展率。复发患者可接受不同方案的化疗，如多柔比星联合达卡巴嗪方案、异环磷酰胺等。

四、预　后

全切除术后 5 年生存率为 85%，10 年生存率为 75%，15 年生存率为 70%；次全切除术后肿瘤无复发 5 年生存率为 60%，10 年生存率为 45%，15 年生存率为 10%。

第五节 垂体瘤

垂体瘤占中枢神经系统肿瘤的 10%～15%，其中 1/3 无分泌功能，2/3 具有分泌激素的功能。垂体瘤有良性、侵袭性垂体瘤及垂体癌之分，良性垂体瘤占 90%以上。

一、临床表现

按分泌激素功能分为两大类：

（一）分泌激素功能活跃的垂体瘤

（1）催乳素瘤：催乳素分泌过多，约占垂体瘤 40%。女性可出现月经失调、闭经、溢乳等。男性可出现性欲、性功能减退，毛发减少，乳房发育，同时头痛、视力下降等。

（2）促肾上腺皮质激素瘤：促肾上腺皮质激素分泌过多，约占垂体瘤 10%。临床主要表现为 Cushing 综合征及局部压迫症状。

（3）生长激素腺瘤：产生过多生长激素，约占垂体瘤 10%。在青春期患者表现为巨人症，成年后为肢端肥大症。

（4）甲状腺激素腺瘤：甲状腺激素水平增高，约占垂体瘤 10%。临床表现为甲状腺肿大，心率快，基础代谢增高，严重突眼，性功能减退和闭经、不育等。

（二）分泌激素功能不活跃的垂体瘤

同其他颅内肿瘤一样，主要根据部位不同表现为占位效应，如头痛、视力下降等。

二、诊　断

较大的肿瘤可行 CT 检查，对于较小的微腺瘤需用 MRI 才能发现，CT 血管造影可了解肿瘤与周围血管、颅骨的关系。术后 MRI 检查用于区分肿瘤残存与充填的脂肪。

三、治　疗

（一）具有内分泌功能的垂体瘤

具有内分泌功能的垂体瘤首选手术切除。对于完全切除术后激素分泌仍较高、未完全切除、术后复发的患者需行放疗，剂量为 45～55 Gy。不能耐受手术或拒绝手术者可行单纯放疗。药物治疗对内分泌功能活跃的垂体瘤可以控制激素相关症状，如溴隐亭可降低催乳素肿瘤患者的激素水平、恢复排卵性月经和缩小肿瘤，但停药后易复发。

（二）内分泌功能不活跃的垂体瘤

内分泌功能不活跃的垂体瘤首选手术切除，术后尽快放疗，CTV 为瘤床外扩 2～3 cm，剂量为 45～50 Gy。

四、预　后

垂体瘤预后较好，治疗后需终身随访，定期复查激素功能及影像学检查。有内分泌功能的垂体瘤患者 10 年无瘤生存率为 50%～90%，无内分泌功能的垂体瘤患者治疗后 10 年无瘤生存率为 79.6%～89.9%。

第六节　颅内生殖细胞肿瘤

颅内生殖细胞肿瘤占颅内肿瘤的 1%～3%，男性多于女性，发病高峰年龄为 10～30 岁，可发生在颅内的任何部位，最常见的部位是松果体区和鞍区。WHO 将颅内生殖细胞肿瘤分为生殖细胞瘤、畸胎瘤、绒癌、卵黄囊/内胚窦肿瘤和胚胎癌。

一、临床表现

生殖细胞肿瘤主要表现为局部压迫以及垂体功能受损所致的相关症状：头痛、恶心、呕吐、嗜睡、复视、共济失调等。颅内生殖细胞瘤脑脊液播散种植的概率为7%～36%。

二、诊　断

由于多数生殖细胞肿瘤生长位置较深，一般难以手术切除和取得病理学诊断，通常靠临床诊断。

CT/MRI检查结果提示松果体区/鞍区占位病变，恶性生殖细胞瘤的边界模糊，CT增强扫描呈不均匀强化，有时伴有病灶周围水肿，肿瘤包绕着钙化的松果体。

血液及脑脊液肿瘤标志物需要查β-人绒毛膜促性腺激素（β-HCG）、甲胎蛋白、癌胚抗原等。鞍区肿瘤需进行垂体功能相关激素检查：生长激素、促卵泡素（卵泡刺激素）、促黄体生成素、垂体后叶素、催乳素等。

三、治　疗

生殖细胞瘤对放疗敏感，临床诊断考虑生殖细胞瘤的可采用诊断性放疗——局部小野照射20 Gy后复查，如肿瘤消退或大部分消退，临床诊断生殖细胞瘤确立。非生殖细胞瘤的其他类型肿瘤应尽可能手术后给予术后放疗。

病理证实的单发颅内生殖细胞瘤，全脑或脑室照射（30～36 Gy）后局部肿瘤推量照射（14～20 Gy）是合适的选择。非单纯生殖细胞瘤可以适当提高照射剂量到60 Gy。局部推量靶区为肿瘤区外扩1.5～2 cm。

对于儿童或青少年患者，放疗不良反应较大，可行化疗。非生殖细胞瘤的其他生殖细胞肿瘤术后需放化疗综合治疗。对于复发的患者，化疗可以作为挽救性治疗。主要化疗方案为顺铂加长春新碱加博来霉素（PVB）方案。

四、预　后

单纯生殖细胞瘤的5年总生存率、无复发生存率分别为100%和86%。分泌β-HCG的颅内生殖细胞瘤的预后比单纯生殖细胞瘤差，局部中枢复发率高，其5年总生存率、无复发生存率分别为75%和44%。

第七节　椎管内肿瘤

椎管内肿瘤多发于青少年和儿童，10%发生在脊椎骨，65%发生在椎管内，25%发生在脊髓。临床发现既往接受放疗可能与椎管脊膜瘤、软组织肉瘤和椎体肉瘤的发生有关，且神经纤维瘤病与椎管内神经纤维肉瘤的发生有密切关系。椎管内肿瘤有神经鞘瘤、神经纤维瘤、脊膜瘤、星形细胞瘤、室管膜瘤、成骨肉瘤、脊索瘤等。

一、临床表现

椎管内肿瘤的临床表现依据肿瘤所在部位、脊髓节段、椎体平面表现出相应症状、体征：神经根痛，运动及感觉障碍，尿潴留及尿失禁等。

二、治　疗

手术治疗为首选，次全切除术后应做术后放疗。脊椎的肉瘤及脊索瘤靶区为肿瘤边缘上下各扩 1 个椎体（或 3~5 cm），剂量为 60~66 Gy。椎管内脊膜瘤和低度恶性肉瘤靶区根据术前病变范围外扩 1.5~2.5 cm，剂量为 50.4~54 Gy。脊髓内的低度恶性胶质瘤次全切除术后联合放疗，肿瘤区外扩 3~5 cm，剂量为 50.4~54 Gy，常规分割。

对恶性星形细胞瘤和胶质母细胞瘤、软骨肉瘤主张行化疗，药物有卡莫司汀、洛莫司汀及 PCV 方案等。

【病例拓展分析】

患者，男性，60 岁，因“幻嗅 8 个月，头痛 1 个月”就诊。无抽搐及意识障碍，无肢体活动障碍。头部 MRI 检查结果：左侧颞岛叶占位病变。手术切除，术后病理学诊断：胶质母细胞瘤（WHO Ⅳ级）。

问题 1：初治的治疗方案选用什么？

回答：患者诊断为左侧颞岛叶胶质母细胞瘤（WHO Ⅳ级），术后应行同步放化疗，加辅助化疗。放疗剂量为 60 Gy（分 30 次照射），同步化疗用替莫唑胺 75 mg/(m^2 · d)，口服，连服 42 天；放疗结束后 1 个月行辅助化疗：替莫唑胺 150~200 mg/(m^2 · d)，口服，连服 5 天，每 28 天重复，共 6 个周期。

问题 2：治疗后如何随访？

回答：定期复查，2 年以内每 3 个月 1 次，2 年以后 5 年以内每半年 1 次，5 年以后每年 1 次。随访时应收集病史、全面体格检查、复查头部增强 MRI。

问题 3：1 年后，患者复查 MRI 显示左额颞岛叶内不规则强化影，有占位效应，考虑肿瘤复发，怎样处理？

回答：复发胶质母细胞瘤考虑使用替莫唑胺剂量－密度方案，如 RESCUE 方案，口服替莫唑胺 50 mg/(m^2 · d)，共 21 天，停药 7 天后重复。

问题 4：RESCUE 方案治疗半年后，肿瘤病灶稳定，怎样治疗？

回答：继续治疗，直到患者对不良反应不能耐受或疾病进展。

（刘　磊　李　平）

参考文献

[1] Lu J J，Brady L W. Decision Making in Radiation Oncology [M]. Berlin：Springer－Verlag Berlin Heidelberg，2011.

[2] Carlos A. Perez，Luther W. Brady. Perez And Brady's Principles And Practice Of Radiation Oncology [M]. 6th ed. Philadelphia：LIPPINCOTT WILLIAMS & WILKINS，a WOLTERS KLUWER business，2013.

[3]《中国中枢神经系统胶质瘤诊断和治疗指南》编写组．中国中枢神经系统胶质瘤诊断和治疗指南（2012）[J]．中华医学杂志，2013，93（31）：2418-2449.

[4] 李青．中枢神经系统肿瘤病理学 [M]．北京：人民卫生出版社，2011.

[5] Stupp R，Hegi M E，Mason W P，et al. Effects of radiotherapy with concomitant and adjuvant temozolomide versus radiotherapy alone on survival in glioblastoma in a randomized phase Ⅲ study：5-year analysis of the EORTC-NCIC trial [J]. Lancet Oncol，2009，10：459-466.

[6] 中国抗癌协会神经肿瘤专业委员会．中枢神经系统常见肿瘤诊疗纲要 [M]．2 版．北京：北京大学医学出版社，2012.

[7] 余永强．中枢神经系统肿瘤磁共振分类诊断 [M]．北京：人民卫生出版社，2014.

第四章 恶性淋巴瘤

内容提要：

◆ 恶性淋巴瘤是淋巴造血系统的恶性肿瘤。

◆ 病理分型包括霍奇金淋巴瘤和非霍奇金淋巴瘤。

◆ 目前恶性淋巴瘤的治疗是基于病理学诊断和分型的个体化综合治疗。

◆ 综合治疗包括手术、化疗、放疗、生物治疗、造血干细胞移植等。

◆ 国际预后指标是判断恶性淋巴瘤预后的重要依据。

恶性淋巴瘤（malignant lymphoma，ML）是淋巴结和/或结外淋巴组织或器官的恶性肿瘤，来源于淋巴细胞或组织细胞的恶变。按组织病理学改变，目前国际上统一分为霍奇金淋巴瘤（Hodgkin lymphoma，HL）和非霍奇金淋巴瘤（non Hodgkin lymphoma，NHL）两大类。

淋巴结和淋巴组织遍布于全身并与单核吞噬细胞系统、血液系统相互沟通，血液和淋巴液可在全身循环，所以淋巴瘤可发生在身体的任何部位。其中，淋巴结、扁桃体、脾和骨髓易受累。临床以无痛性进行性淋巴结肿大和局部肿块为主要表现，同时可有相应器官压迫症状，肝、脾大，晚期有恶病质、发热及贫血。由于患者的病变部位和范围不相同，淋巴瘤的临床表现具有多样性。

恶性淋巴瘤在世界各地均不少见，并有逐年增多的趋势，全世界有患者 450 万以上，在世界范围内的分布也不一致。现已发现几个著名的高发区，如中非 Burkitt 淋巴瘤发病率较高，日本九州和加勒比海成人 T 淋巴瘤高发等。其发病率发达国家高于发展中国家，城市高于农村。2012 年我国发布的肿瘤登记年报显示，淋巴瘤发病率为 7/10 万，排名恶性肿瘤第 7 位，并且发病率以每年 4%增长；死亡率为 4/10 万，排名恶性肿瘤第 10 位。从 20 世纪 70 年代起我国医学家就注意到与欧美国家相比，恶性淋巴瘤在我国具有一定的特点，概括起来如下：①中部和沿海地区的发病率和死亡率高于内地；②发病年龄曲线高峰在 40 岁左右，没有欧美国家的双峰曲线；③在 NHL 中滤泡型所占比例较低；④近十年的资料表明，我国的 T 细胞淋巴瘤占 34%，与日本相近，远高于欧美国家，但蕈样霉菌病和 Sezary 综合征很少，而淋巴母细胞淋巴瘤/白血病和发生于咽淋巴环伴消化道受侵的病例较多。

第一节 病因和发病机制

恶性淋巴瘤的病因和发病机制迄今尚不清楚，但病毒学说颇受重视。

一、病毒学说

（一）Epstein－Barr（EB）病毒

1964年 Epstein 等首先从非洲儿童 Burkitt 淋巴瘤组织传代培养中分离出 Epstein－Barr（EB）病毒。Burkitt 淋巴瘤有明显的地区性流行，这类患者80％以上的血清中 EB 病毒抗体滴定度明显增高，而非 Burkitt 淋巴瘤患者滴定度增高者仅14％。普通人群滴定度高者发生 Burkitt 淋巴瘤的机会也明显增多。上述均提示 EB 病毒可能是 Burkitt 淋巴瘤的原因。

用荧光免疫法检测 HL 患者的血清，部分患者有高效价的抗 EB 病毒抗体，HL 患者淋巴结借助电子显微镜观察可见 EB 病毒颗粒。在20％HL 的 RS 细胞中可找到 EB 病毒，说明 EB 病毒与 HL 的关系极为密切。

EB 病毒也可能是移植后淋巴瘤和 AIDS 相关淋巴瘤的病因。

我国为 EB 病毒的高感染区，正常人群 EB 病毒的感染率很高，与淋巴瘤患者无明显区别。

（二）T 细胞淋巴瘤/白血病病毒

1976年日本发现成人 T 细胞淋巴瘤/白血病有明显的家族集中趋势，且呈季节性和地区性流行。美国 Gallo 和日本 Yoshida 发现反转录病毒，称之为 T 细胞淋巴瘤/白血病病毒（HTLV－Ⅰ），与淋巴瘤发病有密切关系。HTLV－Ⅰ被证明是这类 T 细胞淋巴瘤的病因。

另一反转录病毒 HTLV－Ⅱ近来被认为与 T 细胞皮肤淋巴瘤（蕈样肉芽肿）的发病有关。

（三）Kaposi 肉瘤病毒

Kaposi 肉瘤病毒（human herpes virus－8）被认为是原发于体腔的淋巴瘤的病因。

二、免疫缺陷

近年来发现遗传性或获得性免疫缺陷伴发淋巴瘤者较正常人多。器官移植后长期应用免疫抑制剂而发生恶性肿瘤者，其中1/3为淋巴瘤。干燥综合征患者中淋巴瘤发病率高于普通人群。

在免疫缺陷下，反复感染、异体器官移植以及淋巴细胞对宿主的抗原刺激等均可引起淋巴组织的增殖反应，由于 T 抑制细胞缺失或功能障碍，机体缺少自动调节的反馈控制，淋巴组织无限增殖，终而导致淋巴瘤的发生。

三、化学和物理学因素

美国早年曾报告中西部农民中由于使用杀虫剂和农药，淋巴瘤的发病率高于正常人数倍，但很难说明其机制。

曾接受1 Gy 以上辐射的广岛居民及曾因脊柱炎进行照射治疗的患者，恶性淋巴瘤的发生率均高于正常人群2倍。化疗药物、苯、石棉和砷等均可导致 ML 发病增加。

四、其他因素

长期服用某些药物，如苯妥英钠可诱发恶性淋巴瘤。

幽门螺杆菌的慢性感染与胃黏膜相关淋巴瘤的关系日趋明朗，不仅从血清和胃镜检查中找到了细菌的证据，还可通过抗生素治疗使大部分幽门螺杆菌阳性的胃黏膜相关淋巴瘤获得良好的治疗效果。

第二节　病理分型

一、霍奇金淋巴瘤

（一）大体改变

受累淋巴结肿大，相邻的肿大淋巴结彼此粘连、融合，最长径可达10 cm及以上，不活动。颈淋巴结累及者，有时可形成包绕颈部的巨大肿块。肿块常呈结节状，切面为灰白色，呈鱼肉样，可伴坏死。

（二）组织学表现

霍奇金淋巴瘤的组织学特征是在以淋巴细胞为主的多种炎性细胞混合浸润的背景上，有具有特殊形态的肿瘤细胞即Reed－Sternberg（RS）细胞的散在分布。典型的RS细胞是一种直径为20～50 μm的双核瘤巨细胞，瘤细胞呈圆形或椭圆形，细胞质丰富，细胞核为圆形或椭圆形，两个细胞核呈面对面排列，彼此对称，又称"镜影细胞"（mirror image cell）。细胞核内有一大而醒目的嗜酸性核仁。除典型RS细胞外，尚可见其他几种RS细胞的衍生细胞，如霍奇金细胞、陷窝细胞（lacunar cells）、L&H型细胞［亦称"爆米花"细胞（popcorn cells）］及多核瘤巨细胞等。WHO（2008年）分类中，将HL分为五种亚型，其中结节硬化型（nodular sclerosis，NS）、混合细胞型（mixed cellularity，MC）、淋巴细胞丰富型（lymphocyte-rich，LR）和淋巴细胞消减型（lymphocyte depletion，LD）四个亚型属经典型霍奇金淋巴瘤（classical Hodgkin lymphoma，CHL）。结节性淋巴细胞为主型（nodular lymphocyte predominance Hodgkin lymphoma，NLPHL）的瘤细胞特征性地表达B细胞的免疫表型而单独列出，以区别于CHL。HL各组织学型别及其主要特点见表2－4－1。

表2－4－1　HL病理学分类及特征

组织学型别	RS细胞	淋巴细胞特征性表现	预后
NLPHL	＋＋＋＋	模糊结节构象，"爆米花"细胞，瘤细胞表达CD20	好
CHL NS	＋＋＋＋	纤维结节分隔，陷窝细胞	好
CHL MC	＋＋＋＋	瘤细胞表达CD15和CD30	中等
CHL LR	＋＋＋＋	瘤细胞表达CD15和CD30	较好
CHL LD	＋＋＋＋	瘤细胞表达CD15和CD30	不良

（三）病理学诊断

典型的RS细胞对HL具有诊断价值，陷窝细胞的存在对CHL NS亦具有诊断意义。当病变组织中缺乏诊断性RS细胞或主要是各种变异型肿瘤细胞时，需借助免疫组织化学染色来协助诊断。CD15和CD30是最常用于HL诊断和鉴别诊断的抗原标记。CD15是髓单核细胞分化抗原，约70％的HL病例的瘤细胞表达该抗原；CD30是一种活化淋巴细胞抗原，80％～90％的病例的瘤细胞该抗原呈阳性。CD20是B淋巴细胞分化抗原，NLPHL瘤细胞该抗原呈阳性，且可表达CD30。

二、非霍奇金淋巴瘤

非霍奇金淋巴瘤（NHL）占所有淋巴瘤的80％～90％，其中2/3原发于淋巴结，1/3原发于淋巴结外部位，如消化道、呼吸道、肺、皮肤、涎腺、甲状腺和中枢神经系统等。NHL与HL的不同之处在于其发病部位的随机性或不定性、肿瘤扩散的不连续性、组织学分类的复杂性和临床表现的多样性。在某些NHL，淋巴瘤与淋巴细胞白血病有重叠，二者为同一种疾病的不同发展阶段，并形成一连续谱系，即淋巴瘤为一极，表现为局限占位性病变；而淋巴细胞白血病为另一极，表现为骨髓和外周血的累及。从细胞属性来看，在所有NHL中，B细胞肿瘤约占70％以上，其次是T细胞肿瘤，而NK细胞肿瘤则较少见。在我国，成人NHL以弥漫大B细胞淋巴瘤为多，儿童和青少年则以急性前体淋巴母细胞白血病/淋巴瘤和Burkitt淋巴瘤为多。最常见的淋巴结外淋巴瘤主要有黏膜相关淋巴组织淋巴瘤和鼻型NK/T细胞淋巴瘤，前者主要发生在胃肠、涎腺和肺等，后者主要发生于上呼吸道、消化道和皮肤等器官。下面将对几个比较常见的NHL的组织学特点及其病理学诊断等问题进行简要介绍。

（一）前体B细胞和T细胞肿瘤

前体B细胞和T细胞肿瘤（precursor B－and T－cell neoplasm）即急性淋巴母细胞白血病/淋巴瘤（acute lymphoblastic leukemia/lymphoma，ALL），是不成熟的前体B或T淋巴细胞，即淋巴母细胞来源的一类高侵袭性肿瘤。约85％的ALL是前体B细胞来源，患者多为儿童，常表现为白血病象，即广泛的骨髓累及和外周血白细胞数量增加。约15％的ALL是前体T细胞来源，多见于成年男性，表现为局部包块，常累及胸腺。该肿瘤的基本病理改变是单一形态、中等偏小的肿瘤性淋巴细胞弥漫性增生和浸润，核分裂象多见。一些良性的细胞质淡染的巨噬细胞散在分布于肿瘤细胞之间形成“满天星”（starry sky）图像。B和T淋巴母细胞在形态学上不能区分，必须借助于免疫表型检测。免疫表型检测：该肿瘤除了细胞表达T或B细胞分化抗原和高Ki67指数外，还特征性表达末端脱氧核苷酸转移酶（TdT）。尚未发现特征性遗传学改变。

（二）弥漫大B细胞淋巴瘤

弥漫大B细胞淋巴瘤（diffuse large B－cell lymphoma，DLBCL）是一组异质性侵袭性或高侵袭性B细胞淋巴瘤，约占所有NHL的40％，是最常见的NHL类型。60％～70％的侵袭性淋巴组织肿瘤为DLBCL，约5％的儿童淋巴瘤为DLBCL。大多数DLBCL原发于淋巴结，部分病例原发于淋巴结外的器官和组织，如胃、肠、脾、中枢神经系统、乳腺、骨和软组织，以及睾丸或卵巢等。2008年WHO淋巴瘤分类中，弥漫大B细胞淋巴瘤非特指性包含几种亚型，例如：富于T细胞/组织细胞大B细胞淋巴瘤；原发性中枢神经系统（CNS）DLBCL；原发性皮肤DLBCL，腿型；老年人EBV阳性DLBCL等。免疫表型检测：DLBCL肿瘤细胞表达B细胞分化抗原CD19、CD20和CD79a，多数表达表面免疫球蛋白（Ig）。根据肿瘤基因表达谱的研究结果可将DLBCL分为两类，一是生发中心B细胞来源DLBCL，其肿瘤细胞表达生发中心标记BCL6和CD10，不表达MUM1；二是活化B细胞来源DLBCL，其肿瘤细胞不表达BCL6和CD10，表达MUM1。统计学分析表明，前者的预后明显优于后者，故在该肿瘤的病理学诊断时需予以区别。

（三）Burkitt淋巴瘤

Burkitt淋巴瘤（Burkitt lymphoma，BL）是淋巴滤泡生发中心细胞来源的高侵袭性B细胞肿瘤。BL有三种临床类型：一是地方性BL，二是散发性BL，三是免疫缺陷相关性BL。这三种BL的组织学改变相似，但在某些临床表现、基因型和病毒学方面有所不同。EB病毒潜伏感染与地方性BL的发病密切相关，在免疫缺陷相关性BL中EB病毒也有较高的阳性检出率，而在散发性BL中则较低。BL主要发生于淋巴结外的器官和组织，特别是颌面部、回盲部肠管和肠系膜，以及乳腺等。BL的组织学特征为中等大小、相对单一形态的淋巴细胞弥漫性浸润。高分裂指数和高凋亡是该肿瘤特征性的表现。瘤细胞间散在分布吞噬有核碎片的巨噬细胞，形成满天星（starry sky）图像。免疫表型检测显示，瘤细胞表达B抗原，如CD19、CD20和CD79a；表达滤泡生发中心细胞标记BCL6和CD10。Ki67抗体指数高，几乎为100%。该肿瘤特征性的遗传学改变是涉及第8号染色体*MYC*基因的异位，最常见的是t（8;14），少数为t（2;8）或t（8;22）。

（四）慢性B淋巴细胞白血病/小B淋巴细胞淋巴瘤

慢性B淋巴细胞白血病/小B淋巴细胞淋巴瘤（B-chronic lymphocytic leukemia/small lymphocytic lymphoma，B CLL/SLL）是成熟B细胞来源的惰性肿瘤。15%～30%的患者可转化为前淋巴细胞白血病，约10%的患者可转化为弥漫性大B细胞淋巴瘤，即Richter综合征。该肿瘤的基本病理改变为单一形态的小淋巴细胞的弥漫性增生和浸润，核分裂象少见。有时可见前淋巴细胞灶性聚集性分布，形成增殖中心（proliferation center），又称“假滤泡（pseudofollicle）”，这种病理改变对B CLL/SLL具有一定的诊断意义。免疫表型检测显示，B CLL/SLL有明确的免疫表型，肿瘤细胞表达B细胞抗原CD19和CD20的同时，还表达CD23和CD5，CD43和BCL2表达也常见，但不表达CD10和cyclin D1。Ki67指数低。遗传学常见的是染色体13q12-14缺失、11q缺失和17p缺失，染色体易位罕见。

（五）滤泡淋巴瘤

滤泡淋巴瘤（follicular lymphoma，FL）是淋巴滤泡生发中心细胞来源的惰性B细胞肿瘤。在西方国家FL约占所有NHL的50%，在中国FL约占NHL的13%。FL的组织学特征是在低倍镜下肿瘤细胞成明显的结节状生长。肿瘤性滤泡主要由不同比例的中心细胞和中心母细胞组成。约10%的患者因外周血的累及可致白细胞总数升高（但常低于20×10^9/L）。约85%的患者有骨髓累及。脾的白髓和肝的汇管区也常有肿瘤细胞浸润。免疫表型检测显示，FL的肿瘤细胞具有正常生发中心细胞的免疫表型，表达CD19、CD20、CD10和单克隆性表面免疫球蛋白。约90%病例的肿瘤细胞表达BCL2，而正常滤泡生发中心B细胞为BCL2阴性；几乎所有肿瘤细胞都表达BCL6。FL的特征性细胞遗传学改变是t（14;18），其结果是14号染色体上的*IgH*基因和18号染色体上的*BCL2*基因拼接，导致*BCL2*基因的活化，以及BCL2蛋白的高表达。因此，BCL2蛋白也是区别反应性增生滤泡和FL肿瘤性滤泡的有用标记。

（六）套细胞淋巴瘤

套细胞淋巴瘤（mantle cell lymphoma，MCL）是滤泡套区B淋巴细胞来源的侵袭性小B细胞肿瘤，约占所有NHL的4%。发病时，大多数患者都有骨髓累及，约20%的患者有外周血累及。发生于胃肠的该肿瘤常表现为多发性黏膜息肉，又称淋巴瘤样息肉病（lymphomatoid polyposis）。病理形态学上，该肿瘤可表现为结节性、套区增生或弥漫浸润性生长。瘤细胞中等偏小，细胞质少，细胞核形状不规则，核仁不明显，核分裂象少。有的患者瘤细胞形似淋巴母细胞。免疫表型检测显示，肿瘤细胞表达B细胞抗原CD19和CD20，还表达CD5、BCL2和CD43，特征性表达cyclin D1，不表达CD23和CD10。普通型MCL的Ki67抗体指数低，而母细胞型MCL的Ki67抗体指数可与淋巴母细胞淋巴瘤（LBL）相当。MCL有特征性的遗传学改变，即t（11;14)，其可导致cyclin D1蛋白过表达，尽管其生物学意义尚不明了，但却有助于该肿瘤的诊断。

（七）边缘区淋巴瘤

边缘区淋巴瘤（marginal zone lymphoma，MZL）是一组异质性的惰性小B细胞肿瘤，为生发中心记忆B细胞来源。该肿瘤可原发于淋巴结、脾和淋巴结外组织。由于该肿瘤最初在黏膜部位被认识，故又称黏膜相关淋巴组织（mucosa associated lymphoid tissue，MALT）淋巴瘤，即MALToma。该肿瘤的发生常与机体免疫功能异常和某些感染有关，如在涎腺Sjögren综合征（干燥综合征）、甲状腺的Hashimoto甲状腺炎，以及幽门螺杆菌性胃炎疾病等的基础上发生该肿瘤。病理形态学上，该肿瘤主要的细胞成分形似正常的边缘区B细胞，即所谓中心细胞样细胞（centrocyte like cells，CLC），还有数量不等的小淋巴细胞、浆细胞，以及淋巴浆细胞等；发生于黏膜部位者，还可见淋巴上皮病损（lymphoepithelial lesion，LEL）。LEL对该肿瘤有一定的诊断价值。MZL的病理学诊断是在排除其他组织学类型的小B细胞肿瘤（B CLL/SLL、FL、MCL、毛细胞白血病和淋巴浆细胞淋巴瘤等）的基础上进行的。免疫表型检测显示，肿瘤细胞表达B细胞分化抗原，如CD19、CD20和CD79a，不表达CD10、BCL2、cyclin D1、CD5、CD23和HCL等，一般不表达CD43。Ki67抗体指数低。约60%的MZL患者存在3号染色体三体，25%～50%的MZL患者存在t（11;18)。

（八）非特指外周T细胞淋巴瘤

非特指外周T细胞淋巴瘤（peripheral T－cell lymphoma，unspecified，PTCL U）是胸腺后成熟T淋巴细胞来源的肿瘤。在WHO分类（2008年）中，除已单列的、有独特的临床病理表现的T细胞淋巴瘤（如血管免疫母细胞性T细胞淋巴瘤、间变大细胞淋巴瘤、皮下脂膜炎样T细胞淋巴瘤及蕈样真菌病等）以外的所有外周（成熟）T细胞淋巴瘤均归于此类。因此，PTCL U是一组异质性的侵袭性肿瘤。PTCL U约占所有淋巴瘤的7.6%，占所有外周T细胞淋巴瘤的50%。病理形态学上，PTCL U的组织学表现多样，瘤细胞在副皮质区或呈弥漫性浸润，有较多的高内皮血管，其中可见淋巴细胞穿行；

瘤细胞的大小和形态各异，核分裂象多。背景中见混合性炎性细胞浸润，部分患者还可见肉芽肿病变。免疫表型检测显示，瘤细胞表达 T 细胞分化抗原，如 CD2、CD3、CD45RO 和 CD43 等，但约 80%的患者有部分 T 细胞抗原如 CD5 和 CD7 丢失。CD4 表型的 PTCL U 多于 CD8 表型的 PTCL U。该类肿瘤缺乏特征性的细胞遗传学改变。

（九）结外鼻型 NK/T 细胞淋巴瘤

结外鼻型 NK/T 细胞淋巴瘤（extranodal natural killer/T - cell lymphoma，nasal type，ENKTCL N）被认为是自然杀伤细胞（natural killer，NK）来源的侵袭性肿瘤。约 2/3 的该肿瘤发生于上呼吸道、消化道，1/3 发生于其他部位（如皮肤和睾丸等）。该肿瘤在亚洲太平洋地区相对多见，而在欧洲及北美地区则罕见。在中国，该肿瘤约占所有 NHL 的 17%，是淋巴结外最常见的非 B 细胞淋巴瘤。该肿瘤的基本病理改变是在凝固性坏死和混合炎性细胞浸润的背景上，肿瘤性淋巴细胞散布或呈弥漫性浸润。瘤细胞大小不等、形态多样，可见瘤细胞的血管中心性和血管破坏性浸润现象。免疫表型检测显示，肿瘤细胞表达部分 T 细胞分化抗原如 CD2、CD45RO、胞浆型 CD3（CD3ε），一般不表达膜型 CD3 抗原；表达 NK 细胞相关抗原 CD56，以及细胞毒性颗粒相关抗原，如 T 细胞内抗原 1（T - cell intracellular antigen 1，TIA 1）、穿孔素（perforin）和粒酶 B（granzyme B）等。T 细胞受体基因重排检测呈胚系构型。几乎所有患者均可检出 EB 病毒编码的小分子 mRNA（EBER）。该肿瘤可出现多种染色体畸变，其中最常见的是 6q 缺失。

WHO 关于淋巴组织肿瘤的分类详见表 2 - 4 - 2。

表 2 - 4 - 2　2008 年淋巴组织肿瘤 WHO 分类

前体淋巴组织肿瘤	B 淋巴母细胞白血病/淋巴瘤，非特指性
	B 淋巴母细胞白血病/淋巴瘤，伴频发性遗传学异常
	B 淋巴母细胞白血病/淋巴瘤，伴 t（9;22）（q34;q11.2）；BCR - ABL1
	B 淋巴母细胞白血病/淋巴瘤，伴（v;11q23），MLL 重排
	B 淋巴母细胞白血病/淋巴瘤，伴 t（12;21）（p13;q22）；TEL - AML1（ETV6 - RUNX1）
	B 淋巴母细胞白血病/淋巴瘤，伴超二倍体
	B 淋巴母细胞白血病/淋巴瘤，伴低二倍体（低二倍体，ALL）
	B 淋巴母细胞白血病/淋巴瘤，伴 t（5:14）（q31;q32）；IL3 - 1GH
	B 淋巴母细胞白血病/淋巴瘤，伴 t（1;19）（q23;p13.3）；E2A - PBX1（TCF3 - PBX1）
	T 淋巴母细胞白血病/淋巴瘤
成熟 B 细胞肿瘤	慢性淋巴细胞白血病/小淋巴细胞淋巴瘤
	B 细胞幼淋巴细胞白血病
	脾 B 细胞边缘区淋巴瘤
	毛细胞白血病
	脾 B 细胞淋巴瘤/白血病，不能分类
	脾弥漫性红髓小 B 细胞淋巴瘤
	毛细胞白血病 - 变型
	淋巴浆细胞淋巴瘤
	Waldenstrom 巨球蛋白血症
	重链病
	γ 重链病
	μ 重链病
	α 重链病
	浆细胞骨髓瘤
	骨的孤立浆细胞瘤

续表2-4-2

	骨外浆细胞瘤
	结外黏膜相关组织边缘区淋巴瘤（MALT 淋巴瘤）淋巴结边缘区淋巴瘤
	儿童淋巴结边缘区淋巴瘤
	滤泡性淋巴瘤
	儿童滤泡性淋巴瘤
	原发性皮肤滤泡中心淋巴瘤
	套细胞淋巴瘤
	弥漫大 B 细胞淋巴瘤（DLBCL），非特指性
	富于 T 细胞/组织细胞大 B 细胞淋巴瘤
	原发性中枢神经系统（CNS）DLBCL
	原发性皮肤 DLBCL，腿型
	老年人 EBV 阳性 DLBCL
	DLBCL 伴慢性炎症
	淋巴瘤样肉芽肿病
	原发纵隔（胸腺）大 B 细胞淋巴瘤
	血管内大 B 细胞淋巴瘤
	ALK 阳性大 B 细胞淋巴瘤
	浆母细胞淋巴瘤
	起自 HHV8 相关多中心性 Castleman 病的大 B 细胞淋巴瘤
	原发性渗出性淋巴瘤
	Burkitt 淋巴瘤
	B 细胞淋巴瘤，不能分类，具有 DLBCL 和 Burkitt 淋巴瘤中间特点
	B 细胞淋巴瘤，不能分类，具有 DLBCL 和经典型霍奇金淋巴瘤中间特点
成熟 T 细胞和 NK 细胞肿瘤	T 细胞幼淋巴细胞白血病
	T 细胞大颗粒淋巴细胞白血病
	慢性 NK 细胞淋巴组织增生性疾病
	侵袭性 NK 细胞白血病
	儿童系统性 EBV 阳性 T 细胞淋巴组织增生性疾病
	水疱痘疮样淋巴瘤
	成人 T 细胞白血病/淋巴瘤
	结外 NK/T 细胞淋巴瘤，鼻型
	肠病相关性 T 细胞淋巴瘤
	肝脾 T 细胞淋巴瘤
	皮肤脂膜炎样 T 细胞淋巴瘤
	蕈样肉芽肿
	Sezary 综合征
	原发性皮肤 CD30 阳性 T 细胞淋巴组织增生性疾病
	淋巴瘤样丘疹病
	原发性皮肤间变性大细胞淋巴瘤
	原发皮肤 γδT 细胞淋巴瘤
	原发性皮肤 CD8 阳性侵袭性亲表皮细胞毒性 T 细胞淋巴瘤
	原发性皮肤 CD4 阳性小/中 T 细胞淋巴瘤
	周围 T 细胞淋巴瘤，非特指性
	血管免疫母细胞性 T 细胞淋巴瘤
	间变性大细胞淋巴瘤（ALCL），ALK 阳性
	间变性大细胞淋巴瘤（ALCL），ALK 阴性
霍奇金淋巴瘤	结节性淋巴细胞为主性霍奇金淋巴瘤
	经典型霍奇金淋巴瘤
	结节硬化经典型霍奇金淋巴瘤
	富于淋巴细胞经典型霍奇金淋巴瘤
	混合细胞经典型霍奇金淋巴瘤
	淋巴细胞消减经典型霍奇金淋巴瘤

续表2-4-2

组织细胞和树突细胞肿瘤	组织细胞肉瘤
	朗格汉斯组织细胞增生症
	朗格汉斯细胞肉瘤
	交指树突细胞肉瘤
	滤泡树突细胞肉瘤
	成纤维细胞性网状细胞肿瘤
	未确定树突细胞肿瘤
	播散性幼年性黄色肉芽肿
移植后淋巴组织增生性疾病（PTLD）	早期病变
	浆细胞增生
	传染性单核细胞增多症样 PTLD
	多形性 PTLD
	单形性 PTLD（B 和 T/NK 细胞型）
	经典型霍奇金淋巴瘤型 PTLD

第三节 临床表现

淋巴瘤细胞增生引起淋巴结肿大和压迫症状，侵犯组织器官引起各系统症状，是非霍奇金淋巴瘤（NHL）和霍奇金淋巴瘤（HL）共同之处，但二者的病理组织学改变不同形成了各自的临床特点。

恶性淋巴瘤可以仅有单组淋巴结肿大而不伴有全身性症状，也可无浅表淋巴结肿大而有全身浸润，并伴有相应症状和体征。HL 常以浅表淋巴结肿大为首发症状，原发在淋巴结以外组织器官者仅 9%；而 NHL 可以多中心发源，所以疾病早期常已全身播散，原发在淋巴结以外者较多见，转化为白血病也不少。

一、局部表现

临床上大多数首先侵犯浅表淋巴结和/或纵隔、腹膜后、肠系膜淋巴结，少数原发于结外器官，浅表淋巴结受侵占 60%～80%。

（一）浅表淋巴结肿大

浅表淋巴结的无痛性、进行性肿大常是首发表现，尤以颈淋巴结多见，其次为腋淋巴结，首发于腹股沟或滑车上的较少。HL 首发于颈淋巴结者占 60%～70%。肿大的淋巴结可活动，也可互相粘连，融合成块，触诊有软骨样感觉。少数患者仅有深部淋巴结肿大。NHL 以浅表淋巴结肿大起病者占 56%，半数好发于颈部，但更易累及咽淋巴环、肠系膜和腹股沟。淋巴结肿大可压迫邻近器官，如压迫神经可引起疼痛；纵隔淋巴结肿大可引起咳嗽、胸闷、气促、肺不张、颈交感神经麻痹综合征、上腔静脉压迫征；肝门淋巴结肿大压迫胆总管可引起黄疸和肝大；腹膜后淋巴结肿大可引起背痛及下肢、会阴部或阴囊水肿，压迫输尿管引起肾盂积水。

（二）咽淋巴环病变

口咽、舌根、扁桃体和鼻咽部组成咽淋巴环，又称韦氏环。其黏膜和黏膜下具有丰富的淋巴组织，是恶性淋巴瘤的好发部位。咽淋巴环淋巴瘤约占结外 NHL 的 1/3。扁桃体淋巴瘤常伴有颈淋巴结增大，有时扁桃体肿块可以阻塞整个口咽，影响进食和呼吸。扁桃体淋巴瘤可同时或先后合并胃肠侵犯。

（三）鼻腔病变

鼻腔原发淋巴瘤绝大多数为NHL，患者常有相当长的流鼻涕、鼻塞，或过敏性鼻炎病史，可有鼻出血，直至鼻腔出现肿块，影响呼吸。鼻咽部淋巴瘤则以耳鸣、听力减退较显著。

（四）胸部病变

纵隔是好发部位，常见前中纵隔、气管旁及气管支气管淋巴结，双侧多于单侧。初期常无明显症状，当肿瘤增大到一定程度时压迫周围组织器官引起相应症状。肺原发恶性淋巴瘤仅占NHL的0.5%～2%。

（五）腹部病变

1. 胃肠

胃肠病变以胃原发淋巴瘤较多，绝大多数为NHL。肠道以小肠，尤其是十二指肠、回肠和回盲部较多。早期无症状，随病变进展可出现消化不良、上腹不适等非特异性症状，病变进展可出现呕血、排黑便、上腹包块、贫血、消瘦、肠穿孔及肠梗阻等症状和体征。

2. 肝脾

肝脾病变在原发恶性淋巴瘤少见，在病情进展中肝脾受侵多见。恶性淋巴瘤的肝受侵多继发于脾受侵或晚期病例，病变多为弥漫性，肝穿刺活检有助于诊断。肝实质受侵引起肿大，活体组织检查25%～50%的非霍奇金淋巴瘤有肝累及。脾浸润大多由腹部淋巴结病灶经淋巴管扩散而来。霍奇金病早期脾大不常见，但随着病程进展而增多，一般在10%左右。

3. 腹膜后、肠系膜及盆腔淋巴结

ML常累及腹膜后、肠系膜及髂窝淋巴结。肿大淋巴结可相互融合成块，腹部可扪及肿块或伴疼痛。腹膜后淋巴结肿大的NHL，易有发热症状。有时受累淋巴结很少，仅腹部探查时可见。腹腔淋巴结受累常提示恶性程度高，预后不良。

（六）骨骼系统病变

ML侵犯骨骼可有局部压痛、病理性骨折。HL骨质累及者占10%～35%，NHL更多，以胸椎、腰椎最常受累，股骨、肋骨、骨盆及头颅骨次之。骨髓受侵犯多属于疾病晚期，表现为骨髓受侵或合并白血病。

（七）皮肤病变

淋巴瘤可原发或继发皮肤侵犯，多见于NHL。特异性皮肤损害多见于T细胞成人白血病/淋巴瘤综合征或蕈样肉芽肿，表现多样化，包括肿块、皮下结节、浸润性斑块、溃疡、丘疹等，常见于头颈部。5%～16%的HL患者发生带状疱疹。

（八）神经系统病变

原发于中枢神经系统的恶性淋巴瘤很少见，一般在1%左右。但ML引起的神经系统并发症却较常见，约见于10%的NHL。在临床上多由于出现压迫症状而引起重视。

（九）其　他

ML 可浸润胰腺，发生吸收不良综合征。浸润乳腺、甲状腺、泪腺、膀胱、睾丸或卵巢等而引起相应症状者罕见。

二、全身表现

因病理学类型及所处的时期不同而差异很大，部分患者可无全身性症状。

（一）全身性症状

全身性症状常见的有发热、消瘦（体重减轻 10%以上）、盗汗，其次有食欲减退、易疲劳、瘙痒等。全身性症状和发病年龄、肿瘤范围、机体免疫力等有关。老年患者、免疫功能差或多灶性起病者全身性症状显著，预后不良。

（二）全身非特异性病变

淋巴瘤可伴有一系列的皮肤、神经系统非特异性表现。皮肤病变可表现为糙皮病样丘疹、色素沉着、鱼鳞癣、剥脱性皮炎、带状疱疹、荨麻疹、结节性红斑、皮肌炎等，发生率为 13%～53%。神经系统病变可表现为运动性周围神经病变、多发性肌病、进行性多灶性脑白质病、亚急性坏死性脊髓病等。

（三）免疫、血液系统表现

诊断时 10%～20%可有贫血，部分患者可有白细胞、血小板增多，红细胞沉降率（血沉）增快，个别患者可有类白血病反应，中性粒细胞明显增多。乳酸脱氢酶的升高与肿瘤负荷有关。部分患者，尤其是晚期患者表现为免疫功能异常，如自身免疫性溶血性贫血、Coomb 试验阳性、血清单克隆免疫球蛋白峰、细胞免疫功能受损包括淋巴细胞转化率、巨噬细胞吞噬率降低等。

第四节　诊断及鉴别诊断

一、诊断及分期

主要依靠临床表现、影像学及病理学检查结果。病理组织学诊断和分型是制订治疗方案和判断预后的重要依据，是必不可少的步骤。

（一）临床特点

凡无明显原因的进行性无痛性淋巴结肿大，都应及早切除肿大淋巴结行病理学检查；即使肿大淋巴结经抗炎、抗结核等治疗后暂时缩小，如果再次增大，也应及时进行病理活检。如果肿大的淋巴结经多次活检均为反应性增生，则应密切随访。对只有纵隔、腹腔或腹膜后淋巴结肿大的患者，在进行全面检查后，应及时进行腔镜检查，必要时可采取开胸、开腹探查术获取病变组织，进行病理学诊断。对有较长时间发热、盗汗及消瘦等症状和体征者，即使不伴有体表淋巴结长大，也应注意。

（二）病理学诊断

结合组织形态学、免疫组织化学和分子生物学等技术，绝大多数患者可明确诊断和分型。体表淋巴结活检时应尽量完整切除，不选用穿刺活检；尽量选用受炎症干扰小的部位进行，如锁骨上、腋下、颈部、滑车上等；术中避免挤压组织，切取后尽快固定。

（三）影像学诊断

根据病情选择X线、超声、CT、MRI、胃肠造影等手段，了解肿瘤侵犯部位、程度，进行临床分期、判断预后等。放射性核素镓扫描对治疗后纤维化和肿瘤残存或复发病变可起鉴别作用，近几年正电子发射体层摄影（positron emission tomography，PET）的应用得到越来越多的肯定。

（四）实验室检验

血常规、血生化和红细胞沉降率等实验室检验结果，对了解病情、判断机体状况和预后也有价值。

（五）临床分期

目前采用Ann Arbor－Cotswolds分期系统，详见表2－4－3。

表2－4－3　Ann Arbor－Cotswolds分期

分期	侵犯范围
Ⅰ	病变仅限于单个淋巴结区或淋巴样组织（如脾、咽淋巴环、胸腺）（Ⅰ）或单个结外器官局部受累（$Ⅰ_{E}$）
Ⅱ	病变累及横膈同侧两个或更多的淋巴结区（Ⅱ）或病变局限侵犯结外器官及横膈同侧1个以上淋巴结区（$Ⅱ_{E}$）
Ⅲ	病变累及横膈两侧淋巴结区（Ⅲ）。可伴有脾累及（$Ⅲ_{S}$）、结外器官局限受累（$Ⅲ_{E}$），或脾与结外器官局限受累（$Ⅲ_{SE}$）
Ⅳ	1个或多个结外器官受到广泛性或播散性侵犯，伴或不伴淋巴结肿大。肝或骨髓只要受累均属Ⅳ期。

每一分期又分为：A，无全身性症状；B，6个月内无明显原因发热、盗汗、体重减轻超过10%；X，巨块病变，最长径达10 cm以上的巨块，纵隔病变超过胸腔横径的1/3；E，局限性孤立的结外病变，肝和骨髓除外。

二、鉴别诊断

淋巴瘤须与其他淋巴结肿大疾病鉴别。局部淋巴结肿大要排除淋巴结炎和恶性肿瘤转移。以发热为主要表现的淋巴瘤须与结核病、脓毒症（败血症）、结缔组织病等鉴别。结外淋巴瘤须与相应器官的恶性肿瘤鉴别。HL和NHL的治疗原则和预后不同，故需加以鉴别（表2－4－4）。

表2－4－4　HL和NHL临床特点的比较

临床特点	HL	NHL
首发部位	常为淋巴结肿大	常有结外病变
发展速度	较慢	较快（惰性淋巴瘤除外）
扩散方式	通过淋巴道向邻近淋巴结扩散	通过淋巴道和/或血道跳跃式扩散
全身性症状（B症状）	30%～35%	10%～15%

续表2-4-4

临床特点	HL	NHL
全身衰竭	少见	多见
受侵部位	常局限于淋巴结	侵犯范围广泛
咽淋巴环	很少	多见
滑车上淋巴结	少见	多见
纵隔	约50%	<20%（淋巴母细胞淋巴瘤除外）
肝	少见	多见
脾	多见	少见
结外病变	少见，发生较晚	多见，发生较早
胃肠	很少	多见
肠系膜淋巴结	少见	多见
中枢神经系统	很少	可见
皮肤	很少	可见

第五节　治疗及预后

目前，恶性淋巴瘤的治疗强调治疗前病理学诊断、分型和分期的重要性，强调基于病理分型基础上的个体化综合治疗方案，包括手术、化疗、放疗、生物治疗、造血干细胞移植等治疗手段。

一、手术治疗

除为了明确恶性淋巴瘤的病理学类型和分期，需要做浅表或深部淋巴结的活检外，一般情况下不需做手术。以下情形建议手术治疗。

（1）原发于脾的淋巴瘤，或合并脾功能亢进者均有切脾指征；部分淋巴瘤，如脾边缘区B细胞淋巴瘤，切脾术后疗效较好。切脾后可改善血常规，为以后化疗创造有利条件。

（2）原发于胃肠的恶性淋巴瘤应强调手术治疗，可明确病变部位、切除病变组织和制订后期治疗计划。淋巴瘤的切除率较癌肿高。胃淋巴瘤合并出血可行胃次全切除，全胃切除应慎用。肠淋巴瘤则可切除局部病灶肠管及相应系膜。对于切除不尽的瘤体，可于术中置银夹固定，以便术后放疗。若胃肠淋巴瘤存在巨大溃疡，累及范围较广泛，常常导致消化道大出血、急性穿孔或肠梗阻等急腹症，应行急诊手术治疗。

（3）发生于肺、涎腺、甲状腺等处的黏膜相关淋巴组织淋巴瘤（MALT淋巴瘤）属于惰性淋巴瘤，局部手术切除后，不做任何治疗，随访多年可以没有病情变化。

（4）原发于肾、膀胱、睾丸、卵巢和子宫等泌尿生殖系统器官的恶性淋巴瘤宜早期手术切除，术后再予放疗或化疗。

（5）恶性淋巴瘤可累及胸腰椎椎体，可导致身体畸形，影响运动系统的稳定性和活动，或压迫椎管引起神经症状（疼痛、截瘫），可以先选择手术治疗。

二、化疗和放疗

以化疗为主结合放疗的联合治疗方式是恶性淋巴瘤治疗的基本策略。霍奇金淋巴瘤和非霍奇金淋巴瘤的治疗原则和方案不同。

（一）霍奇金淋巴瘤

1. 治疗原则

目前临床指南推荐Ⅰ或Ⅱ期 HL 患者首选治疗方案为联合治疗：ABVD 加 20～30 Gy 的受累野放疗（involved field radiation，IFRT）或 Stanford V 方案化疗加 30 Gy 的 IFRT。Ⅲ或Ⅳ期患者，初次治疗采用 ABVD 或 Stanford V 方案化疗。巨大肿块或化疗后残留的肿块可联合应用 IFRT 或扩大野照射（extended field radiation）。

2. 化疗方案

（1）MOPP 方案（M 氮芥，O 长春新碱，P 丙卡巴肼，P 泼尼松）：20 世纪 70 年代以前常用，完全缓解（CR）率为 80%，5 年生存率达 75%，长期无疾病进展生存率（disease-free survival，DFS）达 50%。HL 是第一种用化疗能治愈的恶性肿瘤。主要不良反应是对生育功能的影响及引起继发性肿瘤。治疗延续 3 个月以上第二种肿瘤发生率为 3%～5%，不孕率为 50%。

（2）ABVD 方案：是目前临床常用的一线联合化疗方案。其缓解率和 5 年无疾病进展生存率优于 MOPP 方案，包括对晚期患者和对 MOPP 耐药者仍保持较高的完全缓解率。ABVD 方案对生育功能影响小，较少引起继发性肿瘤。由于维持治疗不延长患者的生存时间，而且增加化疗毒性并抑制免疫功能，故主张 ABVD 方案完全缓解后巩固 2 个疗程（总疗程不超过 8 个疗程）。如果 ABVD 方案失败，可考虑大剂量化疗或自体造血干细胞移植。

（3）Stanford V 方案：最初由 Stanford 研究组在治疗早期巨块型病变和晚期 HL 患者时引入。放疗是 Stanford V 方案不可或缺的一部分。该方案虽属强化治疗，但这些药物的累计剂量明显低于 MOPP、ABVD、MOPP/ABVD 交替方案或其他混合方案，因此降低了与化疗相关的不育症、继发性肿瘤、心肺毒性等疾病的发病风险。

（4）BEACOPP 方案：是为改进晚期病变患者疗效开发出的另外一种治疗方案。对于高复发风险患者应考虑采用递增剂量 BEACOPP（4 个周期）。

霍奇金淋巴瘤常用联合化疗方案详见表 2-4-5。

（二）非霍奇金淋巴瘤

非霍奇金淋巴瘤的治疗策略应以联合化疗为主。

1. 惰性淋巴瘤

B 细胞惰性淋巴瘤包括小淋巴细胞淋巴瘤、边缘区淋巴瘤和滤泡细胞淋巴瘤等，T 细胞惰性淋巴瘤主要指蕈样真菌病/Sezary 综合征。惰性淋巴瘤发展较慢，对放化疗有效，但不易缓解。该组Ⅰ期和Ⅱ期放疗或化疗后患者的生存时间可达 10 年，部分患者有自发性肿瘤消退。Ⅲ期和Ⅳ期患者化疗后，虽会多次复发，但中位生存时间也可达 10 年。故对该病主张姑息性治疗原则，尽可能推迟化疗。如果患者病情有所发展，可单独给以苯丁酸氮芥 4～12 mg 每天 1 次口服或环磷酰胺 100 mg 每天 1 次口服。苯达莫司汀的上市提高了惰性淋巴瘤的疗效。联合化疗可用COP方案。临床试验表明无论单药或联合化疗，强烈化疗效果差，不能改善患者的生存时间。惰性淋巴瘤治疗的新药还有氟达拉滨(fludarabine)、克拉屈滨（cladribine)、喷司他丁（pentostatin）等。

表2－4－5　霍奇金淋巴瘤常用联合化疗方案

方案	药物	用量和用法	备注
ABVD	(A) 多柔比星	25 mg/m²	均在第1天与第15天静脉注射，1个疗程后休息2周
	(B) 博来霉素	10 mg/m²	
	(V) 长春碱	6 mg/m²	每4周1次
	(D) 达卡巴嗪（氮烯咪胺）	375 mg/m²	
Stanford V	(A) 多柔比星	25 mg/m²	第1,3,5,7,9,11周
	(V) 长春碱	6 mg/m²	第1,3,5,7,9,11周
	(N) 氮芥	6 mg/m²	第1,5,9周
	(V) 长春新碱	1.4 mg/m²（最大量2 mg）	第2,4,6,8,10,12周
	(B) 博来霉素	5 U/m²	第2,4,6,8,10,12周
	(E) 依托泊苷	60 mg/m²	第3,7,11周第1～2天
	(P) 泼尼松（强的松）	40 mg/m²	隔天服用共12周
BEACOPP	(B) 博来霉素	10 mg/m²	第8天
	(E) 依托泊苷	100 mg/m²	第1～3天
	(A) 多柔比星	25 mg/m²	第1天
	(C) 环磷酰胺	650 mg/m²	第1天
	(V) 长春新碱	1.4 mg/m²（最大量2 mg）	第8天
	(P) 丙卡巴肼（甲基苄肼）	100 mg/m²	第1～7天
	(P) 泼尼松	40 mg/m²	第1～14天 每3周1次

2. 侵袭性淋巴瘤

B细胞侵袭性淋巴瘤包括套细胞淋巴瘤、大B细胞淋巴瘤等，T细胞侵袭性淋巴瘤包括血管免疫母细胞性T细胞淋巴瘤、间变性大细胞淋巴瘤和周围T细胞淋巴瘤等。侵袭性淋巴瘤不论分期均应以化疗为主，对化疗残留肿块、局部巨大肿块或中枢神经系统累及者可行局部放疗（扩大野照射25 Gy）作为化疗的补充。

CHOP方案为侵袭性NHL的标准治疗方案。其疗效与其他治疗NHL的化疗方案类似而毒性较低。方案第3天开始行粒细胞集落刺激因子5 μg/kg，5～8天的预防性治疗，可减少白细胞下降。CHOP方案每3周1个疗程，4个疗程不能缓解者，应改变化疗方案。完全缓解后巩固2个疗程，但化疗不应少于6个疗程。长期维持治疗并无好处。本方案5年无疾病进展生存率达41%～80%。

非霍奇金淋巴瘤常用联合化疗方案详见表2－4－6。

淋巴母细胞淋巴瘤、Burkitt淋巴瘤属于高度侵袭性淋巴瘤，进展迅猛。对于该类淋巴瘤应采用强烈的化疗方案，如Hyper CVAD/HD MTX Ara C方案，该方案可以明显改善预后，部分患者可望治愈。

全身广泛播散的淋巴瘤或有白血病发展倾向者，或已转化成白血病的患者，可按照治疗淋巴细胞白血病的化疗方案，如VDLP方案（长春新碱、柔红霉素、门冬酰胺酶、泼尼松）治疗。ESHAP、ICE方案对复发淋巴瘤的完全缓解率可达30%。

表 2-4-6 非霍奇金淋巴瘤常用联合化疗方案

方案	药物	用量和用法
CHOP	环磷酰胺	750 mg/m^2，第 1 天静脉注射
	多柔比星	50 mg/m^2，第 1 天静脉注射
	长春新碱	1.4 mg/m^2（最大量 2 mg），第 1 天静脉注射
	泼尼松	100 mg，第 1 天～第 5 天口服
		（每 21 天为 1 个周期）
Hyper CVAD/HD MTX Ara C	A 方案	
	环磷酰胺	300 mg/m^2，第 1 天～第 3 天每 12 小时 1 次持续 3 小时
	美司钠	与环磷酰胺等量，第 1 天～第 3 天持续 24 小时
	长春新碱	2 mg，第 4 天、第 11 天静脉注射
	多柔比星	50 mg/m^2，第 4 天静脉注射
	地塞米松	40 mg，第 1 天～第 4 天，第 11 天～第 14 天静脉滴注
	第1,3,5,7个疗程	
	B 方案	
	甲氨蝶呤	1 g/m^2，第 1 天持续 24 小时
	阿糖胞苷	3 g/m^2，第 2 天和第 3 天静脉滴注 2 小时，间隔 12 小时 1 次
	四氢叶酸	甲氨蝶呤结束后 24 小时，开始 50 mg 静脉注射，之后 25 mg 静脉注射，间隔 6 小时 1 次，连用 8 次
	第2,4,6,8个疗程	
ESHAP（用于复发淋巴瘤）	依托泊苷	40 mg/m^2，第 1 天～第 4 天静脉滴注 2 小时
	甲泼尼龙	500 mg/m^2，第 1 天～第 4 天静脉滴注
	阿糖胞苷	2 g/m^2，第 5 天静脉滴注 3 小时
	顺铂	25 mg/m^2，第 1 天～第 4 天静脉滴注
		（每 21 天为 1 个周期）
ICE（用于复发淋巴瘤）	异环磷酰胺	5 g/m^2，第 2 天持续静脉滴注 24 小时
	美司钠	与异环磷酰胺同等剂量，第 2 天持续 24 小时
	卡铂	600 mg/m^2，第 2 天静脉滴注
	依托泊苷	100 mg/m^2，第 1 天～第 3 天静脉滴注

注：上述方案中药物剂量摘自原文献，仅供参考，实际应用按具体情况酌情增减。其缓解率较高，使长期无疾病进展生存率增加到 55%～60%。其中，中等剂量甲氨蝶呤还可防治中枢神经系统淋巴瘤。

三、生物治疗

（一）单克隆抗体

NHL 大部分为 B 细胞性，后者 90%的肿瘤细胞表达 CD20 抗原。HL 的淋巴细胞为主型也高密度表达 CD20。凡 CD20 阳性的 B 细胞淋巴瘤均可用 CD20 单抗（rituximab，利妥昔单抗）治疗。CD20 单抗通过抗体依赖细胞的细胞毒作用（antibody-dependent cellular cytotoxicity，ADCC）、补体依赖的细胞毒作用（complement-dependent cytotoxicity，CDC）、诱导凋亡等机制杀灭肿瘤细胞。利妥昔单抗是第一个被美国食品药品管理局（FDA）批准的抗肿瘤的人鼠嵌合 CD20 单抗。已有临床研究报告 CD20 单抗与 CHOP、Hyper CVAD 方案等联合，即生物化学药物治疗，治疗惰性或侵袭性淋巴瘤可明显提高完全缓解率和延长患者的无疾病生存时间，对复发、难治病例也有效。现在 CD20 单抗既被用于初始治疗阶段，也被单独用于维持治疗阶段以减少复发、提高治愈率。此外，B 细胞淋巴瘤在造血干细胞移植前加用 CD20 单抗做体内净化可以提高移植治疗的疗效。CD20 单抗有发热、寒战、肌肉疼痛等不良反应。目前还开发出放射性核素如碘-131、钇-90 等与 CD20 单抗耦联的放射免疫治疗，对部分复发、难治病例有效。

（二）干扰素

干扰素对蕈样真菌病和滤泡型、小 B 细胞淋巴瘤有部分缓解作用。

（三）抗生素

胃黏膜相关淋巴组织淋巴瘤（MALT 淋巴瘤）可使用规范的抗幽门螺杆菌（helicobacter pylori，Hp）的药物杀灭 Hp 治疗。部分患者仅经抗菌治疗后，即可取得完全或部分缓解。有研究结果显示，BCL10 核表达可能与肿瘤对抗 Hp 治疗无效密切相关。

（四）蛋白酶体抑制剂

针对泛素蛋白酶体通路开发的蛋白酶体抑制剂，如硼替佐米（bortezomib），体内外研究均有抗骨髓瘤、淋巴瘤等多种血液肿瘤的作用。目前与 CHOP 等方案联合，对部分复发、难治病例有效。

四、造血干细胞移植

患者年龄在 55 岁以下，重要器官功能正常，且属缓解期短、难治易复发的侵袭性淋巴瘤，4 个疗程的 CHOP 能使淋巴结缩小 3/4 以上者，可考虑全身淋巴结放疗（即“斗篷式”合并“倒 Y 字式”扩大野照射）及大剂量联合化疗后进行自体骨髓/外周血造血干细胞或异基因干细胞移植（stem cell transplantation，SCT），以期最大限度地杀灭肿瘤细胞，取得较长缓解期和无病存活期。

自体造血干细胞移植（autologous SCT）治疗侵袭性淋巴瘤取得了令人鼓舞的结果，其中 40%以上获得肿瘤负荷缩小，18%～25%复发病例被治愈，较常规化疗增加长期生存率 30%以上。自体移植前可以采用单克隆抗体、细胞毒药物和物理方法做肿瘤细胞的体内和体外净化（purging）处理。而较之于骨髓，自体外周血造血干细胞移植用于淋巴瘤治疗时，移植物受淋巴瘤细胞污染机会小，造血功能恢复快，并适用于骨髓受累或经过盆腔照射的患者。

血管免疫母细胞淋巴瘤、套细胞淋巴瘤、淋巴母细胞淋巴瘤和 Burkitt 淋巴瘤如果经化疗和放疗无缓解，则考虑行异基因造血干细胞移植（allogeneic SCT）。异基因移植可以避免自身肿瘤细胞“沾染”，减少复发，诱导移植物抗淋巴瘤效应（graft-versus lymphoma effect，GVT），有利于清除微小残留病灶（minimal residual disease，MRD），减少移植后骨髓增生异常综合征（MDS）、继发性急性白血病的发生率。近年来发展的非清髓性异基因造血干细胞移植（nonmyeloablative allogeneic SCT）则减少了移植相关的病死率，而自体移植前后采用免疫治疗清除 MRD 也在临床试验中。

五、心理治疗

恶性淋巴瘤患者承受着来自病情本身的症状、选择治疗方案的艰难和高昂的治疗费用等多重心理压力。这类患者合并情绪障碍的比率非常高，与患者的病症严重程度、社会经济状况及家庭成员对患者的支持等关系密切。所以，这类患者的心理干预涉及对患者本人及其家属两方面。

六、预　后

现在 HL 和 NHL 的某些亚型已有用放化疗治愈的可能。HL 是化疗可治愈的肿瘤之一，其预后与组织类型及临床分期紧密相关。淋巴细胞为主型（包括 WHO 分类的 NLPHL 和 LRCHL）预后最好，5 年生存率可达 94.3%，但 NLPHL 和 LRCHL 的预后差异有待进一步研究。淋巴细胞消减型预后最差，5 年生存率仅为 27.4%。HL 临床分期中Ⅰ期与Ⅱ期 5 年生存率在 90%以上，Ⅳ期为 31.96%；有全身性症状较无全身性症状者预后为差；儿童及老年患者预后一般比中青年患者为差；女性患者预后较男性患者为好。

1993 年 Shipp 等提出了 NHL 的国际预后指标（international prognostic index，IPI），将预后分成低危、低中危、高中危及高危四组（表 2－4－7）。年龄大于 60 岁、分期为Ⅲ期或Ⅳ期、淋巴结外病变两处以上、需要卧床或生活需要别人照顾（行为指数≥2）、血清乳酸脱氢酶（lactate dehydrogenase，LDH）浓度升高是 5 个常用预后不良的 IPI，可根据患者具有的 IPI 值来判断 NHL 的预后。

表 2－4－7　NHL 的国际预后指数与预后

分组	不良预后因子数	完全缓解率	2 年生存率	5 年生存率
低危	0 或 1	87%	84%	73%
低中危	2	67%	66%	50%
高中危	3	55%	54%	43%
高危	4 或 5	44%	34%	26%

【病例拓展分析】

患者，男性，42 岁，体重 65 kg。因“双颈、腋下、腹股沟区淋巴结肿大 3 个月”，伴体重下降 15 kg 和盗汗就诊。取左侧颈淋巴结活检，病理学诊断为“非霍奇金淋巴瘤，弥漫大 B 细胞型”，全身增强 CT 发现腹膜后和肠系膜有广泛肿大的淋巴结，骨髓活检未发现浸润的淋巴瘤细胞，血清 LDH 浓度为 210 U/L，PS=1，最后诊断分期为$Ⅲ_B$期，IPI 评分为 1 分。

问题 1：该名患者采用何种治疗方案？

分析：根据病理学类型、分期及预后指数，该名患者首先应采取 R（利妥昔单抗）-CHOP 标准方案化疗。

该患者采用适合的方案治疗后，外周肿大淋巴结完全消退，全身性症状完全消失，血清 LDH 正常。完成全部治疗后 6 周，做 CT、骨髓、血清 LDH、PET 检查均提示正常。

问题 2：此时该名患者是否需要巩固治疗，如大剂量化疗或自体造血干细胞移植？

分析：患者为$Ⅲ_B$期，IPI 评分为 1 分，为低危患者，完全缓解后不需行巩固治疗。

停止治疗 3 个月后，该名患者再度出现上述外周淋巴结肿大、全身性症状，CT 显示原发深部淋巴结再度广泛肿大，并发现累及髂腰肌和左肾，血清 LDH 浓度为 1 500 U/L，PS=2。

问题 3：此时建议该名患者采用何种治疗方案？

分析：此时应该采取二线化疗方案进行化疗，因复发时间为 3 个月，可不再使用利妥昔单抗，二线化疗达到部分缓解（PR）以上的疗效后，采取自体造血干细胞移植巩固疗效。

调整治疗方案后，再次获得完全缓解，但是 6 个月后，该名患者第二次复发。

问题 4：此时该名患者可采用哪些拯救性治疗方案？

分析：若患者一般情况允许，可再次行三线化疗。

（卓洪宇　邹立群　牛　挺　刘卫平）

参考文献

[1] Jaffe E S, Harris N L, Stein H, et al. World Health Organization classification of tumours. Pathology and genetics of tumours of haematopoietic and lymphoidtissues [C]. Lyon: IARC Press, 2001.

[2] Thomas D A, O'Brien S, Cortes J, et al. Outcome with the hyper-CVAD regimens in lymphoblastic lymphoma [J]. Blood, 2004, 104 (6): 1624-1630.

[3] Greer J P, Foerster J, Lukens J N, et al. Wintrobe's Clinical Hematology [M]. 11th ed. Philadelphia: Lippincott Williams & Wilkins, 2004.

[4] Anonymous. A predictive model for aggressive non-Hodgkin's lymphoma. The International Non-Hodgkin's Lymphoma Prognostic Factors Project [J]. N Engl J Med, 1993, 329 (14): 987-994.

[5] Hasenclever D, Diehl V, Armitage J O, et al. A prognostic score for advanced Hodgkin's disease [J]. N Engl J Med, 1998, 339 (21): 1506-1514.

[6] Lister T A, Crowther D. Staging for Hodgkin's disease [J]. Semin Oncol, 1990, 17: 696-703.

[7] 张之南，沈悌. 血液病诊断及疗效标准 [M]. 3 版. 北京：科学出版社，2007.

[8] NCCN clinical practice guidelines in oncology TMV [OL]. [2014-3]. http://www.nccn.org.

[9] Sonneveld P, de Ridder M, van derLelie H, et al. Comparison of doxorubicin and mitoxantrone in the treatment of elderly patients with advanced diffuse non-Hodgkin's lymphoma using CHOP versus CNOP chemotherapy [J]. J Clin Oncol, 1995, 13: 2530-2539.

第五章　乳腺癌

内容提要：

- 乳腺癌是全世界妇女最常见的恶性肿瘤，发病率逐年增加；与西方国家相比，我国妇女乳腺癌具有发病年龄较轻、绝经前妇女比例高、雌激素受体阴性率高等特点。
- 乳腺癌发病的主要危险因素有：激素水平、家族史和遗传因素。
- 全面细致的乳腺体格检查及适当的影像学检查是乳腺癌诊断必不可少的步骤，组织病理学诊断是确诊的"金标准"。
- 治疗现状：包括手术、化疗、内分泌治疗、放疗、靶向治疗的综合治疗措施。

乳腺癌（breast cancer）是全世界妇女最常见的恶性肿瘤，其发病率在西方许多国家位于女性恶性肿瘤的首位。我国在世界上虽属乳腺癌较低发的国家，但近年来发病率有逐渐增加的趋势。据世界卫生组织国际癌症研究中心（International Agency for Research on Cancer，IARC）预计，在2030年我国女性乳腺癌发病数可达到23.4万例，因乳腺癌死亡7.0万例。

流行病学调查研究发现我国的乳腺癌患者具有以下几个特点：①发病年龄较轻，以50岁左右为发病年龄高峰；②绝经前妇女比例高；③雌激素受体阴性率高；④就诊时已有淋巴结转移的比例高；⑤城市地区高于农村地区；⑥受教育年限长的发病率高。与西方乳腺癌高发国家相比，我国乳腺癌在发病原因、治疗措施选择以及预后判断等方面都存在较大差异。因此，有必要进一步加强乳腺癌的基础和临床研究，做好乳腺癌的三级预防工作，早期诊断及采取有效措施治疗乳腺癌，以期提高我国乳腺癌患者的生存率和生存质量。

第一节　病因和危险因素

目前，乳腺癌的确切病因尚不清楚，但其很多危险因素都与雌激素刺激的强度和时间有关，或与一些基因的先天异常或DNA损伤有关。研究发现，月经初潮早、第一胎生育年龄晚、绝经年龄晚、有乳腺癌家族史、有乳腺良性疾病史及乳腺癌史是乳腺癌发病的高危因素。与乳腺癌相关的其他因素有婚姻、膳食、生活习惯、肥胖、某些药物、精神因素和病毒因素等。乳腺癌为多种因素在一定条件下综合作用的结果。

（1）性别和年龄：性别是影响乳腺癌发病的首要因素，男、女发病危险相差100倍左右。年龄是影响发病的重要因素，年轻妇女发病率低，育龄妇女的发病危险会随着年龄的增长而快速升高，在绝经前后其上升趋势略缓，其后继续升高。

（2）月经及生育：月经初潮年龄越小，绝经年龄越晚，发生乳腺癌的风险越高，这和长期激素暴露有关。初产年龄越大，患乳腺癌的风险越高。生育的妇女比不生育的妇女患乳腺癌比例低，哺乳亦有一定保护作用。

（3）婚姻：很早人们就发现修女中乳腺癌的发病率明显高于其他人群。在美国，乳腺癌发生最高的人群为独身女性。

（4）激素：乳腺癌是雌激素依赖性肿瘤。当雌激素过多，并长期作用于敏感的乳腺组织时，可导致乳腺细胞的增殖和癌变。多数乳腺癌患者表达雌激素受体（ER），对内分泌治疗敏感。抗雌激素药物他莫西芬（tamoxifen）可有效预防高危人群乳腺癌的发生。绝经前进行双侧卵巢切除的妇女患乳腺癌的危险也会大幅度降低。

（5）遗传：乳腺癌有一定的家族聚集倾向，一级亲属中有乳腺癌病史者，发病危险性是普通人群的2～3倍。乳腺癌中约5%为遗传性，主要与*BRCA1*、*BRCA2*基因突变有关，特点为高度家族聚集性、早年发病、双侧发病，同时其卵巢癌危险性亦增高。

（6）高脂膳食：高脂肪膳食可提高乳腺癌的发病率。其原因可能是：①长期高脂肪膳食可导致肠道细菌状态发生改变，肠道细菌通过代谢可将来自胆汁的类固醇物质转化为致癌的雌激素；②高脂肪膳食可使催乳激素分泌增加，进而使体内的雌激素分泌增加；③脂肪可使体重增加甚至肥胖，体重越大，患乳腺癌的危险性越高；④营养过度可使月经初潮提前，绝经日期后延，且绝经后雌激素可来源于脂肪组织。

（7）良性乳腺疾病：良性乳腺疾病与乳腺癌的关系尚有争议，多数认为乳腺小叶有上皮高度增生或不典型增生可能与乳腺癌发病有关。文献报道乳腺囊性增生病的癌变率为2%～4%。

（8）药物：口服避孕药可能增加乳腺癌的发病风险。曾使用雌激素的妇女发生乳腺癌的危险性增加。

（9）其他：其他因素如病毒、电离辐射、受教育年限、精神压力等，均可导致乳腺癌的发病风险增加。

第二节 病 理

乳腺癌起源于乳腺各级导管和腺泡上皮。目前国内多采用以下病理分型。

（1）非浸润性癌：包括导管内癌（癌细胞未突破导管壁基膜）、小叶原位癌（癌细胞未突破末梢导管或腺泡基膜）及乳头湿疹样乳腺癌（伴发浸润性癌者不在此列）。

（2）早期浸润性癌：包括早期浸润性导管癌（癌细胞突破管壁基膜，开始向间质浸润）、早期浸润性小叶癌（癌细胞突破末梢导管或腺泡基膜，开始向间质浸润，但仍局限于小叶内）。此型仍属早期，预后较好。

（3）浸润性癌：①特殊型，包括乳头状癌、典型髓样癌（伴大量淋巴细胞浸润）、小管癌（高分化腺癌）、腺样囊性癌、黏液腺癌、大汗腺样癌、鳞状细胞癌等。此型分化一般较高，预后尚好。②非特殊型，包括浸润性导管癌、浸润性小叶癌、硬癌、不典型髓样癌（无大量淋巴细胞浸润）、腺癌等。此型分化较低，预后较上述类型差，是乳腺癌中最常见的类型，占80%左右。

（4）其他罕见癌。

第三节　临床表现及诊断

一、临床表现

乳腺癌最常见的早期症状是患乳出现无痛性单发小肿块，最多见于乳房外上象限，其次是乳头、乳晕和内上象限。肿块侵入周围组织可使乳房外形改变。如果累及乳房悬韧带，则可使其缩短而致肿瘤表面皮肤凹陷即“酒窝征”；如果邻近乳头或乳晕的癌肿因侵入乳腺导管并使之缩短，可把乳头牵向癌肿一侧，使乳头凹陷；如果肿瘤侵入和阻塞皮下淋巴管，引起淋巴回流障碍，出现真皮水肿，皮肤呈“橘皮样”改变。乳腺癌侵及胸筋膜可致肿块固定于胸壁不易推动。若癌细胞浸润大片皮肤，则可在皮肤表面出现多数坚硬的小结或小索，甚至彼此融合、弥漫成片。有时皮肤可破溃形成溃疡，溃疡常有恶臭、易出血。

某些特殊形式的乳腺癌，其临床表现与一般乳腺癌有所不同，如炎性乳腺癌（inflammatory breast carcinoma）及乳头湿疹样乳腺癌（Paget's carcinoma of the breast），各占全部乳腺癌不足5%，临床常没有可触及的肿块，常会误诊为良性疾病。炎性乳腺癌发展快，可在短期内侵及整个乳房，患乳淋巴管内充满癌细胞。临床上乳房明显增大，皮肤充血发红、发热如急性炎症；乳房肿大发硬，而无明显的局限性肿块；转移早而广，对侧乳房常被侵及，预后极差。湿疹样乳腺癌的恶性程度低，发展缓慢，初起乳头刺痒、灼痛，乳头和乳晕皮肤发红、糜烂、潮湿；有时覆盖黄褐色的鳞屑样痂皮；病变皮肤发硬，乳头内陷、破损；有时可在乳晕深部扪到肿块，淋巴结转移出现很晚。

乳腺癌的转移包括局部浸润、淋巴结转移和血行播散。局部浸润亦称直接蔓延，是由于肿瘤体积不断增大而导致周围的乳腺组织、皮肤、胸肌、肋骨等受累。乳腺癌淋巴结转移最初多见于同侧腋窝。少数患者对侧腋淋巴结亦有转移。乳腺癌可经血行播散到肺、胸膜、骨、脑、肝等处。

现在，乳腺癌是全身性疾病的观点已被公认，有些早期乳腺癌已有血行转移。隐匿性乳腺癌，即临床体检和现有影像学诊断不能发现乳房肿块，且同时找不到其他原发病灶的腋淋巴结转移性乳腺癌，甚至术后病理也未查及乳腺癌的原发病灶。

乳腺癌还具有很大的异质性（heterogeneity）。患者之间、同一患者体内的不同病灶之间，甚至同一病灶内的癌细胞之间，在生物学行为方面都可有很大的差异。

二、诊　断

（一）病史与体格检查

1. 病史

患者多以乳房症状或体征就诊，应详细询问以下项目：

（1）何时以及如何发现乳房肿块，其生长速度的快慢，是否伴有疼痛，以及与月经周期有无规律性关系，是否发生在妊娠或哺乳期。

（2）乳头有无溢液或糜烂，溢液性状如何。

（3）乳房做过什么检查或治疗，结果如何。如果做过活检，须了解其日期、方法、病理学诊断及有无雌激素和孕激素测定等。如果做过放化疗，须记录其过程及效果。

(4) 腋下有无肿大淋巴结，何时发现的，有无增大。

2. 既往史

(1) 乳房是否受过外伤，有无炎症或肿瘤病史。

(2) 是否患过子宫或甲状腺功能性疾病。

(3) 月经及婚育史。

(4) 初潮年龄、月经是否规律、闭经年龄。

(5) 婚否及结婚年龄。

(6) 是否生育，首胎足月产年龄，共产几胎，是否哺乳。

3. 恶性肿瘤家族史

着重了解直系家族中有无恶性肿瘤患者，尤其是乳腺癌。

4. 乳腺检查

(1) 视诊：

1) 外形：观察两侧乳房的外形、大小及高低位置有无异常或不对称。当两侧乳房大小不对称时，应明确是发育异常或其他原因。局限性隆起一般是肿瘤的局部表现之一，局部皮肤凹陷常是恶性肿瘤细胞皮下浸润牵拉皮肤所致。

2) 皮肤：注意有无皮肤发红、水肿、酒窝征、静脉曲张、卫星状结节及破溃等。酒窝征或乳晕区轻度水肿常是较早期癌的表现之一。弥漫性红肿一般因炎症而起，但炎性乳腺癌和乳腺导管扩张症也常有类似表现。静脉曲张常见于生长迅速的肿瘤。

3) 乳头：要观察两侧乳头是否等高，有无上移、回缩甚至固定，表皮有无脱屑、糜烂等。

(2) 触诊：

1) 体位：患者一般取坐位，乳房过于肥大下垂或肿块位置较深而难以触清时，也可结合仰卧位检查。

2) 方法：触诊必须轻柔，切忌粗暴重按。尤其是当疑为乳腺癌时，用力按压有可能会促使癌细胞向周围浸润，甚至进入淋巴或血液循环而发生远处转移。检查时，用手的掌指部平按在乳房上，按顺或逆时针方向循序进行全乳房触诊。

3) 肿块检查：检查有无腺体增厚或肿块。腺体增厚指乳腺某部位较局限性地增厚，一般为片状，范围可大可小，但无法清楚测量，软韧度与正常腺体相似。肿块有可测量之边界的结节，大多单发。

4) 部位：如果发现异常或肿块，要明确部位。乳腺分为外上、外下、内上、内下四个象限及中央部共 5 个区。病灶部位按上述区域划分，最好绘图表示。若病灶位于乳腺边缘较特殊的部位，如胸骨旁、锁骨下或胸大肌外缘等处，必须附加说明。

5) 大小：测量病变的两个相垂直的最长径，可能时也测量其厚度（利用 B 超等测量）。

6) 形状：乳腺肿块多呈片状、条索状、球状、不规则结节状、结节融合状等。

7) 边界：检查乳腺癌病灶边界是否清楚及表面是否光滑。

8) 个数：单个或多个。多个时，须明确数目及其所在部位和大小，并绘图说明。

9) 硬度：病灶一般呈软、韧（橡胶样硬）、硬或囊性。

10) 活动度：活动度分良好、差或固定。膨胀性生长的病变一般活动度好；浸润性生长者则与周围组织分界不清，活动度差；侵犯胸大肌筋膜甚至肌肉时，则在患者双手叉腰用力时，病变固定不可推动；若胸肌松弛时病变也固定，则病灶已侵及胸壁。

11）表面皮肤：用拇指和示指（食指）相对轻捏肿块表面皮肤，可查出病灶是否与皮肤粘连。

5. 乳头检查

（1）活动度：须对称检查两侧乳头，用手轻轻牵扯乳头，可查知乳头是否与深处组织或病灶有粘连或固定。

（2）乳头溢液：自乳腺四周向乳头根部轻轻推压，如果发现溢液，须查明溢液口的部位，单管件或多管性，以及溢液的性质（血性、浆液性、棕色液、无色透明或乳汁样等），并行溢液涂片细胞学检查。

6. 腋淋巴结检查

腋淋巴结检查一般采取坐位。检查右侧时，用右手托持患者右臂，使胸大肌松弛，用左手进行触诊；检查左侧时，则用左手托臂，右手触诊。触诊时先从胸壁外侧开始，逐步向腋顶部循序进行全面触诊。如果触及肿大淋巴结应明确其个数、大小、软硬度、活动度以及是否累及周围组织或相互融合等。

7. 锁骨上淋巴结检查

检查者可与患者对坐或站在患者背后检查，乳腺癌锁骨上淋巴结转移多发生在胸锁乳突肌锁骨头外缘处。检查时可沿锁骨上和胸锁乳突肌外缘，向左右和上下触诊。如果触及肿大淋巴结，也和检查腋淋巴结一样明确各项具体情况。

（二）影像学检查

1. 超声检查

一旦发现乳腺肿块，应行乳腺B超检查，以了解肿块的形态、边界、边缘、纵横比、病灶后方回声、微小钙化灶以及腋窝和锁骨上下区有无肿大淋巴结。必要时进行乳腺彩色多普勒超声检查，以了解乳腺肿块内部及周围的血流情况。

2. 钼靶检查

疑为乳腺癌的患者应行乳腺钼靶检查，了解乳腺内是否有肿块，或片状致密影以及有无钙化等。

3. MRI或CT检查

有条件的患者，行MRI或CT检查能更进一步明确肿块的性质、病变周围受累情况等。

（三）病理组织学诊断

1. 穿刺活检

穿刺活检应用空芯针穿刺肿瘤，吸出少量肿瘤组织进行病理学检查。此方法为目前最多采用的术前病理学诊断方法。

2. X线立体定位穿刺活检

X线立体定位穿刺活检指在常规乳腺X线片观察分析的基础上，通过电子计算机立体定位仪引导，将穿刺针直接穿入乳腺可疑病变区取得组织进行病理学检查，适用于临床触不到的可疑微小病变。

3. 切除活检

将肿瘤及其周围部分乳腺组织一并完整切除，进行病理学检查。

4. 冰冻切片检查

冰冻切片检查指在做好手术准备的情况下，将切除或切取的肿瘤组织进行冰冻切片检查以迅速获得病理学诊断。

三、鉴别诊断

（一）纤维腺瘤

纤维腺瘤好发于18～25岁的青年女性，肿瘤大多为圆形或椭圆形，边界清楚，活动度大，发展缓慢。但40岁以上的妇女不要轻易诊断为纤维腺瘤，必须排除恶性肿瘤。

（二）乳腺囊性增生症

乳腺囊性增生症多见于中年妇女，特点是乳房胀痛，肿块可呈周期性改变，与月经周期有关，可行切除活检或穿刺活检以明确诊断。

（三）乳腺结核

乳腺结核是由结核分枝杆菌导致的乳腺组织的慢性炎症，好发于中青年女性，病程较长，发展较缓慢。其局部表现为乳房内肿块，肿块质硬偏韧，部分区域可有囊性感，可伴有全身结核中毒症状。确诊仍须行穿刺活检或切除活检。

（四）乳腺导管扩张症

乳腺导管扩张症常表现为边界不清、质地较硬的包块，可伴有皮肤粘连及橘皮样变；也可以出现乳头内陷及腋淋巴结肿大等酷似乳腺癌的症状，穿刺细胞学检查是较好的鉴别方法。

（五）急性乳腺炎

急性乳腺炎好发于哺乳期妇女。先为乳房胀痛，后出现压痛性肿块，皮肤渐红、水肿、温度升高，可伴腋淋巴结肿大。急性乳腺炎需与炎性乳腺癌鉴别。前者发病急，有疼痛，血常规示白细胞数升高。穿刺活检可明确诊断。

（六）脂肪坏死

脂肪坏死好发于中老年人，以乳腺肿块为主要表现。肿块硬、边界不清、活动度差，可伴有皮肤发红并与组织粘连，少数可有触痛。确诊靠穿刺活检或切除活检。

（七）积乳囊肿

积乳囊肿好发于30岁左右或哺乳期妇女，表现为乳腺肿块，合并感染者可有疼痛，触诊可扪及边界光滑的活动肿块。B超检查结果提示囊性占位，囊壁光滑，穿刺抽得乳汁即可确诊。

（八）导管内乳头状瘤

导管内乳头状瘤的主要临床表现为乳头溢液，溢液多为血性。其部位主要位于大导管，多数仅有溢液，较少扪及肿块。该病可借助于导管造影、溢液涂片细胞学检查或内镜检查确诊。

（九）腋淋巴结肿大

其他部位原发癌转移或炎性肿块等常表现为腋淋巴结肿大，隐性乳腺癌的首发症状也常常是腋淋巴结肿大。如果为其他部位的转移癌，可有原发病灶的相应表现。必要时可借助病理学检查或特殊免疫组织化学检查进行鉴别。

（十）乳房湿疹

乳房湿疹与湿疹样乳腺癌均发生于乳头、乳晕区。前者为乳房皮肤过敏性炎症，病变多为双侧，表现为乳头皮肤瘙痒、脱屑、糜烂、结痂或者皮肤肥厚、皲裂。乳房湿疹一般病变较轻，多数不累及乳晕及乳头，不形成溃疡。创面切片细胞学检查有助于鉴别诊断。

第四节 分期、复发风险和分子分型

一、分 期

乳腺癌分期一般采用2010年《AJCC癌症分期手册》第七版分期标准，详见表2-5-1。

（一）原发肿瘤

无论使用哪种标准，原发肿瘤（primary tumor，T）的临床和病理分期是相同的；肿瘤大小的测量应精确到毫米（mm），如果肿瘤大小稍小于或大于特定T分期的分界值，建议将该数值修约以便更接近分界值。例如，大小为1.1 mm报告为1 mm，大小为20.1 mm报告为20 mm。添加修饰下标“c”或“p”以表明T分期是基于临床（体格检查或影像学）还是病理学检查结果。一般而言，病理学检查确定的原发肿瘤大小较临床测量准确。

T_X　原发肿瘤无法评估

T_0　没有原发肿瘤证据

T_{is}　原位癌

　T_{is}（DCIS）　导管原位癌

　T_{is}（LCIS）　小叶原位癌

　T_{is}（Paget's）　乳头佩吉特病，不伴有肿块；伴有肿块的佩吉特病按肿瘤大小分期

T_1　肿瘤最长径≤20 mm

　T_{1mi}　微小浸润癌，最长径≤1 mm

　T_{1a}　肿瘤最长径>1 mm而≤5 mm

　T_{1b}　肿瘤最长径>5 mm而≤10 mm

　T_{1c}　肿瘤最长径>10 mm而≤20 mm

T_2　肿瘤最长径>20 mm而≤50 mm

T_3　肿瘤最长径>50 mm

T_4　不论肿瘤大小，直接侵犯胸壁和/或皮肤（溃疡或皮肤结节），仅仅真皮浸润不纳入T_4范畴

　T_{4a}　侵犯胸壁，仅仅胸肌粘连/浸润不包括在内

　T_{4b}　乳房皮肤溃疡和/或同侧皮肤卫星结节和/或皮肤水肿（包括橘皮样变），但不符合炎性癌的标准

T_{4c} 包括 T_{4a} 和 T_{4b}

T_{4d} 炎性乳腺癌

（二）区域淋巴结

区域淋巴结（regional lymph nodes，N）按临床分期（cN，常省略 c）和病理学分期（pN）。

1. 临床分期

N_X 区域淋巴结无法评估（如已被切除）

N_0 无区域淋巴结转移

N_1 同侧Ⅰ、Ⅱ水平腋淋巴结转移，可活动

N_2 同侧Ⅰ、Ⅱ水平腋淋巴结转移，固定或融合；或有同侧内乳淋巴结转移临床征象[a]，无腋淋巴结转移的征象

N_{2a} 同侧Ⅰ、Ⅱ水平腋淋巴结转移，淋巴结彼此间或与其他结构固定、融合

N_{2b} 仅有同侧内乳淋巴结转移临床征象[a]，而没有Ⅰ、Ⅱ水平腋淋巴结转移临床征象

N_3 同侧锁骨下淋巴结转移（Ⅲ水平腋淋巴结转移），伴或不伴有Ⅰ、Ⅱ水平腋淋巴结转移；或有同侧内乳淋巴结转移临床征象[a]，并伴有Ⅰ、Ⅱ水平腋淋巴结转移；或有同侧锁骨上淋巴结转移，伴或不伴有腋窝或内乳淋巴结转移

N_{3a} 同侧锁骨下淋巴结转移

N_{3b} 同侧内乳淋巴结和腋淋巴结转移

N_{3c} 同侧锁骨上淋巴结转移

2. 病理学分期[b]

pNx 区域淋巴结无法评估（如已被切除，或因病理研究未被切除）

pN_0 组织学检查无区域淋巴结转移

$pN_{0(i-)}$ 组织学检查区域淋巴结无转移，免疫组织化学染色阴性

$pN_{0(i+)}$ 区域淋巴结内的恶性细胞不超过 0.2 mm（通过 HE 或 IHC 检测到，包括孤立性肿瘤细胞[c]）

$pN_{0(mol-)}$ 组织学检查无区域淋巴结转移，分子生物学检测阴性（RT－PCR）

$pN_{0(mol+)}$ 组织学检查无区域淋巴结转移，但分子生物学检测阳性（RT－PCR）[d]

pN_1 微转移；或 1～3 个腋淋巴结转移；和/或前哨淋巴结活检发现内乳淋巴结转移，但无临床征象[e]

pN_{1mi} 微转移（>0.2 mm 和/或超过 200 个细胞，但≤2.0 mm）

pN_{1a} 1～3 个腋淋巴结转移，至少一处转移灶>2.0 mm

pN_{1b} 前哨淋巴结活检发现内乳淋巴结微转移或宏转移，但无临床征象[e]

pN_{1c} 1～3 个腋淋巴结转移，并且前哨淋巴结活检发现内乳淋巴结微转移或宏转移，但无临床征象

pN_2 4～9 个腋淋巴结转移；或无腋淋巴结转移，但内乳淋巴结转移（有临床征象[f]）

pN_{2a} 4～9 个腋淋巴结（至少一处转移病灶>2.0 mm）

pN_{2b} 无腋淋巴结转移，但内乳淋巴结转移（有临床征象[f]）

pN_3 ≥10 个腋淋巴结转移；或锁骨下淋巴结（Ⅲ水平腋淋巴结）转移；或同侧内乳淋巴结转移（有临床征象[f]），并有≥1 个Ⅰ、Ⅱ水平腋淋巴结转移；或>3 个腋淋巴结转移，且前哨淋巴结活检发现内乳淋巴结微转移或宏转移，但无临床征象[f]；或同侧锁骨上淋巴结转移

pN_{3a} ≥10 个腋淋巴结转移（至少一处转移灶>2.0 mm）；或锁骨下淋巴结（Ⅲ水平腋淋巴结）转移

pN_{3b} 同侧内乳淋巴结转移（有临床征象[f]），并有≥1 个腋淋巴结转移；或>3 个腋淋巴结转移，且前哨淋巴结活检发现内乳淋巴结微转移或宏转移，但无临床征象[e]

pN_{3c} 同侧锁骨上淋巴结转移

（三）远处转移

远处转移（distant metastasis，M）分期如下：

M_0 无远处转移的临床或影像学证据

$cM_{0(i+)}$ 无远处转移的临床或影像学证据，但通过分子方法或镜检在循环血液、骨髓或其他非区域淋巴结组织中发现≤0.2 mm 的肿瘤细胞

M_1 通过传统的临床和影像学方法发现的远处转移，和/或组织学证实的>0.2 mm 的远处转移

注：a——临床征象（clinically detected），指通过影像学检查（不包括淋巴闪烁造影术）或临床检查而发现的高度怀疑有恶性肿瘤的特征，或者在穿刺活检细胞学检查基础上推测有病理性宏转移；通过穿刺活检而非切除活检证实的有临床征象的转移，需要添加后缀“f”，如 cN_{3a}（f）；在缺乏“pT”时，淋巴结切除活检或前哨淋巴结活检的结果归入临床 N，如 cN_1；确认淋巴结状态的方法需要加以注明，如临床检查、穿刺活检、核芯针穿刺活检或前哨淋巴结活检；只有具有 pT 信息时，才将 pN 分期用于淋巴结切除活检或前哨淋巴结活检。b——病理分期是基于腋淋巴结切除的检查结果，伴或不伴有前哨淋巴结活检，若分期仅依据前哨淋巴结活检，而无进一步腋淋巴结切除的检查结果，应添加（sn）指代前哨淋巴结活检，如 $pN_{0(sn)}$；c——孤立性肿瘤细胞（isolated tumor cell，ITC），定义是不超过 0.2 mm 的小团肿瘤细胞，或单个肿瘤细胞，或单个组织学切面上肿瘤细胞团巢含有的细胞数量不超过 200 个；ITC 可被常规组织学或免疫组织化学染色检测到，仅含有 ITC 的淋巴结不计入用于 N 分期的阳性淋巴结数目中，但应包括在被检测的淋巴结总数中。d——RT-PCR，反转录酶-聚合酶链反应。e——无临床征象，定义是通过影像学检查（不包括淋巴闪烁造影术）或临床检查未发现肿瘤。f——有临床征象，定义是通过影像学检查（不包括淋巴闪烁造影术）或临床检查而发现、具有高度疑为恶性肿瘤的特征，或者在穿刺活检细胞学检查基础上推测有病理性宏转移。

表 2－5－1　AJCC－UICC 2010 年乳腺癌 TNM 解剖分期/预后组别

期别	T	N	M
0	T_{is}	N_0	M_0
Ⅰ$_A$	T_1	N_0	M_0
Ⅰ$_B$	T_0	N_{1mi}	M_0
	T_1	N_{1mi}	M_0
Ⅱ$_A$	T_0	N_1	M_0
	T_1	N_1	M_0
	T_2	N_0	M_0
Ⅱ$_B$	T_2	N_1	M_0
	T_3	N_0	M_0
Ⅲ$_A$	T_0	N_2	M_0
	T_1	N_2	M_0
	T_2	N_2	M_0
	T_3	N_{1-2}	M_0
Ⅲ$_B$	T_4	N_{0-2}	M_0
Ⅲ$_C$	$T_{任何}$	N_3	M_0
Ⅳ	$T_{任何}$	$N_{任何}$	M_1

注：如果患者术后 4 个月内进行影像学检查发现远处转移证据，诊断时无疾病进展的证据，也未接受术前化疗，则其分期可以修改。

二、复发风险

2007 年 St Gallen 早期乳腺癌术后复发风险分组详见表 2－5－2。

表 2－5－2　乳腺癌术后复发风险分组

危险度	判别要点
低危	同时具备以下特征：淋巴结阴性，pT≤2 cm，组织学分级Ⅰ级，瘤周脉管没有肿瘤浸润，ER 和/或 PR 阳性，*HER－2/neu* 基因没有过度表达或扩增，年龄≥35 岁
中危	淋巴结阴性且至少具备一项下列特征：pT>2 cm，或组织学分级Ⅱ或Ⅲ级，或有肿瘤周围脉管浸润，或 ER 及 PR 阴性，或 *HER－2/neu* 基因过表达或扩增，或年龄<35 岁；淋巴结阳性（1～3 个）且 ER 和/或 PR 阳性，且无 *HER－2/neu* 基因过表达或扩增
高危	淋巴结阳性（1～3 个），且 ER 及 PR 阴性，或 *HER－2/neu* 基因过表达或扩增；淋巴结阳性（≥4 个）

三、分子分型

2013 年 St Gallen 乳腺癌临床病理替代分子分型的定义见表 2－5－3。

表 2-5-3 乳腺癌分子分型和治疗

分子分型	临床病理替代定义	治疗方式	备 注
luminal A	ER 和/或 PR 阳性，且 PR 阳性≥20%，HER-2 阴性，Ki-67 低表达（<14%）	内分泌治疗是最关键的干预措施，多数情况下可以单独用药	下列条件可以考虑加用化疗：21 或70 基因检测复发风险较高；组织学分级 3 级；≥4 个淋巴结阳性（多数专家更倾向于 1 个淋巴结阳性）；半数专家认为年龄<35 岁的患者应加用化疗
luminal B			
HER-2 阴性	ER 和/或 PR 阳性，HER-2 阴性，Ki-67 高表达（≥14%）	内分泌联合化疗	
HER-2 阳性	ER 和/或 PR 阳性，HER-2过表达或扩增，Ki-67 任何水平	化疗+抗 HER-2 治疗+内分泌治疗	
HER-2 过表达型	HER-2 过表达或扩增，ER 和 PR 缺失	化疗+抗 HER-2 治疗	抗 HER-2 治疗适应证为≥pT_{1b}或淋巴结阳性
基底细胞型	三阴性，ER 和 PR 缺失，HER-2 阴性	化疗	淋巴结阴性的腺样囊性癌可以不给予辅助化疗

注：少数专家强烈支持多基因分子检测，虽然 21 基因复发评分与 70 基因检测不能定义分子分型，但是 luminal A 型中有超过 90%的病例 21 基因复发评分较低，80%的病例 70 基因检测结果为低危。

第五节 治 疗

一、治疗原则

全面了解乳腺癌的病变范围和生物学特征是乳腺癌治疗的核心，这些因素将决定乳腺癌的分期和分型，有助于提供与预后、疗效预测有关的信息。

（一）早期乳腺癌

早期乳腺癌辅助治疗的目标为延长患者无疾病生存时间，争取治愈乳腺癌。根据 TNM 分期和分子分型给予相应的手术、放疗、化疗、内分泌和分子靶向等辅助治疗方案。其治疗依据循证医学及临床研究结果。

（二）晚期乳腺癌

晚期乳腺癌解救治疗的目标为提高患者生存质量，延长生存时间。主要采用系统性治疗，如化疗或内分泌、靶向治疗控制肿瘤，局部切除或放疗仅用于缓解症状。复发或转移的乳腺癌患者应尽可能再次做病理学检查。对于激素受体阳性，骨或软组织转移，无症状内脏转移患者，首选内分泌治疗；内分泌治疗不敏感，或肿瘤进展快，负荷较大，有症状的内脏转移患者，首选化疗。

二、综合治疗方式

乳腺癌的综合治疗是根据患者一般状况、病理学类型、临床病理分期、肿瘤分子生物学特点等，合理地综合应用各种手段，包括手术、化疗、放疗、内分泌治疗和靶向治疗等，以达到提高治愈率、改善生存质量的目的。

（一）手术治疗

乳腺癌的手术治疗包括保乳术、乳房单纯切除术、改良根治术、经典根治术等。

1. 保留乳房的切除术

保留乳房的切除术（lumpectomy and axillary dissection）简称保乳手术，指做象限切除或局部扩大切除加腋淋巴结清扫术，术后必须辅助放疗。其适用于有保乳意愿、肿瘤可完整切除达到阴性切缘并可获得良好美容效果的患者。保乳术绝对禁忌证包括既往接受过乳腺或胸壁放疗、病变广泛无法完整切除、最终切缘阳性、炎性乳腺癌。相对禁忌证包括肿瘤最长径大于 5 cm、广泛或弥漫性微小钙化灶、肿瘤靠近或侵犯乳头以及 *BRCA1* 或 *BRCA2* 基因突变、伴活动性结缔组织病尤其是硬皮病和系统性红斑狼疮。

2. 乳房单纯切除术

乳房单纯切除术（simple mastectomy）指仅切除乳房不行腋淋巴结清扫，主要适用于导管原位癌、高龄，还有一些不适合行改良根治术的浸润性乳腺癌。

3. 改良根治术

改良根治术（modified radical mastectomy）指单纯乳房切除，同时做腋淋巴结清扫，术中保留胸肌。改良根治术是我国目前最常用手术方式。

4. 经典根治术

经典根治术（radical mastectomy）指整块切除患侧乳房组织连同癌肿周围 5 cm 宽的皮肤、乳房周围组织、胸大小肌，以及腋窝、锁骨下的所有脂肪和淋巴结等软组织。经典根治术目前已被改良根治术和保乳手术所取代。

（二）化　疗

化疗包括术前化疗（新辅助化疗）、术后辅助化疗及复发转移后的姑息性化疗。化疗是重要的全身性治疗，根据患者的病理学类型、分期以及分子分型实施。

1. 新辅助化疗

新辅助化疗指在手术或手术加放疗前的化疗。其意义是：使肿瘤缩小，降低分期，便于手术；若能达到 pCR（病理完全缓解），则提示较好的远期效果；对肿瘤较大且有保乳意愿的患者可提高保乳率。一般适合临床Ⅱ、Ⅲ期的乳腺癌患者。其化疗方案和疗程常参考术后辅助化疗方案，HER－2 阳性者应同时应用抗 HER－2 的药物。

2. 术后辅助化疗

术后辅助化疗的目的是减少局部治疗后肿瘤复发转移的概率，提高总生存率。浸润性乳腺癌非特殊型（浸润性导管癌、浸润性小叶癌、混合型、化生性癌）术后辅助化疗适应证：①pT 大于 10 mm（luminal A 型患者还需根据年龄、淋巴结是否转移、组织学分级决定是否化疗）；②淋巴结阳性；③淋巴结阴性且 pT 大于 5 mm 但小于 10 mm 时，根据免疫组织化学检查结果决定是否化疗。辅助化疗方案的制订应综合考虑分期、复发风险、分型、患者意愿，以及化疗可能获益和不良反应等。一般采用蒽环类和/或紫杉类化疗4～8 个周期。

3. 姑息性化疗

对复发转移患者的姑息性全身治疗，目的是改善生存质量，延长无进展生存时间及生存时间。适应证：①激素受体阴性；②有症状的内脏转移；③激素受体阳性但对内分泌治疗耐药的患者。化疗方案的制订应综合考虑患者一般状况、治疗意愿、既往治疗情况以及权衡化疗利弊，一般采用单药序贯或两药联合化疗。

（三）放　疗

放疗是乳腺癌治疗中常用的局部治疗方法之一，是乳腺癌综合治疗中一项极其重要的手段，协同手术、化疗或内分泌治疗综合应用。放疗主要包括术后辅助放疗和姑息性放疗。

1. 术后辅助放疗

术后辅助放疗可显著降低早期乳腺癌中高危患者的局部复发率，提高无病生存率和总生存率。适应证：①保乳手术后（70 岁以上、病理Ⅰ期、激素受体阳性、切缘阴性的患者鉴于绝对复发率低，可以考虑单纯内分泌治疗而不行放疗）；②原发肿瘤最长径大于或等于 5 cm，或肿瘤侵及乳腺皮肤、胸壁；③腋淋巴结转移。接受新辅助化疗的患者应基于化疗前的基线分期考虑是否放疗。辅助放疗一般在辅助化疗结束后。

术后辅助放疗照射靶区：①腋淋巴结阴性的患者，照射靶区只需包括患侧乳腺；②腋淋巴结转移的患者照射靶区需包括患侧乳腺，患侧锁骨上、下淋巴引流区；③由于内乳淋巴结复发的比例相对低，内乳野照射的意义现在尚不明确，但对治疗前影像学诊断内乳淋巴结转移可能性较大或者经术中活检证实为内乳淋巴结转移的患者，需考虑内乳野照射。

照射剂量：所有术后放疗靶区原则上给予共 50 Gy 的剂量（分割剂量为 2 Gy/次，5 次/周，共 5 周 25 次）。对于影像学高度怀疑有残留或复发病灶的区域可局部加量至 60 Gy或以上。

2. 姑息性放疗

姑息性放疗适用于晚期患者的补救治疗，可改善患者的生存质量，部分患者可延长生存时间。适应证：①局部复发患者，包括胸壁和淋巴引流区域的复发，放疗是重要的补救性治疗措施，可有效控制局部疾病；②转移性患者的姑息性放疗可缓解转移灶引起的症状，如骨转移患者的止痛，预防病理性骨折及脊髓压迫，降低脑转移患者颅内高压，减轻或缓解转移灶所致的神经定位症状，胸壁溃破性复发灶的止血等。

（四）内分泌治疗

内分泌治疗是抑制或灭活体内雌激素生成，从而抑制并终止肿瘤生长的治疗方法。乳腺癌可以分为激素依赖型肿瘤和非激素依赖型肿瘤两种基本类型。雌激素受体 ER 和孕激素受体 PR 有助于确定乳腺癌是激素依赖型还是非依赖型。内分泌治疗对激素依赖型乳腺癌有效。

内分泌治疗的优点：疗效明确，应用方便，与化疗相比其不良反应显著减轻，患者生存质量提高，可长期门诊用药。

术后辅助内分泌治疗：可降低肿瘤复发转移，提高总生存率。适应证：激素受体 ER“+”或 PR“+”的乳腺癌患者，ER、PR 免疫组织化学检查的阳性阈值定为大于或等于 1%。辅助内分泌治疗在辅助化疗结束后开始，若需放疗患者在放疗同时或放疗结束后开始内分泌治疗。治疗时间：5～10年。

常用的内分泌治疗药物有：①选择性雌激素受体调节剂（selective estrogen receptor modulator，SERM）。SERM的作用机制是不降低雌激素水平，与雌激素在靶器官内竞争性结合雌激素受体，阻断雌激素与受体结合，阻止雌激素对肿瘤细胞生长和增殖的促进作用。代表药物有他莫昔芬（三苯氧胺）、托瑞米芬，可用于绝经前、绝经后患者，标准治疗时间是5～10年。②第三代芳香化酶抑制剂（aromatase inhibitor，AI）。绝经后妇女的卵巢功能衰退，其雌激素主要来源于外周雄激素的转化。芳香化酶是雄激素转化为雌激素的限速酶。AI的作用机制是阻断绝经后患者由外周雄激素（主要来自肾上腺）的芳香化而产生雌激素，降低雌激素水平。代表药物有来曲唑、阿那曲唑、依西美坦，只能用于绝经后乳腺癌患者。③卵巢去势。方式有手术（双侧卵巢切除）去势、放疗去势（疗效不肯定，不作为常规治疗方式）和药物去势3种。药物去势主要指促性腺激素释放激素（LHRH）类似物，代表药物如戈舍瑞林。

（五）HER－2阳性乳腺癌的靶向治疗

HER－2是人类表皮生长因子受体－2，原癌基因的扩增导致其在细胞表面过度表达。HER－2过表达或基因扩增与肿瘤转化、肿瘤侵袭性有关，是独立的不良预后因子，合理的治疗靶点。在15%～25%侵袭性乳腺癌及达60%导管原位癌（DCIS）中出现过表达。靶向治疗如常用的HER－2抑制剂曲妥珠单抗（herceptin）治疗。

HER－2阳性定义：免疫组织化学（IHC）检查“+++”或原位杂交（ISH）检查“+”。IHC“++”患者建议行ISH检测确定是否基因扩增。

术后辅助曲妥珠单抗治疗：曲妥珠单抗是一种特异性针对HER－2的人源化单克隆抗体，可改善无病生存率和总生存率。适应证：①HER－2阳性并且原发浸润灶pT大于10 mm，或淋巴结转移推荐使用曲妥珠单抗；②HER－2阳性，且腋淋巴结无转移，原发浸润灶pT大于或等于6 mm但小于或等于10 mm时可考虑使用。术后辅助应用时间为1年。

【病例拓展分析】

患者，女性，50岁，因“发现左侧乳房包块4个月”就诊。

4个月前，患者无意中发现左侧乳房外上象限包块，无疼痛、红肿等症状和体征。3天前在外院做乳腺彩超显示，左侧乳房外上象限有最长径为2 cm的包块。体格检查：意识清晰，合作，对答清楚。体温为36.8 ℃，脉率为80次/分，呼吸频率为18次/分，血压为116/78 mmHg。左侧乳房外上象限包块最长径约为2 cm，质软，活动，无压痛。双腋窝、锁骨上下及其他浅表淋巴结未扪及。余未发现有意义的阳性体征。

问题1：此时应考虑哪些诊断可能？

分析：根据患者症状、体征及乳腺彩超提示，可考虑乳腺恶性包块如乳腺癌，以及良性包块如乳腺纤维腺瘤、乳腺脂肪瘤、腺瘤、乳腺结核等诊断。结合患者年龄、包块部位、症状以乳腺癌的可能性最大。

问题2：此时为明确诊断，应进一步安排哪些辅助检查？

分析：可以在乳腺彩超引导下行左侧乳房包块粗针穿刺活检，明确包块性质；还可查肿瘤标志物CA15－3。

左侧乳房包块粗针穿刺活检结果：（左侧乳房）浸润性导管癌，ER“+”、PR“+”、HER-2“+++”。骨显像、胸部X线摄影、腹部超声检查等未发现明显异常。肿瘤标志物CA15-3明显增高。

问题3：诊断和分期是什么？下一步应怎样治疗？

分析：该患者可确诊为左侧乳腺浸润性导管癌，临床分期为$cT_1N_0M_0$。完成术前常规检查后若无手术禁忌证，应尽快手术治疗。患者术后病检结果：左侧乳房肿块最长径为3 cm，浸润性导管癌，ER“+”（50%）、PR“+”（20%）、HER-2“+++”、Ki-67“+”（70%），左侧腋淋巴结1/12转移。

问题4：患者术后分期和下一步治疗方案是什么？

分析：术后病理分期为$pT_2N_1M_0$，因为ER“+”、PR“+”、HER-2“+++”，有一个腋淋巴结转移，分子分型为luminal B（HER-2阳性）型，术后应行辅助化疗、靶向治疗、辅助放疗和辅助内分泌治疗。

问题5：根据患者的病情和免疫组织化学检查结果，该患者复发转移风险属于何种程度？

分析：患者有一个腋淋巴结转移，且HER-2“+++”，因此复发转移风险属于高危。

问题6：辅助治疗结束后，怎样长期随访复查？

分析：患者治疗完成后，前3年每3～4个月随访复查1次，第3年～第5年每6个月随访复查1次，5年后每年随访复查1次。随访复查内容包括问诊、体格检查，乳腺及区域淋巴结彩超、胸部X线摄影、腹部超声等检查，肿瘤标志物CA15-3也可以考虑进行，骨显像可每半年或1年复查1次。此外，如果患者出现某些可疑症状或体征，还应及时做进一步的检查。

此患者门诊随访3年后，血清CA15-3逐渐升高，自述右肩部疼痛不适，体格检查无特殊发现。

问题7：此时应安排哪些检查？

分析：考虑到乳腺癌容易出现骨转移，结合患者出现的右肩部疼痛症状和CA15-3进行性升高，应安排骨显像、右肩部X线摄影检查，同时为排除其他远处转移，还应行乳腺及区域淋巴结彩超、胸部X线摄影、腹部超声等检查。

右肩部X线摄影发现右肩部溶骨性骨质破坏，骨显像发现右肩部及多处肋骨核素浓聚，考虑骨转移。乳腺及区域淋巴结彩超、胸部X线摄影、腹部超声检查无异常。目前诊断为：左侧乳腺浸润性导管癌术后骨转移$T_2N_1M_1$。

问题8：患者手术时未绝经，已口服他莫昔芬3年，现已闭经2年，经多次复查FSH、E_2处于绝经后水平，此时的治疗策略是什么？

分析：该患者辅助治疗3年后出现远处转移，肿瘤期别已经从初治时的局限期变为广泛期，治疗目标也从以根治性目标转变为姑息性治疗，以缓解症状、延长生命为目的。目前患者骨转移，无有症状的内脏转移，ER“+”、PR“+”，治疗应首先考虑毒性小的内分泌治疗。因他莫昔芬内分泌治疗失败，患者已绝经，可考虑芳香化酶抑制剂内分泌治疗，同时联合曲妥珠单抗靶向治疗。

患者口服阿那曲唑内分泌治疗和靶向治疗2年后复查，发现肝多发转移，患者一般情况良好。

问题 9：此时的治疗策略是什么？

分析：患者接受内分泌治疗和曲妥珠单抗靶向治疗期间病情进展，出现新发转移，此时应停止内分泌治疗，调整为化疗联合二线靶向治疗药物。化疗可选用紫杉类、吉西他滨、卡培他滨等两药联合或单药化疗，靶向治疗可考虑 TDM1，帕妥珠单抗或拉帕替尼。

（郑　鸿　鄢　希　罗　峰）

参考文献

[1] 张敏璐，黄哲宙，郑莹．中国 2008 年女性乳腺癌发病、死亡和患病情况的估计及预测 [J]．中华流行病学杂志，2012，33（10）：1049－1051.

[2] 刘裔莎，魏兵，杨雯娟，等．美国癌症联合会乳腺癌分期（第七版）简介 [J]．中华病理学杂志，2010，39（11）：787－790.

[3] 王新昭，左文述，刘琪，等．2013 年 StGallen 乳腺癌会议国际专家共识荟萃 [J]．中华肿瘤防治杂志，2013，20（23）：1859－1864.

[4] 中国抗癌协会．乳腺癌诊治指南与规范（2013 版）[J]．中国癌症杂志，2013，23（8）：637－694.

[5] NCCN Clinical Practice Guidelines in Oncology：Breast Cancer. 2015，V2 [Z].

第六章　原发性支气管肺癌

内容提要：

- ◆ 肺癌在我国城市居民的死亡原因中占首位，非小细胞肺癌约占所有肺癌的80%。
- ◆ 综合治疗是提高非小细胞肺癌患者长期生存率的重要手段。
- ◆ 分子靶向治疗在非小细胞肺癌综合治疗中占有重要地位。
- ◆ 小细胞肺癌恶性程度高，极易发生转移，预后差，常合并内分泌异常综合征。
- ◆ 化疗是小细胞肺癌治疗的基石，合理运用综合治疗可延长患者的生存时间，并提高其生存质量。

流行病学研究结果显示，无论是发病率还是死亡率，肺癌均居全球恶性肿瘤第一位。国际癌症研究机构发布的统计数据显示：至2012年，全球恶性肿瘤新发病例共1 410万人，其中肺癌有180万人，约占13%。恶性肿瘤死亡人数820万，其中肺癌死亡160万人，约占19.4%。《2013年中国肿瘤登记年报》显示肺癌已居我国恶性肿瘤发病率的第一位。在2012年，肺癌就已代替肝癌成为我国首位恶性肿瘤死亡的原因。尽管近30年来在放疗技术、化疗药物和分子靶向治疗研究方面取得了较大的进展，但70%～80%的肺癌患者就诊时已处于中晚期。

第一节　非小细胞肺癌

目前非小细胞肺癌（non-small cell lung cancer，NSCLC）是指除小细胞肺癌以外的所有类型的肺癌，占肺癌的75%～80%。患者预后较差，5年总生存率约为16.6%。

一、病　因

（一）吸　烟

吸烟是非小细胞肺癌最主要的致病因素。85%以上的肺癌发生都可归因于主动吸烟或被动吸烟。吸烟者肺癌的发生与吸烟的年数、每日吸烟的数量、初始吸烟的年龄、香烟的类型、肺癌家族史等均有关。吸烟指数（每天吸烟支数×吸烟年数）大于400者为高危人群。

（二）氡

约6%的肺癌归因于氡，目前认为氡是肺癌的第二位病因。

（三）石　棉

3%～4%的肺癌归因于石棉暴露。其他致癌物质如氯甲基醚、多环芳烃、铬、镍、无机砷等均是肺癌致病的危险因素。

（四）其　他

其他相关因素还包括：反复肺部感染、结核继发肺部瘢痕、肺癌家族史、个体的遗传易感性及日益恶劣的环境因素，如尾气、阴霾天气、工业污染等。

二、病　理

（一）大体分型

根据肿瘤的发生部位，大体分型分为：

（1）中央型：肿瘤发生在主支气管与段支气管之间的支气管。

（2）周围型：肿瘤发生在段支气管以下的小支气管、细支气管。

（3）弥漫型：肿瘤发生在细支气管和肺泡，在肺内弥漫分布。

（二）组织学分型

2004 年 WHO 公布了新版肺恶性上皮性肿瘤组织学分类（表 2－6－1）。临床常见的非小细胞肺癌组织学类型为：

（1）腺癌：在发达国家中，腺癌是非小细胞肺癌里最常见的病理学类型，占 35%～40%。

（2）鳞状细胞癌：简称鳞癌，占 30%～35%。

（3）大细胞癌：占 10%～15%。

（4）腺鳞癌：具有腺癌、鳞癌两种成分的癌，其中任何一种成分必须超过 5%。

表 2－6－1　2004 年 WHO 肺恶性上皮性肿瘤组织学分类

鳞状细胞癌（squamous cell carcinoma）
变异型（variants）
乳头状（papillary）
透明细胞型（clear cell）
小细胞（small cell）
基底细胞样（basaloid）
小细胞癌（small cell carcinoma）
变异型（variants）
混合性小细胞癌（combined small cell carcinoma）
腺癌（adenocarcinoma）
腺癌，混合亚型（adenocarcinoma，mixed subtype）
腺泡性腺癌（acinar adenocarcinoma）
乳头状腺癌（papillary adenocarcinoma）
细支气管肺泡癌（brochioloalveolar carcinoma）
非黏液型（non-mucinous）
黏液型（mucinous）
混合性黏液及非黏液型或未确定型（mixed mucinous and non-mucinous or indeterminate）
实性腺癌伴黏液（solid adenocarcinoma with mucin production）

续表2−6−1

变异型（variants）
胎儿型腺癌（fetal adenocarcinoma）
黏液性（“胶样”）腺癌［mucinous（“colloid”）adenocarcinoma］
黏液性囊腺癌（mucinous cystadenocarcinoma）
印戒细胞腺癌（signet-ring adenocarcinoma）
透明细胞腺癌（clear cell adenocarcinoma）
大细胞癌（large cell carcinoma）
变异型（variants）
大细胞神经内分泌癌（large cell neuroendocrine carcinoma）
混合性大细胞神经内分泌癌（combined large cell neuro endocrine carcinoma）
基底细胞样癌（basaloid carcinoma）
淋巴上皮细胞瘤样癌（lymphoepithelioma-like carcinoma）
透明细胞癌（clear cell carcinoma）
具有横纹肌样表型的大细胞癌（large cell carcinoma with rhabdoid phenotype）
腺鳞癌（adenosquamous carcinoma）
肉瘤样癌（sarcomatoid carcinoma）
多形性癌（pleomorphic carcinoma）
梭形细胞癌（spindle cell carcinoma）
巨细胞癌（giant cell carcinoma）
癌肉瘤（carcinosarcoma）
肺母细胞瘤（pulmonary blastoma）
类癌（carcinoid tumour）
典型类癌（typical carcinoid）
不典型类癌（atypical carcinoid）
涎腺型癌（carcinomas of salivary-gland type）
黏液表皮样癌（mucoepidermoid carcinoma）
腺样囊性癌（adenoid cystic carcinoma）
上皮−肌上皮癌（epithelial-myoepithelial carcinoma）

注：NCCN指南中，支气管肺泡癌（BAC）和混合型腺癌已不再使用，改为原位腺癌（AIS，以前称BAC）、微浸润腺癌（MIA）、浸润性腺癌（包括以前的非黏液型BAC）和浸润性腺癌变异型（包括以前的黏液型BAC）。

三、临床症状和体征

非小细胞肺癌早期可无症状，周围型肿瘤患者可无局部症状。其临床表现可以由原发肿瘤、胸内蔓延、远处转移和副肿瘤综合征引起。

（一）原发肿瘤相关表现

（1）肿瘤侵犯支气管可出现咳嗽、咯血、喘鸣等，并发阻塞性肺炎或胸膜腔积液可出现胸闷、气促等，侵犯纵隔、胸膜、胸壁时可出现胸痛。

（2）非特异性全身性症状，如发热、乏力、食欲缺乏、消瘦等。

（二）肿瘤胸内蔓延表现

（1）累及喉返神经出现声嘶，累及膈神经出现膈神经麻痹，累及胸膜腔、心包出现胸膜腔积液、心包积液甚至心脏压塞（心包填塞），累及食管出现吞咽困难。

（2）上腔静脉压迫综合征：肺癌直接侵犯或右上纵隔肿大淋巴结压迫上腔静脉引起的呼吸困难，头、颈、面部甚至双上肢水肿，颈部、胸壁静脉怒张。

（3）Horner 综合征：由第 7 颈椎至第 1 胸椎外侧旁的交感神经受累所致，表现为患侧眼球下陷、上睑下垂、眼裂变小、瞳孔缩小、患侧面部无汗等。

（4）Pancoast 综合征：在 Horner 综合征的基础上，肿瘤破坏第 1、第 2 肋神经及臂丛神经，引起疼痛。

（三）远处转移表现

非小细胞肺癌可以转移到锁骨上淋巴结或腋淋巴结而在体格检查时扪及。可以出现脑转移、骨转移、肝转移、肾上腺转移及其他器官转移的临床表现，如头痛、呕吐、偏瘫、骨痛、骨折、腹痛、腰痛等。

（四）副肿瘤综合征肺外表现

（1）内分泌系统：鳞癌可发生高钙血症，大细胞癌可出现男性乳腺发育。

（2）骨骼神经肌肉：腺癌、鳞癌患者可出现肺性增生性骨关节病、杵状指。

（3）凝血功能：高凝状态、弥散性血管内凝血等。

（4）皮肤：皮肌炎、黑棘皮病等。

（5）血液：贫血、白细胞增多症等。

（6）肾：肾病综合征等。

四、影像学表现

胸部增强 CT 是常用的非小细胞肺癌影像学诊断方法。不同分型的非小细胞肺癌 CT 表现各有特点。中央型肺癌表现为支气管腔内肿块、支气管腔狭窄、支气管壁增厚、肺门肿块等直接征象，阻塞性肺炎、肺不张等继发征象及肺门淋巴结肿大等。周围型肺癌表现为肺内肿块或结节影，可有分叶、边缘毛刺，部分病例在肿瘤内部出现空泡征、细支气管充气征、蜂窝征、磨玻璃征等，肿瘤邻近结构可出现血管聚集征、胸膜凹陷征等。弥漫型肺癌多表现为无数小结节、小斑片影弥漫分布于一个或多个肺叶甚至两肺。如果肿瘤发生胸内蔓延、远处转移，则可有相应的影像学表现，如胸膜腔积液、心包积液、纵隔淋巴结肿大、颅内占位、骨质破坏等。

五、诊　断

非小细胞肺癌的确诊依赖于病理学检查结果。临床常用的获取细胞或组织标本的方式有痰脱落细胞学检查、胸水脱落细胞学检查、纤维支气管镜活检、CT 引导下经皮肺组织穿刺、纵隔镜活检、胸腔镜检查、胸膜活检、颈淋巴结活检、超声支气管镜（endobroncheal ultrasonography，EBUS）检查等。纤维支气管镜检查是最常用的手段，可经直视活检、刷检、支气管肺泡灌洗等获取组织细胞学诊断。通过 CT 引导下细针经皮肺组织穿刺可获得肺占位组织诊断。纵隔镜检查是诊断纵隔淋巴结转移的“金标准”，同时也有助于确定肿瘤是否侵犯邻近纵隔组织。

对于一名胸部X线片或胸部CT片显示肺部占位的患者，应当首先安排排除肺癌可能的检查。如病灶位于肺部中央，首选纤维支气管镜检查及活检。病灶在外周区，可考虑CT引导下细针经皮肺穿刺活检。若疑诊为肺炎性病变，可行7～10天的抗感染治疗并复查，观察肿块有无明显缩小。病理学检查确诊肺癌后，应行头部增强MRI、腹部增强CT及全身骨显像检查，必要时加做颈淋巴结彩超，有条件者可行PET-CT检查以初步确定临床分期。对于已经明确诊断的晚期非小细胞肺癌，腺癌、大细胞癌、不吸烟或小标本的鳞癌及混合组织学类型的患者推荐行*EGFR*及*ALK*基因检查，其基因突变情况与治疗方案的选择、治疗的疗效和预后都有较大的关系。

六、临床分期

TNM分期系统用于非小细胞肺癌能较准确地评价病情，有助于制定治疗策略，预测患者生存时间。肺癌分期采用《AJCC癌症分期手册》第七版的分期标准，TNM分期定义见表2-6-2，AJCC-UICC 2010年肺癌TNM分期见表2-6-3。

表2-6-2　AJCC-UICC 2010年肺癌TNM分期定义

原发肿瘤（T）	
T_X	原发肿瘤不能评价；或痰、支气管灌洗液找到癌细胞，但影像学或支气管镜检查没有可视肿瘤
T_0	没有原发肿瘤的证据
T_{is}	原位癌
T_1	肿瘤最长径≤3 cm，周围被肺或脏胸膜包绕，支气管镜检查未见肿瘤累及叶支气管近端以上位置（即没有累及主支气管）
T_{1a}	肿瘤最长径≤2 cm[1]
T_{1b}	肿瘤最长径>2 cm，≤3 cm[1]
T_2	肿瘤的最长径>3 cm，但≤7 cm；或肿瘤侵犯了以下部位之一[2]： 累及主支气管，但距隆突≥2 cm 累及脏胸膜 肿瘤扩展到肺门区伴肺不张或阻塞性肺炎，但不累及全肺
T_{2a}	最长径>3 cm，≤5 cm
T_{2b}	最长径>5 cm，≤7 cm
T_3	肿瘤最长径>7 cm，或任何大小的肿瘤直接侵犯了以下部位之一：胸壁（包括上沟瘤）、膈、膈神经、纵隔胸膜、心包壁层；肿瘤位于距隆突2 cm以内的支气管，但未侵及隆突；一侧全肺的肺不张或阻塞性肺炎；原发肿瘤的同一肺叶内出现单个或多个肿瘤卫星结节
T_4	任何大小的肿瘤直接侵犯了以下部位之一：纵隔、心脏、大血管、气管、喉返神经、食管、椎体或隆突，原发肿瘤的同侧但不同肺叶内出现单个或多个肿瘤卫星结节
区域淋巴结（N）	
N_X	区域淋巴结不能评价
N_0	没有区域淋巴结转移
N_1	转移至同侧支气管淋巴结和/或同侧肺门淋巴结，肿瘤直接侵犯肺内淋巴结

续表2－6－2

N_2	转移至同侧纵隔和/或隆突下淋巴结
N_3	转移至对侧纵隔和/或肺门淋巴结，同侧或对侧斜角肌或锁骨上淋巴结
远处转移（M）	
M_X	远处转移不能评价
M_0	没有远处转移
M_1	有远处转移
M_{1a}	对侧肺叶出现单个或多个肿瘤卫星结节，胸膜肿瘤结节，恶性胸膜腔积液或恶性心包积液[3]
M_{1b}	胸腔以外的远处转移

补充说明：

1. 任何大小的、少见的浅表性肿瘤，只要局限于支气管壁，即累及主支气管，也定义为 T_1。

2. 具有以下特征，且肿瘤最长径≤5 cm或最长径不能确定者，定义为 T_{2a}；具有以下特征，且肿瘤最长径＞5 cm，≤7 cm，定义为 T_{2b}。

3. 绝大多数肺癌患者的胸膜腔积液是由肿瘤引起的，但如果胸膜腔积液经多次细胞学检查未能查到肿瘤细胞，而胸膜腔积液又是非血性和非渗出性的，那么临床判断该胸膜腔积液与肿瘤无关，这种类型的胸膜腔积液不影响分期；心包积液的分类相同。

表2－6－3　AJCC－UICC 2010年肺癌TNM分期

分　期	T	N	M
隐性肺癌	T_X	N_0	M_0
原位癌0期	T_{is}	N_0	M_0
Ⅰ期			
Ⅰ$_A$期	$T_{1a,b}$	N_0	M_0
Ⅰ$_B$期	T_{2a}	N_0	M_0
Ⅱ期			
	$T_{1a,b}$	N_1	M_0
Ⅱ$_A$期	T_{2a}	N_1	M_0
	T_{2b}	N_0	M_0
Ⅱ$_B$期	T_{2b}	N_1	M_0
	T_3	N_0	M_0
Ⅲ期			
	$T_{1,2}$	N_2	M_0
Ⅲ$_A$期	T_3	$N_{1,2}$	M_0
	T_4	$N_{0,1}$	M_0
Ⅲ$_B$期	T_4	N_2	M_0
	$T_{任何}$	N_3	M_0
Ⅳ期	$T_{任何}$	$N_{任何}$	$M_{1a,1b}$

七、治　疗

综合治疗及个体化治疗是非小细胞肺癌治疗的基本原则。手术、放疗、化疗、靶向治疗和生物治疗是治疗非小细胞肺癌的主要手段，可以单独或联合使用。新兴的靶向治疗在选择性人群中疗效较好，已经成为非小细胞肺癌综合治疗中不可缺少的部分。

（一）手　术

手术治疗的目的在于力争根治性切除肿瘤，减少肿瘤的复发和转移，进行最终的病理TNM分期，以指导术后的综合治疗。手术治疗的基本原则是尽可能切除肺部原发肿瘤及相应引流区淋巴结，并尽可能保留余肺和发挥余肺的代偿功能。在无手术禁忌的情况下，所有Ⅰ期、Ⅱ期及$T_3N_1M_0$患者应首选手术切除。$T_{1\sim3}N_2M_0$患者的手术存在争议，可选择在诱导放化疗或同步放化疗后进行手术治疗。部分$T_4N_{0,1}M_0$患者也可考虑手术治疗。有单发的对侧肺转移、部分单发的脑或单发的肾上腺转移的患者可行手术直接切除转移灶。临床高度怀疑是肺癌的肺内结节，经各种检查无法定性诊断的，可考虑行探查性手术。大多数患者需要术后结合化疗、放疗及生物治疗等综合治疗。

实施择期手术前应全面、完整地制订治疗计划，进行必要的影像学检查，评估完整切除肿瘤的可能性。肺叶切除术是最常见的手术方式，标准的手术应包括肺叶切除及根治性淋巴结清扫。电视辅助的胸腔镜手术（video-assisted thoracic surgery，VATS）是近年发展起来的一种微创外科疗法，随着其循证医学证据的增加，VATS已成为治疗早期非小细胞肺癌的主流手术方式。全肺切除对心肺功能损伤大，患者术后生存质量差，目前不主张行右全肺切除。如果患者肺功能严重减退，肿瘤为周围型的$T_1N_0M_0$，可施行肺段或楔形切除术，亦可选择VATS手术方式。

术后应将手术标本送病理学检查，明确肿瘤组织类型，切缘情况（R_0、R_1、R_2），淋巴结转移部位、个数等，根据结果进行下一步治疗。

（二）放　疗

放疗是目前非小细胞肺癌主要的治疗方式之一。按照治疗目的可分为：对术后有残留或部分术后pN_2期的局部进展期非小细胞肺癌术后的辅助放疗，以提高患者局部控制率；对不能手术切除的局部进展期非小细胞肺癌的根治性放疗，以控制局部病灶；对晚期转移性非小细胞肺癌的姑息减症放疗。随着医学影像学的发展，如PET－CT、四维CT的出现，目前非小细胞肺癌放疗的整体发展方向为高精度、高剂量及低毒性。

1. 根治性放疗

对于局部进展期不能手术（$Ⅲ_B$期）的非小细胞肺癌患者，放疗是其主要的治疗手段，而放疗与化疗的联合是其主要的综合治疗方案。对于一般情况较好的患者（eastern cooperative oncology group，ECOG PS评分≤1分）同步放化疗是其标准治疗模式，相对于序贯放化疗，同步放化疗可将患者的3年生存率提高5.7%，5年生存率提高4.5%，同时降低局部区域进展风险23%。总体来说，局部进展期非小细胞肺癌行同步放化疗后中位无疾病进展生存时间（progression-free survival，PFS）为10个月左右，中位总生存时间为20个月左右，5年生存率为15%～20%。当患者的身体条件不能耐受同步治疗时，可以采用序贯放化疗，或单纯放疗。目前，同步放化疗中放疗的标准剂量为60～70 Gy

（分割剂量为 2 Gy，共照射 30～35 次）。同步放化疗中常用的化疗方案包括依托泊苷联合顺铂、长春碱联合顺铂、紫杉醇联合卡铂，其中腺癌患者也可选择培美曲塞联合顺铂或卡铂。

除了局部进展期非小细胞肺癌以外，部分早期（Ⅰ、Ⅱ期 N_0）非小细胞肺癌患者因内科疾病或其他原因不能接受手术，此时往往放疗就成为了其唯一的治疗手段。目前早期非小细胞肺癌的放疗主要为大分割立体定向放疗（stereotactic body radiation therapy，SBRT）及立体定向消融放疗（stereotactic ablative radiotherapy，SABR）。SBRT/SABR 的分割剂量与方式主要依据肿瘤的大小和位置而定，分为每次 24～35 Gy 到 60～70 Gy（分 8～10 次照射），其对早期非小细胞肺癌的疗效总体与手术切除相当。

2. 辅助性放疗

辅助性放疗分为手术前的新辅助放疗及手术后的辅助放疗。

手术前的新辅助放疗目前多与化疗联合应用于肺尖癌，同时也是局部进展期患者（$Ⅲ_A$期，纵隔转移淋巴结较小，有行肺叶切除可能性）的一种治疗选择，通常术前 3～4 周施行。

手术后的辅助放疗主要应用于手术切缘阳性及纵隔淋巴结转移（N_2）的局部进展期患者，其中切缘阳性患者的术后放疗需在手术后 2～4 周内施行，同时多与化疗联合而进行同步放化疗；而对术后病理分期 N_2的患者，存在争议。目前倾向于多站 N_2或是肿瘤包块较大有周围组织侵犯的患者可从术后放疗中获益，放疗在手术后的辅助化疗之后进行。

3. 姑息性放疗

姑息性放疗主要应用于晚期患者因局部肿瘤病灶引发相关症状，并已对其日常生活或生存质量有明显不利影响的临床状况。其适用范围较广，是晚期非小细胞肺癌患者控制肿瘤症状的一种非常经济有效的治疗手段。姑息性放疗应用最多的部位为肺、脑、骨等。对于肺部病灶引发疼痛、压迫气管导致气紧等症状或肿瘤侵犯血管导致反复咯血而内科治疗效果不佳的患者，放疗可使局部肿瘤病灶退缩而使相应症状缓解。

放疗是脑转移癌的标准治疗手段，其方式包括了全脑放疗（whole brain radiotherapy，WBRT）、立体定向放射手术（stereotactic radiosurgery，SRS）、大分割立体定向放疗（hypofractionated stereotactic radiotherapy，HFSRT）等，其中 SRS 及 HFSRT 主要应用于脑转移数目较少（≤3 个）、转移灶较小（最长径≤3 cm）的患者，而 WBRT 主要应用于多发脑转移的患者。

放疗治疗骨转移诱发的骨痛症状缓解率在 80%以上。

4. 放疗相关的不良反应

非小细胞肺癌放疗后最常见的放疗并发症主要是放射性肺损伤（radiation-induced lung injury，RILI）及放射性食管炎。

放射性食管炎虽然常见但通常为轻度或中度反应，主要症状为吞咽疼痛，可在给予患者对症支持治疗的同时继续完成放疗。

RILI 是非小细胞肺癌放疗主要的剂量限制性毒性。急性的放射性肺炎主要表现为非特异性的间质性炎症，主要的症状为气紧、咳嗽、低或中度发热，可无明显体征，实验室检验可发现外周血白细胞轻或中度升高，典型的影像学阳性病变为与照射野一致的肺实变影、斑片影、条索影或蜂窝样改变等。如急性放射性肺炎症状影响日常生活，则需要加以治疗。其主要的治疗方式为吸氧，皮质激素，可根据患者情况预防性使用抗生素，对症支持治疗等；如有影像学改变但无或只有轻度临床症状的患者可暂不治疗而加以密切观察。晚期的放射性肺间质纤维化无特殊治疗方式，以对症支持治疗为主。目前急性 RILI 分级标准还不统一，临床应用较多的是美国放射肿瘤学组（Radiation Therapy Oncology Group，RTOG）急性放射性损伤分级标准及不良反应通用术语标准（common terminology criteria for adverse events，CTC AE）4.0 版，见表 2-6-4。

表 2-6-4　急性放射性肺损伤的分级标准

分级	RTOG 急性放射性损伤分级标准	CTC AE 4.0 分级标准
0	无症状，影像学无变化	
1	轻度干咳或劳力性呼吸困难	无症状，无需治疗
2	需使用麻醉药、止咳药的持续咳嗽，轻微活动时呼吸困难	有症状，需治疗，日常家务劳动受限
3	麻醉药、止咳药无效的严重咳嗽，静息时呼吸困难，有临床或放射学证据的肺炎，需间隙吸氧或激素治疗	严重症状，需吸氧，日常生活不能自理
4	严重的呼吸困难，需持续吸氧或辅助通气	危及生命的呼吸功能不全；需要紧急的医疗干预，如气管切开、气管插管等
5	死亡	死亡

（三）化　疗

化疗是非小细胞肺癌治疗中常用的方法，包括手术后的辅助化疗、手术前的新辅助化疗、同步放化疗以及晚期非小细胞肺癌的化疗等。主要的化疗药物包括：吉西他滨（gemcitabine，G）、长春瑞滨（vinorelbine，NVB）、依托泊苷（etoposide，VP 16）、紫杉醇（paclitaxel，PTX）、多西紫杉醇（docetaxel，DOC）、伊立替康（irinotecan，CPT11）、培美曲塞（pemetrexed，PEM）、顺铂（cisplatin，DDP）、卡铂（carboplatin，CBP）等。

1. 手术后的辅助化疗及手术前的新辅助化疗

非小细胞肺癌有较高的转移倾向，即使是Ⅰ期患者也有 20%在 5 年内死于远处转移。因此，需要手术后进行化疗来减少远处转移率，延长患者的生存时间。以铂类为基础的辅助化疗在部分$Ⅰ_B$及Ⅱ、Ⅲ期非小细胞肺癌中能显著延长患者的生存时间，5 年生存率提高 4.1%～5.5%。

目前临床常用的辅助化疗方案包括：吉西他滨联合顺铂（GP）、长春瑞滨联合顺铂（NP）、多西紫杉醇联合顺铂（DP）、培美曲塞联合顺铂（AP，用于非鳞癌患者）等。若患者有并发症或难以耐受顺铂的不良反应，可以选用紫杉醇联合卡铂（TC）、吉西他滨联合卡铂（GC）、多西紫杉醇联合卡铂（DC）、吉西他滨联合多西紫杉醇等。

$Ⅲ_A$期非小细胞肺癌尤其是有多个纵隔淋巴结引流区转移者（$Ⅲ_AN_2$），50%～70%手术后会发生远处转移。在手术前加用化疗即新辅助化疗（adjuvant chemotherapy）可以减少手术后远处转移、控制原发病灶。手术前化疗能显著提高患者的生存时间，死亡风险可降低 13%，5 年生存率的绝对获益在 5%左右。

2. 同步放化疗

同步放化疗参见“（二）放疗”的根治性放疗中相关内容。

3. 晚期非小细胞肺癌的化疗

转移性非小细胞肺癌最佳支持治疗的中位生存时间仅为4～5个月。化疗能使一般情况较好（PS评分为0～2分）的患者的生存时间延长、生存质量改善。一项包括11项随机对照试验共1 190名患者的荟萃分析（Meta分析）结果显示：以DDP为基础的化疗能使1年生存率从支持治疗的16%提高到26%（$P=0.0007$）。因此，对于*EGFR*野生型和*ALK*阴性或不明的转移性非小细胞肺癌的患者，可根据PS评分状态选择合适的一线化疗方案。PS评分为0～1分的患者，推荐含铂双药化疗，且可在化疗的基础上选择合适人群联用贝伐珠单抗；PS评分为2分的患者推荐单药化疗；而PS评分为3～4分的患者则进行最佳支持治疗。第三代含铂两药联合方案的有效率为25%～35%，中位进展时间为4～6个月，中位生存时间为8～10个月，1年生存率为30%～40%。常用的化疗方案包括：AP（非鳞癌）、AC（非鳞癌）、TC、TP、GP、GC、NP、DP等。一线化疗的持续时间为4～6个周期。一线化疗后疾病进展的患者，PS评分为0～2分者可进行二线化疗，可选择的化疗药物包括多西紫杉醇、培美曲塞（非鳞癌）；二线化疗后疾病进展的患者，建议参加新药临床试验；PS评分为0～2分的患者，也可考虑三线化疗，但有效率很低。

（四）靶向治疗

靶向治疗是指一些治疗药物或治疗方法能通过特异性地作用于肿瘤细胞的某些靶点如表皮生长因子受体（EGFR）信号转导通路中特定酶位点、生长因子受体，以及肿瘤细胞增殖、分裂、侵袭转移相关基因靶点等，来发挥抗肿瘤作用，不杀伤或很少杀伤正常细胞。目前肺癌靶向治疗的针对靶点主要包括以下几方面。

1. 以表皮生长因子受体作为靶点

（1）EGFR与非小细胞肺癌：*EGFR*基因位于人体7号染色体短臂7p12-14区，其蛋白质由胞外区、跨膜区、胞内区组成。配体通过与EGFR胞外区结合导致胞内区自动磷酸化，细胞内酪氨酸激酶激活，随之下游信号转导蛋白分子激活，调节细胞分裂、增殖、凋亡及新生血管生成。EGFR酪氨酸激酶抑制剂（EGFR-TKI）能特异性地与EGFR细胞内酪氨酸激酶活性区域可逆性地结合，阻断信号转导，导致肿瘤细胞死亡。研究证实EGFR-TKI的疗效与*EGFR*突变状态密切相关。在亚洲尤其是东亚，*EGFR*的突变率较高，为30%～50%，而在北美及西欧仅为10%左右。19外显子缺失（19DEL，45%）及21外显子突变（L858R，40%）是*EGFR*常见敏感突变，检测到此两类突变的非小细胞肺癌50%～80%对EGFR-TKI治疗有反应。其他罕见突变包括21（L861Q）及18外显子（G719X）点突变等。

尽管在*EGFR*突变的非小细胞肺癌中，EGFR-TKI可以取得较好的疗效，多数患者仍会在治疗6～12个月内发生耐药而影响生存时间的延长。*EGFR*外显子20的继发性突变T790M被认为是继发耐药的主要原因，目前认为原发的EGFR-TKI耐药与*KRAS*突变有关。对EGFR-TKI耐药的分子及细胞机制的探讨仍将继续进行。

（2）EGFR-TKI的临床应用：EGFR-TKI一线治疗*EGFR*敏感突变的晚期患者有效率为60%～80%，无进展生存时间为9～13个月，总生存时间约24个月，较含铂双药化疗显著改善疗效且患者生存质量高。因此，多个指南推荐EGFR-TKI作为*EGFR*敏感突变阳性的晚期患者的一线治疗，并强调 *EGFR* 突变检测指导治疗的重要地位。在维持治疗及交替治疗研究中，EGFR－TKI 也显示出延长患者生存时间的作用，为探讨此类药物的新用法奠定了基础。一线化疗失败的患者是否选择 EGFR－TKI 作为二线治疗也应依据 *EGFR* 突变状态决定。指南推荐 EGFR－TKI 还可用于两个或两个以上化疗方案失败后的局部晚期或转移性非小细胞肺癌的三线治疗。

目前临床使用的 EGFR－TKI 包括吉非替尼（Gefitinib）、厄洛替尼（Erlotinib）及埃克替尼（Icotinib）。第二代非可逆性的 EGFR－TKI 抑制剂阿法替尼（Afatinib）即将进入中国。

2. 以间变性淋巴瘤激酶作为靶点

（1）*EML4－ALK* 与非小细胞肺癌：间变性淋巴瘤激酶（ALK）最早发现于间变性大细胞淋巴瘤，属于胰岛素受体家族。EML4 则属于棘皮动物微管相关蛋白样蛋白质家族。*ALK* 的胞内近胞膜部分与 *EML4* 的部分 N 端碱基、*HELP* 和部分 *WD* 重复区融合，就形成了 *EML4－ALK* 融合基因。*EML4－ALK* 融合基因可见于多种肿瘤，如间变性大细胞淋巴瘤、非小细胞肺癌、成神经细胞瘤等。因 *EML4* 基因断裂点的不同，其类型至少有 10 种。*EML4－ALK* 基因可通过自身的磷酸化来活化下游的 MAPK、PI3K/AKT 等通路，从而引起细胞向恶性方向转化。*EML4－ALK* 是非小细胞肺癌发生、发展中既独立又关键的分子靶点，多发生于腺癌、轻度吸烟或不吸烟的年轻男性患者，在非小细胞肺癌中，*ALK* 重排占 2%～7%。现行的 *ALK* 检测方法有多种：包括 ALK Ventana 免疫组织化学法（ALK－V）、荧光原位杂交（FISH 检测法）、反转录酶－聚合酶连锁反应（RT－PCR）技术和下一代测序（NGS）技术等。目前 FISH 检测法是“金标准”。

（2）*ALK* 的临床应用：克唑替尼（Crizotinib）是一种 ATP 的竞争性酪氨酸激酶抑制剂（tyrosine kinase inhibitor，TKI），它以 *ALK* 基因重排为靶点，特异性地靶向抑制 ALK，同时也能针对性地抑制 *c－MET* 和 *ROS－l* 等信号通路。几项针对 *ALK* 重排患者的临床试验研究中，其客观缓解率大于 60%，中位缓解时间为 8～11 个月。FDA（the Food and Drug Administration）已批准克唑替尼治疗 *ALK* 阳性的局部晚期或转移性非小细胞肺癌患者。若经克唑替尼治疗后出现了病情恶化或药物不耐受的 *ALK* 重排的非小细胞肺癌患者，可选择 Ceritinib（色瑞替尼）治疗。

3. 其他的基因与非小细胞肺癌关系

近几年，其他罕见非小细胞肺癌驱动基因的发现为非小细胞肺癌的个体化治疗提供了新的依据。比如 HER_2（*ERBB2*）、*BRAF V600E*、*MET*、*ROS1*、*RET*、*KRAS* 等基因。探索性的研究包括：Trastuzumab 和阿法替尼可用于治疗 HER_2 突变患者，Dabrafenib 和 Vemurafenib 用于治疗 *BRAF* 突变的患者，克唑替尼用于治疗 *ROS1* 重排和 *c－MET* 扩增的患者，Cabozantinib 用于 *RET* 重排的患者。非小细胞肺癌患者基因改变可选用的靶向药物总结于表 2－6－5。

4. 以新生血管生成为靶点

VEGF 的单克隆抗体贝伐单抗（bevacizumab）是第一个获 FDA 批准的血管生成抑制剂。在晚期非鳞癌非小细胞肺癌中，化疗联合贝伐单抗有效率和生存时间均较单纯化疗组有显著延长。另一种抗肿瘤新生血管生成药物重组人血管内皮抑素（Endostar），是我国自主研制的一类抗肿瘤药，目前已被获准用于治疗非小细胞肺癌。

表 2-6-5　非小细胞肺癌患者基因改变可选用的靶向药物

基因改变	靶向药物
EGFR 突变	吉非替尼（Gefitinib）、厄洛替尼（Erlotinib）、埃克替尼（Icotinib）、阿法替尼（Afatinib）、AZD9291 等
ALK 重排	克唑替尼（Crizotinib）、色瑞替尼（Ceritinib）等
HER_2（*ERBB2*）突变	阿法替尼（Afatinib）、Trastuzumab 等
BRAF V600E 突变	Dabrafenib、Vemurafenib 等
ROS1 重排、*c-MET* 扩增	克唑替尼（Crizotinib）等

分子靶点的检测是确定非小细胞肺癌靶向治疗人群的关键。对腺癌、大细胞癌、组织学类型不明确型的患者应进行 *EGFR* 基因突变及 *ALK* 重排检测；鳞癌患者因 *EGFR* 突变率低，且 *ALK* 突变罕见，因此不推荐常规 *EGFR* 和 *ALK* 检测；但不吸烟、小样本病理活检鳞癌患者以及混合组织类型者也同样应行 *EGFR* 及 *ALK* 检测。这些检测都为非小细胞肺癌患者的个体化治疗提供了有力的依据。

（五）综合治疗

治疗非小细胞肺癌应遵循分期治疗、个体化治疗及综合治疗的原则。

（1）原位癌：可选择气管内激光消融治疗、外科切除、腔内近距离放疗等。如患者不愿意接受以上治疗，也可选择每 3 个月支气管镜复查。

（2）Ⅰ期：若没有手术禁忌证，应首先进行手术切除，包括肺叶切除加肺门、纵隔淋巴结清扫。对于肺功能差的患者，可以考虑行解剖性肺段或楔形切除术加肺门、纵隔淋巴结清扫术。$Ⅰ_A$期、$Ⅰ_B$期（不含高危因素）患者若切缘阴性，术后选择随访观察；若切缘阳性，推荐再次手术。若因任何原因无法再次手术者，$Ⅰ_A$期推荐术后放疗，$Ⅰ_B$期推荐术后放疗加或不加化疗。$Ⅰ_B$期术后切缘阴性若有高危因素［低分化癌（包括神经内分泌瘤，但应排除高分化的神经内分泌瘤），脉管受侵，楔形切除术，肿瘤最长径大于 4 cm，脏胸膜受侵，淋巴结枚数清扫不足］，则推荐辅助化疗。对于不能接受手术或者拒绝手术者，则可行根治性放疗或立体定向放疗（SABR）。

（3）Ⅱ期：首选外科治疗，包括肺叶、双肺叶切除等加肺门、纵隔淋巴结清扫术。完全性切除的Ⅱ期非小细胞肺癌患者推荐术后进行辅助化疗。切缘阳性的Ⅱ期肺癌推荐再次手术，若因任何原因无法再次手术的患者，推荐术后化疗加放疗。对于没有进行规范纵隔淋巴结清扫者、淋巴结包膜外侵犯者、肺门淋巴结广泛转移者以及切缘近者推荐进行放疗。肺上沟瘤可切除者，同期放化疗后，肿瘤连同累及胸壁切除；不可切除者，则给予根治性同步放化疗。对于不能接受手术或拒绝手术者，则可行根治性放疗或 SABR，加或不加化疗。

（4）$Ⅲ_A$期：可切除的$Ⅲ_A$期患者可行新辅助化疗（以铂类为主）后肺叶切除加系统性淋巴结清扫术。手术安排在 2 或 3 次化疗后，如有肿瘤残留，术后应行放化疗。$Ⅲ_A$期患者倾向术后化疗，疗程为 4 个周期。$T_{1\sim3}N_2M_0$患者的手术存在争议，可选择在诱导放化疗或同步放化疗后进行手术治疗。$T_4N_{0,1}$期为卫星结节的，可首选手术或新辅助化疗，术后需行辅助化疗。对于不可手术切除的$Ⅲ_A$期非小细胞肺癌，NCCN 指南首先推荐同步放化疗。

(5) $Ⅲ_B$期：对于不可手术切除的局部晚期的非小细胞肺癌，首先推荐同步放化疗。

(6) Ⅳ期：晚期非小细胞肺癌治疗目的是提高患者生存质量、延长患者的生存时间。对 *EGFR* 野生型和 *ALK* 未重排或突变状况未知的Ⅳ期非小细胞肺癌患者，若 PS 为 0～1 分，推荐含铂两药的全身化疗加或不加贝伐单抗；若 PS 评分为 2 分，推荐单药化疗；若 PS 评分为 3～4 分，则进行最佳支持治疗。*EGFR* 敏感突变的Ⅳ期非小细胞肺癌，推荐 EGFR-TKI 作为一线治疗。*ALK* 阳性的Ⅳ期非小细胞肺癌，推荐克唑替尼一线治疗。远处转移仅为孤立性脑或肾上腺转移者，如果胸部病变可完全切除的非小细胞肺癌，可考虑手术切除，胸部原发病变则按分期治疗原则进行。

（黄媚娟　周　麟）

第二节　小细胞肺癌

小细胞肺癌（small cell lung cancer，SCLC）是另一种常见的原发于肺的恶性肿瘤，发病率低于非小细胞肺癌，占肺部恶性肿瘤总数的 15％～25％。小细胞肺癌虽然同样发生在肺部，但其在生物学行为、临床特点、病理学特点、治疗策略选择及预后方面均与非小细胞肺癌存在较大的差异。因此，通常被作为一类独立的肺部恶性肿瘤来研究。

小细胞肺癌的恶性程度很高，约 70％的患者在初次诊断时即伴有远处转移，呈全身播散性病变。因此，全身化疗成为小细胞肺癌治疗的基石。小细胞肺癌对化疗敏感，60％～90％接受化疗的小细胞肺癌患者可达到客观缓解，但局限期小细胞肺癌（LS-SCLC）和广泛期小细胞肺癌（ES-SCLC）患者的中位生存时间却分别只有 16～22 个月和 9～11 个月。最近 SEER（Surveillance，Epidemiologic 和 End Results）分析提示由于治疗方法的改进，小细胞肺癌的生存率得到显著改善；1973—2000 年，广泛期小细胞肺癌患者的 2 年生存率由 1.5％提高到 4.6％，局限期小细胞肺癌的 5 年生存率由 4.9％上升到 10％。

一、病因及流行病学因素

吸烟是小细胞肺癌发生的最主要的危险因素。不吸烟和减少烟草接触可能是目前最行之有效的预防小细胞肺癌的措施。除吸烟外，接触石棉和氡元素也是导致小细胞肺癌的危险因素，相关行业的从业者应切实做好防护。

二、病　理

小细胞肺癌起源于支气管上皮黏液腺的具有神经内分泌功能的 K 细胞，属于未分化癌。其病理分型大致分为：燕麦细胞型、中间型、混合型。通过显微镜观察发现，癌细胞成梭形或成淋巴细胞样，细胞质少，颗粒粗大，细胞常密集成群，部分成平行栅状或编织状排列，状如燕麦。

三、临床表现及诊断

（一）临床症状和体征

小细胞肺癌的症状包括由原发病灶引起的症状、由转移病灶引起的症状及内分泌异常为主的副瘤综合征。小细胞肺癌的原发灶及转移灶可引起与非小细胞肺癌类似的症状和体征，如咳嗽、咯血、呼吸困难、声嘶、上腔静脉阻塞综合征（superior vein cave syndrome，SVCS）等。

小细胞肺癌易伴发副瘤综合征。肿瘤细胞内含的嗜银性颗粒（Kulchitsky 颗粒）被证明与异常内分泌综合征有关。常见的副瘤综合征，包括低钠血症、皮质醇增多症（库欣综合征）、贫血或红细胞增多症、粒细胞增多症、血小板增多症及杵状指等。

（二）辅助检查

胸部增强 CT 显示，小细胞肺癌常表现为肺内（尤其是肺门处）和纵隔出现巨大肿块，边界不清，常侵犯邻近的周围组织器官。肿块压迫支气管可见阻塞性肺炎的表现，压迫上腔静脉可见血管横截面呈线状。如果肿瘤发生转移，则可有相应的影像学表现，如肺内散在结节、胸膜腔积液、纵隔淋巴结肿大、颅内占位、骨质破坏等。

血清神经特异性烯醇化酶（NSE）常升高，可以作为小细胞肺癌随访监测的重要指标。如果患者伴有异常内分泌综合征则可有相应的实验室检验结果异常，如低钠血症、外周血细胞成分异常等。

（三）诊　断

确诊依赖于病理学检查结果。获取病理标本的手段同非小细胞肺癌。

临床常用胸部及上腹部增强 CT、头部 MRI、骨显像、外周血常规检查、血清生化检查、肿瘤标志物检查、超声检查和 PET－CT 等检查协助进行小细胞肺癌的诊断和分期。

四、分　期

小细胞肺癌目前临床上最常使用的分期系统是美国退伍军人医院分期系统，其类似于非小细胞肺癌的 TNM 分期系统。按此标准可将小细胞肺癌分为局限期（limited stage）和广泛期（extensive stage）。局限期指病变局限于一侧胸腔内，广泛期则指病变超出一侧胸腔。局限期小细胞肺癌经合理治疗后中位生存时间约为 23 个月，而广泛期患者的中位生存时间仅为 6~10 个月，罕有 5 年生存者。

除了分期之外，患者的体力状况、血清乳酸脱氢酶（LDH）浓度、血清碱性磷酸酶（ALP）浓度、是否伴有贫血等因素都会对预后产生影响。

五、治　疗

小细胞肺癌属于治疗敏感的恶性肿瘤，近期治疗有效率较高，但缓解期短暂，约 60％的患者可能在治疗期间出现肿瘤进展而导致治疗失败。尽管如此，随着近年来新的药物和治疗手段不断应用于临床，小细胞肺癌的治疗效果正逐步改善。

化疗是小细胞肺癌治疗的基石，放疗、手术、分子靶向治疗、介入治疗等则可作为有效的辅助治疗手段。若能合理地运用这些手段进行综合治疗，可以延长患者的生存时间，提高其生存质量。

（一）化　疗

小细胞肺癌对化疗药物敏感，很多药物对其均有效。经过长期的筛选，EP 方案（依托泊苷+顺铂）以其高于 80%的有效率和相对较轻的毒性反应，成为小细胞肺癌化疗的经典方案。多种治疗效率更高的三代化疗药物已经广泛用于临床，其中对伊立替康（irinotecan，CPT 11）联合铂类药物治疗小细胞肺癌的研究较多。从目前得到的结果来看，IP 方案（伊立替康+顺铂）在一线治疗中仍无法取代 EP 方案，但 IP 方案可作为标准二线化疗方案。另外，在一些针对治疗失败的小细胞肺癌的临床研究中，紫杉醇、多西紫杉醇、吉西他滨等药物也显示出良好的有效率。

小细胞肺癌化疗的有效率高但缓解期短，因此，一线化疗后疗效评价达 SD 及以上的那部分患者，维持治疗（maintenance therapy）可能是一个好的选择。不过，到目前为止，尚无太多有力的证据证明维持治疗能够延长小细胞肺癌患者的总生存时间。

但是，单纯化疗是无法治愈小细胞肺癌的，甚至很难延长患者的生存时间。因此，与放疗、手术等其他治疗手段联合使用时，合理的综合治疗尤为重要。

（二）放　疗

胸部放疗的引入能够提高局限期小细胞肺癌患者的生存率。已有的荟萃分析结果表明，放疗能够减少 20%～30%的肿瘤局部复发率，以及提高 5%～7%的 2 年生存率。但是，如何应用常规的放化疗来使局限期小细胞肺癌患者临床获益仍然是未解决的难题。

对于具体放疗的临床应用，需要注意一系列的影响因素，比如放化疗的时间（同步、序贯或其他变通的）、放疗的介入时机（早期或晚期）、放疗的范围（累及靶区或局限病灶）、放疗的剂量和分割方式等。有较高级别的循证医学证据表明，早期同步放化疗较晚期同步或序贯放化疗能提高局限期小细胞肺癌患者的总生存率。

东部肿瘤协作组（ECOG）的临床试验表明，在 45 Gy 的总剂量下，2 次/天的分割方式较 1 次/天的分割方式的中位生存时间和总生存率均明显增高，同时 3 度或 4 度放射性食管炎的发生率增加。应注意 2 次/天的分割方式较适合于体力状况评分和基线肺功能较好的患者，对于双侧淋巴结转移的患者不适于使用。有研究结果表明如果提高总剂量，1 次/天的分割方式也有可能获得较高的生存优势。因此，最佳的分割方式目前尚不清楚。

对于局限期小细胞肺癌患者，如果患者体力评分较好，美国 NCCN 治疗指南则推荐及早介入同步放化疗，每次 1.5 Gy，2 次/天，总剂量为 45 Gy；或者每次 1.8～2 Gy，1 次/天，总剂量为 50～60 Gy。患者体力评分不佳，则可以选择序贯治疗。放疗技术最好应用三维适形放疗，其肿瘤靶区定义为放疗 CT 扫描时所能看到的临床病灶，但是还应该包括化疗前 CT 检查所发现的受累淋巴结及其区域。

几乎 50%的小细胞肺癌患者会出现颅内转移。在初次化疗后出现完全缓解（CR）或部分缓解（PR）的小细胞肺癌患者，预防性全脑照射（prophylactic cranial irradiation，PCI）能够降低颅内转移发生率并提高患者生存率。但是，对于体力状况评分为 3～4 分，合并多种并发症或者神经症状明显的患者，PCI 并不适合。而且，PCI 不宜与全身化疗同时应用。有研究结果表明，单次放疗剂量等于或大于 3 Gy，或者与系统性化疗同步，全脑放疗均有可能导致较为明显的中枢神经症状。

（三）外科治疗

虽然放化疗仍然是治疗局限期小细胞肺癌的“金标准”，随着新的铂类药物的出现、现代分期的更新以及手术方式的进步，已经逐渐开始重新评估手术治疗在局限期小细胞肺癌中的作用。一项挪威的关于小细胞肺癌手术治疗的报道指出：对于肿瘤处于肺的外周、具有能够承受外科治疗、肺功能良好的患者手术治疗能使其获得更长的生存时间。目前认为，手术治疗应该作为小细胞肺癌综合治疗的一部分，只是需要慎重选择适合手术的病例及合适的手术介入时机。临床分期超过 $T_{1,2}N_0M_0$ 的小细胞肺癌患者均不适合首选手术治疗。

（四）治疗策略

1. 局限期小细胞肺癌

目前认为，针对局限期小细胞肺癌的新辅助化疗需要进行 4～6 周，方案选择 EP 方案或 EP 方案与 IP 方案交替。胸部放疗越早介入预后越好，一般推荐与新辅助化疗同步开展。在治疗期间和治疗结束后一定要进行疗效评价和确认，及时调整治疗方案。对于治疗后完全缓解或接近完全缓解的患者，还应该进行预防性的全脑放疗以降低脑转移的发生率。对于治疗有效但未能完全缓解的患者，可以考虑应用手术等局部治疗手段加以处理；而对于治疗无效的患者则需要更换治疗方案，或建议其加入具有潜在优势的临床研究。

2. 广泛期小细胞肺癌

目前，广泛期小细胞肺癌尚无法治愈，治疗原则上以化疗为主，其他治疗手段仅在患者出现明显症状时作为辅助治疗使用。延长患者生存时间和提高其生存质量是制定治疗策略最为重要的出发点。当然，建议患者加入各项临床研究也是很好的选择。

（李　路　刘咏梅）

【病例拓展分析】

病案一：

患者，女性，42 岁，3 个月前无明显诱因出现干咳，静脉用抗生素 14 天后咳嗽无明显缓解，服用可待因后症状减轻。2 天前出现痰中带血，在外院行胸部 X 线检查发现右肺门处占位。无吸烟史。体格检查：ECOG PS 评分为 1 分。体温为 37.7 ℃，脉率为 88 次/分，呼吸频率为 20 次/分，血压为 110/70 mmHg。浅表淋巴结未扪及。胸部叩诊清音，右下肺呼吸音略低，未闻及干、湿啰音。余未发现有意义的阳性体征。肿瘤标志物检查结果为 CEA 20 μg/L。

问题 1：为明确诊断，首先应进行的检查包括哪些？

分析：结合症状、胸部 X 线摄影结果、肿瘤标志物及抗生素治疗无效等病史，高度怀疑系右肺恶性肿瘤。肺癌的诊断包括影像学及病理学诊断两方面，因此可先进行胸部增强 CT 及纤维支气管镜检查。

问题 2：该患者纤维支气管镜检查结果提示右肺下叶支气管开口处新生物，活检为“腺癌”，胸部增强 CT 显示：“右肺门处占位病变，包块最长径约为 4 cm，边界不清；右肺门淋巴结肿大，最长径约为 1.2 cm，纵隔淋巴结未见显示。”为明确分期还需做哪些检查。

分析：确定有无远处转移应行腹部增强CT、骨显像、头部增强MRI检查。

问题3：该患者未发现明确的远处转移。下一步应考虑的治疗是什么，还需安排哪些检查？

分析：右肺下叶切除术加系统淋巴结清扫术。术前检查应包括血、大小便常规检查，凝血功能、肝肾功能、电解质等生化检查，心电图、肺功能检查等。

问题4：术后病理报告显示，右肺下叶腺癌，断端查见癌，第10站淋巴结2/3查见癌，其余淋巴结未见癌累及。该患者的诊断及病理分期是什么？下一步考虑怎样治疗？

分析：右肺下叶腺癌，右肺门淋巴结转移术后R_1切除$pT_{2a}N_1M_0$ Ⅱ$_A$期。病理学诊断加做*EGFR*基因检测和ALK-V。建议患者再次手术，若患者不愿意或外科认为无法再次手术，则应在术后4周内进行术后辅助化疗4～6个周期，同步放疗。

问题5：患者以NP方案化疗后7天出现发热、乏力、气紧、咯黄色脓痰。体格检查发现，右肺闻及细湿啰音。可能的原因是什么？应如何处理？

分析：最可能的原因是化疗后骨髓功能抑制，出现中性粒细胞减少伴肺部感染。应立即进行血常规检查、痰细菌真菌培养寻找病原菌并经验性使用抗生素，血常规结果显示存在重度粒细胞减少，应给予粒细胞集落刺激因子治疗。

问题6：患者完成辅助化疗4个周期及术后放疗，无咳嗽、头痛、骨痛等症状，复查胸腹CT及CEA均无明显异常。下一步的处理是什么？

分析：安排门诊随访，治疗后2年内每3～6个月随访1次，3～5年内每6个月随访1次，5年后每年随访1次。每次随访包括问诊，体格检查，影像学检查如胸腹部CT、超声等，肿瘤标志物如癌胚抗原（CEA）、神经烯醇化酶（NSE）、非小细胞肺癌相关抗原（CyFRA21-1）检查等。如果患者出现某些可疑症状或体征，还应及时安排相关的辅助检查。

问题7：患者门诊随访25个月后出现干咳、右胸部不适感，同时出现腰部疼痛，影响日常生活和睡眠。体格检查发现腰3、4椎体棘突压痛明显，余未见阳性体征。查血常规未见明显异常。此时应安排什么辅助检查？

分析：根据症状、体征考虑肿瘤复发及骨转移的可能性较大，此时应进行头部增强MRI，胸腹部增强CT，骨显像，腰椎MRI，肿瘤标志物CEA、NSE、CyFRA21-1等检查。

问题8：胸部CT发现右上肺叶后段结节，1 cm×2 cm；侵及胸膜；左侧肺门淋巴结肿大，最长径为1.5 cm。骨显像提示L_3和L_4处核素浓集显著。MRI提示L_3和L_4长T_1、T_2信号，局部团块影，明显强化。CEA浓度为33 μg/L。患者拒绝再次穿刺取得病理组织并行基因检测，既往查*EGFR*敏感突变阳性，ALK-V阴性。ECOG PS评分为2分。该患者的下一步治疗是什么？

分析：此时已为晚期肺癌，存在*EGFR*敏感突变，应行EGFR-TKI靶向治疗，同时考虑腰椎姑息性止痛放疗、双磷酸盐治疗、药物止痛等治疗。

问题9：患者腰部疼痛缓解，随访10个月后再次出现咳嗽、咳痰症状，ECOG PS评分为1分，并且无明确诱因出现头昏、头痛，逐渐加重出现呕吐。可能的原因是什么？此时应安排什么辅助检查？

分析：可能出现脑转移癌。应安排复查，行头部增强MRI、胸腹部增强CT等检查。

根据检查结果决定下一步治疗。

问题 10：复查胸部 CT 显示：右上肺叶后段包块增大，4 cm×2 cm，双肺散在结节，肺门淋巴结增大。腹部 CT 未见明显异常。头部 MRI 检查发现脑额叶一个强化结节，最长径为 0.5 cm；颞叶一个强化结节，最长径为 2 cm。目前 ECOG 评分为 1 分，患者再次拒绝穿刺取得病理组织行基因检测。该患者的疗效评价是什么？下一步全身治疗考虑哪些药物？局部如何治疗？

分析：根据 RECIST1.1 评价标准，该患者的疗效评价为 PD。可考虑行化疗，患者体力状况尚好，首选含铂双药联合方案治疗。脑转移 2 个肿块的最长径均小于 3 cm，可行立体定向放射外科治疗或全脑放疗。

问题 11：患者化疗两个周期后，复查胸部 CT 显示右上肺叶后段包块缩小，1 cm×1 cm；左侧肺门淋巴结的最长径为 1.0 cm。该患者的疗效评价是什么？下一步如何治疗？

分析：根据 RECIST1.1 评价标准，该患者的疗效评价为 PR。继续化疗 4～6 个周期后考虑维持治疗或定期随访。

问题 12：患者门诊随访 8 个月后，因咳嗽、胸痛、右腹胀痛就诊。体格检查结果：ECOG PS 评分为 3 分，右锁骨上扪及 2～2.5 cm 质硬、固定淋巴结，右胸中上部叩诊呈浊音，肝下缘位于肋下 2 cm。胸腹 CT 提示：右上肺占位病变增大，4 cm×5 cm；右胸膜多个结节；右胸膜腔中量积液；纵隔淋巴结肿大、融合；肝内多发实性占位病变。此时的治疗策略是什么？

分析：患者肿瘤全身多处转移，一般情况差，建议再次活检取组织，行基因检测。同时行药物止痛等对症处理，最佳支持治疗或参加临床试验。目前的治疗目标是尽量减轻患者的痛苦。

病案二：

患者，男性，55 岁，因“咳嗽 2 个月，气紧伴颜面肿胀 1 周”就诊。2 个月前，患者无明确诱因出现咳嗽，为干咳，无发热、寒战、胸痛等症状。自行服用抗生素后咳嗽无明显缓解，又服用可待因制剂后有所减轻。1 周前出现活动后气紧，家人发现其颜面、颈部、双上肢肿胀，进行性加重。1 天前在单位医院行胸部 X 线检查发现右上肺占位病变。体格检查：意识清晰、合作，对答清楚。体温为 36.7 ℃，脉率为 88 次/分，呼吸频率为 23 次/分，血压为 138/89 mmHg。颜面、颈部、双上肢肿胀。浅表淋巴结未扪及。上胸壁见毛细血管扩张。胸部叩诊为清音，右上肺呼吸音略低，可闻及少许干鸣音。余未发现有意义的阳性体征。

问题 1：此时应安排哪些辅助检查?

分析：根据症状、体征及胸片提示，高度怀疑为右肺恶性肿瘤。可先进行胸部增强 CT、肿瘤标志物等检查。

胸部增强 CT 回报：右肺门处占位病变，包块最长径约为 6 cm，边界不清，侵犯右主支气管和纵隔。右上肺含气不良，上腔静脉受压，增强后呈线状。纵隔淋巴结广泛长大。

肿瘤标志物中 NSE 明显高于正常值。

问题 2：此时为明确诊断，该进一步安排哪些辅助检查？并做哪些处理？

分析：CT检查结果更增加了右肺恶性肿瘤的可能性，并且肿瘤侵犯右主支气管，可以通过纤维支气管镜取得活体组织标本。故下一步应安排纤维支气管镜活检。同时为明确分期还应进行头部MRI、骨显像、全腹超声等检查。因CT提示上腔静脉受压明显，结合患者的临床表现，可以诊断为上腔静脉阻塞综合征，应及时给予脱水、利尿和激素处理。必要时还可考虑安置上腔静脉支架。纤维支气管镜活检结果：（右上肺）小细胞肺癌。头部MRI、骨显像、全腹超声等检查未发现明显异常。

问题3：诊断和分期是什么？下一步应怎样治疗？

分析：该患者可确诊为右肺小细胞肺癌（局限期）伴上腔静脉阻塞综合征。完成常规检查后若无放化疗禁忌证，应尽快进行放化疗同步治疗。

该患者常规检查无放化疗禁忌证，立即给予EP方案化疗，胸部同步放疗。化疗1个周期后，患者咳嗽、颜面肿胀等症状消失。2个周期后复查CT提示肿瘤缩小90%。之后用EP方案再化疗2个周期。复查提示完全缓解。

问题4：接下来还需要进行哪些治疗？

分析：目前推荐对新辅助治疗达到完全缓解的局限期小细胞肺癌给予预防性全脑放疗，可以降低脑转移率，延长无疾病进展生存时间。

患者接受预防性全脑放疗1个疗程后出院。安排门诊随访，每2～3个月1次。

问题5：每次随访除问诊、体格检查外，还应进行哪些检查？

分析：影像学检查如胸部X线摄影、CT、超声等，肿瘤标志物如NSE等都可以考虑进行。此外，如果患者出现某些可疑症状或体征，还应及时安排相关的辅助检查。门诊随访6个月后，患者NSE浓度缓慢上升，呈进行性趋势，自述左腰部轻微胀痛不适。体格检查无特殊发现。

问题6：此时应安排哪些检查？

分析：考虑到小细胞肺癌容易出现血行转移，结合患者出现的腰痛症状和NSE浓度进行性升高，应先安排腰部CT检查。CT检查发现左侧肾上腺占位病变，考虑为转移病灶。遂收入院，修正诊断为：右肺小细胞肺癌左肾上腺转移（广泛期）。

问题7：此时的治疗策略是什么？

分析：该患者在新辅助治疗达到CR 6个月后出现远处转移，肿瘤期别已经从初治时的局限期变为广泛期，治疗目标也从根治性治疗转变为姑息性治疗。目前患者局部症状轻微，治疗应以全身性控制肿瘤为主，可考虑采用新辅助治疗时没使用过的化疗药物治疗。

换用IP方案化疗2个周期后复查，CT提示左侧肾上腺占位明显缩小，血清NSE浓度降至正常，患者腰痛症状消失。之后再给予IP方案化疗2个周期，肾上腺占位消失，患者出院，继续门诊随访。

5个月后，患者因右髋部疼痛，跛行来诊，自述因疼痛影响日常生活和睡眠。体格检查：右侧屈髋、右下肢外展等动作均引发剧烈疼痛，右髋关节处压痛明显。

问题8：此时应安排哪些辅助检查？

分析：骨关节也是小细胞肺癌常见的转移部位，患者疼痛明显，定位明确，应首先考虑骨转移的可能，所以骨显像、髋关节MRI是应做的检查。

骨显像提示右侧髋关节处核素浓集显著。MRI提示右髋关节面呈虫噬样骨质破坏，考虑骨转移。又经检查未发现其他部位转移征象。

问题9：此时的治疗策略是什么？

分析：治疗性质仍为姑息性。患者目前症状明显，对其生存质量有很大影响，所以治疗首先应以控制疼痛为主，可给予吗啡类止痛药、右髋部放疗、抑制破骨细胞活性等处理。若疼痛缓解良好，患者情况允许，可考虑化疗。

给予吗啡类止痛药物口服后，患者症状有所减轻。后安排右髋关节姑息性放疗1个疗程，同时给予二磷酸盐抑制破骨细胞活性。经上述治疗后，患者疼痛基本消失，无需继续口服止痛药物，体力状况也逐步恢复。之后又给予紫杉醇加卡铂方案化疗4个周期，病情稳定出院。出院后每月给予二磷酸盐维持治疗。

7个月后，患者因咳嗽、咯血伴气紧就诊。体格检查：消瘦明显；PS评分：ECOG为3分；双侧颈根部可扪及肿大淋巴结；右下胸叩诊呈浊音，呼吸音消失；心动过速；肝下缘位于肋下3 cm。辅助检查：CT提示右上肺占位病变，双肺内多发转移结节，右胸膜腔中量积液，纵隔淋巴结肿大融合。B超发现肝内多发实性占位。血液气体及酸碱分析（简称血气分析）提示Ⅰ型呼吸衰竭。

问题10：此时的治疗策略是什么？

分析：目前，患者肿瘤呈现暴发趋势，发生多器官转移，一般情况差，属于肿瘤终末期。治疗上以对症处理为主，尽量延长患者的生存时间，减轻其痛苦。

经积极对症治疗后，患者病情一度稳定，情绪平和，在宁养病房与家人共度人生的最后时光。1个月后因多器官衰竭死亡。

（黄媚娟　周　麟　李　潞　刘咏梅）

参考文献

[1] International Agency for Research on Cancer. GLOBOCAN 2012: estimated cancer incidence, mortality and prevalence worldwide in 2012. [EB/OL]. [2015-5-25]. http://globocan.iarc.fr.

[2] Travis W, Brambilla E, Muller-Hermlink H, et al. World Health Organization classification of tumours. Pathology and genetics of tumours of the lung, pleura, thymus and heart [C]. Lyon: IARC Press, 2004.

[3] Patel J D, Krilov L, Adams S, et al. Clinical cancer advances 2013: annual report on progress against cancer from the American Society of Clinical Oncology [J]. J Clin Oncol, 2014, 32 (2): 129-160.

[4] Travis W D, Brambilla E, Noguchi M, et al. International association for the study of lung cancer/american thoracic society/european respiratory society international multidisciplinary classification of lung adenocarcinoma [J]. J Thorac Oncol, 2011, 6 (2): 244-285.

[5] National Comprehensive Cancer Network. NCCN Clinical Practice Guidelines in Oncology. Non-Small Cell Lung Cancer. (Version 3.2015.) [EB/OL]. [2014-12-30]. http://www.nccn.org/professionals/physician_gls/f_guidelines.asp.

[6] Zou B, Xu Y, Li T, et al. A multicenter retrospective analysis of survival outcome following postoperative chemoradiotherapy in non-small-cell lung cancer patients with N2 nodal disease [J]. Int J Radiat Oncol Biol Phys, 2010, 77 (2): 321-328.

[7] Meng M B, Jiang X D, Deng L, et al. Enhanced radioresponse with a novel recombinant human endostatin protein via tumor vasculature remodeling: experimental and clinical evidence [J].

Radiother Oncol，2013，106（1）：130－137.

[8] Luo D，Huang M，Zhang X，et al. Salvage treatment with erlotinib after gefitinib failure in advanced non-small-cell lung cancer patients with poor performance status：A matched-pair case-control study [J]. Thoracic Cancer，2012，3（1）：27－33.

[9] Ksterlind. Chemotherapy in small cell lung cancer [J]. Eur Respir J，2001，18（6）：1026－1043.

[10] Noda K，Nishiwaki Y，Kawahara M，et al. Irinotecan plus Cisplatin Compared with Etoposide plus Cisplatin for Extensive Small-Cell Lung Cancer [J]. N Eng J Med，2002，346（2）：85－91.

[11] Hanna N，Bunn P A，Langer C，et al. Randomized Phase Ⅲ Trial Comparing Irinotecan/Cisplatin With Etoposide/Cisplatin in Patients With Previously Untreated Extensive-Stage Disease Small-Cell Lung Cancer [J]. J Clin Oncol，2006，24（13）：2038－2043.

[12] Schmittel A，Fischer Von W L，Sebastian M，et al. A randomized phase Ⅱ trial of irinotecan plus carboplatin versus etoposide plus carboplatin treatment in patients with extended disease small-cell lung cancer [J]. Annals of Oncology，2006，17（4）：663－667.

[13] Lad T，Piantadosi S，Thomas P，et al. A prospective randomized trial to determine the benefit of surgical resection of residual disease following response of small cell lung cancer to combination chemotherapy [J]. Chest，1994，106（6 suppl）：320S－323S.

[14] Pignon J P，Arriagada R，Ihde D C，et al. A meta-analysis of thoracic radiotherapy for small-cell lung cancer [J]. N Engl J Med，1992，327（23）：1618－1624.

[15] Warde P，Payne D. Dose thoracic irradiation improves survival and local control in limited-staged small-cell carcinoma of the lung? A meta-analysis [J]. J Clin Oncol，1992，10（6）：890－895.

[16] Turrisi A T，Glover D J，Monsa B A. A preliminary report：Concurrent twice-daily radiotherapy plus platinum-etoposide chemotherapy for limited small cell lung cancer [J]. Int J Radiat Oncol Biol Phys，1988，15（1）：183－187.

[17] Auperin A，Arriagada R，Pignon J P，et al. Prophylactic cranial irradiation for patients with small-cell lung cancer in complete remission. Prophylactic Cranial Radiation Overview Collaborative Group [J]. N Engl J Med，1999，341（7）：476－484.

[18] Slotman B，Faivre-Finn C，Kramer G，et al. The EORTC Radiation Oncology Groupand Lung Cancer Group：Prophylactic cranial irradiation in extensive small-cell lung cancer [J]. N Engl J Med，2007，357（7）：664－672.

[19] Brock M V，Hooker C M，Syphard J E，et al. Surgical resection of limited disease small cell lung cancer in the new era of platinum chemotherapy：Its time has come [J]. J Thorac Cardiovasc Surg，2005，129（1）：64－72.

[20] Rostad H，Naalsund A，Jacobsen R，et al. Small cell lung cancer in Norway Should more patients have been offered surgical therapy? [J]. Eur J Cardiothorac Surg，2004，26（4）：782－786.

第七章　食管癌

内容提要：

◆ 我国是世界上食管癌发病率和死亡率最高的国家之一。食管癌发病的危险因素主要有：吸烟、饮酒、不良饮食习惯和食管炎症等。

◆ 我国食管癌中95%为鳞状细胞癌，近年来腺癌发病率上升。

◆ 食管癌的分期目前采用的是AJCC－UICC 2010年国际食管癌TNM分期标准。

◆ 早期食管癌主要采用手术治疗，进展期食管癌则应采取多学科综合治疗，手术及放疗是食管癌重要的治疗手段。

我国是世界上食管癌发病率和死亡率最高的国家之一，我国食管癌患者约占全世界的53.8%。1980年以后，食管癌发病率呈下降趋势，但在我国部分高发区其发病率仍较稳定（如河南林县）。高发区发病率男性高达487/10万，女性高达234/10万。食管癌发病率存在的差异有：①地区分布差异。我国高发区在河南、河北、山西交界的太行山区，四川北部，新疆哈萨克族居住区，鄂、豫、皖交界的大别山区，闽南和广东北部。②种族差异。如伊朗东北和阿富汗的土库曼人、乌兹别克人（165/10万）发病率是附近高加索、俄罗斯血统人及伊朗波斯人（5/10万）的30余倍。③年龄、性别差异。35岁以上发病率逐渐增高，70岁以后降低，发病率在60～64岁最高。发病率与死亡率男性高于女性，构成比为2∶1，高发区男女构成比接近（1.3∶1）。

第一节　病　因

食管癌发生的确切病因目前尚不十分清楚，可能是各种因素综合作用的结果。研究结果表明，与食管癌发生相关的主要因素包括以下几个方面：①吸烟与饮酒。吸烟与饮酒是食管癌发病的危险因素，且吸烟与饮酒对食管癌的发生有协同作用。②饮食习惯。与食管癌高发相关的饮食因素包括摄入腌制品过多，新鲜水果、蔬菜及动物性蛋白质摄入过少，微量元素、维生素A、维生素B_2及烟酸（维生素PP）摄入不足，喜热食、快食和粗硬食物。③食管腐蚀性病变。食管腐蚀性病变是食管碱烧伤后形成食管狭窄所发生的鳞状细胞癌，占食管癌的1%～4%。④食管炎症。食管炎症包括慢性食管炎和Barrett食管等。⑤遗传因素。胼胝症（tylosis）是一种常染色体显性遗传性综合征，在发病家族中食管鳞癌发病率高。其他包括Plummer Vinson综合征等。⑥感染。人乳头状病毒感染与食管鳞癌发生可能相关，在我国食管鳞癌人乳头状病毒感染约50%。15%以上的Barrett食管患者有幽门螺杆菌（*H. pylori*，Hp）感染。尚未明确霉菌与食管癌发病的关系，但高发区资料显示，其粮食受霉菌污染程度是低发区的2～15倍。⑦食管癌发生还与食管憩室以及食管失弛缓症相关。此外，2%～4%的头颈癌可再发生食管癌，称之为“区域性起源(field cancerization)”。

第二节　病　理

一、食管癌的大体分型

随着食管癌的发展，其形态学逐步发生改变。根据原发肿瘤大体标本的外观形态，将食管癌分为早期和晚期两大类。早期食管癌的病理形态分为隐伏型、糜烂型、斑块型和乳头型，中晚期食管癌分为髓质型、蕈伞型、溃疡型、缩窄型和腔内型。

二、食管癌的病理分类

根据2000年WHO的组织学分类，食管恶性肿瘤包括食管上皮来源的癌与非上皮组织来源的肉瘤两大类。其中，以鳞状细胞癌最多见，我国和日本高达95%以上；腺癌次之，在食管癌非高发区如北美洲和许多西欧国家多见。其他少见的食管癌病理学类型还包括梭形细胞癌、腺样囊性癌、腺鳞癌、小细胞癌等。

癌
- 鳞状细胞癌
- 疣状（鳞状细胞）癌
- 基底鳞状细胞癌
- 梭状细胞（鳞状细胞）癌
- 腺癌
- 腺鳞癌
- 黏液表皮样癌
- 腺样囊性癌
- 小细胞癌
- 未分化癌
- 类癌

非上皮性恶性肿瘤
- 平滑肌肉瘤
- 横纹肌肉瘤
- 恶性黑色素瘤
- 卡波济肉瘤
- 其他肿瘤

第三节　临床表现及诊断

食管癌患者就诊时65%～70%已到晚期，因此早诊断、早治疗仍是目前食管癌防治的重点。食管癌的诊断主要根据症状和相关辅助检查来确定。

一、症　状

（一）早期食管癌症状

早期食管癌临床上往往无明显的吞咽困难，能进普食。其主要症状为：咽下食物时有哽噎感，食物通过缓慢并有停滞感，食管内异物感，咽喉部干与紧缩感，胸骨后疼痛或咽下痛，剑突下或上腹部疼痛及胸骨后闷胀不适等。症状出现以后虽经治疗缓解，但仍然会再次出现。

（二）中期食管癌症状

1. 吞咽困难

吞咽困难是食管癌最常见的症状，见于90%的患者，于就诊前3～4个月出现并呈进行性加重。吞咽困难在缩窄型与髓质型食管癌较明显。

2. 疼痛

吞咽食物时有胸骨后、背部和上腹部疼痛，提示肿瘤外侵压迫胸膜或脊神经，或食管壁存在深溃疡。吞咽疼痛见于50%的患者。

3. 呕吐

一方面癌组织刺激促使食管腺和唾液腺的反射性分泌增加，另一方面癌组织造成的食管不完全或完全梗阻，使唾液、食管分泌液只有少部分能进入胃内或完全不能入胃，从而出现反流和呕吐。

（三）晚期食管癌症状

晚期食管癌症状多为食管癌引起的并发症或出现转移的临床表现。

1. 穿孔

穿孔部位在纵隔时表现为持续性高热或低热，伴胸痛、咳嗽等。癌组织穿入气管表现为饮水呛咳，穿入肺组织可发生肺脓肿，穿入胸膜腔可导致脓胸。

2. 出血

出血表现为排黑便，当癌组织穿透主动脉可出现致命性大出血。

3. 声音嘶哑

声音嘶哑因肿瘤侵犯或压迫喉返神经所致。右侧锁骨上淋巴结转移可出现右侧声带麻痹。左侧声带麻痹则是主肺动脉窗淋巴结转移所致。

4. 全身广泛转移表现

不同器官转移引起相应表现，如肺转移引起胸闷、咳嗽等症状；肝转移导致肝大、黄疸和腹膜腔积液（腹水）；骨转移导致局部持续性疼痛，夜晚为甚。肿瘤广泛转移可导致进食困难，出现高度消瘦、脱水等恶病质症状，为患者的临终前表现。

二、辅助检查

（一）食管吞钡造影检查

食管吞钡造影检查是诊断食管癌，特别是中晚期食管癌的常规检查方法。食管癌的食管吞钡造影检查的表现主要有以下特点。

1. 早期食管癌

早期食管癌的食管黏膜增粗、中断、迂曲、边缘毛糙或排列紊乱，常有1条或2条黏膜不连续；黏膜溃疡呈龛影。

2. 中晚期食管癌

食管腔内黏膜紊乱、中断、破坏、充盈缺损；管壁僵硬，钡餐通过缓慢甚至停滞，病变上方食管扩张。肿瘤向腔外生长明显时，纵隔内可见软组织肿块影。

（二）食管 CT、PET－CT 和 MRI 检查

食管的 CT 检查对中晚期食管癌患者的诊断和治疗具有重要价值。可确定病变部位，显示肿瘤外侵范围及其与邻近结构的关系，显示纵隔或腹腔淋巴结有无转移，以利于对食管癌进行分期。PET－CT 检查将肿瘤解剖与功能成像相结合，对食管癌远处转移诊断和确定肿瘤放疗靶区具有无可比拟的优越性。

一般认为，食管癌的 MRI 检查与 CT 检查的准确性大致相同或略高。由于心脏、大血管搏动及呼吸运动容易产生伪影而影响 MRI 对食管的观察，故 MRI 检查一般不作为食管病变的首选或常规检查，但较适合于颈段食管或上胸段食管检查。

（三）食管内镜超声检查

食管内镜超声（endoscopic ultrasonography，EUS）是食管内镜及 B 超的融合技术。EUS 对于食管癌，尤其是非手术食管癌治疗前分期具有较大价值。EUS 将食管壁分为黏膜层、黏膜肌层、黏膜下层、肌层和外膜，在准确判断食管癌外侵程度方面优于 CT。文献报道 EUS 对 T 分期（食管癌浸润深度）及 N 分期具有较高准确性。EUS 检查有利于早期病变的诊断。EUS 结合 CT 或 PET－CT 能使食管癌临床分期更为准确。

（四）病理学检查

1. 食管拉网法

食管拉网法可采集贲门和全食管的细胞。该法目前主要用于普查。

2. 食管镜检查

食管镜检查是目前明确食管癌诊断的常规检查方法，通过内镜可更容易地直接观察肿瘤的生长并获得组织学分级，即使是早期食管癌，其诊断准确度亦能达到 95%。

3. 超声内镜下细针吸取法

超声内镜下细针吸取法可用于黏膜面有破损的病变，更常用于食管壁内和壁外有肿块而黏膜保存完好者。该法可检查诊断疑似复发的恶性肿瘤、食管壁内局限性微小肿瘤播散等。使用该法较安全，并发症很少（1.6%）且不严重。并发症主要见于囊性病变。

4. 支气管镜检查

对于癌变位于隆突以上的食管癌拟手术病例，应行支气管镜检查以明确气管、支气管有无受侵，从而指导分期及治疗。

5. 锁骨上淋巴结穿刺或活检

如锁骨上或颈淋巴结肿大，可行穿刺或切取活体组织检查，以确定有无转移。在彩超的引导下进行，可提高穿刺成功率。

6. 胸腔镜、腹腔镜和纵隔镜检查

胸腔镜、腹腔镜和纵隔镜检查是评估食管癌分期的有效方法，可以更加准确地判断食管癌局部侵犯、淋巴结以及远处转移情况。

（五）影像技术的结合

手术后的病理分期也是食管癌分期的“金标准”，而未行手术的食管癌需借助多种无创或有创的检查手段给予临床分期。理论上 EUS 联合 PET - CT 检查综合了目前对局部病灶、区域淋巴结、远处转移诊断的解剖成像及分子影像最先进的方法，对食管癌临床分期诊断是最准确的。但由于该联合检查费用昂贵，限制了临床的广泛运用。EUS 联合 CT 可以对食管癌治疗前分期进行较完整评估，以利于手术等治疗方案的制订，不失为一个较经济、准确率较高的综合检查方法。

三、鉴别诊断

食管癌在未能明确病理学诊断之前应与以下病变鉴别。

（一）食管外压性改变

食管外压性改变常导致吞咽梗阻，但食管黏膜完整。例如，邻近血管的先天性异常、主动脉瘤、老年性主动脉弓屈曲延长、胸内甲状腺、纵隔肿瘤等。

（二）食管功能失常

食管功能失常如神经症、功能性食管痉挛、食管贲门失弛缓症。

（三）食管良性肿瘤

食管良性肿瘤如平滑肌瘤、食管息肉等。

（四）其他良性疾病

其他良性疾病如食管良性狭窄、憩室、血管瘤、结核、静脉曲张等。

（五）其他恶性肿瘤

其他恶性肿瘤如肉瘤、恶性黑色素瘤、淋巴瘤等。

第四节　食管分段与食管癌分期

一、食管的分段

食管为一薄壁空腔性器官，平均长 25～30 cm。正常食管壁为未角化扁平复层鳞状上皮覆盖，没有浆膜层，此结构很容易使病变外侵。食管测量通常根据内镜检查时与上中切牙的距离来表示。食管起自上中切牙远端 15 cm 处的食管入口，沿气管后缘经上纵隔和后纵隔，通过膈的食管裂孔，止于胃食管结合（距上中切牙 38～40 cm）处。解剖学上食管分为颈段、胸段和腹段。

食管癌 TNM 标准对食管癌的原发部位以肿块上缘所在的食管位置决定，以上切牙到肿块上缘的距离来表示具体位置（AJCC - IUCC 2010 年）：①颈段食管：上接下咽，向下至胸骨切迹平面的胸廓上口，内镜检查距上中切牙 15～20 cm；②胸上段食管：上自胸廓上口，下至奇静脉弓下缘水平，内镜检查距上中切牙 20～25 cm；③胸中段食管：上自奇静脉弓下缘，下至下肺静脉水平，内镜检查距上中切牙 25～30 cm；④胸下段食管：上自下肺静脉水平，向下终于胃，内镜检查距上中切牙 30～40 cm。

食管胃交界癌的定义：关于将起源于远端食管和贲门部的肿瘤进行分类，国际抗癌联盟（UICC）做出明确规定：凡肿瘤中心位于食管下段、食管胃交界处或胃近端 5 cm 内但已侵犯食管下段或食管胃交界处，则分类为食管癌；胃近端 5 cm 发生的腺癌但未侵犯食管胃交界处者分类为胃癌（贲门癌）。

二、食管癌的分期

食管癌的分期目前采用的是 2010 年《AJCC 癌症分期手册》第七版国际食管癌 TNM 分期标准（表 2-7-1、表 2-7-2）。TNM 分期除了包含 T、N、M 这 3 个关键指标，新的第七版 TNM 分期还增加了癌细胞分化程度（G）和癌细胞组织类型（H）两个分期因素，并且根据细胞类型分为鳞癌和腺癌两个 TNM 系统。

原发肿瘤（T）

T_X　原发肿瘤不能确定

T_0　无原发肿瘤证据

T_{is}　重度不典型增生

T_1　肿瘤侵犯黏膜固有层、黏膜肌层或黏膜下层

T_{1a}　肿瘤侵犯黏膜固有层或黏膜肌层

T_{1b}　肿瘤侵犯黏膜下层

T_2　肿瘤侵犯食管肌层

T_3　肿瘤侵犯食管纤维膜

T_4　肿瘤侵犯食管周围结构

T_{4a}　肿瘤侵犯胸膜、心包或膈（可手术切除）

T_{4b}　肿瘤侵犯其他邻近结构如主动脉、椎体、气管等（不能手术切除）

区域淋巴结（N）

N_X　区域淋巴结转移不能确定

N_0　无区域淋巴结转移

N_1　1 或 2 枚区域淋巴结转移

N_2　3～6 枚区域淋巴结转移

N_3　≥7 枚区域淋巴结转移

（注：必须将转移淋巴结数目与清扫淋巴结总数一并记录。）

远处转移（M）

M_0　无远处转移

M_1　有远处转移

肿瘤分化程度（G）

G_X　分化程度不能确定——按 G_1 分期

G_1　高分化癌

G_2　中分化癌

G_3　低分化癌

G_4　未分化癌——按 G_3 分期

表 2－7－1　AJCC－UICC 2010 年食管癌 TNM 分期：鳞状细胞癌（包括其他非腺癌类型）

分期	T	N	M	G	部位*
0	is（HGD）	0	0	1,X	任何
ⅠA	1	0	0	1,X	任何
ⅠB	1	0	0	2,3	任何
	2,3	0	0	1,X	下段，X
ⅡA	2,3	0	0	1,X	中、上段
	2,3	0	0	2,3	下段，X
ⅡB	2,3	0	0	2,3	中、上段
	1,2	1	0	任何	任何
ⅢA	1,2	2	0	任何	任何
	3	1	0	任何	任何
	4a	0	0	任何	任何
ⅢB	3	2	0	任何	任何
ⅢC	4a	1,2	0	任何	任何
	4b	任何	0	任何	任何
	任何	3	0	任何	任何
Ⅳ	任何	任何	1	任何	任何

*：肿瘤部位按肿瘤上缘在食管的位置界定，X 指未记载肿瘤部位。

表 2－7－2　AJCC－UICC 2010 年食管癌 TNM 分期：腺癌

分期	T	N	M	G
0	is（HGD）	0	0	1,X
ⅠA	1	0	0	1,2,X
ⅠB	1	0	0	3
	2	0	0	1,2,X
ⅡA	2	0	0	3
ⅡB	3	0	0	任何
	1,2	1	0	任何
ⅢA	1,2	2	0	任何
	3	1	0	任何
	4a	0	0	任何
ⅢB	3	2	0	任何
ⅢC	4a	1,2	0	任何
	4b	任何	0	任何
	任何	3	0	任何
Ⅳ	任何	任何	1	任何

第五节 治 疗

一、手术治疗

食管癌的手术治疗依据其方式不同可分为传统开胸手术、微创手术及内镜下手术三类。

（一）开胸手术

开胸手术是食管癌的首选治疗方式，总体术后5年生存率为30%左右。食管癌外科手术方式众多，常见的根治性手术根据手术径路不同分为经右胸径路手术与经左胸径路手术两大类，主要依据患者的心肺功能状况、肿瘤的位置与侵犯范围、既往治疗情况（如是否有放疗史、放疗剂量及放疗距手术时间）及手术医生的经验等进行选择。根治性切除应以术后无癌为目的，一般要求手术切缘距癌组织至少5 cm以上，同时清扫区域淋巴结至少15枚以上以便手术后准确评价局部淋巴结转移情况。食管切除后需要用其他器官进行消化道重建，最常用替代物为胃，其次为结肠及空肠。

1. 适应证

分期为$T_{is\sim 4a}N_{0\sim 2}M_0$，术前评估能够切除。

2. 禁忌证

病灶上缘距环咽肌不足5 cm；术前检查结果提示病变侵犯邻近重要器官如气管、肝、纵隔、心脏等；已发生血行转移；严重心、肺、肝、肾功能不全或恶病质，不能耐受手术。

3. 并发症

（1）吻合口瘘：多发生在手术后3～7天，多与吻合口张力过高、局部血液循环不佳等原因有关，颈部吻合时发生率高于胸部吻合，手工吻合时发生率高于吻合器吻合。吻合口位于胸内时发生率为3%～5%，临床表现为高热、严重呼吸困难、胸痛、白细胞数增高等全身中毒症状，严重时出现脓胸、感染性休克。吻合口位于颈部时发生率为10%～20%，临床表现为颈部皮肤红肿热痛、皮下积气，切开颈部伤口可见脓液、气体外溢。治疗原则为禁食禁饮、充分引流、抗感染及营养支持治疗，手术干预包括感染轻的早期瘘可做二次手术修补、切除瘘口行二次吻合。胸内吻合口瘘的病死率较高。

（2）吻合口狭窄：临床表现为程度不同的吞咽困难，需要与吻合口复发鉴别。胃镜检查可明确诊断。治疗方法包括胃镜下食管扩张术、支架置入术等。

（3）反流性食管炎：临床表现为反酸、胸骨后烧灼痛，由术后贲门功能丧失所致，是胃代食管重建术后的远期并发症。嘱患者避免餐后平卧有助于减少食物反流。

（4）其他：开胸手术常见的并发症如乳糜胸、心肺并发症、脓胸等。

（二）内镜下手术

1. 内镜下黏膜切除术或内镜黏膜下剥离术

内镜下黏膜切除术（endoscopic mucosal resection，EMR）或内镜黏膜下剥离术（endoscopic submucosal dissection，ESD）是在胃镜下进行食管浅表病变切除的治疗方法。实施治疗前必须行必要的内镜检查如超声内镜、染色内镜等明确病变范围及数量。

(1) 适应证：治疗仅累及食管黏膜层的早期食管癌（$T_{is,1a}N_0M_0$的患者）或食管癌前病变。一般认为，病灶最长径应小于 3 cm，累及食管周径不超过 1/2 较适宜接受 EMR 或 ESD 治疗。

(2) 禁忌证：肿瘤累及黏膜下层，凝血功能障碍，严重心肺疾病无法耐受内镜操作。

(3) 并发症：主要并发症是出血和穿孔。

2. 其他

其他内镜下手术包括射频消融术、冷冻治疗、激光治疗、光动力治疗及瘤体内注入无水酒精等多种治疗方法，不推荐作为根治性治疗的选择，需根据患者病情及操作者经验谨慎进行。

（三）微创手术

近年来随着腔镜技术及机器人辅助外科技术的发展，食管癌微创外科手术的临床应用逐渐增多，常用的微创技术包括胸腹腔镜联合手术、机器人辅助外科手术、电视纵隔镜辅助手术等。小样本的临床试验显示微创手术相比传统开胸手术的优势在于减少呼吸系统的并发症，缩短住院时间的同时达到类似的远期生存。但微创手术用于临床的时间尚短，对器械、外科医生技术方面的要求较高，其临床使用价值尚待进一步的临床检验。

二、放　疗

放疗按照治疗方式分为外照射与腔内照射，外照射按其在综合治疗中的作用分为新辅助放疗、辅助放疗、根治性放疗和姑息性放疗。

（一）适应证

放疗在食管癌治疗中的重要性不亚于外科手术。其适应证有：因内科原因不能行手术治疗的早期患者的根治性治疗；局部晚期患者的根治性治疗，术前新辅助治疗，术后辅助治疗；晚期患者的缓解出血、疼痛、梗阻、压迫等症状的姑息性治疗。

（二）禁忌证

患者一般情况极差且预估放疗后不能好转；合并严重心肺功能不全、骨髓抑制等内科情况，估计不能耐受放疗；食管造影呈深尖角、尖刺状龛影或严重扭曲变形失去正常食管走行方向，提示有与周围器官形成瘘的风险；已有食管穿孔。

（三）照射剂量

食管癌放疗多采用常规分割的照射方式，剂量为每次 1.8～2 Gy，1 次/天，5 天/周。治疗目的不同，总照射剂量不同。新辅助放疗，常用剂量为 40 Gy（每次 2 Gy，1 次/天，5 天/周）；辅助放疗，常用剂量为 45～60 Gy（每次 1.8～2 Gy，1 次/天，5 天/周）；根治性放疗，常用剂量为 60～70 Gy（每次 2 Gy，1 次/天，5 天/周）。

（四）并发症及其处理

1. 食管穿孔

食管穿孔是食管癌放疗最严重的并发症之一，预后极差。放射性食管穿孔主要由放疗过程中肿瘤坏死过快所致。溃疡型食管癌以及放疗前有穿孔征象者发生的可能性相对较高。放疗前应仔细评估患者症状、体征及影像学资料，对溃疡型、外侵程度重、有穿孔前征象或合并严重胸背痛的患者，应警惕穿孔的发生。

临床表现为胸背痛突然加重，可伴体温升高、呕血等症状。食管穿孔至气管形成食管气管瘘，典型症状为饮水呛咳，反复肺部感染；穿孔至主动脉会引起致命性大出血；穿孔至纵隔可形成纵隔脓肿。放疗期间应密切观察患者的临床症状，每周进行体格检查及全血细胞计数，定期复查食管造影。

一旦发现食管穿孔应首先中断放疗，禁食禁饮，安置食管覆膜支架堵塞食管穿孔或安置胃管同时给予强有力抗感染、营养支持治疗。

2. 放射性食管炎

放射性食管炎属于急性放疗反应，常发生于放疗至照射剂量为10～20 Gy时。其主要表现为吞咽梗阻症状加重、进食或吞咽时疼痛、胸骨后隐痛不适等。可适当使用局部黏膜麻醉剂、抑酸剂、药物止痛和糖皮质激素等，影响患者进食时需行静脉营养支持治疗。

3. 放射性食管狭窄

放射性食管狭窄是食管癌放疗的晚期并发症，多见于放疗前食管管腔狭窄僵硬者以及缩窄型食管癌患者。食管狭窄首先应注意与肿瘤局部复发区别，梗阻症状严重者可行食管扩张术或食管支架安置术。

4. 其他

其他放疗的并发症包括放射性肺炎和肺间质纤维化、放射性脊髓病、放射性心脏损伤等。

三、化　疗

治疗食管癌有效的化疗药物包括顺铂、草酸铂、奈达铂、紫杉醇、多西紫杉醇（多西他赛）、氟尿嘧啶（推荐持续静脉滴注）、卡培他滨、伊立替康、表柔比星（表阿霉素）、长春瑞滨等，单药有效率多在20%～30%。联合化疗疗效优于单药化疗，目前尚无公认的标准化疗方案，通常使用两药联合方案化疗，在经过选择的患者可谨慎考虑使用三药联合方案。如应用得当，近期客观缓解率可达50%～60%。

临床常用的双药联合化疗方案有顺铂联合氟尿嘧啶、紫杉醇联合顺铂、多西紫杉醇联合顺铂、伊立替康联合顺铂或氟尿嘧啶、草酸铂联合氟尿嘧啶等。在食管胃结合部腺癌的化疗中，顺铂与草酸铂、氟尿嘧啶与卡培他滨可以互换使用。在食管鳞癌的化疗中，有用肾毒性、胃肠毒性较低的奈达铂联合氟尿嘧啶的报道。三药联合化疗方案主要用于食管胃结合部腺癌的围手术期化疗。

四、分子靶向药物治疗

对于HER-2过表达的晚期食管腺癌，化疗联合曲妥珠单抗较单纯化疗能改善患者远期生存质量，但生存获益仅限于HER-2免疫组织化学检查结果“+++”，或免疫组织化学检查结果“++”同时FISH检测阳性的患者。

五、营养支持治疗

进食困难是食管癌患者的主要临床表现，而且手术、放化疗等治疗措施有可能加重患者的摄入不足，营养支持应贯穿于食管癌诊治的整个过程。有效的支持治疗不仅可以减轻患者痛苦，而且有助于患者顺利完成手术、放化疗等抗肿瘤治疗。对于确诊的患者应该及时给予家庭营养支持方面的指导，对于已存在营养不良如消瘦、口服摄入严重不足的患者应及时给予肠内或/和肠外营养支持。肠内营养符合生理过程，费用较低，有助于维持肠道屏障功能，患者的消化道功能正常时首选肠内营养支持。肠外营养适用于胃肠功能严重障碍或肠内营养无法提供足够营养的患者。

六、综合治疗原则

食管癌的治疗应遵循多学科综合治疗原则，根据病变的分期、位置，结合患者的一般情况及有无合并症，综合应用手术、放疗、化疗、支持治疗等多种治疗手段实施个体化治疗，达到改善患者的生存质量，延长生存时间的治疗目的。

（一）$T_{is}N_0M_0$及$T_{1a}N_0M_0$期患者

$T_{is}N_0M_0$及$T_{1a}N_0M_0$期患者可行内镜下手术或外科手术切除。EMR或ESD治疗后第1年内需要每3个月复查1次胃镜，以后每年复查1次。

（二）$T_{1b\sim4a}N_{0\sim2}M_0$期可手术患者

$T_{1b\sim4a}N_{0\sim2}M_0$期可手术患者指经有经验的胸外科医生进行手术前充分评估，预计肿瘤可以完整切除、患者身体情况能够耐受手术的这一部分患者。建议首选手术为主的综合治疗。

1. 新辅助放化疗

对分期为$T_{1b}N_{1\sim3}$或$T_{2\sim4a}N_{0\sim2}$的可手术食管鳞癌及腺癌患者NCCN指南推荐新辅助放化疗可作为治疗方案选择之一。文献报道经术前放化疗后肿瘤完全缓解的患者长期生存率优于未达到病理完全缓解的患者。一般推荐放疗结束后2周左右手术。

2. 新辅助化疗

关于局部晚期食管癌术前化疗的作用、适合人群的选择、方案与周期数等仍然是有争议的。常用化疗方案有氟尿嘧啶联合顺铂及氟尿嘧啶、表柔比星联合顺铂（仅适用于腺癌患者）。

3. 辅助治疗

对手术中有肉眼可见的肿瘤残存或术后病理学检查证实手术切缘有肿瘤残留的患者，腺癌患者T分期为$T_{3\sim4a}$，病理证实淋巴结转移，T分期虽为T_2但肿瘤分化差或有脉管、神经受累或年轻的患者，如果手术前没有接受过放疗，建议进行辅助放化疗。化疗方案常选择以氟尿嘧啶为基础的方案。对鳞癌T分期为$T_{3\sim4a}$或病理证实区域有淋巴结转移的患者，建议进行术后辅助放疗。

（三）不可手术的局部早期或晚期患者

不可手术的局部早期或晚期患者包括以下几种情况：肿瘤分期较早外科评估可以完整切除但因内科原因无法耐受根治性手术或患者拒绝手术治疗，颈段食管癌以及临床分期为T_{4b}或淋巴结转移广泛预计无法完整切除的患者，如果能够耐受同步放化疗，建议进行根治性同步放化疗；不能耐受的患者，根据情况考虑序贯放化疗或单纯放疗或姑息性化疗。

根治性放疗与联合同步化疗疗效优于单纯放疗，但毒副作用也明显增加。不同类型的食管癌具有不同的放射敏感性，以蕈伞型和腔内型最为敏感，而后依次为髓质型、溃疡型、缩窄型。

氟尿嘧啶联合顺铂方案是根治性同步放化疗时的经典化疗方案，其他可供选择的方案包括紫杉醇联合顺铂、顺铂联合卡培他滨、草酸铂联合氟尿嘧啶等。

（四）$T_XN_XM_1$期患者

$T_XN_XM_1$期患者即已有远处淋巴结转移或血行转移的患者，应遵循化疗为主的原则。经典的代表方案为氟尿嘧啶联合顺铂，有效率报道为35%。其他联合化疗方案如以紫杉类、奥沙利铂、伊立替康、卡培他滨等新药为主的联合方案，可以明显提高近期有效率，但缓解期短，晚期患者的生存时间一般不超过1年。对身体条件差无法耐受化疗或化疗效果不好的患者，建议行最佳支持治疗。

（五）局部或区域复发患者

食管癌治疗后局部区域复发风险较高，对已经病理证实有局部复发或区域淋巴结转移的患者，如系手术后复发可评估再次进行根治术的可能性，部分患者可以接受再次手术治疗，不适合手术的患者如未进行过放疗可考虑行根治性放化疗；如系放化疗后复发，推荐手术治疗。

（六）吞咽梗阻的治疗

吞咽梗阻的治疗方法可分为两大类，一类是通过缩小肿瘤体积改善吞咽功能，如放疗（包括外照射及近距离放疗）、化疗等；另一类包括各种进食通道重建术，如外科手术或经皮内镜下胃或空肠造瘘术，内镜引导下置鼻胃营养管或鼻空肠营养管术，内镜下食管腔扩张术，内镜下临时或永久食管支架安置术。上述方法可根据患者情况单独或结合使用。在进行内镜下置管尤其是食管扩张或安置支架时需要谨慎操作，以免造成食管穿孔或诱发严重出血。

七、预后和随访

早期食管癌经及时恰当的治疗后5年生存率可以达到90%，Ⅱ期、Ⅲ期食管癌患者手术后5年生存率为20%～40%，不能手术的中晚期食管癌患者经放化疗后5年生存率为5%～30%。Ⅳ期食管癌患者预后极差，一般无长期生存。

患者如无自觉症状，诊断后前两年内每3个月随访1次，第3～5年每6个月随访1次，5年后每年随访1次。随访时应进行体格检查，根据临床需要查肝肾功能、全血细胞计数、影像学检查、内镜等必要检查。

【病例拓展分析】

患者，男性，63岁，因“进行性吞咽梗阻4个月，加重1周”就诊。4个月前，患者无明显诱因出现进食干硬食物时吞咽梗阻，伴轻度吞咽疼痛，无恶心、呕吐、反酸、嗳气、发热、胸痛等症状。上述症状呈进行性加重，1周前，患者仅能进食流质食物，并出现轻度胸背痛。

个人史：患者出生于四川盐亭，平时喜食腌腊制品；有30年吸烟史，20支/天；有30年饮酒史，平均每天300 ml。

体格检查：患者消瘦，意识清晰，生命体征平稳。心、肺、腹未查见特殊阳性体征。

问题1：为明确诊断，此时应安排哪些辅助检查?

分析：综合患者年龄、症状、地方流行病学特点、个人史等，诊断高度怀疑为食管癌。可先行纤维胃镜检查及活体组织检查、食管造影检查。

问题2：纤维胃镜检查结果提示"食管距上中切牙28～34 cm处见结节隆起样新生物，表面有小溃疡形成，上覆黄色污秽苔。新生物累及管腔约2/3，致管腔狭窄，内镜勉强通过"。食管造影示"食管胸中段管腔可见明显狭窄，黏膜破坏，病灶长约6.8 cm，病灶固定。贲门开放可。"食管新生物活体组织检查结果提示"鳞状细胞癌"。为明确分期，还应做哪些辅助检查?

分析：为明确肿瘤外侵程度以及是否存在全身转移，可行食管腔内超声、胸部增强CT、腹部B超或CT检查。必要时行头部MRI、全身骨显像、PET-CT检查。

问题3：食管腔内超声示："肿瘤侵犯食管外膜"。胸部增强CT示"食管中段壁增厚，强化较明显，增厚食管壁与左主支气管和主动脉分界不清。纵隔见多个淋巴结肿大伴强化"。腹部B超示"肝、胆、胰腺、脾、双肾、前列腺均未见异常，腹腔淋巴结未见肿大"。头部MRI示"颅内未见肿瘤转移灶"。全身骨显像示"全身骨显像未见肿瘤转移征象"。目前的诊断及分期和治疗原则是什么?

分析：患者目前诊断为临床诊断，考虑为食管胸中段鳞状细胞癌$cT_3N_1M_0$ $Ⅲ_A$期。治疗原则：以手术为主的综合治疗。

问题4：胸外科会诊后认为肿瘤局部外侵较重，目前手术困难。故采取新辅助放化疗，具体为氟尿嘧啶联合顺铂方案化疗同时行放疗。放疗剂量为40 Gy，每次2 Gy，1次/天，5天/周。治疗后复查胸部增强CT及食管吞钡造影片示肿瘤有所缩小，但此时患者坚决不愿接受手术治疗。下一步治疗方案?

分析：患者拒绝手术治疗，可修改治疗方案为根治性放化疗，继续放化疗。

问题5：患者放化疗结束5个月后，出现右上腹轻度胀痛不适，伴食欲差。体格检查无特殊发现。患者可能发生何种情况? 应做哪些相应检查?

分析：食管癌患者出现肝转移的风险较大，结合症状，首先考虑是否发生肝转移，应安排上腹部B超、增强CT或MRI检查。

问题6：患者腹部B超查见肝内多发转移瘤，考虑食管癌肝转移。目前治疗方案是什么?

分析：患者出现远处转移，如无化疗禁忌证，可考虑采用既往未用过的化疗方案行姑息性化疗。预计疗效欠佳，长期生存可能性小。

（彭　枫　徐　泳）

参考文献

[1] 赫捷，邵康. 中国食管癌流行病学现状、诊疗现状及未来对策. 中国癌症杂志，2011，21（7）：501-504.

[2] Edge S B，Byrd D R，Compton C C，et al. AJCC cancer staging manual [M]. 7th ed. New York：Springer，2010.

[3] 陈龙奇. 食管癌国际TNM分期第七版（2009）解读与评价. 中华肿瘤杂志，2010，32（3）：237-240.

［4］许起荣，陈龙奇．食管癌治疗前分期的意义和方法．中国癌症杂志，2011，21（7）：505－510.
［5］VanHagen P，Hulshof M C，van Lanschot J J，et al. Preoperative chemoradiotherapy for esophageal or junctional cancer. N Engl J Med，2012，366（22）：2074－2084.
［6］Sjoquist K M，Burmeister B H，Smithers B M，et al. Survival after neoadjuvant chemotherapy or chemoradiotherapy for resectableoesophageal carcinoma：an updated meta-analysis. Lancet Oncol，2011，12（7）：681－692.
［7］殷蔚伯．肿瘤放疗学［M］．4版．北京：中国协和医科大学出版社，2008.
［8］赫捷．食管癌规范化诊治指南［M］．2版．北京：中国协和医科大学出版社，2013.
［9］NCCN Guidelines. Esophageal and esophagogastricjunction cancers. Version 1.2014［EB/OL］. http://www.nccn.org/.

第八章　纵隔肿瘤

内容提要：

◆ 纵隔肿瘤中以神经源性肿瘤和畸胎类肿瘤最为多见，其中胸腺肿瘤和淋巴瘤是最常见的纵隔恶性肿瘤。

◆ 胸腺肿瘤根据目前的WHO病理分型分为A、AB、B_1、B_2、B_3和C型，其恶性程度依次升高，病理分型不能完全提示预后。

◆ 胸腺肿瘤建议应用Masaoka分期，其治疗原则为手术加放疗加化疗的多学科综合治疗。

第一节　概　述

一、纵隔的概念和解剖分区

（一）概　念

纵隔（mediastinum）为人体胸腔的一部分，位于胸腔中部，在两侧胸膜腔之间。纵隔的前面是胸骨，后面是脊柱，两侧为纵隔胸膜，与胸膜腔分开。纵隔上部与颈部相连，向下延伸至膈。纵隔中包含有许多重要器官和结构，如气管、食管、心脏和大血管等。

（二）解剖分区

临床上常将纵隔划分为以下几个区域，此种分区对纵隔肿瘤的临床诊疗有一定的意义。

1. 上下分界

上下分界是以胸骨角平面分界，胸骨角平面以上为上纵隔，以下为下纵隔。

2. 前后分界

前后分界是以心包为界分为前、中、后纵隔，心包之前为前纵隔，心包之后为后纵隔，心包位于中纵隔。在前纵隔有气管、胸腺、大血管、胸导管、迷走神经等，中纵隔有心包、心脏、升主动脉、肺血管、主支气管等，后纵隔有降主动脉、奇静脉、胸导管、食管和椎体。

二、常见的纵隔肿瘤类型及分布部位

纵隔肿瘤是一组起源于纵隔的肿瘤，包括神经源性肿瘤、畸胎类肿瘤、胸腺瘤等，以良性者居多（表2-8-1）。

表 2-8-1　纵隔肿瘤分类

前纵隔	中纵隔	后纵隔
畸胎类肿瘤	支气管囊肿	神经源性肿瘤
胸腺肿瘤	食管囊肿	淋巴瘤
淋巴瘤	心包囊肿	
脂肪瘤		
血管瘤		

（一）神经源性肿瘤

神经源性肿瘤（neurogenic tumor）为纵隔肿瘤中最为常见的一种，据国内外多组报告病例占 25%～50%，常发生于肋间神经或脊神经根部。因此，其绝大多数位于后纵隔脊柱旁沟内。根据组织起源通常将其分为三类：①起源于神经鞘细胞，如神经鞘瘤等；②起源于神经细胞，如神经节瘤等；③起源于副神经节细胞，如副神经节细胞瘤。

神经源性肿瘤的治疗方式主要为手术治疗，手术切除是否彻底完整是决定患者治疗预后的关键。在神经源性恶性肿瘤的治疗中，放疗能够抑制其复发。由于肿瘤紧贴椎体和脊神经，高剂量放疗容易导致放射性脊髓损伤，所以故放疗通常为姑息性或者术后辅助放疗。而化疗的作用仅限于晚期（转移性）患者中，且效果不明显。

（二）畸胎类肿瘤

在纵隔肿瘤中，畸胎类肿瘤（teratoid tumor）仅次于神经源性肿瘤，居于第二位。该类肿瘤包括皮样囊肿和畸胎瘤两大类。

皮样囊肿的来源常以外胚层为主，而畸胎瘤则来自各胚层，除外皮脂腺、毛发、骨、软骨及牙齿。这类肿瘤易通过 X 线片显示，常位于前下纵隔，主要症状为胸骨后闷胀、胸痛及气短。此类肿瘤一般为良性，但有少部分最终可能发生恶性变。

实质性的畸胎瘤（侵袭性畸胎瘤）多为恶性，多呈分叶状，术前 X 线检查有骨或者牙位于肿瘤之内，诊断即可明确。

畸胎类肿瘤的治疗方式主要是手术切除。侵袭性畸胎瘤术后可补充局部瘤床的放疗，放疗剂量为 50～60 Gy（单次分割剂量为 2 Gy，共计 25～30 次）。全身辅助化疗对术后侵袭性畸胎瘤患者也有临床获益，化疗方案可参考肉瘤类化疗方案，即以化疗药物异环磷酰胺、顺铂等为主。

（三）胸腺肿瘤

胸腺肿瘤（thymic tumor）详见第二节。

（四）其他类型纵隔肿瘤

1. 淋巴瘤

胸腔内，前、中、后纵隔均可发生任何类型的淋巴瘤（lymphoma），无论是霍奇金或者非霍奇金淋巴瘤。其中，前纵隔是纵隔淋巴瘤最常见的好发部位（详见淋巴瘤章节）。

2. 囊肿类肿瘤

由于支气管、食管和心脏均发源于胸腔，在胚胎发育过程中，如有部分胚芽细胞脱落至纵隔内即形成囊肿，包括支气管囊肿、食管囊肿及心包囊肿等。其共同特点为：囊壁薄，多数透明，囊内含有液体。该类型纵隔肿瘤多为良性，治疗以手术切除为主。

3. 少见类型纵隔肿瘤

较为少见的纵隔肿瘤包括纵隔血管瘤、脂肪瘤、纤维瘤及软骨瘤等，多为良性。

第二节 胸腺肿瘤

胸腺是人体重要的免疫器官，起源于人胚胎发育时期第 3 或第 4 鳃弓内胚层，系原始前肠上皮细胞的衍生物，并随胚胎生长发育而附入前纵隔。胸腺肿瘤（thymic tumor）以起源于胸腺上皮细胞或淋巴细胞的类型最为常见，大约占胸腺肿瘤的 95%，包括胸腺瘤（thymomas）和胸腺癌（thymic carcinoma）。

一、临床表现

类似于其他纵隔肿瘤，胸腺肿瘤的临床症状和体征主要由肿瘤占位本身对邻近组织或者器官的压迫所致。此外，肿瘤细胞分泌特定因子而导致合并不同类型的综合征。

胸腺肿瘤体积较小时，几乎没有相关症状。30%～60%的患者仅在偶然的胸部 X 线检查时发现。肿瘤生长到一定体积时，肿瘤压迫周围组织器官时方出现症状。常见症状包括胸痛、胸闷、咳嗽以及前胸部不适。胸腺肿瘤可能压迫上腔静脉，进而出现上腔静脉综合征的表现：头颈部肿胀、呼吸困难、咳嗽、胸痛等。

胸腺肿瘤常伴随重症肌无力（myasthenia gravis，MG），发病机制不明。在重症肌无力患者中，10%～50%合并胸腺肿瘤；而胸腺肿瘤患者中，约 30%出现重症肌无力。重症肌无力可分为 3 型：①眼肌型。患者眼睑下垂、视觉模糊、复视或斜视。②躯干型。患者颈软、抬头困难，转颈或耸肩无力，抬臂/梳头、上下楼梯以及下蹲或上车困难等。③延髓型。患者咀嚼或吞咽费力，甚至出现呼吸肌麻痹。疾病继续进展，可出现肌无力危象。患者呼吸肌出现麻痹而必须行气管插管、呼吸机人工辅助呼吸。

其他少见合并症包括：单纯红细胞再生障碍性贫血、肾炎肾病综合征、类风湿关节炎、皮肌炎、红斑狼疮等。

二、辅助检查

（一）影像学检查

1. 胸部正侧位 X 线检查

X 线检查是发现及诊断胸腺肿瘤的重要方法。胸部 X 线正位片，胸腺肿瘤常表现为一侧纵隔增宽或突向一侧胸腔的圆形或椭圆形致密影。侧位片可见位于胸骨后方、心脏大血管前方的密度均匀的实质性肿块影。

2. 胸部 CT 检查

胸部 CT 是较为敏感的检查胸腺肿瘤的方法，它能准确地显示肿瘤的部位、大小及有无周围组织浸润。帮助进行外科手术切除可能性的判断。不同的胸腺肿瘤类型在胸部 CT 上的影像学表现不尽相同，主要可以分为以下 3 大类：

（1）良性胸腺瘤：占位呈圆形或卵圆形，边缘较清楚，可分叶，存在完整包膜；肿瘤密度为软组织密度，密度均匀，也可发生囊性变，肿瘤内部可见钙化；增强扫描后，肿瘤呈均匀或不均匀轻或中度强化。

(2) 恶性胸腺瘤：占位呈典型的分叶状或形态不规则肿块，边缘不清，与周围组织的脂肪间隙消失，包膜不完整；肿瘤内部密度不均匀；增强扫描后呈不均匀的明显强化；存在明显的肿瘤侵袭征象，包括胸膜增厚、胸膜腔积液、肿瘤胸膜种植等。

(3) 胸腺癌：肿瘤边界不清，具有分叶和毛刺征象；与附近的器官组织之间界限不清，中间脂肪层消失；密度不均匀，可见坏死或者出血；胸膜或者心包膜受侵增厚，出现胸膜腔和心包积液。

3. 胸部 MRI 检查

MRI 主要用于判断肿瘤与心脏及大血管的关系，有利于外科医师在手术前充分了解肿瘤侵犯心脏及大血管的范围和程度，评估能否完全切除。

4. PET-CT 检查

PET-CT 可以在一定程度上预测胸腺肿瘤的恶性程度以及发现恶性胸腺瘤或者胸腺癌的远处转移病灶。

(二) 病理活检

1. 穿刺活检

穿刺活检包括细针抽吸活检、经纤维支气管镜或食管镜穿刺活检、超声引导下的胸腺肿瘤穿刺活检、CT 引导下经皮胸腺肿瘤穿刺活检等方法。其优点是创伤较小，操作简单、安全、有效，但获得的组织少，有可能无法做出明确的病理学诊断。

2. 手术活检

手术活检是借助纵隔镜、胸腔镜、小切口开胸手术等手术方式取得病理组织，适用于多次穿刺活检但未能明确诊断的患者。

三、病理学分型及疾病分期

(一) 病理学类型

胸腺肿瘤病理分类标准至今尚未统一。现行的病理分类方法有 Muller-Hermelink 分类法、WHO (1999 年) 分类法、Suster 和 Moran 分类法等，其中以 WHO (1999 年) 分类法使用最广泛。WHO 分类法将胸腺肿瘤分为 A、AB、B 三型：A 型由梭形或椭圆形上皮细胞组成，缺乏核异质性，不含典型淋巴细胞；B 型由圆形上皮样细胞组成；AB 型为二者的混合表现，与 A 型类似，但含有肿瘤淋巴细胞。B 型胸腺瘤又按照淋巴细胞的比例进一步分为 B_1、B_2 和 B_3 型。所有胸腺癌分为 C 型，其表现呈明显恶性肿瘤细胞学特征。按 WHO 分类的 A 型、AB 型、B_1 型、B_2 型、B_3 型及 C 型胸腺瘤的顺序，浸润度及恶性度有逐渐增高的趋势。A 型和 AB 型胸腺瘤为良性肿瘤，B_1 型为低度恶性，B_2 型为中度恶性，B_3 型胸腺瘤与 C 型胸腺瘤均为高度恶性，侵袭性强。

WHO (2004 年) 分类将胸腺癌分为鳞状细胞癌、基底样癌、黏液样癌等。另外，来源于胸腺的神经内分泌癌也属于原发于胸腺的一大类恶性上皮肿瘤，其中典型类癌和不典型类癌属于分化好的肿瘤，小细胞癌和大细胞神经内分泌癌则属于分化差的肿瘤。

(二) 疾病分期

胸腺肿瘤与其他肿瘤不同，常无法完全根据组织学来确定胸腺瘤的良恶性。其良恶性常需依据有无包膜浸润、周围器官侵犯或远处转移来判定。目前临床上认为所有的胸腺瘤均是潜在恶性的，主张将胸腺瘤分为非侵袭性和侵袭性两种，其中侵袭性的占30%～40%。临床上常用Masaoka分期和WHO TNM分期（表2-8-2）来判断病变的程度和预后。

1. Masaoka分期

Ⅰ期　肿瘤局限在胸腺内，肉眼及镜下均无包膜浸润

$Ⅱ_A$期　肿瘤镜下浸润包膜

$Ⅱ_B$期　肿瘤肉眼可见侵犯邻近脂肪组织，但未侵犯至纵隔胸膜

Ⅲ期　肿瘤侵犯邻近组织或器官，包括心包、肺或大血管（Ⅲa期不侵犯大血管，Ⅲb期侵犯大血管）

$Ⅳ_A$期　肿瘤广泛侵犯胸膜和/或心包

$Ⅳ_B$期　肿瘤转移到远处器官

2. WHO TNM分期

原发肿瘤（T）

T_1　包膜完整

T_2　肿瘤浸润包膜外结缔组织

T_3　肿瘤浸润邻近组织器官，如心包、纵隔胸膜、胸壁、大血管或肺

T_4　肿瘤广泛侵犯胸膜和/或心包

区域淋巴结（N）

N_0　无淋巴结转移

N_1　前纵隔淋巴结转移

N_2　N_1加上胸内淋巴结转移

N_3　前斜角肌或锁骨上淋巴结转移

远处转移（M）

M_0　无远处转移

M_1　有远处转移

表2-8-2　WHO胸腺瘤TNM分期

分期	T	N	M
Ⅰ期	T_1	N_0	M_0
Ⅱ期	T_2	N_0	M_0
Ⅲ期	$T_{1,2}$	N_1	M_0
	T_3	$N_{0,1}$	M_0
Ⅳ期	T_4	$N_{任何}$	$M_{任何}$
	$T_{任何}$	$N_{2,3}$	$M_{任何}$
	$T_{任何}$	$N_{任何}$	M_1

四、治疗和预后

（一）治　疗

1. 手术治疗

手术切除是治疗胸腺肿瘤最有效的方法。手术前，需要严格评估患者是否合并“重症肌无力”，并尽可能在手术前进行干预。手术原则上应完整切除胸腺及整个纵隔内脂肪组织，以减少术后复发可能。对于侵犯心包、肺组织或大血管的病例，宜进行扩大切除（但是必须避免切除双侧膈神经，以减少术后呼吸道并发症）。对不能切除的部分用银夹标记，明确肿瘤范围，准备术后放疗。

Kondo 等的报告中Ⅰ期、Ⅱ期、Ⅲ期、Ⅳ期的切除率分别为：100%、100%、85%、42%。手术完全切除是胸腺瘤的独立预后因素之一。

2. 放疗

胸腺肿瘤对放疗中度敏感，不同组织学类型对放疗的敏感性差别不大。放疗适宜于不能手术的患者，或者未完整切除的侵袭性胸腺瘤或胸腺癌的患者。放疗医师在制订放疗计划前，需要同手术医生和病理医师仔细讨论，以确定放疗的范围和放疗剂量。对于不能手术的患者，放疗范围为肿瘤病灶和可能侵犯的亚临床区域，照射剂量为 60～70 Gy，单次分割剂量为 1.8～2.0 Gy，每周 5 次。对于术后辅助放疗的患者，放疗范围为术前肿瘤可能侵及的亚临床区域，照射剂量为 45～50 Gy，单次分割剂量为 1.8～2.0 Gy，每周 5 次。如果患者术后病理提示肿瘤残存（R_1 切除），需要在残存部位补充照射剂量至 54～60 Gy。对于完全切除的Ⅰ期胸腺肿瘤不推荐放疗。

3. 化疗

化疗可以作为Ⅲ、Ⅳ期患者术后的辅助治疗，也可以术前应用使肿瘤缩小而提高手术切除率。对于晚期不能手术、复发或转移的患者，化疗可以作为姑息性治疗选择之一。尽管胸腺肿瘤对化疗相对较敏感，但至今仍无统一方案。目前大多数单位采用含顺铂的联合化疗方案，包括顺铂加依托泊苷、顺铂加依托泊苷加异环磷酰胺等。对于明确的胸腺癌患者，紫杉醇联合顺铂方案可以作为一线治疗方案。

对于复发或者治疗后进展的患者，NCCN 推荐的二线化疗药物包括：培美曲塞、奥曲肽加或不加泼尼松、氟尿嘧啶加奥沙利铂、吉西他滨、多西紫杉醇等。

4. 多学科综合治疗

对于分期为Ⅱ期及以上的患者，应由外科、肿瘤内科、放疗科、影像科以及病理科医师共同讨论确定其最佳治疗方案。针对Ⅲ期、Ⅳ期胸腺瘤采用“新辅助化疗加手术加术后放疗”的策略的前瞻性研究显示，5 年无病生存率为 73%～77%，5 年总生存率超过了 70%。但是，尚需大规模前瞻性研究来探讨胸腺肿瘤的理想治疗方式。

（二）预后及随访建议

不同胸腺肿瘤患者的生存时间差异很大，其预后因素主要包括以下三类。

1. 肿瘤的分期

肿瘤的分期是决定肿瘤复发及患者生存时间最重要的独立预后因素，Ⅰ、Ⅱ、Ⅲ、$Ⅳ_A$和$Ⅳ_B$ 期患者的 5 年生存率依次为 100%、98.4%、88.7%、70.6%和 52.8%。

2. 肿瘤的组织学分型

在WHO分类中，A型和AB型胸腺瘤预后最好，C型最差。资料显示A、AB型肿瘤10年生存率接近100%，而B_1、B_2和B_3型胸腺瘤的10年生存率分别为94%、92%和58%，C型胸腺瘤（胸腺癌）的5年生存率仅为50%。

3. 肿瘤切除是否完全

肿瘤切除是否完全是影响预后的另一重要因素。对于Ⅲ期和Ⅳ期的胸腺瘤患者，其完全切除、次全切除和不能手术者5年生存率分别为67%、30%和24%。

胸腺肿瘤的随访同其他纵隔恶性肿瘤类似：在手术及术后辅助治疗后的2年内，每3～4个月随访1次；3～5年中，每4～6个月随访1次；5年后，每年随访1次。随访内容包括胸部及上腹部增强CT，颈部彩超，肿瘤标志物检查等；患者出现新发症状或体征，可增加相应检查内容。如果患者疾病已属晚期，未行手术，则根据治疗方案确定随访时间。

【病例拓展分析】

患者，男性，34岁，因“胸闷2个月余，气紧1周”入院。2个月前，患者无明确诱因出现胸闷，不伴咳嗽、咳痰，无发热、寒战、胸痛等症状。曾自服抗生素（头孢他啶，剂量不详）后，胸闷无明显缓解。1周前，患者出现活动后气紧，自诉发现其颜面部和颈部肿胀，在外院行X线检查结果提示纵隔占位。

体格检查：生命体征平稳，浅表淋巴结未扪及长大，颈静脉怒张，余无阳性体征。

问题1：入院后，在询问病史和体格检查中，需要特别注意的症状或体征是什么？

分析：患者为青年男性，X线片提示纵隔占位，应怀疑胸腺肿瘤的可能性。在胸腺肿瘤患者中，需要特别注意各种合并症的存在，尤其是重症肌无力。其相关症状和体征有上眼睑下垂、面部肌肉活动障碍以及抬头困难等。

问题2：入院后，需要完善的检查包括哪些？

分析：纵隔肿瘤的首选治疗措施为手术。为了了解占位的大小、位置及与心脏和大血管的关系，进一步确定有无手术可能性，应该完善胸部增强CT和胸部增强MRI检查。同时，应该完善经皮纵隔肿瘤穿刺活检，以明确病理学诊断。

胸部增强CT提示：肿瘤位于前上纵隔，约4.5 cm×5.2 cm，边界不清，局部压迫上腔静脉。纵隔淋巴结未见明显增大。双肺及胸膜未见结节性病灶。无胸膜腔积液和心包积液。胸部增强MRI提示：前上纵隔占位，未侵犯心包及大血管，部分压迫上腔静脉。经皮纵隔肿瘤穿刺活检结果提示：胸腺肿瘤，因组织较少未能具体分型。

问题3：相关检查结果提示胸腺肿瘤，需要请哪些科室医师会诊，协助诊疗？

分析：胸腺肿瘤的治疗模式为多学科综合治疗。为了提高治愈率，应召集胸外科、肿瘤内科和肿瘤放疗科医师会诊。

问题4：会诊后，患者决定转入外科行手术治疗。手术记录中描述见肿瘤部分侵犯上腔静脉，遂行肿瘤切除并行上腔静脉置换重建术，并标记了4枚银夹。术后的治疗模式应该是什么？

分析：外科手术切除肿瘤并行血管重建，做银夹标记，表明肿瘤有可能未能完整切除。对于这部分患者，需要安排术后放疗。至于辅助化疗的应用，则需要根据术后病理学类型来确定。

问题5：患者术后病理提示C型胸腺瘤，标本栓线标记处（手术切缘）查见异型细胞浸润，术后首选什么治疗方案？

分析：病理提示肿瘤残留可能，有术后放疗的指征。考虑到其病理学类型为C型胸腺瘤，同胸腺癌生物学行为类似，呈现高复发风险，应行术后辅助化疗，方案可选顺铂加依托泊苷或者紫杉醇联合顺铂方案。如果患者术后恢复较好，ECOG PS评分为0~1分，可以考虑同步放化疗治疗。但是，需注意其相关毒副作用会明显增加。

问题6：患者术后辅助放疗剂量建议多少？

分析：从手术中标记银夹以及术后病理提示切缘异性细胞浸润来说，术后放疗不仅仅需要治疗亚临床病灶。因此，整个术前原肿瘤区域应该完成照射剂量50 Gy（单次分割剂量为2 Gy，共计25次）的放疗，对于术前侵犯上腔静脉的区域和银夹标记的区域，应该施以局部加量10~16 Gy（单次分割剂量为2 Gy，共计5~8次）。

问题7：患者治疗后的随访怎么建议？

分析：患者完成手术、术后放化疗后就应该进行定期随访。考虑到患者的病理学类型和术后可能肿瘤残留，在前2年内，每3~4个月随访1次；3~5年内，每4~6个月随访1次；5年后，每年随访1次。同时，患者行上腔静脉置换，应定期检测凝血状态，调整抗凝药物及其剂量。

（宫友陵）

参考文献

[1] National Comprehensive Cancer Network. Thymomas and Thymiccarcinoma，Guidelines Version 1.2014 [EB/OL]. [2015-06-22]. http://www.nccn.org.

[2] Kondo K，Yoshizawa K，Tsuyuguchi M，et al. WHO histologic classification is a prognostic indicator in thymoma [J]. Annals of Thoracic Surgery，2004，77（4）：1183-1188.

[3] Kondo K，Monden Y. Therapy f or thymic pithelial tumors：a clinical study of 1，320 patients from Japan [J]. Annals of Thoracic Surgery，2003，76（3）：878-884.

[4] 高珂，尚玉清，叶茜，等. 纵隔肿瘤致异位ACTH综合征的临床病理特点及外科治疗 [J]. 四川大学学报：医学版，2008，39（6）：1056-1058.

[5] Korst R J，Kansler A L，Christos P J，et al. Adjuvant radiotherapy for thymicepithelial tumors：a systematic review and meta-analysis [J]. Annals of Thoracic Surgery，2009，87（5）：1641-1647.

[6] Forquer J A，Rong N，Fakiris A J，et al. Postoperative radiotherapy after surgical resection of thymoma：differing roles in localized and regional disease [J]. International Journal of Radiation Oncology Biology and Physics，2010，76（2）：440-445.

[7] Lucchi M，Melfi F，Dini P，et al. Neoadjuvant chemotherapy for stage Ⅲ and ⅣA thymomas：a single-institution experience with a long follow-up [J]. Journal of Thoracic Oncology，2006，1（4），308-313.

[8] Lemma G L，Lee J W，Aisner S C，et al. Phase Ⅱ study of carboplatin and paclitaxel in advanced thymoma and thymic carcinoma [J]. Journal of Clinical Oncology，2011，29（15）：2060-2065.

[9] Bretti S，Berruti A，Loddo C，et al. Multimodal management of stages Ⅲ-ⅣA malignant thymoma [J]. Lung Cancer，2004，44（1）：69-77.

第九章　胸膜间皮瘤

内容提要：

- 胸膜间皮瘤以恶性居多，恶性胸膜间皮瘤的发病与石棉接触史密切相关，在我国发病率呈上升趋势。
- 恶性胸膜间皮瘤的主要临床表现为：胸痛、咳嗽、气紧、胸膜腔积液及胸膜增厚。
- 恶性胸膜间皮瘤的治疗以手术、化疗、放疗等多种治疗手段结合的综合治疗为主。
- 恶性胸膜间皮瘤预后很差，仅少数早期患者能行根治性手术切除。

第一节　病　因

一、石　棉

胸膜间皮瘤多数为恶性胸膜间皮瘤（malignant pleural mesothelioma，MPM）；良性者只占少数，其发病与石棉关系不大。MPM是一种发生在脏胸膜和壁胸膜的恶性程度很高的肿瘤，约占胸膜所有原发和转移肿瘤的5%，其发病与石棉接触史密切相关，约80%的MPM患者有直接或间接的石棉纤维接触史。石棉引起MPM的确切机制目前尚不清楚，石棉纤维的大小、形状等物理特性在其致病机制中更为重要。

在全球不同国家，MPM发病率存在较大差异，该差异主要与各国既往几十年石棉的生产和应用量有关。澳大利亚发病率最高，约4/10万；美国从1971年开始禁用石棉，发病高峰已过，目前每年约2 500例新发病例。我国各地发病率差异较大[（0.1～0.6)/10万]，好发年龄为50～70岁，男女比例为（2～3）∶1，其中职业接触者男女发病率差异较大，环境接触者男女比例基本接近。MPM发病的潜伏期一般为20～40年，预计未来几十年，我国MPM发病率将不断增加。

二、恒河猿病毒

恒河猿病毒（simian virus，SV－40）是一种在恒河猴体内首次发现的DNA肿瘤病毒，在人类MPM肿瘤组织中亦发现了其同源基因序列。在动物模型中，已证实SV－40可独立或作为石棉纤维的协同因子诱发弥漫性MPM。

三、其他因素

其他与MPM发病可能相关的因素有：多种化学纤维的接触、放射线、感染（结核分枝杆菌、病毒）、遗传因素等。通常认为烟草并不增加MPM的发病率。

第二节　病　理

胸膜间皮瘤根据肿瘤病理形态可分为良性胸膜间皮瘤和恶性胸膜间皮瘤（MPM）。MPM根据肿瘤大体形态、生物学行为和病理形态，可分为局限型和弥漫型。而根据MPM组织形态和免疫组织化学可分为3个亚型：上皮型（约占60%）、肉瘤型、双相型/混合型（同时含上皮型和肉瘤型两种成分，每种至少10%）。

MPM的诊断常用的免疫组织化学指标包括WT-1、CK5/6、D2-40、CEA、抗甲状腺转录因子-1（TTF-1）、抗间皮素抗体等，临床上通常需要多个免疫组织化学指标联合使用，单一指标不能确诊。

第三节　临床表现及诊断

一、临床表现

（一）症　状

（1）早期弥漫型或局限型MPM/良性胸膜间皮瘤：症状隐匿，可无明显不适，或仅有轻度胸痛、咳嗽、活动后气紧等非特异性症状。

（2）进展期弥漫型：主要症状为胸痛（程度剧烈，并呈进行性加重）、咳嗽、气紧。60%～95%病例伴胸膜腔积液，50%以上为大量胸膜腔积液。其他症状包括消瘦、乏力、发热、出汗等。

（3）晚期弥漫型：上述症状进行性加重，可出现呼吸衰竭、心力衰竭、恶病质等。肿瘤侵犯不同器官可引起相应症状，如胸壁肿块、上腔静脉综合征、食管压迫、声带麻痹等。常见远处转移部位为肝、肾、颅内、双肺等。

（二）体　征

（1）胸膜腔积液及胸膜增厚相关体征：患侧胸廓运动受限或固定，呈“冻结征”；叩诊呈浊音；听诊呼吸音减弱或消失。

（2）视肿瘤侵犯转移部位可有其他相关体征，如锁骨上窝或腋淋巴结肿大、声嘶、胸壁结节等。

二、辅助检查

（一）影像学检查

1. X线摄影检查

X线摄影检查最为简便，敏感性高，但无特异性。MPM主要征象为：胸膜出现广泛结节样增厚，常伴胸膜腔积液征象，可累及单侧或双侧胸腔。良性胸膜间皮瘤常表现为突向肺的局限性胸膜结节。

2. 增强CT检查

增强CT检查是最常用、最有价值的检查方法。MPM有三个特征性CT表现：胸膜不规则增厚，胸膜多发强化结节，以及胸膜腔积液。其他表现：胸廓塌陷、胸椎侧弯、纵隔推移、对侧胸腔侵犯等。MPM 的 CT 表现示例见图 2－9－1 和 2－9－2。良性胸膜间皮瘤常表现为突向肺的局限性圆形或类圆形胸膜结节，边界清楚，结节与胸壁交界处呈锐角。

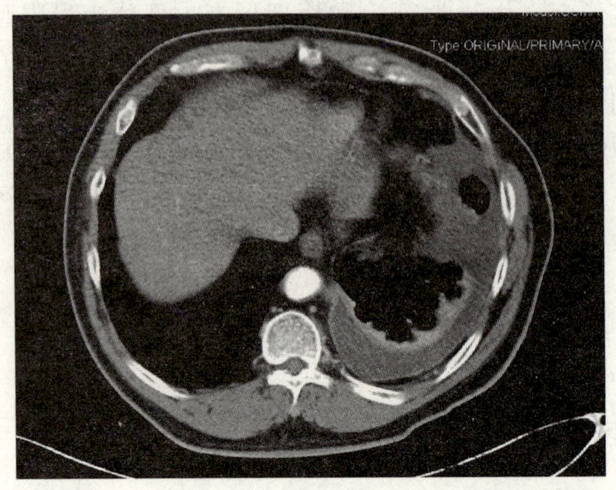

图 2－9－1　MPM CT 提示胸膜增厚伴胸膜腔积液

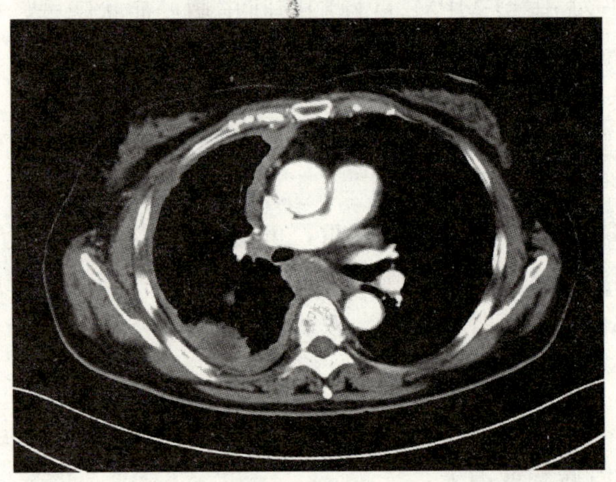

图 2－9－2　MPM CT 提示胸膜广泛结节状增厚、胸膜腔积液、纵隔淋巴结肿大

3. MRI 检查

MRI 检查能更好确定 MPM 侵犯范围，尤其是在判断纵隔、胸壁和膈等受累情况优于 CT。主要表现：T_1WI 低信号或等信号，T_2WI 及增强 T_1WI 高信号，邻近器官肿瘤侵犯时常表现为局部脂肪层信号消失、肿块及骨质破坏征象。

4. PET－CT 检查

PET－CT 检查有利于良恶性鉴别和准确分期，特别在 MPM 的 N 分期和 M 分期方面更具优势，有利于发现隐匿转移灶，评估手术可能性。可根据标准化摄取值（standard uptake values，SUV）选择最佳穿刺活检取材部位。

（二）侵入性检查

1. 胸膜腔积液脱落细胞学检查

约 50%的 MPM 患者胸膜腔积液为血性、黏稠液体。胸水镜检可见大量间皮细胞，肿瘤细胞阳性率仅为 20%～30%。该方法简便易行，但仅能获得细胞学诊断，不能进行免疫组织化学检查，确诊率低。

2. 经皮胸膜腔穿刺活检

经皮胸膜腔穿刺活检简便易行，在 CT 或 B 超引导下可行胸膜多点穿刺，但其获取组织量少，敏感性低（约 30%），不推荐作为首选诊断方法。

3. 胸腔镜检查

胸腔镜检查的确诊率可达 90%以上，能直接窥视整个胸腔，观察病变的形态、大小、分布以及邻近器官的侵犯情况，直视下多点活检，获取充足组织以便行免疫组织化学检查。胸腔镜下 MPM 典型表现：胸膜呈多发性结节状弥漫增厚，伴大小不等、界限不清的结节，表面可见白色覆盖物。缺点：需全身麻醉，对患者一般情况要求较高，有一定风险。

MPM 常用辅助检查手段优缺点比较见表 2-9-1。

表 2-9-1　MPM 常用辅助检查

	敏感性	特异性	对分期的意义			协助活检
			T	N	M	
胸部 X 线摄影	+++	−	−	−	−	−
增强 CT	++++	++	+++	+++	++	++
MRI	++++	++	++++	+++	++	++
PET-CT	++++	+++	+++	++++	++++	+++
胸腔镜	++++	++++	+++			++++
脱落细胞学	+	−				−
经皮胸膜腔穿刺	++	++				++

（三）肿瘤标志物

可溶性间皮素相关蛋白（soluble mesothelin-related peptides，SMRP）是间皮素的一种可溶性结构，血清和胸膜腔积液 SMRP 水平是诊断 MPM 的重要指标之一。其他肿瘤标志物包括骨桥蛋白（osteopontin）、钙黏蛋白（cadherin）等。

三、鉴别诊断

需鉴别良性和恶性胸膜间皮瘤、胸膜转移性肿瘤、结核性胸膜炎、胸膜下周围型肺癌等，病理学检查及免疫组织化学检查可帮助确诊。

第四节　分　期

MPM 的分期主要采用国际间皮瘤学会（International Mesothelioma Interest Group，

IMIG）制定的 TNM 分期（表 2－9－2）。

表 2－9－2　恶性胸膜间皮瘤 TNM 分期

分期	
原发肿瘤（T）	
T_X	原发肿瘤无法评估
T_0	无原发肿瘤证据
T_1	肿瘤局限于同侧壁胸膜，可伴或不伴纵隔胸膜、膈胸膜侵犯
T_{1a}	无脏胸膜侵犯
T_{1b}	脏胸膜侵犯
T_2	肿瘤侵犯同侧胸膜的以下所有部位：脏层、壁层、纵隔、膈胸膜，同时至少合并以下一项：①膈受侵；②直接侵犯肺组织
T_3	局部进展但潜在可切除的肿瘤。肿瘤侵犯同侧胸膜的以下所有部位：脏层、壁层、纵隔、膈胸膜，同时至少合并以下一项：①胸内筋膜受侵；②纵隔脂肪受侵；③孤立并可完全切除的胸壁软组织病灶；④非透壁性心包受侵
T_4	局部进展，不可切除的肿瘤。肿瘤侵犯同侧胸膜的所有以下部位：脏层、壁层、纵隔、膈胸膜，同时至少有以下一项：①胸壁弥漫多发病变，伴或不伴肋骨破坏；②浸透膈并侵犯腹膜；③直接侵犯对侧胸膜；④直接侵犯纵隔器官；⑤直接侵犯椎体；⑥直接侵及脏层心包，伴或不伴心包积液，或侵犯心肌
区域淋巴结（N）	
N_X	区域淋巴结无法评估
N_0	无区域淋巴结受侵
N_1	同侧支气管或肺门淋巴结受累
N_2	隆突下或同侧纵隔淋巴结受累（包括同侧内乳淋巴结）
N_3	对侧纵隔、内乳淋巴结受累，同侧或对侧锁骨上淋巴结受累
远处转移（M）	
M_X	远处转移无法评估
M_0	无远处转移
M_1	伴有远处转移
分期	
Ⅰ期	$T_1N_0M_0$
$Ⅰ_A$期	$T_{1a}N_0M_0$
$Ⅰ_B$期	$T_{1b}N_0M_0$
Ⅱ期	$T_2N_0M_0$
Ⅲ期	$T_{1,2}N_0M_0$，$T_{1,2}N_2M_0$，$T_3N_{0\sim2}M_0$
Ⅳ期	$T_4N_{任何}M_0$，$T_{任何}N_3M_0$，$T_{任何}N_{任何}M_1$

第五节　治　疗

一、手术治疗

良性胸膜间皮瘤无需放化疗，以单纯手术切除为主，鲜见术后复发，预后好。

Ⅰ～Ⅲ期 MPM（上皮型或混合型），可考虑手术治疗，术前推荐 PET－CT 检查，并推荐通过纵隔镜或 E－BUS（支气管镜腔内超声引导下穿刺）行纵隔淋巴结活检，实现准确分期。Ⅳ期或肉瘤型患者不建议接受手术治疗。

（一）胸膜外全肺切除术

胸膜外全肺切除术（extrapleural pneumonectomy，EPP）手术要求完全切除病变侧胸膜、肺、膈及心包等，手术致病死率高，相对“胸膜切除术/剥除术”无生存获益，争议较大。仅适用于Ⅱ～Ⅲ期、上皮型，$N_{0,1}$、ECOG PS 评分≤1 分，心肺功能好者。

（二）胸膜切除术/剥除术

胸膜切除术/剥除术（pleurectomy/decortications，P/D）减瘤手术要求完全切除受侵犯胸膜及可见肿瘤而保留肺，手术致病死率相对较低。Ⅰ期患者，首选 P/D 手术；Ⅱ～Ⅲ期不能耐受 EPP 手术者，推荐 P/D 手术。

（三）根治性 P/D 手术

根治性 P/D 手术是为了最大限度地切除肿瘤，在 P/D 手术的基础上切除部分受累肺组织，并根据需要切除或重建横膈或心包膜的一种新手术方式。

（4）姑息减症手术

姑息减症手术如胸膜固定术、姑息减瘤术（部分胸膜切除或剥除术）等。

二、化　疗

对于 MPM，化疗可用于Ⅳ期患者、肉瘤型患者、不能耐受手术者，以及Ⅰ～Ⅲ期可手术患者的综合治疗。

（一）一线化疗

（1）AP 方案：培美曲塞 500 mg/m² 第 1 天，顺铂 75 mg/m² 第 1 天，3 周重复。其客观缓解率为 26%～41%，中位无疾病进展时间为 5.7～7 个月，中位生存时间为 12～14 个月，是 MPM 的标准一线治疗方案。

（2）GP 方案：吉西他滨 1 000～1 250 mg/m² 第 1 天、第 8 天、第 15 天，顺铂 80～100 mg/m² 第 1 天，3～4 周重复。其客观缓解率为 16%～48%，中位无疾病进展时间为 6～6.25个月，中位生存时间为 9.6～10.3 个月。应注意此化疗方案骨髓抑制较严重。

（3）培美曲塞单药化疗：500 mg/m² 第 1 天，3 周重复。

（4）长春瑞滨单药化疗：25～30 mg，每周给药。

（二）二线化疗

根据一线化疗疗效、肿瘤进展时间、患者耐受情况，可选择培美曲塞、长春瑞滨、吉西他滨等。

三、放　疗

由于 MPM 的播散特性，不推荐单纯放疗，放疗通常作为综合治疗的手段之一，亦可用于预防手术腔道肿瘤播散或姑息减症。放疗技术通常以三维适形放疗（3D - CRT）或者调强放疗（IMRT）为主，有条件者推荐 PET - CT 放疗定位。在制订放疗计划时，应注意保护对侧肺。

（一）术后放疗

MPM 术后放疗范围应与手术医生共同确定，包括术前肿瘤累及的区域、活检通道及胸壁手术瘢痕。EPP 术后，仅对部分经过严格选择的患者推荐术后放疗。常规分割：切缘阴性者 50～54 Gy，切缘阳性者 54～60 Gy，肉眼残余者大于或等于 60 Gy。有残余病灶者可考虑内照射或术中放疗。

（二）根治性放疗

根治性放疗仅适用于早期不能耐受手术，或局部晚期不能手术的 MPM 患者。具体剂量分割方式尚无定论，推荐放疗的等效生物剂量大于或等于 60 Gy。由于根治性放疗涉及患侧的整个胸腔，放疗相关病死率高，一般不推荐。

（三）其　他

术前放疗剂量为 45～50 Gy，常规分割；姑息止痛者放疗剂量为 20～40 Gy，单次分割剂量大于或等于 4 Gy，或 30 Gy（分 3 次照射）；预防活检或穿刺腔道复发，21 Gy（分 3 次照射）。

四、综合治疗

综合治疗可能提高 MPM 患者疗效，各种治疗手段的具体联合形式可视患者具体情况而定。例如，手术加化疗加放疗、新辅助化疗加手术加放疗等。

五、其他治疗

镇痛及对症支持治疗对改善患者生存质量，提高治疗耐受性很重要。沙利度胺、索拉非尼、瓦他拉尼、胸腔内注射生物制剂（粒细胞 - 巨噬细胞集落刺激因子、干扰素、白细胞介素 - 2 等）、局部热疗、光动力学治疗对 MPM 可能有效。贝伐单抗、小分子 TKI 无确切疗效。

六、预　后

MPM 预后很差，总体中位生存时间接近 1 年。仅少数早期患者能获得根治性手术切除，中位生存时间为 9.4～29 个月；行姑息性放化疗者，中位生存时间为 8～18 个月；仅行最佳支持治疗者中位生存时间为 4.5～8 个月。

MPM 上皮型者预后较非上皮型者好，肉瘤型预后最差；局限型预后优于弥漫型；分期早者预后优于分期晚者，淋巴结分期 N_2 及以上者预后差；PET - CT 肿瘤 SUV 值较高者预后常较差；治疗前 ECOG PS 评分越差，预后越差。

MPM 复发率高，需定期随访。随访内容包括复查胸部 CT 及对胸痛、咳嗽等症状的临床评估。随访计划：治疗后0～2年，每3个月1次；3～5年，每4～6个月1次；5年后，每年1次。

【病例拓展分析】

患者，男性，61岁，装修工人。因“咳嗽、胸痛3个月余，加重伴气紧2周”就诊。

3个月前，患者受凉后出现咳嗽、胸痛，无畏寒、发热、咯血、潮热、盗汗等不适，在当地县医院以“肺部感染”进行治疗，效果不佳。2周前咳嗽、胸痛明显加重并伴气紧。院外胸片：左侧少量胸膜腔积液。

体格检查：ECOG PS评分为0分，生命体征平稳，浅表淋巴结未触及肿大。专科体格检查：胸部视诊，左侧胸廓呼吸动度减低；触诊，左侧胸腔语颤增强；叩诊，左肺中下份叩浊；听诊，左肺呼吸音减低。余未查见特殊阳性体征。

问题1：此时应安排哪些辅助检查？

分析：根据症状、体征及胸片提示，可能为左侧胸膜炎、胸膜转移性肿瘤、胸膜间皮瘤等。可先进行胸部增强CT、肿瘤标志物等检查。

胸部增强CT报告：左侧胸腔中下份胸膜呈不规则结节状增厚，增强后强化明显，邻近肺组织受累，伴少量积液，纵隔淋巴结显示。肿瘤标志物未见明显升高。

问题2：该患者最可能的诊断是什么？此时应安排哪些辅助检查？

分析：根据职业暴露情况、症状、体征及CT表现，最可能的诊断是胸膜间皮瘤或胸膜转移性肿瘤。需行头颅增强MRI、全身骨显像、腹部CT等检查搜索全身其他部位有无肿瘤病灶。确诊需要病理学依据，胸腔镜检查是最可靠的微创确诊方法。

胸腔镜提示：左侧胸腔中下份前壁、侧壁、纵隔胸膜呈多发性大小不等的结节状弥漫增厚，部分肺组织直接受侵，膈受侵。未见心包、对侧胸膜受累。病理学检查及免疫组织化学检查结果提示上皮型恶性胸膜间皮瘤。头颅增强MRI、骨显像、腹部CT均未见明显异常。

问题3：为明确下一步治疗措施，还需安排哪些检查？同时还有什么情况需处理？

分析：患者临床分期为$cT_2N_0M_0$，Ⅱ期，病变累及范围相对局限，首选手术治疗。需行血常规、肝、肾、心、肺功能等检查，评估患者手术耐受性。同时，患者胸痛明显，应尽快实施正规疼痛滴定及止痛治疗。

胸外科医师会诊认为患者肿瘤侵犯范围相对较大，切除困难，建议行新辅助化疗，争取手术机会。

问题4：化疗方案怎么选择？

分析：AP方案（培美曲塞＋顺铂），客观缓解率为26%～41%，无进展生存时间（PFS）为5.7～7个月，中位生存时间为12～14个月，是MPM的标准一线治疗方案。

患者行2周期AP方案化疗，复查胸部CT提示胸膜结节明显缩小，胸膜腔积液减少，疗效评价PR。

问题5：患者目前应考虑什么治疗？

分析：患者化疗疗效评价为PR，一般情况好，首选手术治疗。胸外科医师会诊：患者新辅助化疗有效，目前肿瘤范围较局限，有手术指征。

问题6：术前应安排哪些相关检查？

分析：常规影像学检查难以准确分期，需行 PET－CT 及纵隔淋巴结活检明确分期。

患者 PET－CT 提示肿瘤局限，支气管内超声气管镜（endobronchial ultrasound，E－BUS）纵隔淋巴结活检未见肿瘤累及。行“根治性 P/D 手术”，术中见：左侧胸膜中下份前壁、侧壁呈多发性大小不等的结节状弥漫增厚，部分肺组织受累，纵隔胸膜、膈受累。术后病理学诊断：上皮型胸膜间皮瘤，切缘阴性。术后分期：$pT_2N_0M_0$，Ⅱ期。

问题 7：该患者考虑术后放疗，如何确定术后放疗靶区范围及剂量？

分析：术后放疗范围包括术前肿瘤所累及的区域、活检通道及胸壁手术瘢痕。

该患者切缘阴性，与手术医生共同确定术后放疗靶区后，行术后放疗 50 Gy（分25 次照射），常规分割。患者放疗顺利完成，不愿再行化疗，其后一直定期门诊随访。MPM 术后复发率高，随访计划：治疗后 0～2 年，每 3 个月 1 次；3～5 年，每 4～6 个月 1 次；5 年后，每年 1 次。

（周晓娟）

参考文献

[1] 廖美琳．恶性胸膜间皮瘤［M］．上海：上海科技教育出版社，2005.

[2] National Comprehensive Cancer Network. NCCN clinical practice guidelines in oncology：malignant pleural mesothelioma. Version 1. 2014［EB/OL］. http://www. nccn. org. .

[3] 杨雨，蒋明，罗德云，等．恶性胸膜间皮瘤临床治疗进展［J］．华西医学，2005，20（1）：177－178.

[4] Chen S E，Pace M B. Malignant pleural mesothelioma［J］. American Journal Of Health-system Pharmacy，2012，69（5）：377－385.

[5] Duysinx B，Nguyen D，Louis R，et al. Evaluation of pleural disease with 18 － fluorodeoxyghcose positron emission tomography imaging［J］. Chest，2004，125（2）：489－493.

[6] O'Rourke N，Gareia J C，Paul J，et al. A randomised controlled trial of intervention site radiotherapy in malignant pleural mesothelioma［J］. Radiother Oncol，2007，84（1）：18－22.

[7] Rusch V W，Venkatraman E. The importance of surgical staging in the treatment of malignantpleural mesothelioma［J］. Journal Of Thoracic And Cardiovascular Surgery. 1996，111（4）：815－826.

[8] Robinson B W，Lake R A. Advances in malignant mesothelioma［J］. The New England Journal of Medicine，2005，353（15）：1591－1603.

[9] Suzuki H，Hirashima T，Kobayashi M，et al. Prognostic Factors in Malignant Pleural Mesothelioma：A Retrospective Study［J］. Internal Medicine，2012，51（7）：707－710.

第十章 胃 癌

内容提要：

- ◆ 胃癌是一种常见的恶性肿瘤，目前在全球发病率居第四位，估计全球每年约有95万例新发病例，其中40%～45%发生在中国。
- ◆ 胃镜是诊断胃癌最简便有效的方法，在高危人群中进行筛查对胃癌的早期诊断尤为重要。
- ◆ 手术是胃癌治疗的主要方法，对早中期胃癌应尽可能行手术治疗。围手术期化疗或放化疗可以提高手术的成功率，延长患者的生存时间。
- ◆ 有一半胃癌发现时已失去手术机会，化疗或放化疗能够明显延长晚期胃癌患者的生存时间并能提高其生存质量。
- ◆ 在各期胃癌的治疗中，均应建立综合治疗的理念，合理地应用手术、化疗、放疗、介入治疗和免疫治疗等方法。

胃癌在全世界范围是高发恶性肿瘤，而目前胃癌发病全世界主要集中在三个国家：中国、韩国和日本，这三个国家的胃癌加起来占全球2/3，而我国发病的绝对数和相对数都比较多。2010年，美国胃癌的新发病例估计超过21 000例，因胃癌死亡约10 570例。2010年中国卫生统计年鉴显示：中国胃癌每年新发病例约42万例，死亡约30万例，而其中只有5%～10%的胃癌患者能被早期诊断。实际上，从过去几十年来看，胃癌的发病率在全球呈下降趋势，但由于人口增多和老龄化，胃癌发病的绝对数是增加的。发病率的下降主要与饮食、食品制作的改变以及其他环境因素有关。虽然如此，食管胃结合部腺癌发病率的下降却不明显，而这一部位的肿瘤在生物学行为上比起胃远端的肿瘤具有更强的侵袭性且预后不良。胃癌总体讲预后不良，主要与胃癌无特异性症状，多数发现较晚，且对治疗敏感性不高等原因有关。日本胃癌发病率较高，但日本在胃癌的筛查和治疗方面走在世界的前列，他们通过筛查以早期发现胃癌，因此，其胃癌患者生存率较高。

第一节 病 因

胃癌的病因尚未完全清楚，目前认为是多因素、多步骤交叉、综合作用的结果。

一、饮食因素

胃癌的发生与饮食有较强的关联性。过多食用食盐、熏制或腌制的肉以及泡菜和辣胡椒等可能增加胃癌发病的风险。食品内含的硝酸盐能转换成亚硝酸盐和亚硝基化合物，而后两者能在实验动物中产生胃癌。食用蔬菜、水果有很明确的降低胃癌发病风险的作用，特别是生食一些富含抗氧化剂的食物，如含维生素C、维生素E、胡萝卜素和叶酸等的食物。绿茶因含大量的酚，有研究认为对减少胃癌发病有作用，但目前尚未达成共识。

对移民及其后代胃癌发病率的观察是饮食对胃癌发病率影响的有力证据。观察发现，移民的后代胃癌的发病率逐渐趋于移民地的发病率，这一现象强烈地支持环境因素在发病中起了主要作用。一项研究显示，日本人移居到胃癌低发的西方地区，其胃癌发病率介于西方人群和日本本土人群之间；如果其后代继续食用日本式的饮食，那么他们仍保持较高的胃癌发病率；如果食用西方饮食，则发病率有所下降。一项对移民至美国10年的波兰人群的调查发现，他们的胃癌发病率降低至美国和波兰之间。这些研究说明早年生活的环境因素对胃癌发病的风险起决定作用。

二、遗传因素

胃癌患者中有1%～3%的患者为遗传性胃癌，胃癌具有明显的家族聚集倾向，家族发病率高于普通人群2～3倍。1998年Guilford等证实了遗传性弥漫型胃癌患者的家系中存在E-cadherin（*CDH1*）基因的胚系突变，突变率为25%～33.3%，从而确立遗传性胃癌为常染色体显性遗传病。

三、幽门螺杆菌感染

有研究报道，在幽门螺杆菌感染超过10年的人群中，约有5%的患者会发展成胃癌。但幽门螺杆菌引起胃癌发病率增高的确切机制仍不清楚，似乎与导致慢性萎缩性胃炎的发病率增加有关，后者可造成低酸的环境；还可能与造成组织化生和间变有关。由于在世界许多地方，幽门螺杆菌的感染率超过50%，很显然幽门螺杆菌的感染不是胃癌发生的充分条件。多种因素，包括吸烟、感染时的年龄、性别、饮食等可能与幽门螺杆菌相互作用促进胃癌的发生。而幽门螺杆菌的亚类也是一个因素，有研究认为cagA菌株具有更强的毒素产生能力，引起更多的胃部炎症，与胃癌发生呈强相关。幽门螺杆菌的感染主要与胃体和胃窦的腺癌关系密切，感染者的发病率增加约1倍。而贲门或食管胃结合部的癌似乎与幽门螺杆菌感染关系不大。

四、胃慢性疾病

伴有肠上皮化生的慢性萎缩性胃炎与胃癌发病关系密切，慢性萎缩性胃炎与胃癌的发生呈显著正相关，伴有肠上皮化生的部位与胃癌的好发部位也一致。Correa曾提出了从慢性萎缩性胃炎到肠上皮化生，再到间变的演变过程学说。

胃部疾病术后残胃发生的残胃癌的概率在10年后明显上升，特别是BillrothⅡ吻合术后，可能与该手术方式导致胆汁反流增加有关。良性胃溃疡恶变是以前常关注的一个问题，但目前的观察认为，似乎胃溃疡恶变的机会并不高。胃溃疡本身并不是一种癌前病变，溃疡边缘的黏膜似乎更易发生肠上皮化生。

五、其他因素

流行病学调查发现，胃体癌和胃窦癌的发病率在下降，而胃近端和食管远端腺癌的发病率在增加。美国资料显示，1976—1987年，胃近端癌的发病率以每年3.6%～5.6%的速度增加，至 1984—1987 年，贲门的肿瘤大约已占胃癌的 47%。欧洲也有类似的报道。近端胃癌较远端胃癌预后差，病因似乎也有所不同。胃体的病变与胃酸分泌少和幽门螺杆菌感染有关，而贲门的病变与这些因素的关系似乎不大。食管胃结合部癌的发病是多因素的，肥胖和过量酒精食入与该部位癌发病率增高有关，胃食管反流性疾病可能是另一个危险因素，吸烟似乎也与之有关联。相反，在使用阿司匹林及其他非类固醇类抗炎药的人群中，这一肿瘤的发生率偏低，提示炎症反应可能与其发病有关。以上各种因素均在不同程度上提示与胃癌发生有关。值得一提的是，胃癌的发生可能是以上多种因素共同作用的结果。譬如，幽门螺杆菌的感染可增加慢性萎缩性胃炎的发病率，后者造成低酸的环境，而胃内 pH 值的增高有利于亚硝酸盐类物质的产生等。

第二节　病　理

一、大体分型

Borrmann 分类法从大体解剖上将胃癌分为 4 种类型：第一类是乳头状癌，第二类是周边隆起的溃疡型，第三类是周边浸润型，第四类是弥漫浸润型。后来有作者又加入了浅表型和早期癌等。胃癌的大体分型和组织学分化程度不是胃癌的独立预后因素。

二、病理学类型

腺癌约占胃癌的 95%，通常所指的胃癌即为胃腺癌。胃腺癌的分类目前采用最多的是 WHO 分类，具体分为以下几种。

（一）管状腺癌

管状腺癌存在显著扩张或裂隙样和分支状的导管，管腔大小各异，也可存在腺泡状结构。

（二）乳头状腺癌

乳头状腺癌具有伸长的指状突起，突起表面覆盖圆柱状或立方上皮，轴心为纤维血管结缔组织。

（三）黏液腺癌

50%以上黏液腺癌含有细胞外黏液池，可有两种主要生长方式：一种是腺体由柱状黏液分泌上皮细胞组成，间质腔隙中存在黏液；另一种是细胞呈链状或串状散在漂浮于黏液湖内。

（四）印戒细胞癌

印戒细胞癌超过 50%的细胞由孤立的或呈小团的、包含有细胞内黏液的恶性细胞组成。

另外，虽然胃黏膜中没有正常的淋巴组织，但胃是胃肠淋巴瘤最常发生的部位，目前十分重视的幽门螺杆菌感染与胃黏膜相关淋巴瘤的密切关系可以解释这一现象。胃淋巴瘤不论从分期、处理和预后都是与胃腺癌明显不同的另一种疾病。其他类型较少见，包括平滑肌肉瘤、鳞癌、腺鳞癌、类癌等。

三、Lauren 分型

Lauren 分型：肠型、弥漫型、混合型。肠型主要从癌前病变（包括萎缩性胃炎和肠上皮化生）演化而来，老年人和男性多见，说明环境因素是胃癌发病的主要作用。弥漫型一般不是从癌前病变演化而来的，主要发生在胃癌低发地区，女性和年轻患者更常见，与家族因素相关（如血型 A）。虽然 Lauren 分型的命名有些混淆，但这种分类法有利于深入理解胃癌的病因学和流行病学特点。

四、扩散方式

胃癌可直接向周围组织延伸扩散，也可形成淋巴道转移、血行转移和直接播散。

第三节　临床表现及诊断

一、临床表现

早期胃癌多数无症状，因此多数患者就诊时已属晚期。晚期胃癌也无特征性的临床表现，患者可表现为体重下降、食欲减退、疲乏、上腹部不适等。有些症状对提示病变部位有一定帮助，如吞咽困难，提示可能是贲门部的肿瘤；进食少量食物即有饱胀感，提示可能是弥漫浸润的肿瘤；持续性的呕吐，提示可能是胃窦的病变并伴有幽门梗阻。胃肠出血在胃癌的病史中并不常见，占 10%～15%。若出现腹膜腔积液、黄疸，或可扪及的腹部包块，往往提示肿瘤已到晚期。因为胃结肠韧带的原因，横结肠是距离胃较近且容易受累的器官，因此可能出现横结肠梗阻的症状。腹膜的广泛种植常常造成其他肠梗阻。大的卵巢或盆腔转移包块可产生直肠阻塞的症状。

二、诊　断

中晚期胃癌的诊断并不困难，但治疗效果不佳。因此，要提高胃癌的治愈率和 5 年生存率，重在早期发现、早期诊断。由于胃癌目前发病年龄有年轻化的趋势，原则上所有出现上腹部症状的成年人，均应警惕，诊断时应注意排除胃癌。特别是对下列患者要重点警惕：①上腹不适、疼痛，慢性胃炎或溃疡病治疗未见好转者；②原有胃病患者，近期症状加重，治疗欠佳；③不明原因的贫血、消瘦，大便隐血持续阳性者；④有胃癌家族史者，近期出现上腹部症状。对上述患者应重点排查，胃镜或 X 线钡餐检查应列为必选项目。对于过去发现有肠上皮化生或不典型增生、多发性腺瘤样息肉、慢性胃溃疡以及残胃患者应定期复查胃镜。胃镜检查中应对所有可疑部位进行活检，以发现早期病变并及时确诊。

（一）胃镜检查

纤维胃镜可以在直视下检查胃、食管和十二指肠上段几乎每一个角落。同时，检查中可以对可疑部位进行活检、刷片、染色，乃至镜下肿瘤切除等治疗。目前的超声胃镜不仅可以了解胃癌的形态、大小，而且可以显示其浸润深度及转移范围，有助于黏膜下肿瘤的鉴别和胃癌的术前分期。胃镜检查虽有一定痛苦，但其却是目前确诊胃癌最经济、最简便、最可靠的方法。目前该项检查已经普及，为胃癌的诊断提供了有力的武器。以后还应充分利用胃镜对高危人群进行普查，以便发现更多早期胃癌。

（二）腹腔镜检查

腹腔镜检查在判断胃癌侵犯的范围、淋巴结和腹膜转移情况中有特殊的地位。它在胃癌的术前分期、指导治疗和判断预后中均有重要的作用。有些胃癌还可以在腹腔镜下予以切除。国外有些医院已经把腹腔镜检查列为胃癌术前的常规检查项目。

（三）X线钡餐检查

X线钡餐检查是诊断胃癌的重要检查方法。双重对比造影技术及多角度摄影可进一步提高胃癌的检出率，但无论其特异性、灵敏性和准确性都不如胃镜。目前主要用于不适合胃镜检查的患者。早期胃癌的X线征象难以鉴别，可能只见局部黏膜增粗、紊乱或小的容易忽视的充盈缺损或龛影。X线钡餐对中晚期胃癌的诊断相对容易，主要征象有胃壁僵直、蠕动消失、黏膜皱襞中断、明显的充盈缺损或边缘不规整的大龛影，浸润型胃癌还可表现为胃腔缩小、狭窄，累及全胃时呈“革袋状胃”。

（四）CT检查

CT检查可显示胃癌侵犯的范围，腹腔淋巴结、腹膜以及相关器官和组织的转移情况，在病变分期、综合治疗方案的选择以及疗效判断上具有重要的指导意义。

（五）PET－CT

PET/CT对原发胃癌的诊断，特别是对进展期胃癌的诊断价值较大，但是在诊断早期胃癌上的价值很有限。此外，PET－CT能通过化疗前、后肿瘤组织对^{18}F－FDG摄取的变化协助评估化疗疗效，它不仅有助于化疗有效患者进行进一步治疗，也能及早发现对化疗不敏感的患者，从而及时调整和修改化疗方案，以便制定出个体化的治疗方案。由于肿瘤组织和炎性组织、瘢痕组织的^{18}F－FDG摄取率不同，PET－CT显像就可以从代谢的角度较为准确地判断和区分是术后肿瘤残余、复发还是治疗后的纤维瘢痕组织。在一些血清学肿瘤标志物水平升高而影像学检查结果提示为阴性或怀疑可能复发患者的临床诊断上，PET－CT能对胃癌复发进行正确诊断并能准确定位和指导治疗。

（六）实验室检验

1. 常规检查

胃癌中晚期可有不同程度的贫血、红细胞沉降率（血沉）增快、清蛋白（白蛋白）降低等。大便隐血试验在早期胃癌阳性率较低，可作为体检时筛查使用，中晚期者则有较高的阳性率。胃液分析现在已很少开展，部分患者胃酸降低或缺乏，但缺乏特异性。

2. 肿瘤标志物检查

通过血清中肿瘤细胞产生的特异性分子来确诊肿瘤，一直是肿瘤工作者的梦想。目前临床常用的胃癌标志物有癌胚抗原（CEA）、糖类抗原19－9（CA19－9）、糖类抗原72－4（CA72－4）和糖类抗原50（CA50）等。其在胃癌中单独检测的敏感性多不超过50％，联合检测可以大大提高检出率。

三、鉴别诊断

在纤维胃镜几近普及的情况下，胃癌的诊断并不困难。溃疡型胃癌应注意与良性胃溃疡鉴别，隆起型胃癌应注意与胃息肉鉴别，浸润型胃癌应注意与胃皱襞巨肥症（该病在中国罕见）、胃淋巴瘤鉴别，黏膜下病变应注意与恶性淋巴瘤或胃肠间质瘤等鉴别。

第四节　分　期

目前常用的胃癌分期方法是由 AJCC 和 UICC 的 TNM 委员会联合制定的 TNM 分期法。其依据是胃癌数据库的资料中，淋巴结阳性胃癌患者的预后与淋巴结受累的数目明显相关。另外，日本癌症研究会也制定了详尽的分期方法。该方法根据肿瘤侵犯的精确解剖学范围，尤其是淋巴结分站情况而制定。

这里主要介绍 2010 年《AJCC 癌症分期手册》第七版 TNM 分期法。

原发肿瘤（T）

T_X　原发肿瘤无法评价

T_0　切除标本中未发现肿瘤

T_{is}　原位癌：肿瘤位于上皮内，未侵犯黏膜固有层

T_{1a}　肿瘤侵犯黏膜固有层或黏膜肌层

T_{1b}　肿瘤侵犯黏膜下层

T_2　肿瘤侵犯固有肌层

T_3　肿瘤穿透浆膜下层结缔组织，未侵犯脏腹膜或邻近结构

T_{4a}　肿瘤侵犯浆膜（脏腹膜）

T_{4b}　肿瘤侵犯邻近组织结构

区域淋巴结（N）

N_X　区域淋巴结无法评价

N_0　区域淋巴结无转移

N_1　1 或 2 个区域淋巴结有转移

N_2　3～6 个区域淋巴结有转移

N_3　7 个及 7 个以上区域淋巴结转移

N_{3a}　7～15 个区域淋巴结有转移

N_{3b}　16 个（含）以上区域淋巴结有转移

远处转移（M）

M_0　无远处转移

M_1　存在远处转移

组织学分级（G）

G_X：无法评估；G_1：高分化；G_2：中分化；G_3：低分化；G_4：未分化

解剖学分期

0 期　$T_{is}N_0M_0$

ⅠA期　$T_1N_0M_0$

ⅠB期　$T_1N_1M_0$，$T_2N_0M_0$

ⅡA期　$T_1N_2M_0$，$T_2N_1M_0$，$T_3N_0M_0$

ⅡB期　$T_1N_3M_0$，$T_2N_2M_0$，$T_3N_1M_0$，$T_{4a}N_0M_0$

Ⅲ$_A$期 $T_2N_3M_0$，$T_3N_2M_0$，$T_{4a}N_1M_0$

Ⅲ$_B$期 $T_3N_3M_0$，$T_{4a}N_2M_0$，$T_{4b}N_0M_0$，$T_{4b}N_1M_0$

Ⅲ$_C$期 $T_{4a}N_3M_0$，$T_{4b}N_2M_0$，$T_{4b}N_3M_0$

Ⅳ期 $T_{任何}N_{任何}M_1$

胃癌患者的分期与治疗和预后密切相关。影像学技术的进步使临床分期有了很大的改进，这些技术包括腹腔镜下对腹腔和肝进行检查，以及用内镜超声对原发肿瘤和局部淋巴结进行评价。约有50%的患者在诊断时，胃癌已经超过了局部范围。因此，早期诊断对胃癌尤为重要。

第五节 治 疗

一、治疗原则

0期及Ⅰ期：根治性手术治疗，胃癌根治性手术包括早期胃癌的内镜下黏膜切除术（EMR）、内镜黏膜下剥离术（ESD）、D_0切除术和D_1切除术等，部分进展期胃癌的D_2切除术及扩大手术（D_{2+}）。Ⅱ期和Ⅲ期：根治性手术，辅以术后化疗或放化疗，术前或术中化疗。Ⅳ期：以化疗（全身或腹腔）为主，辅以靶向治疗及提高免疫力为主的生物治疗，肝转移时可行介入治疗，必要时做姑息性手术或放疗。

二、手术治疗

外科手术是胃癌的首要治疗方法。手术的目的是尽可能达到根治性切除（R_0切除），提高治愈率和5年生存率。手术原则如下：①远端胃癌，多采用胃大部切除术。对于远端胃癌，胃大部切除与全胃切除的效果相当，而并发症明显减少。②近端胃癌，可采用近端胃大部切除或全胃切除术。③手术切缘：近端切缘和远端切缘均应距离肿瘤大于或等于5 cm。④淋巴结清扫，至少切除15个以上的淋巴结并进行检查。手术中应尽可能避免切除脾和胰腺。对淋巴结清扫的范围国际上存在很大的争议。目前我国推荐D_2根治术（即第2站淋巴结完全清除，保留胰尾部和脾）。如果存在腹膜受累、远处转移或主要血管侵犯或包裹，则不宜手术切除。

目前早期胃癌的治疗发生了很大的变化，即提出缩小胃切除和淋巴结清扫范围的手术，包括内镜下黏膜切除术（EMR）、内镜黏膜下剥离术（ESD）、腹腔镜下楔型切除术（LWR）及腹腔镜下胃癌根治术等。

三、化 疗

化疗分为新辅助化疗、辅助化疗和姑息性化疗，应当严格掌握临床适应证。同时，化疗应当充分考虑患者病期、前期治疗情况、体力状况、不良反应、生存质量及患者意愿，避免治疗过度或治疗不足。

（一）新辅助化疗

对无远处转移的局部进展期胃癌（$T_{3/4}N_+$），推荐新辅助化疗。应当采用两药或三药联合的化疗方案，不宜单药应用。胃癌新辅助化疗或放化疗的优点是通过肿瘤降期提高

R_0切除率，同时有可能消灭微转移灶。其缺点是早期患者可能会受到过度治疗；对于Ⅱ～Ⅳ期患者，治疗的有效率可能并不满意，部分患者可能反而影响手术的成功率或失去手术机会。因此，新辅助化疗目前多用于局部晚期胃癌不能手术切除或虽可手术切除但复发风险较高的患者。新辅助化疗的代表性研究为英国医学研究委员会主持进行的 MAGIC 试验。该试验选择表柔比星（表阿霉素，EPI）、顺铂（DDP）和氟尿嘧啶（5－FU）联合的 ECF 方案。该研究显示，使用 ECF 方案进行围手术期化疗可以显著延长可手术胃癌和低位食管腺癌患者的无疾病进展生存时间和总生存时间。因此，ECF 及其改良方案作为围手术期辅助化疗方案已基本得到共识。此外，顺铂和氟尿嘧啶联合的 FP 方案也被用于胃癌新辅助化疗。新辅助化疗的时限一般不超过 3 个月，应当及时评估疗效，并注意判断不良反应，避免增加手术并发症。

（二）辅助化疗

胃癌术后辅助化疗的大型临床研究较多，其结论和解读差异较大，但大多数研究者多推荐使用。临床上除早期无高危因素的患者外，几乎普遍使用。然而目前仍然没有标准的辅助化疗方案。实践中多参照进展期胃癌的化疗方案。辅助化疗的对象包括：术后病理分期为 $T_2N_0M_0$ 伴高危因素者（肿瘤分化程度低、脉管受侵、神经受侵、患者年龄小于 50 岁）、Ⅱ期及以上者，辅助化疗始于患者术后体力状况基本恢复正常，一般在术后 3～4 周开始，联合化疗疗程为 6 个月，单药化疗疗程为 1 年。辅助化疗方案推荐氟尿嘧啶类药物联合铂类的两药联合方案，如 XELOX（卡培他滨＋奥沙利铂）、SOX（替吉奥＋奥沙利铂）、FOLFOX（奥沙利铂＋亚叶酸钙＋氟尿嘧啶）等方案。对临床病理分期为 $Ⅰ_B$～Ⅱ期、体力状况差、高龄、不耐受两药联合方案者，考虑采用口服替吉奥的单药化疗。

（三）晚期或转移性胃癌的化疗

由于胃癌早期诊断困难，故手术切除率低，5 年生存率也低。在我国，临床上一半以上的胃癌为不能手术或术后复发的晚期胃癌。迄今为止，化疗仍然是晚期胃癌内科治疗的主要手段。遗憾的是胃癌对化疗具有天然的抗性。鉴于此，胃癌的化疗方案层出不穷且不断更新，但至今仍没有一个“标准方案”问世。晚期胃癌虽然难以治愈，但是化疗明显有姑息性治疗效果。目前只有少数几个单药对晚期胃癌有肯定的疗效。这些药物包括氟尿嘧啶、丝裂霉素、依托泊苷和顺铂，总体有效率为 10%～20%。有几种新药及其联合方案显示出对胃癌有治疗活性。这些药物包括紫杉醇、多西紫杉醇、伊立替康、表柔比星、奥沙利铂、卡培他滨、替吉奥和复方替加氟（UFT）。此外，一些靶向药也开始用于胃癌治疗，如曲妥珠单抗、阿帕替尼及 Ramucirumab。

化疗方案包括两药联合或三药联合方案，两药方案包括：氟尿嘧啶（5－FU）/亚叶酸钙(LV）联合顺铂（FP）、卡培他滨联合顺铂（XP）、替吉奥联合奥沙利铂（SOX）、替吉奥联合顺铂（SP）、卡培他滨联合奥沙利铂（XELOX）、FOLFOX、卡培他滨联合紫杉醇、FOLFIRI 等。三药方案适用于体力状况好的晚期胃癌患者，常用者包括：ECF 及其衍生方案（EOX、ECX、EOF），DCF 及其改良方案等。对体力状况差、高龄患者，考虑采用口服氟尿嘧啶类药物或紫杉醇类药物的单药化疗。

对 HER－2 表达呈阳性（免疫组织化学染色呈“＋＋＋”，或免疫组织化学染色呈“＋＋”且 FISH 检测呈阳性）的晚期胃癌患者，可考虑在化疗的基础上，联合使用分子靶向治疗药物曲妥珠单抗。

替吉奥是一个复方药物，主要由氟尿嘧啶前体药物替加氟与 2 个生物调节剂——5-氟-2,4-二羟基吡啶（CDHP）和氧嗪酸所组成的复方药物。CDHP 是个非常强效的 DPD 酶竞争性抑制剂，能提高氟尿嘧啶血药浓度与半衰期，因此能显著提高氟尿嘧啶的抗肿瘤效果；氧嗪酸主要是抑制肠胃的 OPRT 酶来阻断氟尿嘧啶的磷酸化，因此能降低胃肠毒性，减少腹泻、恶心、呕吐等。临床显示其总有效率为 25%～40%，胃肠反应减轻了 80%左右。

四、放　疗

（一）适应证

胃癌放疗或放化疗的主要目的包括施行术前或术后辅助治疗、姑息性治疗和改善生存质量。术后放化疗的适应证主要针对 $T_{3,4}$ 或 N_+（淋巴结阳性）的胃癌，术前放化疗的适应证主要针对不可手术切除的局部晚期胃癌，姑息性放疗的适应证为肿瘤局部区域复发和/或远处转移的胃癌。

（1）胃癌 R_0 根治术后，病理分期为 $T_{3,4}$ 或淋巴结阳性（$T_{3,4}$，N_+，M_0）者，且未行术前放化疗者，建议术后同步放化疗。

（2）局部晚期不可手术切除的胃癌（$T_4N_XM_0$），可以考虑术前同步放化疗，治疗后重新评估，争取行根治性手术。

（3）胃癌非根治性切除，有肿瘤残存患者（R_1 或 R_2 切除），建议行术后同步放化疗。

（4）局部区域复发的胃癌，建议放疗或放化疗。

（5）病变范围相对局限、骨转移引起的疼痛和脑转移等转移性胃癌，考虑肿瘤转移灶或原发病灶的姑息性减症放疗。

（二）同步放化疗的化疗方案

宜采用以氟尿嘧啶为基础方案的同步放化疗。

所有胃癌患者都应接受系统随访，应每 3～6 个月随访 1 次，共 1～3 年；之后每 6 个月随访 1 次，共 3～5 年；以后每年 1 次。随访内容包括全面的病史询问和体格检查，同时根据临床情况进行肿瘤标志物、影像学检查或者内镜检查。不同分期胃癌预后差异较大：5 年生存率 $Ⅰ_A$ 期为 99%，$Ⅰ_B$ 期为 80%～90%，Ⅱ期为 70%～80%，$Ⅲ_A$ 期为 50%，$Ⅲ_B$ 期为 20%，Ⅳ期为 20%以下。

【病例拓展分析】

患者，女性，29 岁，因反复上腹隐痛 1 年多，黑便 1 个月余入院。体格检查：双锁骨上淋巴结未扪及，腹软，上腹压痛，肝、脾未扪及。胃镜检查：胃窦部可见最长径约 3 cm大小的溃疡，底部不规则、凹凸不平、呈结节状、有污秽灰白苔、出血，边缘黏膜隆起。胃镜诊断为胃窦部癌Ⅱ型（局限溃疡型）。病理活检为低分化黏液腺癌。CT 检查结果提示：胃窦壁增厚，黏膜凹凸不平。入外科，术前经胸部 X 线摄影，彩超肝、胆、双肾、盆腔，骨显像无远处转移，行胃癌根治术，D_2 手术方式。术后病理报告：胃窦低分化黏液癌，浸透浆膜层。幽门上下淋巴结 3/4、胃小弯淋巴结 4/5、胃大弯淋巴结 2/3、胃左动脉淋巴结1/3转移。腹腔动脉干和脾门淋巴结未见转移（0/5），远近端切缘未见肿瘤。术后半个月，收入肿瘤科。

问题1：该患者术后分期是什么？

分析：根据胃癌TNM分期标准（AJCC-UICC 2010年），患者肿瘤穿透浆膜层，未侵及邻近结构为T_{4a}；有10个区域淋巴结转移为N_2；无远处转移为M_0。故分期为$T_{4a}N_2M_0$，$Ⅲ_B$期。

问题2：该患者的预后怎样？

分析：判断预后主要依据TNM分期。分期越早，5年生存率越高。据报道，5年生存率$Ⅰ_A$期为99%，$Ⅰ_B$期为80%～90%，Ⅱ期为70%～80%，$Ⅲ_A$期为50%，$Ⅲ_B$期为20%，Ⅳ期为20%以下。该患者的5年生存率为20%。

问题3：该患者术后化疗是否有益？

分析：有益。在一项大型Ⅲ期临床随机试验（ACTSGC）中，纳入1059例根治性D_2切除术后的Ⅱ期、$Ⅲ_A$期、$Ⅲ_B$期胃癌，用替吉奥进行辅助性化疗，效果显示，替吉奥治疗组的3年生存率为80.5%，单用手术组为70.1%，替吉奥组死亡风险比率为0.68。替吉奥辅助化疗方案对胃癌有效可行。根据CLASSIC研究，D_2胃癌手术切除术后进行6个月的联合化疗（XELOX），与单独手术相比，可提高3年无疾病生存时间（74% vs 59%；HR，0.56；$P<0.0001$）。

问题4：该患者是否可采用术后联合放化疗？

分析：可以。INT 0116多中心试验的入组对象为T_3和有淋巴结转移的胃癌患者。603名患者被随机分为观察组和术后联合放化疗组，每月1个周期静脉化疗，共5个周期，同时在第2和第3个周期中联合45 Gy同步放疗。联合放化疗组以局部复发为首次复发的比例明显降低（联合放化疗组为19%，观察组为29%），中位生存时间明显延长（联合放化疗组为36个月，观察组为27个月），3年无复发生存率（联合放化疗组为48%，观察组为31%）和总生存率（联合放化疗组为50%，观察组为41%）显著提高（$P=0.005$）。

问题5：该患者术后的联合放化疗应怎样选择化疗方案？

分析：根据2014年NCCN指南，可选择氟尿嘧啶（推注）联合亚叶酸钙、以氟尿嘧啶为基础的方案（亚叶酸钙+氟尿嘧啶滴注或者卡陪他滨），以及以紫杉醇类药物为基础的方案等。

（刘　明）

参考文献

[1] Kamangar F，Dores G M，Anderson W F. Patterns of cancer incidence，mortality，and prevalence across five continents：defining priorities to reduce cancer disparities in different geographic regions of the world [J]. J Clin Oncol，2006，24 (14)：2137－2150.

[2] Jemal A，Siegel R，Xu J，et al. Cancer statistics [J]. CA Cancer J Clin，2010，60 (5)：277－300.

[3] Guilford P，Hopkins J，Harraway J，et al. E－cadherin germline mutations in familial gastric cancer [J]. Nature，1998，392 (6674)：402－405.

[4] Fitzgerald R C，Caldas C. Clinical implications of E－cadherin associated hereditary diffuse gastric cancer [J]. Gut，2004，53 (6)：775－778.

[5] Corley D A, Buffler P A. Oesophageal and gastric cardia adenocarcinomas: analysis of regional variation using the Cancer Incidence in Five Continents database [J]. Int J Epidemiol, 2001, 30 (6): 1415-1425.

[6] Rosenbaum S J, Stergar H, Antoch G, et al. Staging and follow-up of gastrointestinal tumors with PET/CT [J]. Abdom Imaging, 2006, 31 (1): 25-35.

[7] Cunningham D, Allum W H, Stenning S P, et al. MAGIC Trial Participants. Perioperative chemotherapy versus surgery alone for resectable gastroesophageal cancer [J]. N Engl J Med, 2006, 355 (1): 11-20.

[8] Bang Y J, Kim Y W, Yang H K, et al. CLASSIC trial investigators. Adjuvant capecitabine and oxaliplatin for gastric cancer after D2 gastrectomy (CLASSIC): a phase 3 open-label, randomised controlled trial [J]. Lancet, 2012, 379 (9813): 315-321.

[9] Sakuramoto S, Sasako M, Yamaguchi T, et al. Adjuvant chemotherapy for gastric cancer with S-1, an oral fluoropyrimidine [J]. N Engl J Med, 2007, 357 (18): 1810-1820.

[10] Maehara Y. S-1 in gastric cancer: a comprehensive review [J]. Gastric Cancer, 2003, 6 Suppl 1: 2-8.

第十一章　结直肠癌

内容提要：

- ◆ 在我国，结直肠癌是发病率排第三位的恶性肿瘤，是最常见的消化道肿瘤之一。以腺癌为主，好发于50岁以上的人群，不同肿瘤部位的临床表现不同，易发生淋巴结和血行转移，10％～20％结直肠癌与遗传性综合征有关。
- ◆ 结直肠癌的治疗方法和预后与肿瘤分期相关。手术是Ⅰ～Ⅲ期结直肠癌的主要治疗手段，术后根据高危因素行辅助化疗；直肠癌的术前放化疗可减少术后的局部复发率；无法手术的Ⅳ期患者以姑息性化疗为主，与靶向药物的联合，进一步提高了晚期患者的生存率。
- ◆ 结直肠癌肝转移的综合治疗中，肝转移灶的切除非常重要，手术后5年生存率可达25％～50％。

结直肠癌（carcinoma of colon and rectum，colorectal cancer）包括结肠癌和直肠癌，统称大肠癌，解剖学定位于从回盲部到直肠，是常见的恶性肿瘤之一。据2010年中国肿瘤登记地区肿瘤发病率和死亡率报告，结直肠癌在我国位于恶性肿瘤总发病率第三位和死亡率第五位，发病率为29.44/10万，死亡率为14.23/10万，其发病率在男性为第四位，女性为第三位。全世界每年有60余万人被确诊为结直肠癌，美国、澳大利亚、新西兰和北欧是结直肠癌的高发国家。结直肠癌发病风险随着年龄的增加而增加，但是有3％的结直肠癌发生于40岁以下。

第一节　病　因

结直肠癌的发病与生活方式（尤其是饮食习惯）、遗传因素、年龄、慢性消化道疾病史等相关。

1. 饮食因素

动物脂肪和红肉的摄入过高、膳食纤维素摄入不足等因素是结直肠癌，尤其是结肠癌的主要危险因素。饮食中其他营养素，包括维生素A、维生素C、维生素D和钙等则可能是有益的因素。

2. 遗传因素

流行病学研究证实，近亲有患结直肠癌者患该病的危险性比一般人群高2倍。由家族遗传因素引发的结直肠癌占总体的10％～20％，这些遗传性综合征主要为家族性腺瘤性息肉病（FAP）、遗传性非息肉性结肠癌（Lynch综合征）和家族性多发性结肠息肉－骨瘤－软组织瘤综合征（Gardner综合征）。FAP发病与*APC*基因突变相关，而Lynch综合征与微卫星不稳定性（MSI）和错配修复蛋白（MMR）异常相关。

3. 疾病因素

（1）结直肠慢性炎性疾病：结直肠炎性疾病、溃疡性结肠炎和Crohn病是与结肠内壁炎症有关的一组特殊疾病。患这类疾病中的任何一种8年以上，都会使结直肠癌发病的危险性增加。

（2）胆囊切除术：切除胆囊后会出现胆汁流向改变而流进小肠，使肠腔过度暴露于次胆酸，有报道胆囊切除术使近端结肠癌发病的危险性升高了30%。

（3）结直肠息肉史：部分类型息肉（炎性息肉）并非癌前病变，但腺瘤性息肉却能增高癌变的危险性，尤其是多发或大的息肉。一般认为，具有高危险性的腺瘤是：大（直径大于1 cm）的管状腺瘤、多发性腺瘤、绒毛状腺瘤和分化不良的腺瘤。因此，及早发现和切除腺瘤将可以预防结直肠癌的发生。

（4）个人肿瘤史：女性曾患其他恶性肿瘤，包括乳腺癌、卵巢癌或子宫内膜癌者具有结直肠癌发病的高危险性。已患结直肠癌的人再发的危险性增加。

（5）糖尿病：有研究支持糖尿病患者并发结直肠癌的危险性增加。有人认为高胰岛素血症是结肠癌的危险因素之一，可能因其与体力活动、高体质指数和向心性肥胖有关，而胰岛素能促使正常细胞和肿瘤的结肠上皮细胞分裂。

4. 药物因素

（1）激素替代疗法：近年有报告显示，使用雌激素口服避孕药（不包括非口服避孕药）者患结肠癌风险降低。

（2）非类固醇类抗炎药（非甾体类抗炎药）：国外研究结果表明，非类固醇类抗炎药阿司匹林可使肠道多发息肉患者的息肉新发率下降50%。流行病学研究亦显示，常用非类固醇类抗炎药治疗类风湿关节炎的患者，其胃肠恶性肿瘤的发病率和死亡率都降低。

（3）二甲双胍治疗：二甲双胍是治疗2型糖尿病的常用药物，促进周围组织细胞（肌肉等）对葡萄糖的利用，抑制肝糖原异生作用和抑制肠壁细胞摄取葡萄糖等机制达到降低血糖的作用。回顾性研究显示，二甲双胍可以降低糖尿病患者罹患结直肠癌、肺癌等肿瘤的发生率和死亡率。

5. 其他因素

其他因素包括年龄因素、吸烟、饮酒、职业因素等都与结直肠癌的发生相关。结直肠癌可以发生在任何年龄，但约90%的患者发生在50岁以上。在西方国家，50岁年龄组结直肠癌的发病率虽较低，但25%的50岁成年人患有腺瘤性息肉。对于50岁前发病的患者，必须进行遗传性综合征的排查。

第二节　病　理

本章所提及的结直肠癌不包括结直肠的肉瘤、淋巴瘤、恶性黑色素瘤。

一、病理的大体类型

（一）早期结直肠癌

早期结直肠癌系指癌组织限于结直肠黏膜层或黏膜下层者，一般无淋巴结转移。但浸润至黏膜下层者，有5%～10%病例可出现局部淋巴结转移。WHO消化道肿瘤分类将黏膜层内有浸润的病变称之为“高级别上皮内瘤变”。

（二）进展期结直肠癌

1. 隆起型

肿瘤向肠腔突出呈结节状、息肉状或菜花状隆起，边界清楚，有蒂或广基。此型癌肿一般发展较慢、预后较好。

2. 溃疡型

肿瘤表面形成较深的溃疡（一般深达或贯穿肌层），边缘隆起。此型预后较差。

3. 浸润型

癌组织向肠壁各层弥漫浸润，使局部肠壁增厚，但表面无明显溃疡和隆起。肿瘤常累及肠管全周伴纤维组织增生，有时致肠管直径明显缩小，形成环状狭窄。此型预后亦差。

二、病理组织学分类和分级

约98%在肛管以上水平的结直肠癌病理学类型是腺癌。肛管肿瘤多为鳞癌和基底细胞癌。类癌常发生在盲肠和直肠。

1. 乳头状腺癌

乳头状腺癌占结肠癌总体的6.7%，癌组织呈粗细不等的乳头状结构，乳头中央为中心索。乳头状腺癌预后较好。

2. 管状腺癌

管状腺癌占结直肠癌总体的66.9%～82.1%，癌组织呈管状结构，根据分化程度将其分为高、中、低分化腺癌。

3. 黏液腺癌

黏液腺癌以癌组织中出现大量黏液为特征。黏液成分占全部癌组织的50%以上时，方能诊断为黏液腺癌。黏液腺癌占结直肠腺癌的10%～20%。

4. 印戒细胞癌

印戒细胞癌的主要成分为弥漫散在细胞内充满黏液的戒环样癌细胞，占肿瘤50%以上，并且几乎没有腺体结构。印戒细胞癌占结直肠腺癌的10%～19%。

5. 未分化癌

癌组织内癌细胞弥漫成片，或呈团块状，不形成腺管或其他组织结构，在结直肠癌中占2%～3%。

6. 腺鳞癌

腺鳞癌少见，腺癌与鳞癌见于同一肿瘤内，两种成分充分混合。

7. 鳞形细胞癌

鳞形细胞癌的癌细胞呈典型的鳞癌结构，多为中度或低度分化，偶尔可见角化现象和细胞间桥。

8. 小细胞癌

小细胞癌属分化差的神经内分泌肿瘤，癌细胞体积小，稍大于淋巴细胞。癌细胞常呈紧密镶嵌状排列，细胞质少。

9. 类癌

类癌属分化好的神经内分泌肿瘤，癌细胞大小、形态、染色较均匀一致。典型的类癌细胞呈多边形，细胞质中等，细胞核圆、染色不深，常见巢团状、缎带状、腺泡状等多种结构。

WHO病理分级为：G_1高分化，G_2中分化，G_3低分化或未分化。《卫生部结直肠癌诊治规范》建议的结直肠癌细胞分级和组织学类型详见表2－11－1。

表2－11－1 结直肠癌细胞分级和组织学类型

分级		组织学类型
WHO	四级分法	
低级别	Ⅰ级 Ⅱ级	高分化（管状）腺癌，乳头状腺癌，中分化（管状）腺癌
高级别	Ⅲ级 Ⅳ级	低分化（管状）腺癌，黏液腺癌，印戒细胞癌，未分化癌，髓样癌

三、手术病理评估原则

规范的病理学诊断报告是判断患者预后和术后辅助治疗的关键依据，按照美国病理学家协会、美国国家癌症协作网（NCCN）指南和我国卫生部的结直肠癌诊治规范，要求病理报告内容应包括：肿瘤的病理分级（G）、浸润程度（T）、检出淋巴结数目和阳性（即有转移的）淋巴结数目（N）、近端/远端切缘（环周切缘，circumferential resection margin，CRM）情况、淋巴管和血管浸润情况、神经侵犯情况和淋巴结外肿瘤种植（又称癌结节，extra nodal tumor deposits，ENTD）。需要检出淋巴结数目不少于12枚且均为阴性淋巴结者才能诊断为Ⅱ期。如果初始检查不能找到12枚淋巴结，推荐病理医生应该重新解剖标本，重新送检更多的疑似淋巴结组织。如果最终还是找不够12枚淋巴结，应在报告上加注评论，表明已经尽力解剖淋巴结。

第三节 临床表现及诊断

一、临床表现

结直肠癌患者的临床表现与肿瘤发生的部位和大小有关。2/3的结直肠癌发生在左半结肠，1/3在右半结肠；常见发生部位为直肠和乙状结肠，其次为盲肠及升结肠，再次为降结肠、结肠肝曲及脾曲。近3%结直肠癌为多中心发病，有2%的患者重复患结肠癌。

（一）早期结直肠癌

结直肠癌生长相对缓慢，早期结直肠癌多无症状或症状无特异性。待出现明显症状，往往已不属于早期。早期病变通常需要在高危人群（如50岁以上、有家族史或遗传性综合征、有肠息肉病史、患过相关性肿瘤者）的定期筛查中发现。

（二）中晚期结直肠癌

结直肠癌一旦进入中晚期，可出现较明显的症状，且与癌肿所在的部位和生长方式有关，溃疡型易出血，而隆起型和浸润型易出现肠梗阻。

1. 右半结肠癌

右半结肠癌主要表现为腹部包块、腹痛、贫血，可有消化不良、乏力、食欲缺乏、腹泻等。肿块位置随病变位置而异。盲肠肿块位于右下腹，升结肠肿块位于右侧腹部，结肠肝曲肿块位于右上腹，横结肠肿块位于脐部附近。此外，可有发热、消瘦，也可发生穿孔及局限性脓肿等并发症。

2. 左半结肠癌

排便习惯改变是左半结肠癌的早期表现。左半结肠肠腔狭小，肠内物已为成形块状物或半固体，肿瘤又以浸润或缩窄型为主，因此易发生狭窄和肠梗阻。因肿块位置和易出血，70%的患者可出现血便或黏液血便。左半结肠癌不容易形成较大肿块，临床上扪及腹部包块的情况不常见。

3. 直肠癌

直肠癌主要表现为便血和大便习惯改变，粪便变形变细、带有血液或黏液，可伴有里急后重。直肠癌也易引起肠梗阻。癌肿侵犯骶丛神经，可出现骶部疼痛；癌肿累及膀胱可出现尿频、尿痛、尿急、尿血等症状，癌肿侵犯膀胱或阴道可形成直肠膀胱瘘或直肠阴道瘘。

4. 肛管癌

肛管癌主要表现为便血及疼痛，且疼痛于排便时加剧。当癌肿侵犯肛门括约肌时，可有大便失禁。肛管癌易转移至腹股沟淋巴结，故可于腹股沟处触及肿大而坚硬的淋巴结。

（三）转移特点

有 40%～70%的结直肠癌患者在手术切除时发现有区域淋巴结癌转移；60%的患者最终可出现血行转移。最常见的血行转移部位是肝，其次是肺、腹腔、肾上腺、卵巢和骨，而脑转移和皮肤转移少见。直肠癌术后局部复发率是近端结肠癌的 3 倍左右，为 7%～30%，尤其是直肠下段癌，原因可能是直肠的解剖学位置不能提供手术切除的足够空间，直肠下段没有外浆膜层保护。由于直肠下段的静脉和淋巴引流直接进入下腔静脉，下段直肠癌易首先发生肺转移；而其他部位的结直肠癌静脉回流直接进入门静脉，易首先发生肝转移。

二、诊　断

（一）病理学诊断

结直肠癌的诊断必须获得病理学的依据，最好是取得原发灶病理确认，如少数患者因肠道条件不满足行肠镜检查的要求，也可从转移灶（如肝、肺、腹腔淋巴结等）穿刺取得病理学诊断依据，再通过免疫组织化学检查辅助诊断。典型的结直肠腺癌免疫组织化学检查结果为 CK7 阴性，CK20 阳性，CDX2 阳性，TTF-1 阴性，可与来自肺、肝、胆、胰及生殖系统等腺癌进行病理学鉴别诊断。

（二）全身体格检查评估

全身体格检查评估的目的是评估全身情况，有无皮下淋巴结转移，尤其在怀疑肛管癌时需检查腹股沟淋巴结的情况。对于直肠病变，必须进行直肠指检，距肛门 10 cm 内肿瘤容易触及。直肠指检可以帮助判断肿瘤距肛门的距离、大小、侵犯肠周的情况、活动度以及指套带血情况。

（三）肿瘤标志物检测

血清肿瘤标志物检查可用于协助临床诊断、判断预后、协助评估治疗疗效，以及随访监测肿瘤复发和转移，但肿瘤标志物不能作为肿瘤诊断的确诊依据。结直肠癌常用的肿瘤标志物为癌胚抗原（CEA）和糖类抗原 19－9（CA19－9）。初诊时检测肿瘤标志物可以了解其与肿瘤的关系和预后，目前专家共识认为伴发 CEA 升高的患者预后较 CEA 正常者更差。四川大学华西医院腹部肿瘤科分析资料显示，CA19－9 在结直肠癌肝转移患者中更易升高。

（四）影像学检查

影像学检查的目的是对患者进行病情评估、了解病变范围、在术前进行尽可能的准确分期，以便能得到正确的治疗；不能手术者，也能作为以后治疗的疗效评估手段；对术后的患者应定期检查监测疾病是否复发和转移。首选影像学检查为 CT 和 MRI 检查，特别是增强 CT 和 MRI 可以判断肿瘤的部位、周围器官侵犯、淋巴结转移和内脏器官转移等情况。针对直肠病变、肝转移和腹膜转移病灶，MRI 则优于 CT。腹部超声检查因其价廉、方便也是临床医生的常用检查手段，在胸腹膜腔积液、肝病变和卵巢病变的鉴别方面有一定的优势，通常用于疾病的随访，不建议用于肿瘤分期的诊断检查。正电子发射计算机体层摄影（PET－CT）是一类结合代谢显像和解剖影像的新型医学影像技术，临床最常用的是以^{18}F－氟脱氧葡萄糖（^{18}F－FDG）为显影剂的 PET－CT。全身 PET－CT 检查可以协助肿瘤的良恶鉴别诊断和准确分期，显示不易被常规影像学检查发现的小转移灶和监测肿瘤复发转移等，但对于低分化或黏液性腺癌、腹膜小病变可能出现肿瘤不显影和结果假阴性，目前还不能完全替代 CT 和 MRI 检查。

（五）纤维结直肠内镜检查

纤维结直肠内镜检查是术前获取病理学证据的最重要手段，通过内镜检查还可了解病变的部位、大致外观、梗阻、有无出血和穿孔风险等，术后定期检查可监测局部复发、二重肠癌和癌前病变等；也用于高危人群（如 50 岁以上、有家族史或遗传性综合征、患过相关性肿瘤者）和有肠道症状者的筛查。

（六）直肠超声检查

直肠超声目前已成为直肠癌术前判断原发灶 T 分期和肠周淋巴结转移的重要检查手段，可以作为 MRI 和 CT 检查的补充。因直肠癌术前治疗开展越来越多，准确的 T 和 N 分期能帮助临床医师了解病变浸润的深度和范围，制订更合理的综合治疗方案。

（七）分子生物标志物检查

目前结直肠癌的分子生物标志物包括不良反应相关基因和疗效预后相关基因。血清尿苷二磷酸葡糖醛酸转移酶 1A1（*UGT1A1*）基因突变与伊立替康的严重骨髓毒性和腹泻相关，*UGT1A1＊28* 6/6 型为野生型，*UGT1A1＊28* 6/7 和 *UGT1A1＊28* 7/7 型为突变型，患者如接受高剂量伊立替康化疗则有 15%～40% 会发生严重的骨髓毒性和腹泻。肿瘤组织表皮生长因子受体（EGFR）通路中的 *RAS* 和 *BRAF* 基因发生突变可提示疾病预后差。此外，病理组织检测发现*KRAS*基因12、13密码子突变的患者对抗EGFR单克隆抗体无效。错配修复蛋白表达缺失（dMMR）则提示Ⅱ期结肠癌预后好，且可能不能从氟尿嘧啶单药辅助化疗中获益，也可检测微卫星不稳定性（MSI）。微卫星高度不稳定性（MSI－H型）的价值等同于dMMR。

第四节 分 期

目前临床应用于结直肠癌的分期有两个标准，一个是最常用的AJCC和UICC的TNM委员会联合制定的TNM分期法，另一个是Dukes' 分期法。

一、TNM分期法

《AJCC癌症分期手册》由AJCC和UICC的TNM委员会联合编写而成，目前临床采用的是2010年《AJCC癌症分期手册》第七版标准，具体分期标准如下：

原发肿瘤（T）

T_X 原发肿瘤无法评价

T_0 无原发肿瘤证据

T_{is} 原位癌：局限于上皮内或侵犯黏膜固有层

T_1 肿瘤侵犯黏膜下层

T_2 肿瘤侵犯固有肌层

T_3 肿瘤穿透固有肌层到达浆膜下层，或侵犯无腹膜覆盖的结直肠旁组织

T_{4a} 肿瘤穿透腹膜脏层

T_{4b} 肿瘤直接侵犯或粘连于其他器官或结构

区域淋巴结（N）

N_X 区域淋巴结无法评价

N_0 无区域淋巴结转移

N_1 有1～3枚区域淋巴结转移

N_{1a} 有1枚区域淋巴结转移

N_{1b} 有2或3枚区域淋巴结转移

N_{1c} 浆膜下、肠系膜、无腹膜覆盖结肠/直肠周围组织内有肿瘤种植（tumor deposit，TD），无区域淋巴结转移

N_2 有4枚以上区域淋巴结转移

N_{2a} 4～6枚区域淋巴结转移

N_{2b} 7枚及更多区域淋巴结转移

远处转移（M）

M_0 无远处转移

M_1 有远处转移

M_{1a} 远处转移局限于单个器官或部位（如肝、肺、卵巢、非区域淋巴结）

M_{1b} 远处转移分布于一个以上的器官/部位或腹膜转移

注：

1. cTNM 是临床分期，pTNM 是病理分期；前缀 y 用于接受新辅助（术前）治疗后的肿瘤分期（如 ypTNM），病理学完全缓解的患者分期为 $ypT_0N_{0c}M_0$，可能类似于 0 期或 1 期。前缀 r 用于经治疗获得一段无瘤间期后复发的患者（rTNM）。

2. T_{is}包括肿瘤细胞局限于腺体基膜（上皮内）或黏膜固有层（黏膜内），未穿过黏膜肌层到达黏膜下层。

3. T_4的直接侵犯包括穿透浆膜侵犯其他肠段，并得到镜下诊断的证实（如盲肠癌侵犯乙状结肠），或者位于腹膜后或腹膜下肠管的肿瘤，穿破肠壁固有基层后直接侵犯其他的器官或结构。例如，降结肠后壁的肿瘤侵犯左肾或侧腹壁，或者中下段直肠癌侵犯前列腺、精囊、宫颈或阴道。

4. 肿瘤肉眼上与其他器官或结构粘连则分期为 cT。但是，若通过显微镜观察，该粘连处未见肿瘤存在则分期为 pT_3。V 和 L 亚分期用于表明是否存在血管和淋巴管浸润，而 PN 则用以表示神经浸润（可以是部位特异性的）。

AJCC－UICC 2010 年结直肠癌 TNM 分期详见表 2－11－2。

表 2－11－2　AJCC－UICC 2010 年结直肠癌分期

期别	T	N	M	Dukes	MAC
0	T_{is}	N_0	M_0	—	—
Ⅰ	T_1	N_0	M_0	A	A
	T_2	N_0	M_0	A	B_1
ⅡA	T_3	N_0	M_0	B	B_2
ⅡB	T_{4a}	N_0	M_0	B	B_2
ⅡC	T_{4b}	N_0	M_0	B	B_3
ⅢA	$T_{1,2}$	N_1/N_{1c}	M_0	C	C_1
	T_1	N_{2a}	M_0	C	C_1
ⅢB	$T_{3,4a}$	N_1/N_{1c}	M_0	C	C_2
	$T_{2,3}$	N_{2a}	M_0	C	C/C_2
	$T_{1,2}$	N_{2b}	M_0	C	C_1
ⅢC	T_{4a}	N_{2a}	M_0	C	C_2
	$T_{3,4a}$	N_{2b}	M_0	C	C_2
	T_{4b}	$N_{1,2}$	M_0	C	C_3
ⅣA	$T_{任何}$	$N_{任何}$	M_{1a}	—	—
ⅣB	$T_{任何}$	$N_{任何}$	M_{1b}	—	—

二、Dukes' 分期法

Dukes' 分期法常用的为 1978 年 Feridmann 改良分期法，具体如下：Dukes'A 即癌浸润深度未穿出肌层，且无淋巴结转移。Dukes'B 即癌已侵及浆膜或肠外邻近组织，但无淋巴结转移。其中，B_1 为癌侵入肌层；B_2 为癌穿透肌层，但未侵及肠周组织；B_3 为癌侵及肠周邻近组织和器官。Dukes'C 即已有淋巴结转移。其中，C_1 为 B_1 伴淋巴结转移。C_2 为 B_2 伴淋巴结转移，C_3 为 B_3 伴淋巴结转移。Dukes'D 包括所有因病灶广泛浸润、远处转移或种植转移而无法切除，或不能完全切除。

具体分期详见表 2-11-2。

三、分期与预后的关系

AJCC-UICC 分期各期别结直肠癌的预后不同，5 年生存率分别为：Ⅰ期 $T_{is}N_0M_0$ 100%，$T_1N_0M_0$ 95%，$T_2N_0M_0$ 90%；Ⅱ期 $T_3N_0M_0$ 80%，$T_4N_0M_0$ 70%；Ⅲ期 $T_{1,2}N_1M_0$ 77%，$T_{3,4}N_1M_0$ 54%～63%，$T_{任何}N_2M_0$ 26%～37%；Ⅳ期 $T_{任何}NM_{1a}$ 25%～50%，$T_{任何}NM_{1b}$低于 5%。

第五节　治　疗

一、治疗原则

目前，治疗结直肠癌的方式主要包括手术、化疗、放疗、分子靶向治疗等。手术治疗是结直肠癌的最主要治疗方法。对于可根治性结直肠癌，根据肿瘤的部位、大小及肿瘤的生物学特性采用相应的手术方式予以切除。但有约 35%的患者在确诊时已有远处转移，即使进行了根治术的患者术后 50%以上也会出现复发或转移。因此，多数患者需要手术、放化疗、生物治疗相结合的综合治疗。治疗时必须目的明确，合理安排治疗计划与方案，以提高患者的生存质量，延长其生存时间。

治疗方法的选择原则如下：①0～Ⅰ期，行根治性手术，术后不需放化疗。②Ⅱ期结肠癌，行根治性手术，术后依据预后因素和分子生物标志物，有针对性地选择高危复发风险患者进行术后辅助治疗。③Ⅲ期结肠癌，行根治性手术，术后行辅助化疗。④Ⅱ或Ⅲ期上段直肠癌，治疗原则同Ⅲ期结肠癌；Ⅱ或Ⅲ期低位直肠癌，建议行术前放化疗后行根治性手术，术后行辅助化疗。⑤Ⅳ期，原则上根据患者的机体、器官功能状况和治疗目标选择多学科综合治疗。有肠梗阻、穿孔或不能控制的出血时应给予姑息性手术改善症状；对于可切除的单器官转移灶（如肝、肺、卵巢）在全身性疾病控制的前提下可以考虑予以切除。姑息性放疗可以缓解患者的直肠和骨相关症状；化疗或化疗联合分子靶向治疗可以延长晚期患者的生存时间。目前，美国国家癌症协作网（NCCN）临床指南、欧洲肿瘤学会（ESMO）指南和中国《卫生部结直肠癌诊治规范》是我国临床医生常用的结直肠癌临床治疗参考指南。

二、手术治疗

（一）早期结直肠癌的内镜治疗

早期结直肠癌一般指局限于黏膜及黏膜下层的肿瘤（$T_1N_0M_0$）。内镜下治疗早期结直肠癌的目的是根治。现有研究结果显示，局限于黏膜层（m 层）的早期结直肠癌，因该层无淋巴管，一般不会导致局部淋巴结转移，故内镜下可完全切除。常用的手术方式为内镜下黏膜切除（EMR）或黏膜下剥离（ESD）。

（二）结肠癌根治性手术

结肠癌的根治性手术适用于肿瘤病灶局限于肠壁内或已浸出浆膜并与周围器官粘连浸润，或肿瘤引流区域已发生淋巴结转移，但还能完整切除者。根治性手术的切除范围应包括肿瘤所在的肠襻和可能发生转移的系膜和区域淋巴结。结肠癌沿肠管向远近两侧直接浸润一般不超过 2 cm，但沿结肠旁淋巴结却可向两侧扩展 8 cm 以上；同时为了切除系膜血管根部淋巴结，需要结扎切断系膜的主要血管，因此需要将该血管所供应的长段肠管全部切除，或彻底清除系膜血管根部淋巴结，不必在根部结扎血管，此时切除肠管的长度应为肿瘤上下各 10～15 cm。结肠的淋巴系统由边缘淋巴结、中间淋巴结和主淋巴结组成。结肠癌根治术一般清扫到第二站，即沿着结肠各主干血管切断。结肠癌根治术要求淋巴结清扫数目多于 12 枚。

（三）直肠癌根治术

直肠癌的外科治疗分为上段直肠癌的治疗和中下段直肠癌的治疗。直肠癌的标准在各国有差异，欧洲标准为距肛齿线 15 cm 内，美国标准为距肛齿线 12 cm 内，中国专家认为距肛齿线 10 cm 内是国人合适标准。上段直肠癌的治疗原则与结肠癌相似；中下段直肠癌由于其解剖位置以及与周围组织的关系密切，因此手术治疗比较困难，并发症较多，功能性损伤较常见，复发率较高。目前大多数学者认为，直肠癌根治术应该遵循如下原则：足够充分的原发病灶切除，合理的淋巴结清扫，全直肠系膜切除，选择合适的病例行保留盆腔自主神经的根治术。

全直肠系膜切除术（total mesorectal excision，TME）是英国学者 Bill Heald 于1982 年提出的。TME 能够降低直肠癌术后的局部复发率至 4%～7%，提高低位直肠癌的保肛率至 77%，并提高患者生存率。直肠癌根治术要求淋巴结清扫数目多于 12 枚，如术前行了新辅助放化疗的标本则可能无法检得 12 枚淋巴结。

（四）姑息性手术

结直肠癌发生转移或局部肿瘤外侵无法手术根治时，可以采取姑息性手术，以解除肿瘤引起的症状，减轻患者的痛苦，提高患者的生存质量。

1. 结肠癌原发灶切除术

结肠癌原发灶切除术仅适用于有内科无法处理的肠梗阻、穿孔和出血的转移性结直肠癌，原发肿瘤本身较局限，可以行 R_0 切除（镜下无肿瘤残留），但转移灶较广泛无法切除。

2. 结直肠癌的短路吻合术或造瘘术

有明显肠梗阻或穿孔，而肿瘤局部晚期或肿瘤与周围重要器官相侵不能切除者可行短路吻合术或造瘘术。对于可能行二期手术切除肿瘤的患者以行双腔造瘘术为宜。结直肠癌造瘘术通常采用盲肠、末段回肠、横结肠和乙状结肠造瘘术。

（五）转移瘤手术

转移瘤手术适用于原发灶可切除，转移瘤局限于一个器官（胸腹膜、骨髓除外）且能达到 R_0 切除，切除后转移器官的残留功能可以满足身体需要者。孤立性转移瘤患者是此类手术的最佳人选。目前研究均显示全身化疗结合原发灶和转移瘤 R_0 切除术的晚期结直肠癌患者的中位生存时间优于单纯姑息性化疗。

三、直肠癌的放疗

直肠癌的治疗已成为一个多学科综合治疗的课题，需要内科、外科、放射科及放疗科、病理科等各学科积极参与才能使患者的受益最大化。不同分期直肠癌患者的手术后局部复发率为7%～30%，行根治性切除的Ⅰ期直肠癌不必做辅助治疗，但对于局部复发率相对较高的Ⅱ、Ⅲ期直肠癌，术前放疗、术前同步放化疗、术后同步放化疗均较单纯手术提高了患者肿瘤局部控制率和长期生存率，是Ⅱ期、Ⅲ期可切除性直肠癌的标准治疗方案。对于局部晚期不能手术切除的直肠癌，同步放化疗可以缩小肿瘤，使部分患者获得手术切除或保肛的机会；对于无法接受手术切除的患者，放疗可以达到缓解症状、提高生存质量的姑息性治疗目的。治疗时采取何种手段需要统筹考虑，既要减低局部复发率和远处转移率，又要兼顾避免其可能的严重不良反应对患者造成的损害。

（一）放疗技术

1. 常规放疗

直肠癌放疗一般采用盆腔前后2个照射野对穿垂直照射，或3个照射野等中心照射。照射野上界在第5腰椎下缘水平，下界根据肿瘤的下界水平而定。如果为保肛术，下界在闭孔下缘；如果病变为低位直肠癌，行肛门改道术（腹部造瘘）者，则下界应下移到肛门水平。两侧界在真骨盆缘外1～2 cm。3个照射野等中心照射采用1个后野加2个侧野，侧野后界必须包括骶骨的一半，前界根据肿瘤侵犯的范围而定。

2. 三维适形放疗

三维适形放疗是近年来出现的一种较新的放疗技术，与常规放疗不同，该方法能够使高剂量区域集中，降低正常组织的受量，提高肿瘤的局部控制率。

（二）术前放疗

1. 适应证

术前放疗的适应证包括：①病变已侵犯盆腔组织和器官，无法手术切除者；②可手术的下段直肠癌，术前影像学分期为$cT_{3,4}$或N_+，M_0，无急性梗阻者。

2. 优点

术前放疗具有以下优点：①可以降低手术种植的发生；②降低肿瘤分期，提高保肛率；③对原不可切除的局部晚期患者，术前放疗能提高切除率；④降低局部复发率；⑤术前放疗较术后放疗还能减少局部不良反应，但不提高总生存率。

术前放疗可使80%的在常规情况下无法保留肛门的患者改做保留肛门的手术。在术前放疗加手术的治疗中，手术时间一般应在放疗结束后的6～8周后进行，这样使肿瘤在放疗后有时间继续缩小，可以缩小手术范围，同时也可减低手术并发症。

3. 放疗剂量和分割

术前放疗常用的有两种方案，一为短程快速放疗，多采用每次5 Gy，共使用5次，1周完成治疗，放疗结束后7～10天内手术；另一种为常规分割，总剂量为45～50.4 Gy，每次1.8 Gy，手术在放疗结束后6～8周后进行。瑞典的多个研究显示，短程放疗与常规放疗的术后复发率相似，但常规放疗的降期作用更明显，而短程放疗的不良反应更少。

4. 放疗和化疗联合

可切除的直肠癌术前放化疗联合疗效优于单纯术前放疗。术前同步放化疗通常采用氟尿嘧啶类化疗药物（氟尿嘧啶或卡培他滨），可明显提高直肠肿瘤的降期和病理完全缓解率，进一步降低局部复发率。这可能与氟尿嘧啶类药物的放疗增敏作用有关。但目前术前放化疗与术后辅助治疗相比，没能提高远期生存率。

新辅助治疗适应证：穿透肌层或有区域淋巴结转移的中下段直肠癌患者（$T_{1\sim3}N_{+}$或$T_{3\sim4}N_{0}$）。术前直肠超声内镜和盆腔CT及高分辨率MRI检查对于判断这类患者的肿瘤分期有帮助。以氟尿嘧啶为基础的化疗方案是新辅助放化疗中的标准方案。静脉输注氟尿嘧啶联合放疗与单纯放疗相比可明显提高患者病理完全缓解（pCR）率（11.4%比3.6%）。卡培他滨可代替静脉输注氟尿嘧啶作为术前放化疗的化疗药物。

（三）术后放疗

1. 适应证

虽然术前放化疗更被指南推崇，但根据NCCN 2014年的治疗准则，下列情况需要术后放疗：①如术后病理分期为T_3或T_4期或有淋巴结转移（N_1或N_2），且未行术前放疗者；②手术未达到根治（R_0术），即为R_1（镜下肿瘤残留）或R_2（肉眼肿瘤残留）术者。术后单纯放疗不能提高5年生存率，而通常采用辅助放化疗形式。

2. 放疗剂量和分割

术后放疗剂量根据手术病理所见。一般肿瘤照射剂量为50 Gy，总治疗时间为5周；病变切除不彻底者，剂量达50 Gy后缩野加量10～15 Gy，局部剂量可达到60～65 Gy；直肠癌术后复发者剂量可达到70 Gy左右。

3. 放疗和化疗联合

直肠癌术后予以放疗和化疗联合，较单纯手术而言既可提高局部控制率，又可明显改善患者的生存率。Mayo/NCCTG 79-47-51比较了术后放疗与术后放化疗的差异，显示出放化疗组在降低局部复发（25%：14%）和总生存率（OS）提高（48%：57%）方面的优势。根据随机临床研究的结果，目前已达成对直肠癌术后的$T_{3,4}$和/或$N_{1,2}$且未行术前放化疗的患者，术后的放化疗联合治疗为标准治疗的共识。

术后放化疗中放疗的总剂量为45 Gy，每次1.8 Gy；化疗的应用主要为以氟尿嘧啶为基础的化疗方案（包括持续氟尿嘧啶输注、氟尿嘧啶＋奥沙利铂方案），与放疗同时持续静脉滴注。氟尿嘧啶类药物的口服制剂卡培他滨也可与放疗同期应用。

（四）姑息性放疗

对局部晚期和不能切除的直肠癌患者的放疗，因手术切除容易在盆腔遗留残灶，故术前盆腔放疗应作为标准治疗模式。放疗应给予足够剂量，一般应在45 Gy以上。放疗后可使48%～64%的患者转变为肿瘤可切除者。

四、化　疗

（一）化疗分类

在选择治疗前明确治疗目标在结直肠癌治疗中尤为重要。根据化疗的目的可将结直肠癌患者的化疗进行如下分类。

1. 辅助化疗

辅助化疗主要用于根治术后的预后不良Ⅱ期及所有Ⅲ期结直肠癌患者。其目的是杀灭体内未能发现的微小残余肿瘤或微转移灶，预防术后的肿瘤复发和转移，延长患者的生存时间，提高治愈率。

2. 新辅助化疗

新辅助化疗又称术前化疗，用于可切除的直肠癌或伴有可切除肝转移的结直肠癌患者。

3. 转化治疗

转化治疗适用于局部晚期不可切除肝转移的结直肠癌患者，通过有效的化疗或放化疗，将不能切除的肿瘤转变为可切除的肿瘤。

4. 姑息性化疗

姑息性化疗适用于晚期不能行根治性手术切除者，术后或放疗后局部复发或远处转移的患者。目的是缩小肿瘤体积，改善肿瘤引起的相关症状，减少肿瘤并发症，提高患者的生存质量，延长其生存时间。

（二）常用化疗药物

1. 氟尿嘧啶

氟尿嘧啶（5-FU）为嘧啶类抗代谢药物，是结直肠癌化疗的基石药物。在体内被代谢为2′-脱氧核苷酸，5-氟-2′-脱氧尿苷酸（FUdRP），抑制胸苷酸合成酶（thymidylate synthetase，TS），从而阻碍胸腺嘧啶核苷酸的生成，抑制DNA的合成。亚叶酸钙（LV）可通过稳定脱氧尿苷酸、TS和甲基四氢叶酸形成的三重复合物，延长脱氧尿苷酸对TS的抑制，使氟尿嘧啶的细胞毒作用增强。

2. 卡培他滨

卡培他滨（capcitabine）为氟尿嘧啶的前体药，口服后经羧基酯酶、胞苷脱氨酶等作用生成5′-DFUR，再被肿瘤组织中分布较高的胸腺嘧啶磷酸化酶（TP）催化为氟尿嘧啶，使肿瘤部位的药物浓度明显高于正常组织，1天2次给药的模式可模拟持续静脉滴注氟尿嘧啶及提供稳态的血药浓度。

3. 奥沙利铂

奥沙利铂（oxaliplatin，OXA）为新一代铂类化疗药物，以DNA为作用部位，铂原子与DNA琏形成链内和链间交联，阻断DNA的复制和转录。与顺铂没有交叉耐药。

4. 伊立替康

伊立替康（irinotecan，CPT-11）为DNA拓扑异构酶Ⅰ抑制剂，其代谢产物SN38的抗肿瘤毒性强于伊立替康原药500～800倍，可抑制具有DNA解旋作用的拓扑异构酶Ⅰ，从而阻断DNA的复制。

（三）结直肠癌根治术后的辅助化疗

尽管根治性手术是Ⅱ期和Ⅲ期结直肠癌的首选治疗，但单纯手术的5年总生存率不足50%。这是因为这些患者体内存在隐性亚临床病灶，或由于目前术前检查手段的敏感性不足，无法诊断出微小转移灶，最终导致肿瘤复发、转移。术后辅助化疗可以提高结直肠癌的5年生存率。目前，临床上使用辅助化疗的原则是：0期和Ⅰ期结直肠癌，仅需手术治疗，不建议行辅助化疗；Ⅲ期结直肠癌和Ⅱ期直肠癌术后应行以氟尿嘧啶为基础的辅助化疗，首选氟尿嘧啶类（氟尿嘧啶或卡培他滨）联合奥沙利铂的联合化疗；Ⅱ期结肠癌术后是否行辅助化疗有争议，有高复发风险者（肿瘤分化差，T_4分期，静脉、淋巴结和神经有侵犯，术前有肠穿孔或肠梗阻，手术淋巴结送检个数少于12个）应考虑行辅助化疗，对于MSI－H或dMMR表型的Ⅱ期结肠癌如无高危因素者不建议行氟尿嘧啶类药物单药辅助化疗，有高危因素者需考虑含奥沙利铂和氟尿嘧啶类药物的联合化疗。伊立替康用于术后辅助治疗无效。

以氟尿嘧啶类药物（氟尿嘧啶、卡培他滨）为基础的化疗方案为结直肠癌辅助治疗的标准方案。常用的结直肠癌辅助化疗方案如下：

1. 单药方案

单药方案包括氟尿嘧啶/亚叶酸钙（5－FU/LV）和卡培他滨单药方案。目前临床常用的氟尿嘧啶/亚叶酸钙方案为氟尿嘧啶持续静脉输注的方案（De Gramont方案），即亚叶酸钙400 mg/m^2，静脉滴注2小时，第1天和第2天；氟尿嘧啶400 mg/m^2快速静脉推注，随后氟尿嘧啶600 mg/m^2持续静脉滴注22小时，第1天和第2天，每2周1次，共12次。没有条件持续静脉滴注者也可选择Mayo方案：氟尿嘧啶425 mg/m^2，联合亚叶酸钙20 mg/m^2，第1天到第5天静脉推注，每4周1次，共6次。卡培他滨单药方案已被证明与氟尿嘧啶/亚叶酸钙同样有效，除手足综合征发生率更高外，其他如血液、消化道不良反应发生率都低于氟尿嘧啶/亚叶酸钙组。临床用法：卡培他滨1 250 mg/m^2每天2次，第1天到第14天，每21天为1个周期，共8个周期。

2. 氟尿嘧啶或卡培他滨联合奥沙利铂

静脉滴注氟尿嘧啶/亚叶酸钙联合奥沙利铂方案（即FOLFOX4）在治疗晚期结直肠癌中的良好疗效和耐受性推动了该方案在结直肠癌辅助化疗中的研究。欧洲MOSAIC研究比较了6个月FOLFOX4方案与氟尿嘧啶/亚叶酸钙方案辅助治疗2 246名Ⅱ期和Ⅲ期的结肠癌患者，FOLFOX4方案使Ⅲ期结肠癌患者术后的3年无疾病进展生存率（DFS）较氟尿嘧啶/亚叶酸钙提高6.9%，在Ⅱ期高危患者3年无疾病进展生存率的提高与Ⅲ期患者相似（约为7%）。目前，氟尿嘧啶/亚叶酸钙联合奥沙利铂方案（FOLFOX4或mFOLFOX6）已被推荐作为Ⅲ期和Ⅱ期高危结肠癌术后辅助化疗的首选标准方案，也被所有指南和专家共识推荐用于Ⅱ和Ⅲ期直肠癌辅助化疗。FOLFOX4临床用法：奥沙利铂85 mg/m^2，第1天；亚叶酸钙400 mg/m^2，第1天、第2天；氟尿嘧啶400 mg/m^2，快速静脉推注，随后氟尿嘧啶600 mg/m^2持续静脉滴注22小时，第1天、第2天，每2周重复1次。mFOLFOX6临床用法：奥沙利铂85 mg/m^2，第1天；亚叶酸钙400 mg/m^2，第1天；氟尿嘧啶400 mg/m^2，快速静脉推注，随后氟尿嘧啶2 400 mg/m^2持续静脉滴注46小时，每2周重复1次。辅助治疗建议12个周期。

此外，已有研究显示卡培他滨联合奥沙利铂（XELOX）方案较氟尿嘧啶/亚叶酸钙的5年DFS提高6.3%（66.1% vs 59.8%），成为Ⅲ期结肠癌的标准辅助化疗方案，也被专家指南推荐用于直肠癌的辅助化疗。XELOX临床用法：奥沙利铂130 mg/m^2，第1天；卡培他滨1 000 mg/m^2每天2次，第1～14天，每3周重复，辅助治疗需8个周期。

（四）晚期结直肠癌的化疗

与最佳的支持治疗6个月的生存时间相比，单药氟尿嘧啶/亚叶酸钙化疗的中位生存时间为12个月，氟尿嘧啶联合奥沙利铂或伊立替康化疗可以明显延长晚期转移性结直肠癌患者的中位生存时间至17～20个月。目前，晚期转移性结直肠癌的标准一线化疗主要为两药联合方案，即奥沙利铂或伊立替康联合持续静脉输注氟尿嘧啶/亚叶酸钙的方案（FOLFOX和FOLFIRI方案）。V308研究显示作为一线化疗方案，FOLFOX和FOLFIRI的疗效相当，有效率为54%和56%，无疾病进展时间（PFS）为7～8个月，总生存时间（OS）分别为20.4个月和21.5个月。这两个方案可以互为二线化疗，两组交替分别作为二线治疗。如何选择一二线治疗，需要结合患者症状、体能状况及结合药物的不良反应特点。三药联合方案（氟尿嘧啶/亚叶酸钙+奥沙利铂+伊立替康，FOLFOXIRI）的客观有效率可以高达65%～75%，缩瘤作用较双药方案明显快速，但不良反应更明显，通常只用于以手术切除为目的而需转化治疗者。目前的研究结果显示，卡培他滨可以替代氟尿嘧啶/亚叶酸钙，卡培他滨与奥沙利铂联合的XELOX方案亦显示出与FOLFOX相似的疗效，但严重的骨髓和消化道反应发生率更低。

化疗中应注意奥沙利铂引起的周围神经毒性，表现为肢端感觉异常。冷刺激易加重周围神经毒性，严重者可出现喉痉挛。伊立替康最常见的不良反应为腹泻（急性腹泻和迟发型腹泻）、恶心、呕吐、骨髓抑制等。急性腹泻发生于化疗24小时内，与胆碱综合征相关，立即给予阿托品可缓解；而迟发型腹泻中位发生的时间为化疗后第5～8天，为代谢产物对肠道黏膜的损伤，严重者可导致死亡，系伊立替康的剂量限制性毒性，与其代谢酶尿苷二磷酸葡糖醛酸转移酶（UGT）1A1的基因型相关，*UGT1A1 * 28*突变型者发生率可以高达15%～40%。通常予以洛哌丁胺（易蒙停）止泻、保持水和电解质平衡，必要时抗感染治疗。

五、分子靶向治疗药物

近年来，随着西妥昔单抗和贝伐珠单抗等分子靶向治疗药物的问世，晚期结直肠癌的治疗效果得到了进一步提高，一线治疗的无疾病进展时间已达10个月，中位生存时间已达29个月。目前，结直肠癌的靶向治疗已经成为临床研究的热点，与化疗联合方案已成为晚期结直肠癌的首选一、二线治疗方案。在临床上治疗转移性结直肠癌的分子靶向药物主要有以下五种。

（一）西妥昔单抗

西妥昔单抗（cetuximab）是重组人鼠嵌合的IgG_1单克隆抗体，与表皮生长因子受体（EGFR）胞外区特异性结合，抑制其与受体相关的激酶的磷酸化，从而抑制肿瘤生长。结直肠癌患者中*KRAS*基因的突变率约为40%，抗EGFR单抗对*KRAS*基因突变型患者无效。因此，选择西妥昔单抗前必须行肿瘤组织*KRAS*基因检测，其仅能用于*KRAS*野生型转移性结直肠癌患者。西妥昔单抗联合FOLFIRI或FOLFOX的有效率可达58%～62%，无疾病进展时间为9～10个月，中位生存时间最长可达29～33个月。目前，西妥昔单抗与化疗的联合治疗已推荐为晚期结直肠癌的*KRAS*基因野生型的优选标准一、二线治疗方案。

西妥昔单抗的推荐剂量为第1周400 mg/m^2，之后每周250 mg/m^2。其主要不良反应是痤疮样皮疹、腹泻、疲劳、恶心、呕吐、发热和便秘等。皮疹的严重程度与患者的生存时间呈正相关关系。

（二）帕尼单抗

帕尼单抗（panitumumab）也是抗 EGFR 的单克隆抗体，只用于 KRAS 野生型转移性结直肠癌患者。它与西妥昔单抗的不同之处在于帕尼单抗是全人源化的表皮生长因子受体 IgG_2 单克隆抗体，皮疹发生率高于西妥昔单抗。帕尼单抗联合 FOLFOX6 方案已被证明为有效的晚期结直肠癌一线方案，对 FOLFOX6 方案失败的患者，帕尼单抗联合 FOLFIRI 可作为二线治疗。

（三）贝伐珠单抗

贝伐珠单抗（bevacizumab）是一种人工合成的重组人源化 IgG_1 型的单克隆抗体，能特异性地抑制血管内皮生长因子（VEGF），抑制肿瘤血管的生成，阻断肿瘤的营养血液供应，从而抑制肿瘤的生长。在与化疗药物联合使用时，还可以使血管的通透性增加，促进药物向肿瘤内渗透，达到增敏的效果。临床研究结果表明，贝伐珠单抗与 FOLFOX6、XELOX 联合应用比单纯化疗的有效率提高了约 10%，中位生存时间超过了 24 个月，在 KRAS 野生型患者中与 FOLFIRI 联合的有效率可达 58%，总生存时间达 29 个月。贝伐珠单抗治疗前不需要行基因检测。贝伐珠单抗与化疗药物的联合治疗已推荐为晚期结直肠癌的首选标准一线或二线治疗。

贝伐珠单抗的推荐剂量为每周 2.5 mg/kg，静脉滴注，每 2～3 周 1 次。最常见的反应有高血压、蛋白尿、血栓等。最严重的不良反应有胃肠穿孔、伤口裂开和出血（如胃肠出血、蛛网膜下腔出血）、栓塞，但不多见。

（四）阿柏西普

阿柏西普（ziv－aflibercept）是一种重组人融合蛋白，与循环 VEGF 紧密结合，使其不能与细胞表面受体相互作用。它抑制 VEGF 的 A 型和 B 型以及胎盘生长因子，比贝伐珠单抗有更强的抗血管生成作用。目前已被批准与 FOLFIRI 联合作为晚期结直肠癌的二线治疗，该方案的中位无疾病进展时间达 6.9 个月，有效率为 20%。

（五）瑞戈非尼

瑞戈非尼（regorafenib）是一种多激酶抑制剂，瑞戈非尼能够抑制促血管形成的受体酪氨酸激酶（RTK，如 $VEGFR_1－3$，TIE2）以及致瘤因子（如 KIT，RET）及基质 RTKs（如 PDGFR，FGFR），从而在血管生成、肿瘤发生及间质起源三方面抑制肿瘤活性。目前瑞戈非尼被批准用于氟尿嘧啶、奥沙利铂、伊立替康或西妥昔单抗、贝伐珠单抗均失败的晚期结直肠癌患者。

六、结直肠癌肝转移的综合治疗

肝是结直肠癌最常见的转移部位，15%～25%的结直肠癌患者在初诊时就伴有肝转移即同时性肝转移，另有 25%的患者在术后出现肝转移即异时性肝转移。可完全手术切除的肝转移患者的 5 年生存率可达 25%～50%，中位生存时间为 28～40 个月，远长于单纯化疗。因此，一旦发现肝转移应及时进行综合治疗，尽一切努力创造机会争取手术治疗，争取治愈的可能。

（一）可切除结直肠癌肝转移的手术治疗

目前，完全手术切除是肝转移的首选治疗方式。有肝外转移灶和不能完全切除所有的肝转移灶是手术的绝对禁忌证。因此，对结直肠癌肝转移必须进行详尽的术前评估，排除肝外转移灶，确定肝转移灶的位置和邻近的解剖结构，评估患者承受肝切除术的能力。异时性孤立性肝转移手术治疗效果最好。同时发现结直肠癌和肝转移者，可做同期切除或分期切除。

（二）可切除结直肠癌肝转移的围手术期化疗

可手术切除结直肠癌肝转移患者的术前化疗的理论依据是：术前化疗可以作为体内药物敏感试验，为日后的辅助化疗提供参考，同时术前化疗还能尽量清除微小病灶。新辅助化疗后如果肿瘤缩小，不但使肿瘤有可能完全切除，而且肝的切除范围也缩小。

目前，临床首选的可切除结直肠癌肝转移新辅助化疗方案为 FOLFOX4。欧洲癌症研究与治疗组织（EORTC）的Ⅲ期临床研究结果显示：术前 6 个周期 FOLFOX4 新辅助化疗加术后 6 个周期 FOLFOX4 化疗的综合治疗模式较单纯手术可将可切除肝转移患者的术后 3 年生存率从 28％提高到 36％。新辅助化疗的适应人群为有以下高危因素之一者：转移灶超过 1 个，转移灶最长径大于 5 cm，同时性肝转移或异时性转移但转移距离辅助化疗结束时间超过 12 个月，原发灶伴有淋巴结转移，CEA 明显升高。

（三）不可手术肝转移的转化化疗

转化化疗的目的是快速缩小或减少肝肿瘤，创造完全切除的机会。因此，方案选择强调高的客观有效率。通常选择双药化疗联合靶向药物或三药化疗（氟尿嘧啶、奥沙利铂、伊立替康，FOLFOXIRI），成功转化为可切性的概率为 12％～20％。

（四）结直肠癌肝转移的非手术治疗方法

1．经导管肝动脉穿刺栓塞化疗

经导管肝动脉穿刺栓塞化疗（transcatheter arterial chemoembolization，TACE）主要采用 Sedingle 法经股动脉插管到肝固有动脉，进行选择性或超选择性的区域灌注化疗或栓塞化疗。常用的药物为氟尿嘧啶脱氧核苷。

2．放疗

放疗既往主要用于有肝区疼痛的肝转移患者的姑息性治疗，但随着放射技术的改进，三维适形放疗使局限的肝转移灶有了根治性的可能，同时放射性肝损伤明显减少。

3．其他物理治疗

其他物理治疗包括冷冻治疗（cryoablation）、射频消融术（radio-frequency ablation）、微波消融术（microwave ablation）和高能聚焦超声治疗（high intensity focused ultrasound，HIFU）等。

七、结直肠癌的随访

结直肠癌术后有超过 50％的患者会在 5 年内复发，术后正规随访能及时发现复发并治疗，改善患者生存。NCCN 建议术后随访监测的内容包括：①每 3～6 个月进行 1 次病史采集和体格检查，至术后 5 年。②检测 CEA，无论术前是否增高，每 3～6 个月检测 1 次至术后 5 年。③术后 1 年内进行肠镜检查，若术前因肠梗阻未进行肠镜检查，则在术后6个月进行检查。如果肠镜检查未发现结肠息肉，则3年重复1次，之后每5年重复1次；如果术后第1次随访肠镜检查发现异常，应1年后复查。④建议术后至少每年行1次胸部、腹部、盆腔CT检查，共5年。转移灶完全切除的Ⅳ期肝转移患者的术后随访内容与上述内容相同，但建议复查频率更密集，CT检查应至少每3～6个月1次。

【病例拓展分析】

患者，男性，60岁，因腹痛、大便习惯改变1年，血便1个月就诊。体格检查：轻度贫血貌，体表淋巴结未扪及肿大，胸部和心脏未见异常体征。腹部平软，左下腹轻压痛，无反跳痛。肝、脾不大，未扪及确切腹部肿块，移动性浊音"　"，肠鸣音稍活跃。肠镜检查结果提示：乙状结肠新生物，环绕肠壁2/3周。活检结果提示：乙状结肠中或低分化腺癌。腹部CT检查结果提示：乙状结肠肿块最长径约为3 cm，伴肠周淋巴结肿大。胸部X线检查结果正常。

问题1：患者的下一步处理原则是什么？

分析：结合目前的检查，患者有明确的病理学诊断结果，肿瘤局限在乙状结肠及周围淋巴结，没有发现远处转移灶，且患者有出血症状。目前最佳的处理是进行规范的根治性手术治疗，结合术中的发现和术后病理学检查结果，考虑行术后辅助治疗。

问题2：该患者接受乙状结肠癌根治术，术后病理学检查结果提示：（乙状结肠）中或低分化黏液腺癌，浸出浆膜，淋巴结（4/10）转移。该患者的术后分期是什么？是否需要术后治疗？如果需要，如何进行？如何安排术后随访？

分析：根据术后病理学检查结果，该患者的术后分期是$pT_{4a}N_{2a}M_0$，$Ⅲ_C$期。但应注意的是，该患者的手术清扫淋巴结数目不足，少于12个。Ⅲ期结肠癌患者须进行为期6个月的辅助化疗。首选方案为mFOLFOX6或XELOX，如果患者有使用奥沙利铂的禁忌证，也可考虑De Gramont方案或卡培他滨单药治疗，持续6个月。该患者术后随访内容包括：①每3～6个月进行1次病史采集和体格检查，至术后5年；②检测CEA，每3～6个月检测1次，至术后5年；③术后1年进行肠镜检查；④至少每年做1次胸部、腹部、盆腔CT检查，共5年。

问题3：该患者术后2年随访CT检查发现右肝单一转移灶，下一步检查及处理原则是什么？

分析：必须进行详尽的全身评估，排除肝外转移灶，确定肝转移灶的位置和邻近的解剖结构，评估患者承受肝切除术的能力。如果患者无肝外转移，肝内病变可以完全切除，患者能够耐受手术，应首选手术切除，或考虑术前6个周期FOLFOX4加术后6个周期FOLFOX4化疗。如果全身评估有肝外转移或肝内病变无法完全切除，应首先考虑行全身化疗或化疗联合靶向治疗，待转移灶变为可切除时，仍可以行手术治疗。

（邱　萌　陈　烨）

参考文献

[1] 汤钊猷．现代肿瘤学［M］．2版．上海：上海医科大学出版社，2000.
[2] 董志伟，谷铣之．临床肿瘤学［M］．北京：人民卫生出版社，2002.
[3] 谷铣之．肿瘤放疗学［M］．北京：中国协和医科大学出版社，1993.

[4] 项平，宛新建. 大肠肿瘤基础与临床进展［M］. 上海：上海科学技术出版社，2007.
[5] 郑树. 结直肠肿瘤基础研究与临床实践［M］. 北京：人民卫生出版社，2007.
[6] DeVita V T Jr，Lawrence T S，Rosenberg S A，ed al. Cancer：principle & practice of oncology［M］. 9th ed. Philadelphia：Lippincott Williams & Wilkins，2011.
[7] Dennis A. Manual of clinical oncology［M］. Philadelphia：Lippincott Williams & Wilkins，2003.
[8] NCCN clinical practice guidelines in oncology. Colon Cancer 2014 V3［EB/OL］. http://www.nccn.org
[9] Schmoll H J，Van Cutsem E，Stein A，et al. ESMO Consensus Guidelines for management of patients with colon and rectal cancer，A personalized approach to clinical decision making［J］. Annals of Oncology，2012，23（10）：2479－2516.
[10] 结直肠癌诊疗规范（2010 年版），中华人民共和国卫生部，2010.
[11] Dong H，Tang J，Liu J Y，et al. Serum carbohydrate antigen 19－9 as an indicator of liver metastasis in colorectal carcinoma cases［J］. Asian Pac J Cancer Prev，2013，14（2）：909－913.

第十二章　原发性肝癌

内容提要：

◆ 肝癌是预后最差的常见恶性肿瘤之一。

◆ 在我国，乙肝病毒感染是导致肝癌的最重要原因。

◆ 肝癌的诊断主要依据影像学检查、甲胎蛋白检测和肝穿刺活检结果。

◆ 手术是治疗肝癌的首选方法，对不能手术切除的病灶局限在肝的患者，主要依靠以介入治疗为主的综合治疗。

原发性肝癌（primary liver cancer）是我国常见的恶性肿瘤之一，其发病率居世界第一方阵，与韩国、日本、泰国和那不勒斯（意大利）持平。据统计我国每年超过 30 万人死于肝细胞癌，占全球肝癌死亡人数的一半左右；在我国的恶性肿瘤患者中，位居死亡原因第三位，是预后最差的肿瘤之一。原发性肝癌主要包括肝细胞癌（hepatocellular carcinoma，HCC）、肝内胆管细胞癌和肝细胞癌－肝内胆管细胞癌混合型等不同病理学类型，其发病机制、生物学行为、组织学形态、临床表现、诊断标准、治疗方法以及预后等方面均有明显的不同。由于其中 HCC 占 90%以上，故本文所指的“肝癌”主要是指 HCC。

第一节　病　因

在中国，肝癌的主要致病因素为乙型和丙型肝炎病毒、食物中的黄曲霉素、水中污染物，其他因素还有吸烟、饮酒、遗传因素等。

1．病毒性肝炎

病毒性肝炎、肝硬化与肝癌之间的关系早已为人们所熟悉。目前认为，乙型肝炎病毒（hepatitis B virus，HBV；简称乙肝病毒）、丙型肝炎病毒（hepatitis C virus，HCV；简称丙肝病毒）感染与肝癌的发病有关。

2．黄曲霉素感染

动物实验表明黄曲霉素 B_1 可以诱发肝癌，是一种强烈的致癌剂。

3．饮水污染

大量的流行病学调查证实，饮水污染与肝癌的发病密切相关。污染的水中有许多致癌物质，其中蓝绿藻产生的毒素可以使肝细胞癌变。

第二节 病 理

一、肝癌的大体分型

（一）弥漫型

癌结节小，呈弥漫性分布，与肝硬化易混淆。

（二）块状型

癌肿的最长径大于 5 cm，其中，大于 10 cm 的称为巨块型。常见的亚型有：单块型（单个癌块边界清楚或不规则，包膜完整和不完整）、融合块型（相邻癌肿融合成块，最长径大于 5 cm，周围肝组织中常有散在的卫星结节）、多块型（由多个单块或融合块癌肿形成）。

（三）结节型

癌结节最长径一般小于 5 cm。常见的亚型有：单结节（单个癌结节边界清楚有包膜，周边常见小的卫星结节）、融合结节（边界不规则，周围卫星结节散在）、多结节（分散于肝各处，边界清楚或不清）。

（四）小癌型

单个癌结节最长径小于或等于 3 cm，或相邻两个癌结节最长径之和小于或等于 3 cm 者均属此型。小癌边界清楚，常有明显的包膜。

二、肝癌的组织学分型

原发性肝癌主要有 3 种组织学类型，即肝细胞癌（HCC）、胆管细胞癌、混合性（肝细胞、胆管细胞）癌。国内 90％以上为肝细胞癌。另外，还有一种特殊类型的肝癌，即纤维板层型肝细胞癌。这种肝癌以癌细胞巢内出现大量平行排列的板层状纤维组织为特征，国内少见。

第三节 临床表现及诊断

一、临床表现

（一）症 状

肝癌的发病比较隐匿，早期一般没有任何症状，当患者出现明显的临床症状，病情往往已是中晚期了。

1. 肝区疼痛

绝大多数中晚期肝癌以肝区疼痛为首发症状，发生率超过 50％。肝区疼痛一般位于右肋部或剑突下，疼痛性质为间歇性或持续性隐痛、钝痛或刺痛。

2. 消化道症状

食欲下降、饭后上腹饱胀、嗳气、消化不良、恶心等是肝癌常见的消化道症状，其中以食欲减退和腹胀最为常见。腹泻也是肝癌较为常见的消化道症状，发生率较高，易被误认为慢性肠炎。

3. 发热

相当一部分的肝癌患者会出汗、发热，多数发热为中低度发热，少数患者可为高热，体温在 39 ℃以上，一般不伴有寒战。肝癌的发热多为癌性热，这是因为肿瘤组织坏死后释放致热原进入血液循环所致。

4. 消瘦和乏力

肝癌患者常较其他肿瘤患者更感乏力，此与慢性肝炎患者相似。消瘦也是肝癌患者的常见症状，系由于肝功能受损、消化吸收功能下降所致。

5. 出血倾向

肝癌患者常有牙龈出血、皮下淤斑等出血倾向，主要是由于肝功能受损、凝血功能异常所致，它在肝癌合并肝硬化的患者中尤为多见。消化道出血较为常见，主要是由于门静脉高压导致食管胃底静脉曲张所致。

6. 下肢水肿

肝癌伴腹水的患者，常有下肢水肿，轻者发生在踝部，严重者可蔓延至整个下肢。

7. 急腹症

癌结节破裂通常引起肝区疼痛，体格检查肝区有明显压痛，为肝包膜刺激症状。也有部分患者癌结节破裂后，表现为急性腹痛，伴有腹膜刺激症状，易被误诊为急性腹膜炎。癌结节破裂引起的腹痛通常伴有血压下降，甚至休克的表现，与一般急性腹膜炎不同。

8. 副瘤综合征

副瘤综合征是指由于肝癌组织本身分泌某些具有特殊的生理活性物质，如性激素等引起的一组特殊症候群，这些症候群有的伴随肝癌的临床症状出现，有的则在肝癌表现出临床症状之前就出现。常见的症候群包括：低血糖症、红细胞增多症、血小板增多症、高钙血症、男性乳房发育、高胆固醇血症等。

（二）体　征

由于原发性肝癌多数在慢性肝炎、肝硬化的基础上发展而来，因此，不少患者常有慢性肝病及肝硬化的一些体征，如慢性肝病面容、肝掌、蜘蛛痣、腹壁静脉曲张、体质虚弱、男性乳房发育、下肢水肿等，除此之外，肝癌患者亦有如下一些特殊的体征。

1. 肝大

进行性肝大是肝癌最常见的体征，有部分患者因自己扪及上腹部肿块前来就诊。触诊时肝质地较为坚硬，表面不光滑，有或无结节感，肝边缘较为锐利。

2. 腹水

腹水（腹膜腔积液）是中晚期肝癌的常见体征，主要由慢性肝功能受损使白蛋白合成减少或门静脉高压等原因所致。腹水一般为淡黄色，不易查到癌细胞。少数为血性腹水，血性腹水多因癌结节破裂出血或肿瘤腹腔种植所致。此时腹水中易查到癌细胞。

3. 黄疸

黄疸是中晚期肝癌的常见体征，弥漫性肝癌及胆管细胞癌最易出现黄疸。黄疸多因胆管受压或癌肿侵入胆管致胆管阻塞，亦可因肝门转移淋巴结肿大，压迫胆管所致。部分患者的黄疸也可因肝功能损害所致。

4. 脾大

肝癌患者多在肝硬化的基础上发生，所以部分患者出现脾大。单纯因肝癌所致的脾大少见，主要是肿瘤转移至脾所致，亦可因癌栓进入脾静脉使之栓塞而导致脾淤血、肿大。

5. 肝区血管杂音

一些巨大的肝癌可压迫或扭曲肝总动脉或腹腔动脉，导致肝区出现吹风样血管杂音。这是肝癌的特殊体征。

6. Budd-Chiari 综合征

Budd-Chiari 综合征是肝静脉流出道被阻塞后引起的肝窦扩张、淤血伴有肝大及大量腹水的综合征。Budd-Chiari 综合征的临床表现如下：

(1) 肝静脉回流障碍：脾大，食管下段静脉曲张，胃肠出血，腹水积聚快而多，蛋白含量低，与肝硬化相似。黄疸不突出，腹水偶可呈血性。

(2) 下腔静脉回流障碍：下肢水肿，浅表静脉曲张，皮肤色素沉着或有小腿溃疡，胸腹壁及背部浅表静脉曲张，血流方向向上等为其特征。

（三）并发症

肝癌的并发症主要为消化道出血、肝癌结节破裂、肝衰竭、感染等，这些并发症往往是导致肝癌患者死亡的直接原因。

1. 上消化道出血

上消化道出血是肝癌最常见的严重并发症，也是导致肝癌患者死亡的最主要原因。导致上消化道出血的原因有：①食管胃底静脉曲张；②凝血机制障碍；③胃肠黏膜糜烂。

2. 肝癌结节破裂

原发性肝癌自发性破裂出血是肝癌较常见的严重并发症，发生率为 9%～22.6%。患者发病较急，病情凶险，预后较差。患者多以急性上腹痛就诊。开始多为上腹疼痛，以突发者占 95%左右，随着病情发展可逐渐发展到全腹，同时多伴有面色苍白、四肢凉、出冷汗、脉搏细数、血压下降、腹部压痛，出血量较大时可见腹部膨隆。诊断性腹膜腔穿刺对肝癌破裂出血的确诊具有重要意义，常可穿到不凝固的鲜血。

3. 肝性脑病

肝性脑病是肝癌终末期的表现，是导致肝癌患者死亡的主要原因（约为 35%）。肝性脑病常系癌组织严重损害肝实质或同时合并肝硬化导致肝实质广泛破坏所致。

4. 血性胸腹水

肝癌患者由于肝功能损害严重，白蛋白合成能力下降，加上门脉高压常可导致腹水。当肿瘤细胞种植到腹膜时，亦可产生腹水，此时腹水多为血性。靠近横膈的肝癌直接浸润横膈及胸膜，可引起血性胸水。肿瘤转移至胸膜，亦可引起血性胸水。

5. 感染及癌性发热

肝癌患者由于抵抗力低下，常可出现感染。感染的主要部位为呼吸道、肠道、胆系及腹腔。感染的症状因部位不同而表现不同，感染主要由细菌所致，真菌感染也不少见。癌性发热在肝癌患者中较为常见，多为持续低度到中度的发热，癌性发热的主要原因是癌组织坏死后释放致热原进入血液循环所致。

6. 肝肾综合征

肝癌患者多伴有肝硬化。肝硬化在肝功能失代偿时，常会突然或逐渐发生少尿或无尿、氮质血症等功能性肾衰竭的表现，而此时肾并无器质性病变，称此为肝肾综合征（或肝性肾衰竭）。此类患者大多数有进行性加深的黄疸、肝脾大、低蛋白血症及顽固性腹水等肝衰竭表现，疾病末期的特点是深昏迷、严重少尿和血压进行性下降。

二、诊　断

（一）诊断标准

1. 病理学诊断标准

肝占位病灶或者肝外转移灶活检或手术切除组织标本，经病理组织学和/或细胞学检查诊断为 HCC，此为“金标准”。

2. 临床诊断标准

肝癌的临床诊断主要取决于三大因素，即慢性肝病背景，影像学检查结果以及血清 AFP 水平。同时满足以下条件中的①和②a 两项或者①、②b 和③ 3 项时，可以确立 HCC 的临床诊断：①具有肝硬化以及 HBV 和/或 HCV 感染（HBV 和/或 HCV 抗原阳性）的证据。②典型的 HCC 影像学特征：同期多排 CT 检查和/或动态对比增强 MRI 检查结果提示肝占位在动脉期快速不均质血管强化，而静脉期或延迟期快速洗脱。a. 如果肝占位最长径大于或等于 2 cm，CT 和 MRI 两项影像学检查中有 1 项显示肝占位具有上述肝癌的特征；b. 如果肝占位最长径为 1～2 cm，则需要 CT 和 MRI 两项影像学检查都显示肝占位具有上述肝癌的特征。③血清 AFP 大于或等于 400 μg/L 持续 1 个月，或者大于或等于 200 μg/L 持续 2 个月，并能排除其他原因引起的 AFP 升高。

（二）辅助检查

1. 影像学检查

（1）超声检查：是目前肝癌最常用的诊断方法之一，价廉物美，可以查出 1 cm 左右的肝癌，结合超声造影剂的使用，可以提高诊断准确率。

（2）CT 检查：是肝癌诊断中最常用的影像学方法之一，在定性诊断方面的价值优于 B 超检查。目前，CT 对肝癌定性诊断的准确率基本在 90%以上。

（3）磁共振检查：在显示肿瘤假包膜、肿瘤内部结构、肿瘤的边缘和血管的侵犯，以及鉴别肝癌与肝硬化再生结节方面优于 CT 检查。

2. 实验室检验

（1）甲胎蛋白（AFP）：是诊断肝癌特异度最高的标志物，国内 60%～70%的肝癌患者 AFP 高于正常值。凡 AFP 大于 400 μg/L 持续 1 个月或 AFP 大于 200 μg/L 持续 2 个月而无活动性肝病及生殖腺胚胎肿瘤者，应高度怀疑肝癌，应结合影像学检查结果加以确诊或严密随访。

（2）肝炎标志物和肝功能检查：国内肝癌患者 80%以上有 HBV 感染的背景，10%～30%有 HCV 感染背景。因此，HBV 与 HCV 标志物的检测有助于肝癌的诊断。

（3）其他肿瘤标志物：胆管细胞型肝癌 AFP 往往正常，但其他一些肿瘤标志物如 CEA（癌胚抗原）、CA19－9、CA15－3、CA125 有时升高。

3. 病理学检查

在B超或CT引导下的穿刺活检可以获得病理学结果，是肝癌诊断中特异度最高的方法。但是，由于其存在癌结节破裂出血和针道种植的危险性，这项检查一般是用在一些常规检查难以确诊的病例。

三、鉴别诊断

由于AFP在肝癌的诊断中有较大的价值，故目前国内学者多主张从AFP阳性疾病和AFP阴性疾病两大类进行鉴别诊断。

（一）与AFP阳性疾病的鉴别诊断

1. 妊娠

妇女妊娠3~6个月可有AFP一过性升高现象，但一般分娩后1个月左右恢复正常。

2. 急慢性活动性肝炎、肝硬化

急慢性活动性肝炎、肝硬化患者常会出现AFP增高现象，鉴别的要点是这类患者肝内无占位性病变，且有肝功能损害，当肝功能好转时AFP值也下降。

3. 消化道肿瘤

消化道肿瘤特别是胃癌、胰腺癌伴肝转移时有时会出现AFP升高现象，因有原发病灶，鉴别不难。

4. 胚胎源性肿瘤

胚胎源性肿瘤如恶性畸胎瘤、混合性生殖细胞瘤、精原细胞瘤或混合型绒癌等均可导致AFP明显增高，故对AFP升高的患者，要首先排除胚胎源性肿瘤的可能性。

（二）与AFP阴性疾病的鉴别诊断

其他的一些肝病也会表现为肝占位性疾病，其中最常见的是良性占位性病变如肝囊肿、肝血管瘤，这两种占位病变影像学上易于与肝癌鉴别。肝局灶性结节增生在影像学上有时与肝癌很难鉴别，需行肝穿刺或手术切除后病理学检查。转移性肝癌结合病史及影像学特点，与原发性肝癌鉴别诊断不难。

第四节　临床分期

原发性肝癌有多种分期标准，目前被广泛接受且认可度较高的是巴塞罗那分期系统。巴塞罗那临床肝癌（Barcelona Clinic Liver Cancer，BCLC）分期系统是目前将肿瘤分期治疗方案和预期生存相结合的唯一分期系统（表2-12-1）。该分期主要包含了四类预后因素：①患者的一般状态（PS）；②肿瘤的状态；③肝功能状态；④可供选择的治疗方法。

表 2－12－1　巴塞罗那临床肝癌分期系统

BCLC 分期	PS	肿瘤状态	肝功能状态	治疗方法
0（最早期）	0	单个≤2 cm	胆红素正常，无门脉高压	肝切除术
A（早期）				
A_1	0	单个≤5 cm	胆红素正常，无门脉高压	肝切除术
A_2	0	单个≤5 cm	胆红素正常，有门脉高压	LT/PEI/RF
A_3	0	单个≤5 cm	胆红素不正常，有门脉高压	LT/PEI/RF
A_4	0	3 个肿瘤都≤3 cm	Child-Pugh A,B*	LT/PEI/RF
B（中期）	0	多个或单个＞5 cm	Child-Pugh A,B	TACE
C（晚期）	1～2	血管侵犯或转移	Child-Pugh A,B	新药物治疗
D（终末期）	3～4	任何肿瘤	Child-Pugh C	对症治疗

LT：liver transplantation，肝移植；PEI：percutaneous ethanol injection，瘤内注射乙醇；RF：radiofrequency therapy，射频治疗。

*：肝功能 Child-Pugh 分级详见表 2－12－2。

表 2－12－2　肝功能 Child-Pugh 分级

生化参数项目	得　分		
	1	2	3
血清总胆红素（mg/L）	＜2	2～3	＞3
白蛋白（g/dl）	＞3.5	2.8～3.5	＜2.8
腹水	无	轻度，可控制	顽固性腹水
肝性脑病	无	轻度	重度
凝血酶原时间延长（INR）*	＜4 s（＜1.7）*	4～6 s（1.7～2.2）*	＞6 s（＞2.2）*

A 级：5 或 6 分，肝功能正常；
B 级：7～9 分，肝功能轻度异常；
C 级：10～15 分，肝功能重度异常。

*：INR，international normalized ratio，国际标准化比值。

第五节　治　疗

肝癌预后凶险，治疗效果不理想，5 年生存率很低。目前，还没有一种治疗方法适用于所有的肝癌患者。因此，肝癌的治疗要强调综合治疗。肝癌的治疗原则为：①能够手术的尽可能争取手术切除；②不能手术切除的可根据情况，分别采用肝动脉化疗栓塞（TACE）、射频治疗、放疗、分子靶向治疗等方法或几种方法综合运用；③部分无法切除的肝癌患者采用其他方法治疗后，若肿块缩小有可能重新获得切除机会。

一、可切除肝癌的手术治疗

（一）肝切除

1．基本原则

肝切除术的基本原则是最大限度完整切除肿瘤，使切缘无残留肿瘤和最大限度保留正常肝组织，降低手术死亡率及并发症。多项大型回顾性研究及荟萃分析显示，肝癌患者行肝切除术后的5年存活率为40%；对于肝功能较好及早期肝癌患者，肝切除术后的5年存活率可达60%。因此，以肝切除术为代表的外科治疗仍是肝癌首选治疗方法。

2．方法分类

肝切除术方法分类包括根治性切除和姑息性切除。根据手术完善程度将根治切除标准分为3级：Ⅰ级标准是指完整切除肉眼所见肿瘤，切缘无残癌。Ⅱ级标准需在Ⅰ级基础上增加4项条件：①肿瘤数目小于或等于2个；②无门脉主干及一级分支、总肝管及一级分支、肝静脉主干及下腔静脉癌栓；③无肝门淋巴结转移；④无肝外转移。Ⅲ级标准是在Ⅱ级基础上增加术后随访结果的阴性条件，即术前AFP增高者，术后2个月内AFP应降至正常和影像学检查未见肿瘤残存。

3．适应证

（1）患者的基本条件：①一般情况良好，无明显心、肺、肾等重要器官器质性病变；②肝功能Child-Pugh A级，或经短期治疗后达A级；③肝储备功能基本正常；④无不可切除的肝外转移灶。

（2）根治性肝切除的局部病变必须满足的条件：①单发肝癌，表面较光滑，界限较清楚或有假包膜，受累肝组织少于30%；或虽超过30%，但无瘤侧肝代偿性增大达标准肝体积的50%以上。②多发肿瘤，结节少于3个，且局限于一段或一叶内。

（3）姑息性肝切除术：姑息性肝局部切除可使肿瘤缩小，血清AFP下降，为二期切除提供机会。

4．禁忌证

（1）心肺功能差或合并其他重要器官系统严重疾病，不能耐受手术者。

（2）肝硬化严重，肝功能Child-Pugh C级。

（3）已有肝外转移。

（二）肝移植

肝移植可将肝硬化、乙型肝炎、癌灶及癌前病变一并去除。理论上讲，肝移植能最大限度地根治性切除肿瘤，同时处理了相关的终末期肝病，具有独特的优势。

1996年Mazzaferro等推荐了Milan标准：肿瘤最长径小于或等于5 cm，或是数量小于或等于3个且每个最长径小于或等于3 cm，无主要血管、淋巴结和肝外侵犯和转移。据此标准，移植术后5年存活率可达75%。但肝移植的缺点也是显而易见的，如手术后移植肝无功能、感染、供体缺乏、终身应用免疫抑制剂、治疗费用较高及移植术后的肿瘤转移复发（即使符合Milan标准的肝移植患者，其术后复发率仍达29%）。

不是所有的肝癌患者都可接受肝移植。对于伴有静脉癌栓、肝内播散或肝外器官转移者为肝移植禁忌证。

选择肝癌的肝移植术，既要着眼于开拓肝癌治疗的新途径，又必须对延长患者生存时间、减轻痛苦、减少经济负担三个因素合理、全面地考虑。

二、不可切除肝癌的局部治疗

（一）介入治疗

1. 肝动脉介入治疗

肝动脉介入治疗按治疗操作的不同，常分为肝动脉灌注化疗（transcatheter arterial injection，TAI）、肝动脉栓塞（transcatheter arterial embolization，TAE）和肝动脉栓塞化疗（transcatheter arterial chemoembolization，TACE）。大多数原发性肝癌的血供来自肝动脉，而肝非肿瘤部分血供70%～75%来自于门静脉系统，25%来自肝动脉。TAI可使化疗药物直接到达肿瘤组织并达到较高浓度，而不会损伤正常肝和其他器官；在动脉灌注化疗的基础上，使用栓塞剂阻断肿瘤的供血动脉，使肿瘤失去氧供应，导致缺血、坏死，达到治疗目的。应用TACE治疗不能手术的肝癌，是目前非手术治疗的首选方法。

（1）适应证：

1）不能切除的中晚期原发性肝癌，无肝肾功能严重障碍，包括：①巨块型肝癌，肿瘤占全肝比例小于70%；②多发结节型肝癌；③门静脉主干未完全阻塞，或虽完全阻塞但肝动脉与门静脉间代偿性侧支血管形成；④外科手术失败或术后复发；⑤肝功能Child-Pugh A或B级，ECOG评分0～2分；⑥肝癌破裂出血及肝动脉-门静脉分流造成门静脉高压出血。

2）肝切除术前应用，可使肿瘤缩小，并明确病灶数目，以利于二期切除。

3）不宜或患者不愿接受手术及局部消融的小肝癌。

4）控制局部疼痛、出血以及栓堵动静脉瘘。

5）肝癌切除术后，预防复发。

（2）禁忌证：

1）肝功能Child-Pugh C级。

2）凝血功能严重障碍，且无法纠正。

3）门静脉主干完全被癌栓栓塞，且侧支血管形成少。

4）合并活动性感染且不能同时治疗。

5）估计患者的生存时间短于3个月的远处广泛转移。

6）恶病质或多器官衰竭。

（3）相对禁忌证：

1）门静脉主干有癌栓阻塞、门脉受压或门脉内有血栓但通畅者，仍可栓塞治疗。

2）严重的肝硬化并伴有门脉高压，门脉增宽或胃左静脉曲张不显著，且门脉影变淡不显著，原无消化道大出血史，仍可进行栓塞。

3）肿瘤体积超过肝的70%以上，行肝动脉栓塞化疗后，可能导致肝衰竭或肾衰竭。但对于门静脉无癌栓，肝功能基本正常者，可用少量碘油分次栓塞。

4）有严重的骨髓抑制，在集落刺激因子的应用基础上，仍可考虑行TACE治疗。

2. 局部消融治疗

局部消融治疗是指采用超声、CT或MRI影像引导定位，用物理或化学方法直接杀灭肿瘤的方法。其主要包括射频、微波、冷冻及无水乙醇注射治疗等。

(1) 适应证：单发肿瘤，最长径小于或等于 5 cm；或肿瘤小于或等于 3 个，且最长径小于或等于 3 cm。无血管、胆管和邻近器官侵犯以及远处转移。肝功能 Child-Pugh A 或 B 级，或经治疗达此标准。

(2) 禁忌证：①肿瘤巨大或弥漫型肝癌；②门脉主干至二级分支癌栓或肝静脉癌栓、邻近器官侵犯或远处转移；③肿瘤位于肝的脏面，其中 1/3 以上外裸；④肝功能 Child-Pugh C 级，经护肝治疗无法改善；⑤治疗前 1 个月内有食管胃底静脉曲张破裂出血；⑥不可纠正的凝血功能障碍和明显的血象异常，有明显出血倾向；⑦顽固性大量腹水，恶病质；⑧合并活动性感染，尤其是胆管系统炎症等；⑨肝、肾、心、肺和脑等重要器官衰竭；⑩意识障碍或不能配合治疗者。另外，第一肝门区肿瘤为相对禁忌；肿瘤紧贴胆囊、胃肠、膈或突出于肝包膜为经皮穿刺路径的相对禁忌。

(3) 治疗手段：

1) 经皮药物注射治疗：经皮穿刺瘤内无水乙醇注射术已普遍开展，治疗效果已基本肯定。无水乙醇既有蛋白凝固作用，又具有栓塞功能。瘤灶内阻力低于周围肝组织，无水乙醇可以选择性地在瘤灶内扩散，更好地起到治疗作用。适应于最长径小于 5 cm 的小肝癌，肿瘤部位特殊，严重肝硬化或因高龄伴其他器官病变，或切除后复发，肝功能有明显损害不宜做肝切除者。

2) 射频热凝固治疗：是世界公认的安全、有效、先进的治疗肝癌的方法之一。射频热凝固治疗的适应证主要为无法手术切除的小肝癌，多数学者认为应用射频热凝固治疗的单个肿块最长径不宜超过 5 cm。

3) 冷冻治疗：是一种低温治疗肿瘤的方法。研究结果表明组织内能达到的最低温度是细胞死亡的关键，细胞致死的条件是−35 ℃以下维持 3～5 分钟。其对最长径为 6～8 cm 的病变是安全的。

另外，局部消融手段还有激光间质热疗、微波固化、高强度聚焦超声治疗，其原理均为在短时间内产生高温以杀死肿瘤细胞。激光间质热疗和微波固化治疗对最长径小于 3 cm 的瘤体疗效可靠，高强度聚焦超声治疗尚处于研究应用阶段。

(二) 放　疗

原发性肝癌的放疗始于 20 世纪 50 年代，我国的肝癌放疗始于 20 世纪 60 年代。肝是放射敏感组织，但肝癌细胞对放疗不敏感，导致早期肝癌放疗不能兼顾肿瘤控制概率和正常组织并发症概率，现代放疗技术如三维适形放疗（3D conformal radiotherapy，3D－CRT)、放射性粒子植入、硼中子俘获等实现高剂量线面与靶区在三维空间上一致，并可以迅速降低靶区周围正常组织的高剂量照射体积。

对不能进行其他局部治疗的肝癌患者进行 3D－CRT，其有效率可达 50%以上，中位生存时间达 20 个月；合并门脉癌栓患者的有效率近 40%，中位生存时间达 18 个月。立体定向放疗（stereotactic radiotherapy，SRT）适用于处于复杂解剖结构且多靶点（<4 个）的肝癌，对因重要器官功能影响不能手术或特殊部位不易手术的肝癌较适宜采用 SRT，特别是伴有肝硬化、肝功能差不宜行介入治疗者，其治疗后 1 和 2 年的局部控制率分别可达 94%～100%和 82%。

对无手术指征的中晚期肝癌的放疗是以姑息性治疗为目的，对有手术指征而放弃手术的小而局限的肝癌可以根治性治疗作为目的。

三、晚期肝癌的全身治疗

（一）化　疗

大部分原发性肝癌患者就诊的时候已属晚期而失去可治愈的机会。对于不可切除的晚期肝癌患者，如果局部治疗效果欠佳或不适宜局部治疗，可以考虑全身化疗。

在晚期 HCC 全身治疗中，常规应用的化疗药物有：氟尿嘧啶（5－FU）、多柔比星（阿霉素）、米托蒽醌、丝裂霉素、草酸铂、顺铂、吉西他滨等药物。这些药物的单药有效率较低，一般不超过 10%，缺乏高级别的循证医学证据表明具有生存获益。仅个别研究提示，与最佳支持治疗相比，含多柔比星的系统化疗可能延长晚期 HCC 患者总生存时间，临床一般采用联合化疗的方法。

目前的一线联合化疗方案是 FOLFOX 方案（氟尿嘧啶＋亚叶酸钙＋奥沙利铂），该联合方案与单药多柔比星相比，延长了晚期肝癌患者的生存时间。FOLFOX 方案除发生轻微的手足麻木外，其他不良反应与多柔比星组相比无明显差异，安全性好，改变了晚期 HCC 系统化疗长期缺乏标准方案的现状。

（二）分子靶向治疗

近年来，应用分子靶向药物治疗肝癌已逐渐引起重视，正在成为新的研究热点。对于晚期不宜手术、局部治疗的肝癌患者，分子靶向药物是一个选择。

索拉非尼属于分子靶向治疗新药，是一种口服的多靶点、多激酶抑制剂，同时发挥抗血管生成和抗肿瘤细胞增殖的双重作用。两项国际多中心、安慰剂双盲随机对照Ⅲ期临床研究表明，与安慰剂相比，索拉非尼可以改善晚期患者的生存时间。该药最常见的较为严重的不良反应为：腹泻、手足皮肤反应、疲乏以及出血等，胆红素水平升高的患者使用索拉非尼应特别谨慎。

（三）中医中药治疗

对于一些合并严重肝硬化、肝功能失代偿、已有远处转移的患者，则宜以中医中药为主进行治疗。中医药有助于减少放化疗的毒性，改善肝癌的相关症状和患者的生存质量，可能延长患者的生存时间，可以作为肝癌治疗的重要辅助手段。

尽管对于可切除肝癌患者的随访作用有限，但为更早发现疾病复发、更有助于患者治疗的选择，推荐进行定期影像学检查及血 AFP 水平检查。建议影像学检查 2 年内每 3～6 个月 1 次，2 年后每 6～12 个月 1 次；AFP 水平检测 2 年内每 3 个月 1 次，2 年后每 6～12 个月 1 次。

【病例拓展分析】

患者，男性，60 岁。9 余年前（2005 年 5 月）单位体检发现右肝占位，位于Ⅵ肝段，大小约为 3 cm×2 cm×2 cm。乙肝标志物阴性，血清 AFP 正常。

问题 1：此时应安排哪些检查进一步明确诊断？

分析：

（1）肝占位需要考虑哪些疾病可能？①良性占位性病变如肝囊肿、肝血管瘤、肝局灶性结节增生；②恶性占位性病变：原发性肝癌、肝转移性肿瘤。

(2) 如何鉴别这些疾病呢？肝囊肿、肝血管瘤在影像学上易于与肝癌鉴别；肝局灶性结节增生在影像学上有时与肝癌颇难鉴别，需行肝穿刺或手术切除后病理学检查；转移性肝癌结合病史及影像学特点，与原发性肝癌鉴别诊断不难。

(3) 原发性肝癌的诊断标准有哪些呢？肝癌的临床诊断主要取决于三大因素，即慢性肝病背景，影像学检查结果以及血清 AFP 水平。

该患者 AFP 阴性，也没有慢性肝病背景，如何明确诊断呢？建议行肝穿刺活检。

经肝穿刺活检结果提示“肝细胞肝癌”。

问题 2：下一步检查、治疗方案。

分析：多项大型回顾性研究及荟萃分析显示，肝癌患者行肝切除术后的 5 年存活率为 40%；对于肝功能较好及早期肝癌患者，肝切除术后的 5 年存活率可达 60%。因此，以肝切除术为代表的外科治疗仍是肝癌首选治疗方法。全面评估患者病情，需行血常规、肝功能、肝 MRI、胸片、肝 B 超等检查，明确手术治疗指征。

患者于我院外科行“右肝癌切除术”，术后病理报告示肝细胞癌（$T_2N_0M_0$，Ⅱ期/巴塞罗那，A_1期），术后恢复良好。

问题 3：术后需要注意哪些问题？

分析：术后是否需要进一步治疗，术后随访复查如何安排？患者疾病分期早，已行根治性手术治疗，建议定期随访血清 AFP、肝 B 超，必要时行 CT 或 MRI 检查。

4 余年前（2010 年 5 月）患者因再次出现肝区疼痛于当地医院行肝 B 超检查结果提示右肝占位，位于Ⅴ肝段，大小约为 1.5 cm×2 cm×1.5 cm。来我院考虑“肝癌术后复发”。

问题 4：考虑复发的依据是什么？

分析：结合既往史和影像学可考虑原发性肝癌复发可能。

问题 5：下一步检查、治疗方案。

分析：按照原发性肝癌诊断标准，可行肝 CT 或 MRI 检查来明确肝占位病灶性质。对于较小的单发病灶，可以选择再次手术，若不愿手术可考虑局部介入治疗。

完善相关术前准备后于 2010 年 6 月 1 日行肝 TACE 术（表柔比星＋碘油），手术顺利，病灶碘油充填佳。术后复查肿瘤有缩小，体积为 1 cm×1 cm×1.5 cm。2011 年 1 月复查，肿瘤增大达 2 cm×2.5 cm×3 cm。

问题 6：下一步治疗方案。

分析：患者肿瘤复发系单发肿瘤，肿块最长径为 3 cm，无血管、胆管和邻近器官侵犯以及远处转移，首选射频消融术或手术切除。

患者遂于 2011 年 1 月 10 日再次行 TACE 手术，并于 TACE 术后 1 个月（2011 年 2 月12 日）行射频消融术。2013 年 4 月前患者出现上腹痛、腹胀，复查 CT 示“肝内多个病灶，肝门、腹腔腹膜后多个淋巴结肿大融合，腹膜腔积液”，考虑原发性肝癌术后复发伴肝内及腹腔转移。

问题 7：下一步处理措施。

分析：患者系晚期转移性肝癌，首选分子靶向治疗。分子靶向治疗药物索拉菲尼可显著延长晚期肝细胞癌或原发性肝癌患者的总生存时间，临床控制率可达 43%，中位存活期为 9.2 个月。

（赵娅琴　曹　丹　易　成）

参考文献

[1] 刘鲁明，杨宇飞．肝癌［M］．北京：人民卫生出版社，2002．

[2] 吴孟超，陈汉，姚晓平，等．原发性肝癌的外科治疗［J］．中华外科杂志，1996，46（12）：4－7．

[3] 刘士辰．肝细胞癌化疗及介入治疗现状［J］．国外医学肿瘤学分册，2003，30（1）：40～43．

[4] 李凯滨，张宗城，蒋剑霄，等．氩氦靶向冷冻术在中晚期肝癌综合治疗中的应用［J］．肝胆外科杂志，2003，11（3）：197－199．

[5] 殷蔚伯，谷铣之．肿瘤放疗学［M］．3版．北京：中国协和医科大学出版社，2002．

[6] Llovet J，Ricci S，Mazzaferro V．Sorafenib in advanced Hepatocellular Carcinoma．N Engl J Med，2008，359（4）：378－390．

[7] Mazzaferro V，Regalia E，Doci R．Liver transplantation for the treatment of small hepatocellular carcinomas in patients with cirrhosis．N Engl J Med，1996，334：693－699．

[8] Lopez P，Villanueva A，Llovet J M．Up-dated systematic review of randomized controlled trials in hepatocellular carcinoma．2002－2005．Aliment Pharmacol Ther，2006，23：1535－1547．

第十三章　胰腺癌

内容提要：

◆ 胰腺癌发病率呈明显上升趋势，预后差，发病率与病死率几乎相同。

◆ 胰腺癌的诊断需要病理学依据。

◆ 对于早期可手术的胰腺癌患者手术治疗是主要治疗方法，术后应辅以全身化疗，是否放疗目前存在争议。

◆ 对于局部晚期和转移性胰腺癌患者，应以全身化疗为主辅以放疗，治疗目标为延长患者的生存时间，改善其生存质量。

胰腺癌是一种高度恶性的肿瘤，发病随着年龄增长而增加，中位发病年龄为 60～65 岁，男性稍高于女性。近年来其发病率有升高趋势，占恶性肿瘤的 1%～2%，居第 9 位。在我国胰腺癌发病率也逐年升高。据上海市疾病预防控制中心统计，上海市胰腺癌发病率从 1973 年的 3.38/10 万上升至 2007 年的 6.29/10 万，升高了 86%，且每年仍以 2%的速度增长。胰腺癌早期诊断十分困难，诊断时多为晚期，甚至在影像学检查正常的时候，早已存在亚临床远处转移，失去手术切除机会，且大多数对放化疗原发耐药。胰腺癌治疗进展慢，预后极差，发病率和病死率几乎是相等的，中位生存时间为 5～6 个月。近 20 年来晚期胰腺癌 5 年生存率无显著提高，约为 5%；死亡率居恶性肿瘤的第 4 位，预测十年后胰腺癌将成为恶性肿瘤的第二大死因。

第一节　病　因

胰腺癌的病因尚未完全清楚，可能与下列因素有关。

1. 吸烟

大量研究结果显示，吸烟是胰腺癌的高危因素，且与吸烟量和吸烟时间成正相关。另有研究结果显示，被动吸烟也会造成胰腺癌的发病率升高。

2. 饮食因素

一些饮食因素被认为与胰腺癌相关，包括饮酒及高脂肪饮食。但是，目前没有研究结果显示饮食方式与胰腺癌的发病有必然联系。

3. 2 型糖尿病

胰腺癌与糖尿病存在密切关系，但是二者之间的因果关系目前还存在一定争议。目前更多的学者倾向于糖尿病既是胰腺癌患病的危险因素，又是胰腺癌的临床表现之一。一项荟萃分析显示糖尿病是胰腺癌的独立危险因素。

4. 慢性胰腺炎

有研究发现慢性胰腺炎患者中胰腺癌发病的危险增加了20倍，其分子机制可能与 *K-RAS*、*PRSS1*、*PRSS2*、*SPINK1*、*CFTR* 等基因突变和染色体的不稳定性有关。而急性胰腺炎诱发胰腺癌的危险较低。

（五）遗传因素

5%～10%的胰腺癌患者具有家族遗传病史，有些胰腺癌病例发生在有明确遗传性综合征的患者。胰腺癌发生可能与多种基因突变引起的遗传易感性提高有关，*KRAS* 基因点突变及肿瘤抑制基因 *P53*、*P16* 和 *DPC4* 的失活是最常见的遗传改变。

（六）其　他

胰腺癌发病还可能与空气污染、危险职业暴露（如纺织业、园丁）等环境因素相关。也可能与其他疾病，如胆囊炎、胆囊切除术后、幽门螺杆菌感染、既往胃部手术、免疫缺陷等疾病有关。其具体机制尚不清楚。

第二节　病　理

一、部位分型

1. 胰头癌

胰头癌最常见，占胰腺癌60%～70%。胰头肿瘤大多位于上半部分，位于钩突者少见。

2. 胰体尾癌

胰体尾癌占胰腺癌1/4的病例。

3. 全胰腺癌

全胰腺癌少见。

二、病理学类型

根据世界卫生组织（WHO）肿瘤分类及诊断标准系列（消化系统肿瘤病理学和遗传学），胰腺癌分为以下类型。

1. 导管腺癌及其亚型

导管腺癌是最常见的胰腺肿瘤，占胰腺肿瘤85%～90%。多数为中到高分化导管腺癌，可见胰岛被包绕在肿瘤组织中；低分化导管腺癌不常见，胰岛往往被肿瘤破坏。肿瘤周围有大量的纤维间质，形成其坚硬的质地。导管腺癌的亚型包括腺鳞癌、未分化癌、印戒细胞癌和黏液非囊性癌。

2. 腺泡细胞癌

腺泡细胞癌只占胰腺外分泌肿瘤1%～2%。10%～15%的腺泡细胞癌可出现酯酶过分泌综合征。其分级与导管腺癌相同，肿瘤细胞被纤维组织分割成大小不等的结节，但是不会出现导管腺癌中特征性的间质反应。

3. 其他类型

其他类型如浆液性囊腺癌、黏液性囊腺癌、导管内乳头状黏液性癌、鳞癌、实性假乳头状癌等少见。

三、扩散方式

1. 局部浸润

胰头癌通常直接浸润胆总管和胰导管，并造成梗阻性黄疸及胰腺实质萎缩。更为晚期的胰头癌可能侵及十二指肠壁，出现消化道出血等。胰腺癌向胰周侵犯常见，并通常通过神经鞘进行，累及腹膜后脂肪组织、血管及神经，这也是胰腺癌患者疼痛显著的原因之一。胰体尾癌往往局部浸润更广泛，可侵及胃、肾上腺、脾、结肠等邻近器官。

2. 淋巴结转移

胰头癌常见的淋巴结转移为十二指肠后和胰头上淋巴结组、胰头下和胰体上淋巴结组、胰十二指肠前和胰体下淋巴结组；其次为腹腔干、十二指肠韧带、肠系膜上动脉根部等淋巴结。而胰体尾癌首先转移的淋巴结往往是胰尾上下淋巴结组和脾门淋巴结。

3. 血行转移

胰腺癌最常见的血行转移部位是肝，其次为肺、肾上腺、骨等，其他部位的远处转移少见。

第三节　临床表现及诊断

一、临床表现

胰腺癌早期症状不明显，往往表现为非典型的消化道症状，如上腹部不适、轻度腹胀、腹部隐痛等。在晚期可能出现以下症状：

（1）黄疸：是胰头癌常见的症状之一，表现为进行性，无痛性梗阻性黄疸。胰体尾部癌在疾病局部浸润广泛的时候也可能出现黄疸。

（2）腹痛：是胰腺癌最常见的症状之一，以胰体尾癌明显。其疼痛程度剧烈，向腰背部放射。

（3）食欲降低、呕吐、腹泻等。

（4）腹胀、腹膜腔积液（腹水）。

（5）血糖浓度升高：70％的患者会发生糖尿病，通常糖尿病病史不超过 2 年。

（6）远处转移所致相应症状。

（7）消耗性症状：消瘦，短期内体重下降明显，恶病质。

（8）少数情况下可能出现急性胰腺炎、低血糖症、高钙血症等。

二、诊断要点

（一）临床表现及体格检查

临床表现如前所述。体格检查在病变初期无特异性阳性体征，在晚期患者可能出现黄疸、腹部肿块、腹水征。

（二）实验室检验

（1）肿瘤标志物检查：大部分胰腺癌糖类抗原 CA19－9 升高，癌胚抗原 CEA 升高也较为常见。但是这些肿瘤标志物均无特异性。CA19－9可以作为预后判断及术后随访的指标。

（2）血生化：可出现胆红素明显升高，其中以结合胆红素升高为主。

（三）影像学检查

（1）超声（US）检查：简单、方便，大部分都表现为低回声、不均一的肿块。少部分患者表现为强回声肿块。

（2）CT检查：胰腺癌在CT上表现为低密度肿块，强化不明显。CT除了可显示胰腺肿块的位置、大小、密度以外，还可以显示有无胰管、胆管扩张，有无血管受侵，有无淋巴结转移、肝转移等征象。

（3）MRI及磁共振胰胆管成像检查：T_1稍低或低信号，T_2混杂或稍高信号，强化不明显的肿块。

（4）PET－CT：与CT比较PET－CT可显著提高胰腺癌术前诊断的特异度和灵敏度。

（5）内镜逆行胰胆管造影：可显示胰导管狭窄、推压及堵塞。若胰头癌侵及十二指肠乳头，则十二指肠镜可直接观察到病变。

（四）病理学诊断

胰腺癌的确诊必须有病理学诊断，包括组织病理学诊断或细胞学诊断。如果拟手术者通常术前不需要先获得病理学诊断，对于晚期不能手术，需要放化疗的患者治疗前必须获得病理学诊断。取得病理学诊断标本的方法有：

（1）手术：直视下细针穿刺活检。

（2）穿刺活检术：在CT或者超声引导下，局部穿刺获得组织病理学或细胞学标本。可以穿刺胰腺原发病灶，或者肝转移病灶，或者淋巴结转移病灶。如果穿刺胰腺原发病灶，需要警惕出血及胰漏，可以在穿刺后给予止血和生长抑素治疗，以减少出血及胰漏的风险。

（3）脱落细胞学检查：可以通过腹水细胞学、胰管脱落细胞刷片、十二指肠引流液检查等方法获得细胞病理资料。但是，其阳性率较低，临床少用。

第四节 分 期

目前临床胰腺癌分期多采用2010年《AJCC癌症分期手册》第七版分期标准，详见表2－13－1。

原发肿瘤（T）

T_X　原发肿瘤无法评估

T_0　无原发肿瘤的证据

T_{is}　原位癌

T_1　肿瘤局限于胰腺，最长径≤2 cm

T_2　肿瘤局限于胰腺，最长径＞2 cm

T_3　肿瘤扩展至胰腺外，但未侵及腹腔动脉和肠系膜上动脉

T_4　肿瘤侵犯腹腔动脉或肠系膜上动脉

区域淋巴结（N）

N_X　区域淋巴结无法评估

N_0　无区域淋巴结转移

N_1　区域淋巴结转移

远处转移（M）

M_0　无远处转移

M_1　远处转移

表 2－13－1　AJCC－UICC 2010 年胰腺癌 TNM 分期

	T	N	M
Ⅰ期			
$Ⅰ_A$	T_1	N_0	M_0
$Ⅰ_B$	T_2	N_0	M_0
Ⅱ期			
$Ⅱ_A$	T_3	N_0	M_0
$Ⅱ_B$	T_1	N_1	M_0
	T_2	N_1	M_0
	T_3	N_1	M_0
Ⅲ期	T_4	$N_{任何}$	M_0
Ⅳ期	$T_{任何}$	$N_{任何}$	M_1

第五节　治　疗

一、治疗原则

根据胰腺癌的病变范围，胰腺癌可以分为三类：可切除的胰腺癌、局部进展胰腺癌和转移性胰腺癌。对于可切除的胰腺癌首选治疗为手术切除，是胰腺癌患者长期生存的有效治疗。但是，由于大多数胰腺癌发病隐匿，诊断的时候已是晚期，80％的患者已经不适宜手术切除。即使接受根治性手术后，仅 15％～20％的患者可长期存活，其余大部分患者会出现局部复发及远处转移，根治性手术后中位生存时间为 16～18 个月。所以即使对于早期胰腺癌患者均应接受综合治疗，而非单一手术治疗。对于局部晚期胰腺癌中潜在可切除的患者可以给予新辅助治疗后转化为可切除，而获得长期存活的机会。对于不可切除的局部晚期胰腺癌则进行姑息性全身化疗，部分患者可联合局部放疗。对于有远处转移的胰腺癌则以全身治疗为主。总之，目前胰腺癌治疗主要包括手术治疗、放疗、化疗、靶向治疗及介入治疗等，应根据患者的肿瘤情况及全身状况给予个体化的治疗。

二、手术治疗

（一）根治性切除术

如果肿瘤不能达到根治性切除，手术就不能对胰腺癌患者提供生存获益。所以，术前进行充分的影像学检查，多学科讨论以判断患者能否达到根治性切除是非常重要的。在2014年NCCN指南中，将可切除性胰腺癌定义为：肿瘤无远处转移，肿瘤与腹腔干和肠系膜上动脉周围有清晰的脂肪层，且肠系膜上静脉/门静脉清晰可见，淋巴结转移范围未超出手术所能切除范围。

1. 切除方式

（1）Whipple手术（胰十二指肠切除术）：对于胰头癌患者采用胰十二指肠切除术，该手术的程序分为探查、切除及重建3部分。切除范围包括：远端胃的1/2～1/3，胆总管下段和/或胆囊，胰头切缘在肠系膜上静脉左侧/距肿瘤3 cm，十二指肠全部，近段15 cm的空肠；充分切除胰腺前方的筋膜和胰腺后方的软组织；钩突部与局部淋巴液回流区域的组织、区域内的神经丛；大血管周围的疏松结缔组织等。消化道重建包括胰－胆、胆－肠以及胃－肠吻合术。

（2）保留幽门的胰十二指肠切除术（PPPD）：PPPD保留了幽门和近端十二指肠，从而降低了远端胃切除术后的相关并发症，如倾倒综合征、脂肪泻等。但是因为缩小了切除范围，有研究结果指出对有十二指肠受侵的患者，PPPD较Whipple手术后患者的生存时间明显降低。所以对于有十二指肠受侵的患者仍推荐选择Whipple术。

（3）扩大根治术：在标准的Whipple手术基础上对毗邻受侵器官的联合切除，相应受侵血管的切除和重建，扩大淋巴结的清扫范围。扩大切除术目前存在争议，有研究结果显示扩大手术切除并不能使患者获益。目前较一致的观点认为肠系膜上静脉（SMV）和/或门静脉（PV）等静脉非手术禁忌，可行血管切除及重建；但是，肠系膜上动脉（SMA）受累难达到R_0切除，为手术的相对禁忌。

（4）胰体尾切除术：是胰体尾癌的常见手术方式。如肿瘤侵及脾，则应行脾切除。

（5）全胰腺切除术：患者术后生存质量差，胰腺内外分泌功能完全丧失，故为少用的手术方式。全胰腺切除的病例仅限于肿瘤累及全胰或胰腺内有多发病灶，或累及主胰管的弥漫性导管内黏液性乳头状瘤等。

2. 切除要求

标准手术应保证合理的切除范围，切缘阴性，足够的淋巴结清扫。

（1）术前胆道引流：对于术前出现胆道感染的患者，建议通过经皮穿刺或者内镜下安置暂时性支架进行术前胆道引流。对于其他术前出现梗阻性黄疸的患者是否进行术前胆道引流，目前存在争议。

（2）淋巴结清扫要求：最新NCCN指南对多种实体肿瘤中淋巴结检出个数都有最低要求，然而对胰腺癌根治术最低淋巴结检出个数尚无明确要求。经典胰十二指肠切除术淋巴结检出数目不足，有学者在胰十二指肠切除术基础上行更大范围的淋巴结清扫，与标准的胰十二指肠切除术相比，患者的生存时间没有明显改善。目前一致的观点认为对早期无淋巴结转移的患者，扩大淋巴结清扫不能改善患者的生存时间；有淋巴结转移者，应谨慎、规范地行扩大淋巴结清扫。

(3) 切缘要求：切缘状态对于预后有显著影响。但是目前对于胰腺癌切缘阳性的判断存在较高的假阴性率。明确切缘阳性的定义是非常重要的。国际抗癌联盟将 R_1 定义为手术标本边缘镜下肿瘤残留，R_2 定义为肉眼可见肿瘤残留，R_1、R_2 的患者比 R_0 切除（切缘阴性）的患者预后差。而英国皇家病理学家学会将环状切缘（或胰腺切除标本表面）≤1 mm 范围内有肿瘤残留，作为阳性切缘（R_1）。胰十二指肠切除术的环状切缘包括横断切缘和游离切缘。横断切缘包括胰腺横切缘和连接至系膜血管的胰腺系膜切缘，游离切缘包括后切缘和前表面或者十二指肠侧缘。Jamieson 等 2010 年在 Annals of surgery 报道一篇文章中发现行胰十二指肠切除术的胰头癌患者中，对切除标本按照环状切缘标准化病理学检查，R_1 阳性率可高达 73.6%。

（二）姑息性手术

(1) 胆肠吻合术：仅适用于 PS 评分好，通过内镜和介入不能解除梗阻性黄疸的患者。

(2) 胃肠吻合术：适用于胰腺肿瘤直接浸润十二指肠或者肿块外压十二指肠而出现胃输出道梗阻的患者。目前有学者认为不可切除的胰头癌患者，在进行胆肠吻合，或者术中发现不能手术切除的患者，如患者预期生存时间大于或等于 3 个月，给予预防性胃空肠吻合术可以减少患者后期出现十二指肠机械性梗阻。

(3) 胰管空肠吻合术：适用于胰管梗阻造成胰管高压的患者。

三、术后辅助治疗

（一）辅助化疗

胰腺癌根治术后局部复发远处转移率可达 80%，中位生存时间仅 16 个月左右。根治术后给予辅助化疗，可以提高无疾病生存时间及中位生存时间。有效的化疗药物有吉西他滨（gemcitabine，GEM）、氟尿嘧啶（5－Fu）。两种药物都可延长术后患者生存时间且二者疗效相当，但吉西他滨治疗组严重不良反应发生率较低。

氟尿嘧啶口服衍生物替吉奥（S－1）含有替加氟、吉美嘧啶及奥替拉西三种组分，具有能维持较高的血药浓度并提高抗癌活性、明显减少药物毒性、给药方便等优势。

胰腺癌综合诊治中国专家共识推荐氟尿嘧啶、吉西他滨和替吉奥单药方案均可作为胰腺癌辅助化疗方案。

吉西他滨 1 000 mg/m^2，第 1 天、第 8 天、第 15 天，每 4 周为 1 个周期，共 6 个周期。

氟尿嘧啶 425 mg/m^2，第 1～5 天，亚叶酸钙 20 mg/m^2，第 1～5 天，每 4 周为 1 个周期，共 6 个周期。

替吉奥 80 mg/d、100 mg/d、120 mg/d（根据体表面积选择药物剂量），第 1 天～第 28 天，每 6 周为 1 个周期，共 4 个周期。

（二）辅助放疗

术后辅助放疗尚存争议。在 2014 年版胰腺癌综合诊治中国专家共识中，并不推荐胰腺癌患者术后常规进行辅助放疗。但是，对于切缘阳性（R_1 手术）或者大体残留（R_2 手术）胰腺癌，采用辅助放化疗可改善患者的总生存时间。放疗区域应包括原发肿瘤瘤床和区域高危淋巴结区。

四、局部晚期胰腺癌的治疗

（一）可能切除的局部晚期胰腺癌

病变介于可根治性切除与不可能切除之间。2014 年 NCCN 指南将其定义为：严重的单侧或者双侧肠系膜上静脉或门静脉侵犯；肿瘤围绕肠系膜上动脉小于 180°；肿瘤围绕或包裹肝动脉，但可以重建；肠系膜上静脉闭塞，但受累部分很短可以重建。术前新辅助治疗可以提高临界可切除的胰腺癌的切除率，降低切缘阳性率，延长患者的生存时间，建议对这部分患者术前新辅助治疗后再次评估可切除可能。

目前胰腺癌新辅助治疗多处于Ⅱ期临床试验阶段，尚无标准方案。现有两种治疗模式，一种模式为仅行新辅助化疗，化疗方案多采用晚期胰腺癌的一线化疗方案。另一种治疗模式为术前新辅助放化疗，也是目前对临界切除病例的研究热点。治疗方案有含氟尿嘧啶类（氟尿嘧啶持续输注，卡培他滨或替吉奥方案）或含吉西他滨方案的同步放化疗，或新辅助化疗有效后采用含氟尿嘧啶或含吉西他滨方案的同步放化疗。

（二）不可能切除的局部晚期胰腺癌

对于不能切除的局部晚期胰腺癌患者，目前主流的治疗模式是同步放化疗联合化疗，其依据大多来源于一些Ⅱ期临床研究结果。对于全身状况良好的不能切除的局部晚期胰腺癌，采用同步放化疗或新辅助化疗有效后放疗可缓解症状和改善患者的生存时间。对于梗阻性黄疸病例，放疗前建议放置胆道支架引流胆汁。

如何制定合理的序贯放化疗的策略是目前研究者研究的重点。目前更推荐先给予新辅助化疗，对于新辅助化疗有效的患者再给予联合放化疗，从而减少不良反应的发生。同步放化疗联合化疗虽然是目前不可切除局部晚期胰腺癌常用的治疗模式，但是联合放化疗与单纯化疗比较是否改善不可切除的局部晚期胰腺癌患者的生存时间，目前还有争议。

对于不可切除的局部晚期胰腺癌，单纯化疗或放化疗后序贯化疗或新辅助化疗后再给予同步放化疗，哪种治疗模式更优越尚不明确。如何更好地组合放疗和化疗是进一步研究的方向。

五、转移性胰腺癌的治疗

化疗可以显著改善晚期转移性胰腺癌患者的生存时间。研究结果显示化疗与最佳支持治疗相比可以将晚期胰腺癌患者的生存时间从 2.2～3.7 个月提高到 6～11.1 个月。对于一般情况良好的患者，推荐使用联合化疗方案；对于一般情况较差的患者，推荐使用单药化疗或最佳支持治疗。

（一）单药化疗

胰腺癌对化疗相对耐药，单药化疗其有效率都低于 10%。较有效的药物有氟尿嘧啶、吉西他滨。研究结果显示，吉西他滨与氟尿嘧啶相比在临床获益反应和患者的生存时间方面有一定优势，平均生存时间分别为 5.7 个月和 4.4 个月，1 年生存率分别为 18%和 2%。目前在 NCCN 指南上单药吉西他滨仍是晚期胰腺癌的标准治疗方案之一，尤其对于一般状况差的患者，建议单药吉西他滨治疗。

与辅助治疗一样，替吉奥治疗东亚人群晚期胰腺癌显示了较好的疗效。有研究结果显示，替吉奥单药对比吉西他滨单药中位生存时间分别为 9.7 个月和 8.8 个月，提示对东亚人群替吉奥单药用于局部晚期或转移性胰腺癌患者的总生存时间不劣于吉西他滨单药治疗。

（二）联合化疗

对于体力状况 ECOG 评分为 0～1 分，联合化疗能使患者的无疾病进展生存时间和总生存时间都得到明显改善。

1. 以吉西他滨为主的联合化疗

（1）吉西他滨联合白蛋白结合型紫杉醇：白蛋白结合型紫杉醇是由紫杉醇结合于白蛋白形成纳米颗粒的紫杉醇制剂，不包含聚氧乙烯蓖麻油，可降低不良反应，临床应用方便。白蛋白结合型紫杉醇通过白蛋白纳米粒载药技术提高肿瘤组织中紫杉醇浓度。多种肿瘤，包括胰腺癌肿瘤组织间歇中含有肿瘤分泌的富含半胱氨酸的酸性分泌蛋白（secretecd protein acidic and rich in cysteine，SPARC），其功能类似白蛋白受体，能专门吸引和黏附白蛋白。因此，SPARC 蛋白能特异性地吸附与白蛋白结合的紫衫醇，并把它聚集在肿瘤细胞上，从而提高了局部药物浓度，增强对肿瘤的杀伤能力。白蛋白结合型紫杉醇联合吉西他滨治疗晚期胰腺癌取得了比单药吉西他滨更好的疗效，中位生存时间达到 8.5 个月，有效率为 23%。在 2014 年版《胰腺癌综合诊治中国专家共识》中吉西他滨联合白蛋白结合型紫杉醇方案是作为 A 类（指具有较强的证据，全体专家达成共识）推荐使用方案。

（2）吉西他滨联合替吉奥：与吉西他滨单药相比，本方案在总生存时间方面并无优势，但是联合治疗组无进展疾病生存时间延长，分别为 5.7 个月和 4.1 个月，而且联合组的毒性更低，所以在 2014 年版《胰腺癌综合诊治中国专家共识》中本方案是作为 A 类推荐使用方案。

（3）吉西他滨联合其他药物：联合的药物包括氟尿嘧啶、卡培他滨、顺铂、奥沙利铂以及伊立体康等。荟萃分析结果显示，与吉西他滨单药相比，吉西他滨与奥沙利铂、顺铂或卡培他滨的联合方案具有一定的生存获益改善，对于体力状况评分较好的患者（ECOG 评分为 0～1 分）可以延长患者的生存时间，而体力状况评分较差的患者很难从中获益。

2. 非吉西他滨的联合化疗

FOLFIRINOX 方案（奥沙利铂＋伊立替康＋氟尿嘧啶）是目前唯一一个在晚期胰腺癌治疗中获得认可的非吉西他滨的联合化疗方案。该方案使患者取得最长的生存时间为 11.1 个月，明显优于单药吉西他滨，但毒性反应发生率也较高，是体力状况良好的转移性胰腺癌患者的治疗选择之一。

（三）靶向治疗

厄洛替尼联合吉西他滨治疗晚期胰腺癌，与单药吉西他滨相比，联合治疗组中位生存时间有所延长。虽然目前美国食品药品监督管理局（FDA）已批准该方案用于晚期胰腺癌患者，但是鉴于其生存时间改善不明显，而且价格昂贵，目前在国内使用较少。

其他的靶向治疗药物，如西妥昔单抗、贝伐单抗等目前在胰腺癌治疗中均未显示显著疗效。总的说来，胰腺癌分子靶向药物治疗效果并不理想。

（四）晚期胰腺癌的解救治疗

目前对于一线治疗失败的晚期胰腺癌尚无标准的二线治疗方案。推荐患者参加临床研究。如既往未使用过吉西他滨化疗的患者可选用以吉西他滨为基础的化疗。如果一线已经使用过以吉西他滨为基础的化疗，可选择以氟尿嘧啶类药物为基础的单药或者联合化疗方案，并同时给予最佳支持治疗。

对于新发胰腺癌患者应建立完整的病案和相关资料档案，治疗后定期随访和进行相应检查。治疗后2年内每3个月、2年后每6个月随访1次，复查血常规、肝肾功能、血清肿瘤标志物、腹部CT/B超、胸部X线摄影，直至治疗后5年。治疗5年以后每年复查1次，复查血常规、肝肾功能、血清肿瘤标志物、腹部CT或B超、胸部X线摄影。

【病例拓展分析】

患者，男性，45岁，因“上腹部疼痛半个月”就诊。现病史：患者于半月前无明显诱因出现上腹部疼痛，呈持续性，无恶心、呕吐、厌油、腹胀，无发热、寒战，皮肤和巩膜无黄染。既往史：乙型肝炎病史5年。个人史、结婚史：无特殊。体格检查：皮肤巩膜无黄染，浅表淋巴结阴性，心肺无异常，上腹部压痛，肝、脾未触及。辅助检查：胸腹部CT检查结果提示：右肝后上段占位，胰腺头部及沟突区可见占位性病变。PET－CT检查结果提示：胰腺头部及沟突区可见占位性病变，考虑胰腺恶性肿瘤可能性大，腹膜后可见肿大的淋巴结，考虑为肿瘤转移，肝右叶内可见低密度占位病变，考虑为肿瘤转移。患者体力状况ECOG评分为0分。

问题1：初步诊断？如何进一步明确诊断？

分析：结合病史及CT、PET－CT检查结果，初步诊断考虑：胰腺癌伴肝和腹膜后淋巴结转移可能性大。患者尚无病理学诊断，需要行肿瘤局部穿刺活检。根据PET－CT检查结果，患者目前病变累及胰腺、肝以及腹膜后淋巴结。累结部位均可作为穿刺活检目标，可根据穿刺的风险、操作的难易程度等决定穿刺部位。该患者进行了肝穿刺活检，没有选择胰腺肿块进行穿刺的原因是胰腺肿块穿刺有出现胰漏及出血的风险。如无肝转移，必须行胰腺肿块穿刺的患者，穿刺后应暂禁食，并可给予止血以及生长抑素治疗。除此以外还应该行肿瘤标志物CA19－9及CEA检查，可以协助诊断。

活检结果显示：低分化腺癌累及，系胰腺源性肿瘤。

问题2：如患者已取得病理学诊断，在治疗前还需进行什么检查？

分析：对于肿瘤的治疗，除了了解肿瘤的部位、病理学类型、分期等肿瘤本身的情况以外，还需要评估患者的一般情况、骨髓功能、肝肾功能、心功能等。所以对该患者，还需行血常规、肝肾功能、心电图等检查。该患者有乙型肝炎病史5年，需要行乙肝病毒DNA定量检测，如滴度升高，在化疗前需要抗病毒治疗。

问题3：该患者分期是什么？下一步治疗原则是什么？可以选择方案？

分析：患者目前分期是Ⅳ期。该患者为有远处转移的晚期胰腺癌，已无手术根治可能。该患者无梗阻性黄疸，PS评分0分，应该选择联合化疗方案。可供选择方案：FOLFIRINOX方案（奥沙利铂＋伊立替康＋氟尿嘧啶）、白蛋白结合型紫杉醇联合吉西他滨方案、吉西他滨联合替吉奥方案。虽然指南中吉西他滨联合厄洛替尼是晚期胰腺癌一线方案，但是鉴于该方案对患者的生存时间较单药吉西他滨仅延长半个月左右，而且费用昂贵，该患者选择最后使用 FOLFIRINOX 方案。患者耐受性好，根据 RECIST1.1 评价标准为部分缓解，目前继续该方案化疗中。

问题 4：如果该患者应用 FOLFIRINOX 方案后病情进展，如何选择二线治疗方案？

分析：如果该患者应用 FOLFIRINOX 方案后病情进展，可以选择以吉西他滨为主的化疗方案。根据患者的一般情况，如果 PS 评分大于 2 分，则给予单药吉西他滨治疗；如果患者 PS 评分 0～1 分，建议选择以吉西他滨为主的联合化疗，如吉西他滨联合替吉奥、吉西他滨联合卡培他滨。

问题 5：如果该患者出现梗阻性黄疸，如何处理？

分析：如果患者出现梗阻性黄疸，应该行影像学检查明确梗阻部位。如果预估患者的生存时间超过 3 个月，则应行胆肠吻合术或者经皮肝穿刺胆道引流术，可以延长患者的生存时间。

（勾红峰　易　成）

参考文献

[1] 李新建，郑莹，沈玉珍，等. 上海市胰腺癌的流行现状和趋势研究 [J]. 外科理论与实践，2002，7（5）：342－345.

[2] Ben Q，Xu M，Ning X，et al. Diabetes mellitus and risk of pancreatic cancer：A meta-analysis of cohort studies. Eur J Cancer，2011，47（13）：1928－1937.

[3] Neoptolemos J P，Stocken D D，Friess H，et al. A randomized trial of chemoradiotherapy and chemotherapy after resection of pancreatic cancer [J]. N Engl J Med，2004，350（12）：1200－1210.

[4] Neoptolemos J P，Moore M J，Cox T F，et al. Effect of adjuvant chemotherapy with fluorouracil plus folinic acid or gemcitabine vs observation on survival in patients with resected periampullary adenocarcinoma：the ESPAC－3 periampullary cancer randomized trial [J]. JAMA，2012，308（18）：1861.

[5] Fukutomi A，Uesaka K，Boku N，et al. Randomized phase Ⅲ trial of adjuvant chemotherapy with gemcitabine versus S－1 for resected pancreatic cancer patients [J]. J Clin Oncol，2013，13（Suppl）：a4008.

[6] Huguet F，Girard N，Guerche C S，et al. Chemoradiotherapy in the management of locally advanced pancreatic carcinoma：a qualitative systematic review [J]. J Clin Oncol，2009，27（13）：2269－2277.

[7] Burris H A 3rd，Moore M J，Andersen J，et al. Improvements in survival and clinical benefit with gemcitabine as first-line therapy for patients with advanced pancreas cancer：a randomized trial [J]. J Clin Oncol，1997，15（6）：2403－2413.

[8] Von Hoff D D，Ervin T，Arena F P，et al. Increased survival in pancreatic cancer with nab-paclitaxel plus gemcitabine [J]. N Engl J Med，2013，369（18）：1691－1703.

[9] Ueno H，Ioka T，Ikeda M，et al. Randomized phase Ⅲ study of gemcitabine plus S－1，S－1 alone，or gemcitabine alone in patients with locally advanced and metastatic pancreatic cancer in japan and taiwan：GEST study [J]. J Clin Oncol，2013，31（13）：1640－1648.

[10] Conroy T，Desseigne F，Ychou M，et al. FOLFRINOX versus gemcitabine for metastatic pancreatic cancer [J]. N Engl J Med，2011，364（19）：1817－1825.

第十四章 子宫颈癌

内容提要：

- ◆ 子宫颈癌发病率高居女性生殖系统恶性肿瘤之首，高危型人乳头瘤病毒的持续感染是其明确的病因，三阶梯筛查可以预防子宫颈癌前病变向子宫颈癌进展。目前子宫颈癌是唯一一种可以预防甚至消灭的妇科恶性肿瘤。
- ◆ 子宫颈癌主要病理组织类型为鳞癌，占所有子宫颈恶性肿瘤的80%以上；其次为腺癌，约占20%。子宫颈癌的好发年龄呈现出双峰，分别为35～39岁及60～64岁。腺癌对放化疗相对不敏感，多发生在年轻女性，预后较鳞癌差。
- ◆ 子宫颈癌的治疗原则：早期手术为主，各期均可采用同步放化疗。子宫颈癌的FIGO分期系临床分期，治疗前由两位经验丰富的妇科肿瘤医师进行评估、分期，术后不改变分期，但需根据病理结果决定是否补充放化疗。

2008年美国流行病学调查数据显示全球新发子宫颈癌（carcinoma of cervix，C. Ca）529 800例，死于本病的患者达275 100名，其中85%以上的患者来自发展中国家。我国每年新发病例约17.5万，占全球的1/3。子宫颈癌高发年龄呈双峰，第一峰为35～39岁，第二峰为60～64岁，平均发病年龄为52.2岁。近年来的研究数据还表明，本病的发病率明显上升且呈年轻化的趋势。然而，子宫颈癌是妇科肿瘤中唯一一种可以预防甚至消灭的恶性肿瘤，其潜伏期长，病因明确，能早期发现及时治疗，预后较好，5年存活率高达90%以上，故对其筛查和预防具有十分重要的意义。

第一节 病 因

一、人乳头瘤病毒感染

迄今为止，已经鉴定出的人乳头瘤病毒（human papilloma virus，HPV）亚型多达200余种，其中HPV16、HPV18、HPV33、HPV58、HPV62等亚型感染与子宫颈上皮内瘤样病变（cervical intraepithelial neoplasia，CIN）以及子宫颈癌的发生、发展密切相关，故称之为高危型病毒。而HPV6、HPV11、HPV42、HPV43等亚型与子宫颈癌的发生、发展无明显相关关系，故称其为低危型病毒。

流行病学及我院的研究资料均显示，90%以上的子宫颈上皮内瘤样病变样本中高危型HPV DNA为阳性，99%以上的子宫颈癌标本中高危型HPV DNA为阳性，并且发现HPV DNA含量与子宫颈病变程度呈正相关。此外，研究结果还表明，20岁女性是HPV感染的高峰年龄，25～35岁是子宫颈上皮内瘤样病变发生的高峰年龄段，而40岁以上是子宫颈癌发生的高峰年龄，提示 HPV 感染与子宫颈癌的发生呈时序关系，符合生物学的时相规律。

HPV 的致瘤作用与 HPV DNA 在宿主中的状态有关。HPV 感染宿主细胞后先以游离状态潜伏于基底细胞核内，然后病毒核酸整合到宿主细胞内，其表达产物干扰正常的细胞周期调控，促进细胞的转化，从而诱发肿瘤。

二、其他因素

(1) 流行病学资料显示，早年性生活（即 20 岁以前有性生活者子宫颈癌的发病率比 20 岁后有性生活者高 3 倍）、早育、性生活紊乱（有多个性伴侣）、多产等均是子宫颈癌发病的高危因素。

(2) 单纯疱疹病毒Ⅱ型（HSV－Ⅱ）、巨细胞病毒（CMV）等感染。

(3) 自身免疫力低下。

(4) 化学致癌因素：包皮垢可能增加子宫颈癌的发生概率。此外，动物试验也证实男性配偶精液中精液组蛋白为致癌物质。

(5) 精神刺激、吸烟、社会经济地位较低下等。

第二节　组织及病理学

一、组织学的发生和发展

（一）正常子宫颈上皮生理变化

子宫颈上皮包括阴道部的鳞状上皮和子宫颈管的柱状上皮。二者交界部即鳞－柱交接（squamo-columnar junction，SCJ），又称转化区（transformation zone）或移行带，此区细胞增生活跃，是子宫颈癌的好发部位。鳞－柱交接又分为原始 SCJ 和生理 SCJ。原始 SCJ 指胎儿期来源于泌尿生殖窦的鳞状上皮向上生长，到子宫颈外口与子宫颈管柱状上皮相邻所形成。生理性 SCJ 指原始 SCJ 随体内雌激素水平变化发生移位，称为生理性鳞－柱状交接部。

（二）子宫颈移行带柱状上皮被鳞状上皮替代的机制

(1) 鳞状上皮化生（squamous metaplasia）：暴露在子宫颈阴道部的柱状上皮受阴道酸性环境的影响，柱状上皮下未分化的储备细胞增生转化为绝大多数不成熟的鳞状上皮，上皮无表、中、底层之分，且代谢活跃，易受外界刺激发生细胞分化不良、排列紊乱、核异常、有丝分裂增加，发生子宫颈上皮内瘤样病变，甚至癌变。

(2) 鳞状上皮化（squamous epithelization）：子宫颈阴道部的鳞状上皮直接长入柱状上皮与其基膜间并最终替代柱状上皮。

（三）子宫颈上皮内瘤样病变及转归

子宫颈上皮内瘤样病变分为以下 3 级：

CINⅠ：即轻度非典型增生。指上皮下 1/3 层细胞核增大，核浆比例稍增大，核染色稍加深，分裂象少，细胞极性正常。60%～85%能自然消退，但应该检测 HPV 状态，并进行随访，若病灶持续 2 年，应采用激光或冷冻治疗。

CINⅡ：即中度非典型增生。指上皮下 1/3～2/3 层细胞核明显增大，核浆比例增大，核深染，分裂象较多，细胞数量明显增加，细胞极性存在。约 20%发展为原位癌，5%发展为浸润癌。

CINⅢ：包括重度不典型增生及原位癌（carcinoma in situ，CIS）。指病变细胞几乎或全部侵及上皮全层，细胞核异常增大，核浆比例显著增大，核染色深，分裂象多，形状不规则，细胞拥挤，排列紊乱，极性消失。

（四）浸润癌

CIN 突破上皮下基膜，浸润间质，形成浸润癌。

二、子宫颈恶性肿瘤组织学分类

按照世界卫生组织的分类方法，子宫颈恶性肿瘤的组织学分类见表 2－14－1。

表 2－14－1　子宫颈恶性肿瘤组织学分类（WHO 2014 年）

上皮性肿瘤	神经内分泌肿瘤
鳞状细胞癌，非特异性	低级别神经内分泌肿瘤
角化性	类癌
非角化性	不典型类癌
乳头状	高级别神经内分泌肿瘤
基底细胞样	小细胞神经内分泌肿瘤
疣性	大细胞神经内分泌肿瘤
鳞状移行细胞	间叶性肿瘤和瘤样病变
淋巴上皮瘤样	恶性
腺体肿瘤及前驱病变	平滑肌肉瘤
原位腺癌	横纹肌肉瘤
腺癌	腺泡状软组织肉瘤
子宫颈腺癌，普通型	血管肉瘤
黏液癌，非特异性	恶性周围神经鞘膜瘤
胃型	其他肉瘤
肠型	脂肪肉瘤
印戒细胞型	未分化子宫颈肉瘤
绒毛状腺癌	Ewing 肉瘤
内膜样癌	混合性上皮和间叶肿瘤
透明细胞癌	腺肉瘤
浆液性癌	癌肉瘤
中肾管癌	色素细胞性肿瘤
腺癌混合神经内分泌癌	恶性黑色素瘤
其他上皮性肿瘤	生殖细胞肿瘤
腺鳞癌	卵黄囊瘤
毛玻璃细胞癌	淋巴和造血肿瘤
腺样基底细胞癌	淋巴瘤
腺样囊腺癌	髓系肿瘤
未分化癌	继发性肿瘤

三、常见病理学类型

（一）鳞状细胞癌

鳞状细胞癌最常见，占子宫颈癌的 80%～85%，分以下几种类型：

(1) 外生型 (exophytic type)：最多见，肿瘤向外生长呈菜花状或乳头状，组织脆，易有触血，肿瘤多累及阴道。

(2) 内生型 (entophytic type)：肿瘤浸润子宫颈深部组织，多有子宫颈肥大、变硬，呈桶状，肿瘤多累及子宫旁组织。

(3) 子宫颈管型 (endocervical type)：肿瘤发生于子宫颈管，多有脉管浸润和盆腔淋巴结转移。

(4) 溃疡型 (ulcerative type)：在以上两型的基础上继续发展并合并感染、坏死，组织脱落后形成溃疡、空洞，形成火山口样子宫颈。

(二) 腺　癌

腺癌占子宫颈癌的 15%～20%，其中黏液性腺癌最多见，来源于子宫颈管柱状黏液细胞。

(三) 腺鳞癌

腺鳞癌占 3%～5%，含腺癌和鳞癌两种成分。

第三节　临床表现及诊断

一、临床表现

早期可无明显症状，部分患者有白带增多、白带带血或接触性出血 (同房出血)。妇科检查 (包括双合诊和三合诊) 显示子宫颈粗、硬，子宫旁组织无增厚。晚期患者多有阴道不规则流血 (量或多或少)，绝经后妇女可出现阴道流血，血性、脓性或水样白带，伴有特殊臭味，有的患者表现为恶病质。妇科检查 (包括双合诊和三合诊)：子宫颈菜花样，浸润结节型、溃疡出血或伴坏死，阴道或子宫旁组织增厚浸润等。

二、诊　断

根据病史及体格检查、辅助检查、病理组织学检查结果确诊。

(一) 早期辅助诊断方法

子宫颈脱落细胞学检查是筛查子宫颈癌的首选方法，1941 年由希腊医生 Papanicolaou 发明，在 20 世纪 40 年代开始沿用了近半个世纪，现发展为液基薄层细胞学技术 (TCT)。该技术明显提高了子宫颈癌前病变以及癌的诊断率，降低了假阴性率。1988 年 Bethesda TBS (the bethesda system) 的应用，创建了实验报告的标准框架，不仅包含了对标本的评估，而且还包括了描述性诊断。该系统统一的诊断术语为临床处理提供了帮助，达到了细胞病理和临床的有效交流。

(二) 阴道镜指导下活体组织检查

阴道镜指导下活体组织检查 (colposcopic directed biopsy) 是借助阴道镜将子宫颈阴道部黏膜放大 6～40 倍，在醋酸和碘染色的帮助下，观察肉眼看不见的表面形态和终末血管网的变化来评价局部病变，以提高早期诊断的准确性，达到早期治疗的目的。

（三）子宫颈和子宫颈管活检

组织病理学检查结果是诊断的“金标准”，临床上对子宫颈脱落细胞学检查结果异常或对可疑患者取部分子宫颈组织做病理学检查，确定病变的性质，帮助医生决定最终的治疗方法。临床上常用三种活检方法：点切法、子宫颈管搔刮术及子宫颈锥切术。点切法常用于子宫颈脱落细胞学检查可疑或异常而需进一步明确诊断者。为明确子宫颈管内是否有病变或癌灶是否浸润子宫颈管，子宫颈管搔刮术和点切法联合使用可进一步提高子宫颈上皮内瘤样病变及早期子宫颈癌的检出率。子宫颈锥切术（conization or cone biopsy）不仅可用于诊断，也可用于疾病的治疗。当子宫颈脱落细胞检查多次发现癌细胞而上述两种子宫颈活体组织检查法均未发现异常，或为明确已诊断的子宫颈原位癌或镜下早期浸润癌患者是否为浸润癌，可用该法明确诊断。此外，该法可作为子宫颈上皮内瘤样病变患者的治疗方法之一。

（四）其他检查

根据患者的具体情况可选择以下检查：CT、MRI、膀胱镜、直肠镜、静脉肾盂造影、腹腔镜、穿刺活检等。

三、鉴别诊断

病理组织学检查结果是诊断与鉴别诊断的“金标准”。

（一）子宫颈良性病变

子宫颈良性病变包括息肉、乳突瘤、子宫颈结核、尖锐湿疣以及位于子宫颈及阴道穹的子宫内膜异位结节等病变。

（二）子宫颈恶性肿瘤

子宫颈恶性肿瘤包括原发于子宫颈的恶性黑色素瘤、肉瘤、淋巴瘤以及其他转移到子宫颈的恶性肿瘤。

四、转移途径

子宫颈癌主要以直接蔓延及淋巴结转移为主，晚期可有血行转移。

（一）直接蔓延

子宫颈癌转移以直接蔓延最常见。向上可浸润子宫体，向下浸润阴道，两侧浸润子宫旁组织，甚至累及盆腔侧壁，压迫输尿管，导致输尿管扩张和肾盂积水。晚期可浸润膀胱、直肠（少见），形成膀胱阴道瘘或直肠阴道瘘。

（二）淋巴结转移

研究报道，子宫颈癌盆腔淋巴结转移率与FIGO分期呈正相关，Ⅰ～Ⅳ期子宫颈癌盆腔淋巴结转移率分别为15％、30％、50％和60％。Henrlken将盆腔淋巴结区域分为两级，即初级（1级：Ⅰstation）和次级（2级：Ⅱstation）。初级盆腔淋巴结包括：子宫旁淋巴结、子宫颈旁淋巴结、闭孔淋巴结、髂内淋巴结、髂外淋巴结、髂总淋巴结、骶前淋巴结；次级盆腔淋巴结包括：腹股沟淋巴结和腹主动脉旁淋巴结。子宫颈癌淋巴结转移通常先转移至初级盆腔淋巴结，再转移至次级盆腔淋巴结。

（三）血行转移

子宫颈癌的血行转移少见，约占5%，远处器官转移常见于肺、骨、肝、肾等。

第四节　分　期

在治疗开始前，临床分期需由2或3位妇科肿瘤专家根据妇科三合诊检查、影像学检查以及相关辅助检查结果，综合评估后确定，分期一经确定后不能根据最终临床病理结果更改。采用国际妇产科联盟（FIGO）的临床分期标准（表2-14-2）。

表2-14-2　子宫颈癌FIGO（2009）及TNM分期

FIGO分期	肿瘤范围	TNM分期
	原发肿瘤无法评估	Tx
	没有原发肿瘤的证据	T_0
	原位癌（浸润前癌）	T_{is}
Ⅰ期	肿瘤局限在子宫颈（扩展至宫体将被忽略）	T_1
I_{A}	镜下浸润癌，间质浸润深度≤5 mm，宽度≤7 mm	T_{1a}
I_{A1}	间质浸润深度≤3 mm，宽度≤7 mm	T_{1a1}
I_{A2}	3 mm＜间质浸润深度≤5 mm，宽度≤7 mm	T_{1a2}
I_{B}	临床癌灶局限在子宫颈，或显微镜下可见病变＞I_{A2}	T_{1b}
I_{B1}	临床可见癌灶最长径≤4 cm	T_{1b1}
I_{B2}	临床可见癌灶最长径＞4 cm	T_{1b2}
Ⅱ期	癌灶超出子宫，但未达骨盆壁或阴道下1/3	T_2
II_{A}	肿瘤侵犯阴道上2/3，无明显子宫旁浸润	T_{2a}
II_{A1}	临床可见癌灶≤4 cm	T_{2a1}
II_{A2}	临床可见癌灶＞4 cm	T_{2a2}
II_{B}	有明显子宫旁浸润，但未达到骨盆壁	T_{2b}
Ⅲ期	癌肿扩展到骨盆壁和/或累及阴道下1/3和/或导致肾盂积水或无功能肾	T_3
III_{A}	癌累及阴道下1/3，但未达骨盆壁	T_{3a}
III_{B}	癌已达骨盆壁，或有肾盂积水或无功能肾	T_{3b}
Ⅳ期	肿瘤播散超出真骨盆或癌浸润膀胱和/或直肠黏膜	T_4
IV_{A}	肿瘤侵犯邻近的盆腔器官	T_{4a}
IV_{B}	肿瘤有远处转移	T_{4b}

分期注意事项：

（1）子宫体浸润不列入分期。

（2）I_{A}期为显微镜下诊断。所有肉眼可见病灶，包括浅表浸润，均为I_{B}期。

（3）静脉或淋巴结等浸润均不改变分期。

（4）肿瘤浸润达盆腔侧壁，完全无间隙，任何不能找到原因的肾盂积水或肾无功能时均应确定为Ⅲ期。

（5）Ⅳ期：仅有膀胱泡样水肿者不能确定为本期，当膀胱冲洗液查见肿瘤细胞时，还应做活检取得病理组织学证据后方能确诊。

第五节　治　疗

要高度重视首次治疗。首先应明确诊断及临床分期，根据患者年龄、全身情况、是否有生育要求、病理学类型，以及医疗技术水平、设备等制定个体化的治疗方案，施行以放射、手术为主，辅以化疗、中医药、免疫治疗等综合治疗的原则。

一、放　疗

（一）适应证

（1）各期子宫颈癌，且不受内科疾病的影响。

（2）$Ⅱ_B$以上的子宫颈癌首选。

（3）术后有淋巴结转移、切缘阳性、子宫旁浸润、淋巴或脉管间隙浸润、深部间质浸润等高复发风险的患者需补充放疗。

（二）子宫颈癌根治性放疗

盆腔外照射加腔内近距离照射是规范的子宫颈癌根治性放疗方案，原则上应进行同步放化疗。

1. 体外照射

盆腔野包括子宫、子宫颈、子宫旁和上 1/3 阴道（$Ⅲ_A$患者包括全阴道）、盆腔淋巴结、腹股沟深淋巴结。扩大野主要是腹主动脉旁淋巴结范围。照射前应设定好照射野，并用铅板或多叶光栅技术保护正常组织。照射野包括：①盆腔前后野，又称矩形野，上界为 L_4与 L_5间隙，下界为闭孔下缘或肿瘤下缘下 2 cm 以上，侧界为真骨盆外 1.5～2 cm；②盆腔四野箱式照射，前界为耻骨联合前缘处的垂直线，后界为 S_2与 S_3间隙处的垂直线，上、下界同盆腔前后野；③扩大野照射，当髂总动脉和/或腹主动脉旁淋巴结受累时，照射野可从以上两野上缘向上扩大到所需照射的部位。

全盆腔照射剂量为 DT 45～50 Gy，每次 1.8～2.0 Gy，5 次/周。扩大野照射剂量约为 45 Gy，每次 1.8～2.0 Gy，5 周完成。在肿瘤体积大时，先进行体外照射 30 Gy 后再做腔内近距离照射疗效更理想。

2. 腔内近距离照射

根据对“A”点（子宫颈外口上 2 cm 与旁 2 cm 的交点）的放射剂量率分为高（>20 cGy/min）、中（3.33～20 cGy/min）、低（0.667～3.33 cGy/min）剂量率，多采用高剂量率腔内照射，每次 6～7 Gy，1 次/周，总剂量为 35～42 Gy。局部肿瘤体积大，出血多时，可选用阴道盒、组织间插植治疗等方法。

3. 同步放化疗

研究已证实放疗同时辅以铂类为基础的化疗可明显控制盆腔肿瘤，提高患者的生存率，因为化疗药物可以充当放疗的敏感剂；此外，其本身还能杀死肿瘤细胞。两种治疗手段的联合，可明显阻止肿瘤细胞的修复，使肿瘤细胞更加同步化，减少缺氧细胞的比例。具体方案如下：

（1）DDP 60～70 mg/m^2，静脉注射，放疗第 1 天、第 29 天；或氟尿嘧啶 3～4 g/m^2，

96 小时持续静脉滴入，放疗第 1 天、第 29 天。

（2）DDP 40 mg/m^2，静脉注射，放疗第 1 天、第 8 天、第 15 天、第 22 天、第 29 天、第 35 天。

（三）并发症

1. 早期并发症

早期并发症指放疗中或放疗结束不久后发生的，如子宫穿孔等机械性损伤，局部感染致尿频、尿急、尿痛、血尿等泌尿道反应，以及里急后重、腹泻、便血等胃肠反应等。早期并发症多较轻，经对症处理，并保证富含蛋白质和多种维生素且易消化的饮食，患者多能坚持治疗。严重的患者可暂停放疗，经对症治疗好转后，再恢复照射。

2. 晚期并发症

晚期并发症常见的有放射性直肠炎、膀胱炎、小肠炎、局部皮肤及皮下组织改变、盆腔纤维化等。其中，放射性直肠炎和膀胱炎最为常见。

（1）放射性直肠炎：多在放疗后半年至 1 年内发生，按直肠病变程度分为轻、中、重三度。①轻度：有症状，临床检查直肠无明显异常，但直肠镜检查见直肠壁黏膜充血、水肿；②中度：有明显症状，临床检查肠壁有明显增厚或溃疡；③重度：出现需要手术治疗的疾病，如肠梗阻、肠穿孔或直肠阴道瘘等。轻或中度的放射性直肠炎以消炎、止血、对症处理的保守治疗为主，也可用药物保留灌肠。重度者一经诊断应择日手术。

（2）放射性膀胱炎：多发生在放疗后 1 年以上，按临床表现分为轻、中、重三度。①轻度：有尿急、尿频、尿痛等症状，膀胱镜下见黏膜充血、水肿；②中度：膀胱黏膜毛细血管扩张性血尿，反复发作，甚至形成溃疡；③重度：膀胱阴道瘘。轻或中度放射性膀胱炎采用抗炎、止血、对症治疗的保守治疗，重度者需择日手术治疗。

（3）盆腔纤维化：即盆腔呈冰冻骨盆状。严重者可导致输尿管梗阻及淋巴管阻塞，可采用活血化瘀类中药治疗，必要时手术。

二、手　术

手术的优点是能保护年轻患者所需保留的卵巢及阴道功能。适用于Ⅱ$_A$期之前、全身情况良好、无手术禁忌证的患者。

（一）手术类型

根据肿瘤对子宫旁、阴道、骶韧带、主韧带浸润范围选择不同的手术方式，主要有以下三种方式，见表 2-14-3。

（二）不同期别的子宫颈癌手术类型的选择

（1）Ⅰ$_{A1}$期：年轻有生育要求的女性可选择子宫颈锥形切除术，无生育要求的女性可选择子宫全切术，可保留卵巢，无须清扫淋巴结（淋巴结转移率<1%）。

（2）Ⅰ$_{A2}$期：筋膜外子宫全切术及盆腔淋巴结清扫术。对渴望生育的妇女可选用子宫颈广泛切除术及盆腔淋巴结清扫术（腹膜外或腹腔镜下），保留正常卵巢，严密随访。

（3）Ⅰ$_{B1}$期：次广泛子宫切除术或广泛子宫切除术及盆腔淋巴结清扫术。肿瘤病灶最长径小于 2 cm，渴望生育的妇女可选用子宫颈广泛切除术及盆腔淋巴结清扫术（腹膜外或腹腔镜下），保留正常卵巢，严密随访。

表 2－14－3　子宫颈癌手术类型

解剖特点	筋膜外子宫全切术	次广泛子宫切除术	广泛子宫切除术
直肠旁和膀胱旁间隙	无需分离	需分离	需分离
主韧带	在子宫颈外侧分离	在子宫颈外侧分离全长的 1/3～1/2	在子宫颈外侧分离＞全长的 1/2，甚至达盆壁
宫骶韧带	在子宫颈处分离	在子宫颈与直肠间分离 1/2	分离到直肠
阴道	切除子宫颈并包括如袖口样的一小圈阴道	切除阴道＞2 cm	切除阴道上 1/3～1/2
输尿管	辨认和探察	游离输尿管的内侧及上方的子宫旁附着处	游离输尿管的外侧，从子宫旁组织全部游离出来
卵巢及盆腔淋巴结	若需要可切除	若需要可切除	盆腔淋巴结清扫术

（4）I_{B2}～II_{B}期：先行新辅助化疗，确定有效后行广泛性子宫切除术及盆腔淋巴结清扫术，可保留正常卵巢。有强烈生育要求的I_{B2}患者可考虑先行新辅助化疗后，再做子宫颈广泛切除术及盆腔淋巴结清扫术，密切随访。若术中发现髂总淋巴结有肿瘤转移者，应行腹主动脉旁淋巴结切除或取样。

（5）Ⅲ期及以上的患者行同步放化疗。

（三）手术中和手术后常见并发症

（1）出血：术中出血系血管损伤所致，可立即钳夹、缝扎止血。术后出血多因为出血点漏扎或结扎线松脱所致。若为阴道断端出血且可见者，可钳夹后缝扎止血；若有腹膜腔积血，应立即开腹止血。若术后多日发生，多继发于感染，应加强抗感染并对症处理，积极预防出血可能导致的并发症。预防出血的关键是提高手术技能，操作轻柔，严密结扎止血。

（2）泌尿系统并发症：包括术中的直接损伤和术后的缺血性损伤两类。此外，膀胱功能麻痹是最常见的并发症，高达 50％。因为手术可不同程度地损伤支配膀胱、尿道的神经，故保留神经功能的手术方式越来越引起大家的关注。

（3）感染。

（4）盆腔淋巴囊肿：主要由于腹膜后淋巴组织清扫后留有死腔，回流的淋巴液潴留在此处形成囊肿。

（5）其他并发症：如切口感染、肠梗阻、栓塞性静脉炎及肺栓塞等。

三、化　疗

近年来，化疗在子宫颈癌治疗中的作用得到了很大的提升。目前已知单药有效的药物包括：顺铂（DDP）、卡铂（CBP）、长春新碱（VCR）、紫杉醇类药物、拓扑替康、环磷酰胺（CTX）、异环磷酰胺（IFO）、氟尿嘧啶（5－FU）、博来霉素（BLM）、丝烈霉素（MMC）等，其中以顺铂效果较好。治疗模式包括姑息性化疗（缓解性化疗）、同步放化疗、新辅助化疗及辅助化疗。其中，新辅助化疗最令人瞩目。

新辅助化疗主要适用于局部肿瘤体积大的I_{B2}～II_A期的子宫颈癌患者以及较年轻的II_B期患者。手术或放疗前先行1～3个疗程的化疗，目的是减小肿瘤体积，降低分期，使手术更容易实施，并且控制肿瘤的微小转移，提高疗效，为局部晚期子宫颈癌的年轻妇女保留生育功能提供可能。目前研究证实动脉和静脉化疗疗效相当，按照WHO实体瘤疗效评价标准、文献及笔者的研究报道，新辅助化疗总体有效率大于80%，鳞癌优于腺癌，但并未证实其能提高生存率。有研究报道，新辅助化疗对化疗敏感的患者有明显的生存获益。此外，对中晚期妊娠合并子宫颈癌的患者的报道显示，新辅助化疗可以延长孕周，且近期对胎儿无影响，但远期情况尚需更大样本及更长时间的随访；对年轻妇女局部晚期子宫颈癌的新辅助化疗使患者具有子宫颈广泛切除术的条件，有效地保留了生育功能并成功妊娠。FIGO推荐的常用子宫颈鳞癌的化疗方案为BVP方案（博来霉素+长春新碱+顺铂），但近年来认为TP方案（紫杉醇联合顺铂）的疗效优于BVP方案，有效率约提高10%，但不良反应不同。此外，FIP方案（氟尿嘧啶+异环磷酰胺+顺铂）以及拓扑替康联合顺铂方案等可用于新辅助化疗。

子宫颈癌是一个可以预防的恶性肿瘤。迄今为止，美国默沙东和英国葛兰素史克公司分别研制出子宫颈癌疫苗。其中，美国默沙东研制的Gardasil疫苗是全球第一个用于预防子宫颈癌的疫苗，能有效预防HPV6、HPV11、HPV16和HPV18型病毒导致的生殖器疣（尖锐湿疣）和子宫颈癌。适用人群为9至26岁无性活动的人群以及未受病毒感染的年轻女性。使用方法为6个月内注射3剂，疫苗的效力最少可维持5年。该疫苗绝大部分安全，没有明显的不良反应，仅有注射部位轻度疼痛及红肿，但近年来有个别致死病例报道，使用时应认真观察其不良反应。总之，该疫苗的成功上市为女性预防子宫颈癌带来了福音。但是否能给中国女性带来最佳的预防保护，还需要进一步了解我国女性的高危HPV感染类型，研发适合中国女性的疫苗。四川大学华西第二医院的研究结果显示，在西部地区女性的高级别子宫颈病变和子宫颈癌中，HPV16和HPV58感染最多，故当今市场上的疫苗只能预防我国部分女性的高危HPV感染。此外，有性生活的女性应定期做妇科检查，包括阴道脱落细胞学/液基细胞学检查，异常时做高危型HPV检测（滴度、亚型）及阴道镜检查，必要时活检或子宫颈管搔刮。同时，应该积极宣传性卫生知识，治疗子宫颈慢性疾病及性传播疾病，提倡晚婚、少育，防癌宣传、普查，做到三早，提高疗效。

影响子宫颈癌预后的主要因素有：患者的全身状况、FIGO分期、病理组织学类型、肿瘤的体积、有无间质和脉管浸润、有无淋巴结转移及转移数目、治疗手段是否规范、是否合并妊娠等。研究证实，FIGO分期为Ⅰ期的患者5年生存率可高达90%～96%，Ⅱ期为70%～73%，Ⅲ期则降低到26%～50%，Ⅳ期为14%。鳞癌和腺癌的5年生存率分别为81%和72%。无间质和脉管浸润的5年生存率为88%，有间质和脉管浸润的为55%。肿瘤最长径为4～4.9 cm的患者5年生存率为80%，5～5.9 cm的为62%，大于6 cm的降低到30%。此外，有无淋巴结转移以及转移的个数也对预后有重要影响。子宫颈癌合并妊娠总的来说预后不佳，故妊娠期间的阴道流血应该做妇科检查排除或早期诊断本病。本病常见的死亡原因为尿毒症、出血感染及恶病质。故子宫颈癌患者同其他恶性肿瘤患者一样，一经诊断应终身随访，除常规进行妇科双、三合诊检查外，还应定期做胸部X线摄影、阴道脱落细胞学检查。

第六节　特殊子宫颈癌的处理

一、子宫颈癌合并妊娠

子宫颈癌合并妊娠需综合考虑临床期别、孕周、患者及其家属的要求进行治疗，总的原则如下：

（1）尽快处理，否则可能影响预后。

（2）若孕周接近或超过 28 周，可考虑新辅助化疗延长孕周至胎儿能够存活，行剖宫产手术，再根据临床分期决定手术类型。

（3）若孕周不足 28 周，胎儿不能存活，患者拒绝新辅助化疗，可先行放化疗使胎儿流产后再根据临床分期决定手术类型或治疗方案。

二、复发性子宫颈癌

规范手术治疗 1 年后、根治性放疗治疗 3 个月后经体格检查、影像提示或病理证实的病灶出现即为复发，多数复发灶位于盆腔。治疗应该根据患者的具体情况制定个体化综合治疗方案，子宫颈癌盆腔复发总的治疗原则见图 2－14－1。

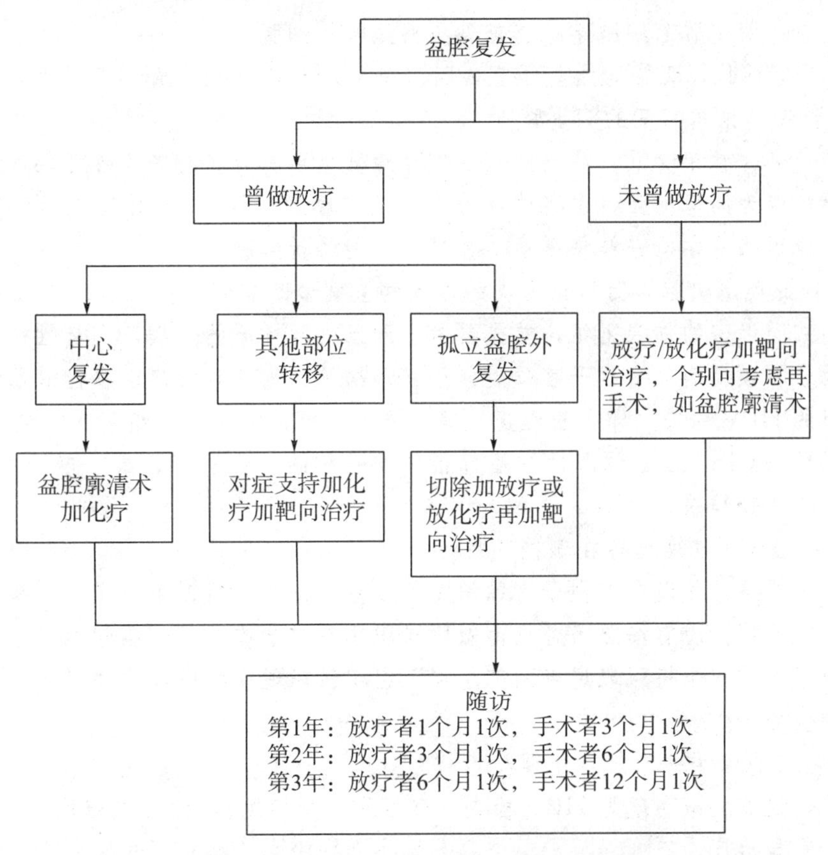

图 2－14－1　子宫颈癌盆腔复发处理原则

三、子宫颈残端癌

子宫颈残端癌指子宫次全切除术后残留子宫颈发生的癌变。其预防、诊断、治疗及预后与普通子宫颈癌没有明显差别，但需特别注意的是对手术的技巧要求更高，损伤发生的概率较大。

【病例拓展分析】

患者，女性，32岁，G_7P_1，同房出血1年，量少，持续2天，余无其他不适。4个月前在当地医院检查发现子宫颈“重度糜烂”及最长径为1 cm的赘生物，余无异常。考虑诊断：慢性子宫颈炎、子宫颈息肉。予冷冻治疗，赘生物未送病理学检查。2个月前再次发生同房出血，故到我院就诊。既往体健，无特殊疾病史。11岁月经初潮，经期3～4天，周期为25～31天。15岁起有性生活，16岁、17岁、19岁时各人工流产两次，婚前有多个性伴侣，25岁结婚，婚后足月顺产一个健康女婴，节育环避孕。

体格检查：内科情况无特殊。妇科检查：外阴发育正常；阴道通畅，阴道穹完整、光滑；子宫颈“轻度糜烂”，上唇糜烂面明显高于正常组织；子宫前位，正常大小，活动，质地正常，无明显压痛；双侧附件区未扪及明显异常；双侧子宫旁组织无明显增厚、缩短及僵硬。

辅助检查：阴道脱落细胞学检查查见不典型鳞状细胞。

B超：子宫前位，正常大小。子宫内膜（单层）厚0.4 cm，附件区未见异常。

问题1：请总结本病案的病史特点。

分析：患者为青年女性，病程较长，性生活发生早，曾经有多个性伴侣，妊娠流产次数多。主要症状为同房出血，主要体征为子宫颈“轻度糜烂”，上唇糜烂面明显高于正常组织。阴道脱落细胞学检查结果提示，查见不典型鳞状细胞。

问题2：此类患者就诊时应该考虑的诊断和鉴别诊断有哪些？

分析：按照严密的临床思维，首先要考虑到三大类性质的疾病，即良性、癌前病变和恶性。良性子宫颈疾病包括：子宫颈炎、子宫颈结核、内膜异位症、良性肿瘤如肌瘤、亚临床和临床的HPV感染（即尖锐湿疣）等。子宫颈癌前病变为一组病变，包括：CINⅠ、Ⅱ、Ⅲ和原位癌CIS。子宫颈恶性肿瘤包括原发性和继发性肿瘤。最后确诊的“金标准”为病理组织学检查结果。

问题3：当地医院处理存在哪些不足？

分析：主要不足是没有重视子宫颈病变的筛查。此患者有多个患子宫颈病变的高危因素，进行冷冻治疗前没有按照筛查指南做阴道脱落细胞学或液基细胞学检查；术后更是犯了一个低级错误——未将所取患者的“息肉”组织送病理学检查，失掉了可能协助诊断和及时补救的机会。

问题4：此患者下一步怎样处理？

分析：建议首先做高危型HPV检查（滴度和亚型检测），然后按照图2-14-2所示流程完成诊断和治疗。

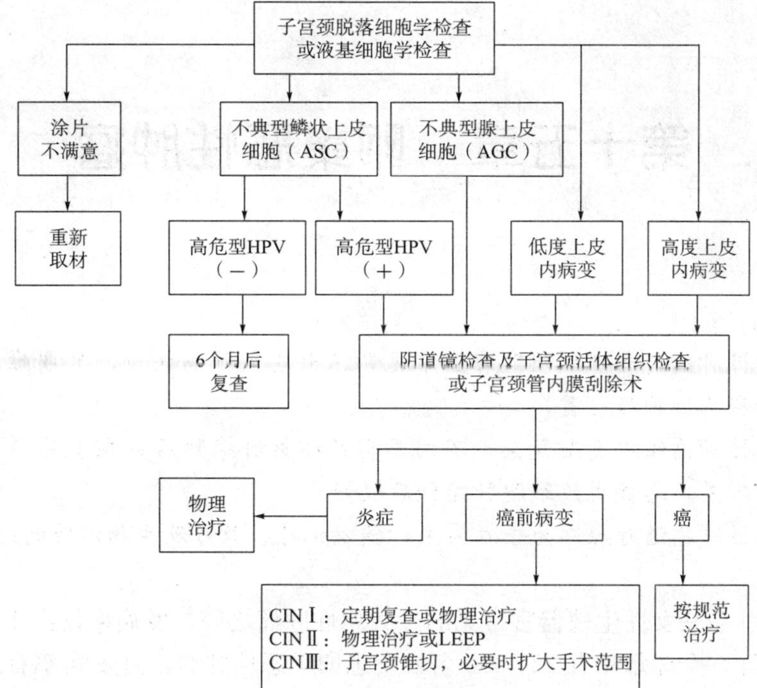

图 2－14－2　子宫颈病变的处理流程

（尹如铁　李清丽　王丹青）

参考文献

[1] National Comprehensive Cancer Network. NCCN clinical practice guidelines in oncology：cervical cancer（Version 1.2014）［EB/OL］.［2014－8－30］. http://www.nccn.org/professionals/physician_gls/f_guidelines.asp#myeloid_growth.

[2] National Comprehensive Cancer Network. NCCN guidelines for detection，prevention，& risk reduction：cervical cancer screening（Version 2.2012）［EB/OL］.［2013－11－19］. http://www.nccn.org/professionals/physician_gls/f_guidelines.asp#myeloid_growth.

[3] 曹泽毅. 中华妇产科学［M］. 3 版. 北京：人民卫生出版社，2014.

[4] 曹泽毅. 妇科常见肿瘤诊治指南［M］. 北京：人民卫生出版社，2007.

[5] 谢幸. 妇产科学［M］. 8 版. 北京：人民卫生出版社，2013.

[6] 陈惠祯，蔡红兵，毛永荣. 现代妇科肿瘤学［M］. 武汉：湖北长江出版集团·湖北科学技术出版社，2006.

[7] Gong J，Zhang L L，Chen L，et al. Pregnancy outcome following loop electrosurgical excision procedure（LEEP）a systematic review and meta-analysis［J］. Arch Gynecol Obstet，2014，289：85－99

[8] Yang L Y，Jia X B，Li N W，et al. Comprehensive Clinic－Pathological Characteristics of Cervical Cancer in Southwestern China and the Clinical Significance of Histological Type and Lymph Node Metastases in Young Patients［J］. PLOS ONE，2013，8（10）：e75849.

[9] Guo N，Peng Z L，Yang K X，et al. Uterine cervical malignant granular cell tumor［J］. Obstet Gynaecol Res，2012，38（6）：944－947.

[10] Han L，Yang X Y，Zheng A，et al. Systematic comparison of radical vaginal trachelectomy and radical hysterectomy in the treatment of early-stage cervical cancer［J］. International Journal of Gynecology and Obstetrics，2011，112：149－153.

第十五章　卵巢恶性肿瘤

内容提要：

◆ 卵巢恶性肿瘤是女性生殖器官最常见的三大恶性肿瘤之一，早期难以发现，死亡率居妇科恶性肿瘤之首。

◆ 卵巢恶性肿瘤组织类型复杂，不同类型的卵巢肿瘤预后存在差异。上皮性恶性肿瘤预后较差，恶性生殖细胞肿瘤预后较好。

◆ 卵巢恶性肿瘤治疗原则为手术为主，辅以化疗、放疗及生物治疗的综合治疗。

卵巢恶性肿瘤是女性生殖器官常见的三大恶性肿瘤之一，发病率仅次于子宫颈癌和子宫体癌。据统计，全球每年有 225 500 名妇女患卵巢恶性肿瘤，且发病率有逐渐上升的趋势。卵巢恶性肿瘤主要分为上皮性和非上皮性恶性肿瘤两大类。由于卵巢位于盆腔深处，早期病变多无症状，不易发现，一旦出现症状往往已是晚期，故预后差，病死率居妇科恶性肿瘤首位。随着化疗药物的有效应用，近年来卵巢恶性生殖细胞肿瘤的治疗效果明显提高，病死率从 90%降至 10%，但卵巢恶性上皮性肿瘤的治疗效果却未改善，5 年生存率一直徘徊于 30%左右。卵巢恶性上皮性肿瘤已成为严重威胁女性健康和生命的主要肿瘤。

第一节　病　因

卵巢恶性肿瘤的发生与环境、生殖、行为和遗传等诸多因素有关，早期预防和高危人群的筛查极为重要。其病因可能与以下因素有关。

一、环境因素

(1) 地区及种族因素：流行病学资料显示，卵巢癌的发病率以北欧、西欧及北美发病率最高，而亚洲印度、中国及日本最低；在种族上，美洲和非洲的白种人远较黑种人发病率高，故其发病与地区及种族关系密切。

(2) 经济状况：流行病学调查发现经济收入和社会地位较高的人群卵巢癌发病率较高，可能与工作压力、精神紧张、社会竞争等因素有关。

(3) 职业：特定职业如干洗工、搬运工和绘图油漆工卵巢癌的发病率明显高于其他行业工人，故认为接触有机粉尘、芳香胺和芳香族碳氢化学物可能是卵巢癌的致病因素之一。

二、生殖因素

(1) 月经：资料表明，初潮早和绝经晚是卵巢癌的高危因素。早绝经可降低卵巢癌的发生率，但两者的确切关系尚未被证实。

（2）妊娠及哺乳：多项研究的结果表明妊娠和哺乳可降低卵巢癌发生的危险性，孕产次及妊娠累积月份越多，发生卵巢恶性肿瘤的危险性越低。

（3）不孕症及促排卵药物：研究发现因排卵障碍引起不孕的患者，进行促排卵药物治疗后，患卵巢癌的相对危险性是无不孕症病史患者的3倍，表明促排卵药物的使用与卵巢癌的发生可能有一定的相关性，但尚需进一步深入研究证实。

（4）外源性激素：大量流行病学资料证实，口服避孕药可抑制排卵，降低卵巢癌发生的风险，且服药时间越长，风险下降越明显；但对黏液性卵巢癌未显示类似的保护作用。绝经后激素替代疗法（HRT）与卵巢癌的关系尚具有争议。有研究发现使用雌激素替代疗法（ERT）10年以上者，卵巢癌的发病率比未使用者高2倍，但使用雌激素小于10年并不增加这种危险性。

三、行为因素

（1）饮食因素：Larsson等调查发现多食水果、新鲜蔬菜者，卵巢癌的发病率低，且有明显的剂量依从关系。乳糖、钙的摄入与卵巢癌发生率降低也有一定的相关性。

（2）吸烟：调查发现吸烟的女性比不吸烟者更易患卵巢癌，尤其是患黏液性癌的风险升高，且风险随着患者吸烟年数的增加而升高。

（3）其他：染发次数大于或等于10次的女性，患卵巢癌的危险性显著增加。此外，精神抑郁、焦虑、性格急躁、精神紧张和精神创伤均是卵巢癌发病的危险因素。

四、遗传因素

家族史是卵巢癌发生的一个高危因素。有遗传学基础及家族史的女性发生卵巢癌的风险明显升高。*BRCA1*或*BRCA2*突变型女性上皮性卵巢癌的发生率为40%～60%。

第二节　组织及病理学

卵巢肿瘤组织病理分类非常复杂，不同类型的卵巢肿瘤组织学结构和生物学行为存在极大差异。组织学分类详见2014年WHO修订的分类法（表2－15－1）。

表2－15－1　卵巢肿瘤的组织学分类（WHO 2014年）

上皮性肿瘤	单胚层畸胎瘤和起源于皮样囊肿的体细胞型肿瘤
浆液性肿瘤	良性甲状腺肿
黏液性肿瘤	恶性甲状腺肿
子宫内膜样肿瘤	类癌
透明细胞肿瘤	神经外胚层型肿瘤
Brenner肿瘤	皮脂腺肿瘤
浆黏液性肿瘤	其他罕见单胚层畸胎瘤
未分化癌	癌
间叶性肿瘤	生殖细胞－性索－间质肿瘤

续表2-15-1

低级别子宫内膜样间质肉瘤	性腺母细胞瘤，包括性腺母细胞瘤伴恶性生殖细胞肿瘤
高级别子宫内膜样间质肉瘤	混合性生殖细胞-性索-间质肿瘤，未分类
混合性上皮和间叶肿瘤	杂类肿瘤
腺肉瘤	卵巢网肿瘤
癌肉瘤	午菲管肿瘤
性索-间质肿瘤	小细胞癌，高钙血症型
纯间质肿瘤	小细胞癌，肺型
纤维瘤	威尔姆斯瘤
富细胞纤维瘤	副节瘤
卵泡膜细胞瘤	实性假乳头性肿瘤
黄素化卵泡膜细胞瘤伴硬化性腹膜炎	间皮肿瘤
纤维肉瘤	腺瘤样瘤
硬化性间质瘤	间皮瘤
印戒细胞型间质瘤	软组织肿瘤
微囊性间质瘤	黏液瘤
莱迪细胞瘤	其他
类固醇细胞瘤	瘤样病变
恶性类固醇细胞瘤	滤泡囊肿
纯性索肿瘤	黄体囊肿
成年型粒层细胞瘤	巨大孤立性黄素化滤泡囊肿
幼年型粒层细胞瘤	过度黄素化反应
支持细胞瘤	妊娠黄体瘤
环小管性索瘤	间质增生
混合性性索-间质肿瘤	间质卵泡增生
支持-间质细胞肿瘤	纤维瘤病
非特异性支持-间质细胞肿瘤	巨块性水肿
生殖细胞肿瘤	莱迪细胞增生
无性细胞瘤	其他
卵黄囊瘤	淋巴样和髓样肿瘤
胚胎性癌	淋巴瘤
非妊娠性绒癌	浆细胞瘤
成熟性畸胎瘤	髓系肿瘤
未成熟性畸胎瘤	继发性肿瘤
混合性生殖细胞肿瘤	

一、卵巢上皮性恶性肿瘤

（一）卵巢浆液性腺癌

卵巢浆液性腺癌（serous cystadenocarcinoma）是最常见的原发性卵巢恶性肿瘤，占卵巢恶性肿瘤的40％～60％。高发年龄为40～60岁。肿瘤多为双侧，呈囊性或囊实性，结节或分叶状。内常为多房，囊内充满菜花状乳头，质脆，伴出血、坏死，常合并腹膜腔积液（腹水）。晚期多有盆腹膜、大网膜等处的肿瘤种植和转移，患者的5年生存率仅为25％～35％。

（二）卵巢黏液性腺癌

卵巢黏液性腺癌（mucinous cystadenocarcinoma）的发生率次于浆液性腺癌，占卵巢恶性肿瘤的8％～10％，高发年龄为40～60岁。单侧多见，表面光滑，圆形或分叶状。切面囊性，多房，伴有实性区域；囊内为混浊或血性黏液，亦可见乳头状突起。患者的5年生存率为40％～50％，预后较浆液性腺癌好。

（三）卵巢子宫内膜样癌

卵巢子宫内膜样癌（ovarian endometrioid carcinoma）约占卵巢恶性肿瘤的20％，按病理来源分为子宫内膜样腺癌、卵巢中胚叶混合瘤（即恶性混合米勒肉瘤）、卵巢子宫内膜样间质肉瘤。肿瘤大小不等，外形光滑或结节状，或有表面乳头生长。切面呈灰白色，实性或部分囊性，囊腔内见乳头状突起，其内充满血性囊液。患者的5年生存率为40％～50％。

二、卵巢非上皮性恶性肿瘤

（一）卵巢生殖细胞恶性肿瘤

1. 未成熟畸胎瘤

未成熟畸胎瘤的发生率在卵巢恶性生殖细胞肿瘤中占第2位，好发于儿童和年轻女性。多为单侧，呈圆形或椭圆形，囊实性为主。实性区切面呈粉红色或鱼肉样，常伴有出血、坏死。有时见到毛发、牙齿、骨、软骨及脑组织。未成熟畸胎瘤复发和转移率均高，但复发后再次手术，可见肿瘤组织有自未成熟向成熟转化的特点，即恶性程度的逆转现象。

2. 无性细胞瘤

无性细胞瘤为中度恶性的卵巢生殖细胞肿瘤，占卵巢恶性肿瘤的2％～4％，好发于青春期及生育期女性。常为单侧，肿瘤为圆形、肾形或椭圆形，实性，表面光滑或呈分叶状，包膜一般完整。切面质实而脆，呈灰淡红或棕黄色。可见坏死、出血区。

3. 卵黄囊瘤

卵黄囊瘤占卵巢恶性生殖细胞肿瘤的31.9％～60.2％，恶性程度高，多见于儿童及年轻女性。肿瘤多为单侧，呈圆形或卵圆形。切面部分囊性，组织质脆，有出血坏死区，也可见海绵样区，呈灰红、红褐或灰黄色。肿块易破裂，术时一般可见血性腹水，约半数已有转移。瘤细胞可分泌甲胎蛋白（AFP），故血清AFP浓度明显升高。肿瘤生长迅速，易早期转移，预后差。

（二）卵巢性索间质肿瘤

1. 颗粒细胞瘤

颗粒细胞瘤为常见的低度恶性肿瘤，约占卵巢性索间质肿瘤的70%。肿瘤多为单侧，呈圆形、卵圆形或分叶状，表面光滑，包膜完整。有时可因肿瘤浸润或出血较多致包膜自发破裂。切面多为实性或囊实性，囊内多为水样、血性或胶冻液。

2. 卵泡膜细胞瘤

卵泡膜细胞瘤为来自卵巢间质特殊间胚叶组织的实性肿瘤，多为良性，恶性罕见。瘤细胞能分泌雌激素，常与颗粒细胞瘤混合存在，故被统称为女性化瘤。多发生于年龄较大的女性。肿瘤多为单侧，大小不一，呈圆形或卵圆形，也有分叶状，表面被覆有光泽而薄的纤维包膜。切面呈实性，灰白色。剖面特征为由灰色纤维组织膈分隔的黄色组织岛。

三、卵巢转移性肿瘤

卵巢转移性肿瘤约占卵巢恶性肿瘤的8.1%。体内任何部位的原发性恶性肿瘤均可转移到卵巢，常见的原发部位为胃肠（占67%），其次是生殖道转移和乳腺等。库肯勃瘤（Krukenberg tumor）即印戒细胞癌是一种特殊的卵巢转移性腺癌，原发部位通常来自胃肠。肿瘤多为双侧，多保持卵巢原形呈肾形或卵圆形，包膜薄而完整。通过显微镜观察，可见特征性的印戒状黏液细胞。

第三节　诊断与鉴别诊断

早期卵巢恶性肿瘤常无症状，其诊断有赖于定期普查。晚期卵巢恶性肿瘤虽无特异性症状，但根据患者的年龄、病史特点和临床表现可初步确定，如诊断困难时可行相应的辅助检查。

一、诊　断

（一）病　史

（1）危险因素：包括年龄的增长、未产、促排卵药物的应用，或乳腺癌、结肠癌、卵巢癌家族史，子宫内膜癌个人史，以及遗传性卵巢癌综合征（HOCS），均被视为危险因素。

（2）既往史：有盆腔肿块史或近期肿块增长迅速。

（3）卵巢癌三联征：即年龄在40～60岁，有卵巢功能障碍和胃肠症状，应考虑进行卵巢癌筛查。

（二）症　状

早期多无症状，仅在妇科检查时发现附件包块。晚期症状取决于肿瘤的大小、部位、侵犯邻近器官的程度、肿瘤的组织学类型及有无并发症。肿瘤若向周围组织浸润或压迫神经，可导致腹痛、腰痛或下肢疼痛；肿瘤腹膜种植可导致盆、腹膜腔积液；肠转移可引起腹胀、食欲缺乏、腹痛及排便困难；肿瘤破裂或扭转可出现突发性下腹剧痛、恶心、呕吐甚至休克等症状；晚期还表现为消瘦、严重贫血等恶病质征象。若为功能性肿瘤，可产生相应的雌激素或雄激素过多症状，如性早熟、男性化、闭经、月经紊乱及绝经后出血等。

（三）体　征

疾病晚期出现腹部增大、腹水、腹痛及腹部肿物，或原有的附件肿块迅速长大；可有大网膜肿块、消化道梗阻或肝脾大，出现恶病质；双合诊肿块多为双侧，实性或半实性，表面凹凸不平，固定；三合诊可扪及直肠子宫陷凹及盆腔内散在或固定融合的质硬结节；若有转移，还可在腹股沟、腋下或锁骨上扪到肿大的淋巴结。

（四）辅助检查

1. 腹水或腹膜腔冲洗液细胞学检查

细胞学检查对明确分期及选择治疗方案有一定的意义。若有胸水还应做胸水细胞学检查以明确有无胸腔转移。

2. 血清肿瘤标志物检查

由于组织学类型复杂，各种类型的卵巢肿瘤具有相对较特殊的肿瘤标志物，可用于辅助诊断和病情监测。

（1）糖类抗原 125（CA125）：是目前应用最为广泛的卵巢癌血清标志物，在卵巢上皮癌的筛查、诊断、疗效评估及随访、预测复发中具有重要的临床价值。但早期患者 CA125 升高者不足 50%。

（2）人附睾蛋白 4（HE4）：正常情况下，HE4 在人体中的表达很低，但在卵巢癌组织和患者血清中均检测到有高水平表达。与 CA125 相比，其敏感性及特异性更高，与 CA125 联合检测可提高早期卵巢癌诊断的准确性。

（3）甲胎蛋白（AFP）：正常值低于 25 μg/L。AFP 升高对卵黄囊瘤的诊断具有特异性，且对于未成熟畸胎瘤、混合性无性细胞瘤含有卵黄囊成分者也具有一定的协助诊断意义。

（4）人绒毛膜促性腺激素（hCG）：是原发性卵巢绒癌的特异标志物。

（5）CA19－9 和癌胚抗原（CEA）：在原发性卵巢黏液性癌和胃肠卵巢转移癌中可升高，具有参考价值。

（6）性激素：卵巢颗粒细胞瘤、泡膜细胞瘤可以产生较高水平的雌激素，特别是在黄素化时，还可以分泌睾酮。

3. 影像学检查

（1）B 超检查：能了解盆腔肿块的部位、大小、形态、性质及有无腹膜腔积液等。若包块内有明显乳头突起及邻近器官受累，可提示恶性肿瘤。

（2）CT 或 MRI 检查：能准确显示盆腔及腹部解剖结构，对判断卵巢周围器官有无浸润、有无淋巴结转移及肝脾转移、确定手术方式有参考价值；还可用于术后随访复查，判断化疗疗效，了解有无复发。

（3）胸部、腹部 X 线摄影：对判断有无胸膜腔积液、肺转移和肠梗阻有诊断意义。

（4）PET－CT 检查：除能够显示常规影像学检查所示的形态学改变外，还能反映细胞的功能代谢异常。能较准确地协助分期，有利于选择个体化的合理治疗方案。对肿瘤残存、复发和转移，以及疗效监测、预后判断等方面均优于常规检测手段，有助于避免不必要的手术探查。

4. 腹腔镜检查或剖腹探查

腹腔镜检查或剖腹探查能在直视下观察盆腔的病变性质、范围，并做活体组织检查。但当肿块太大或粘连性肿块时禁行腹腔镜检查。

5. 其他检查

必要时还需行消化系统摄片或乙状结肠镜、胃镜检查，有助于提供有无转移或胃肠原发性肿瘤的证据；肾图及泌尿系统造影有助于了解泌尿系统是否受压或存在梗阻，并评估肾分泌及排泄功能；肝功能检查或肝扫描可判断肝是否有转移。

二、鉴别诊断

（一）卵巢良性肿瘤与卵巢恶性肿瘤的鉴别

卵巢良性肿瘤与卵巢恶性肿瘤的鉴别详见表 2－15－2。

表 2－15－2　卵巢良性肿瘤与卵巢恶性肿瘤的鉴别

鉴别内容	良性肿瘤	恶性肿瘤
病史	病程长，生长缓慢	病程短，迅速增大
包块部位及性质	单侧多，囊性、光滑、活动	双侧多，实性或囊实性、不规则、固定，后穹隆实性结节或包块
腹水征	多无	常有腹水，可能查到恶性细胞
一般情况	良好	可有消瘦，恶病质
B超	为液性暗区，边界清楚，有间隔光带	液性暗区内有杂乱光团、光点，界限不清
CA125（>50岁）	<35 U/ml	>35 U/ml

（二）与常见附件包块的鉴别

1. 子宫内膜异位症

子宫内膜异位症形成的粘连性肿块或直肠子宫陷凹结节有时很难与卵巢肿瘤区别，但内膜异位症常伴有痛经、月经过多、阴道不规则流血等。B超、腹腔镜检查有助于鉴别。

2. 结核性腹膜炎

结核性腹膜炎常有结核病史、合并腹水和盆腹腔内粘连性肿块形成。多有全身结核感染症状，如乏力、消瘦、低热、盗汗、食欲缺乏、月经稀少或闭经等；体格检查肿块位置较高，形状不规则，固定。B超、X线胃肠检查可助鉴别，必要时行剖腹探查术。

3. 慢性盆腔炎

慢性盆腔炎有时会形成炎性包块，患者多伴有发热、下腹痛，体格检查可见附件区组织增厚，有压痛，与子宫有粘连；用抗生素治疗后症状可缓解，包块会缩小。B超检查可协助鉴别。

4. 生殖道以外的肿瘤

生殖道以外的肿瘤如直肠癌、乙状结肠癌常伴有消化道症状，腹膜后肿瘤固定不动，位置低时使子宫、直肠、输尿管移位。B超、钡剂灌肠、乙状结肠镜等检查可帮助鉴别。

第四节　分　期

目前，FIGO分期是妇科恶性肿瘤通用的权威分期标准。2013年FIGO重新修订了卵巢癌的手术－病理分期，见表2－15－3。

表2－15－3　卵巢癌、输卵管癌、腹膜癌手术—病理分期（FIGO 2013年）

Ⅰ期	肿瘤局限于卵巢或输卵管
$Ⅰ_A$	肿瘤局限于一侧卵巢（包膜完整）或输卵管，卵巢或输卵管表面无肿瘤；腹水或腹膜腔冲洗液未找到恶性细胞
$Ⅰ_B$	肿瘤局限于双侧卵巢（包膜完整）或输卵管，卵巢或输卵管表面无肿瘤；腹水或腹膜腔冲洗液未找到恶性细胞
$Ⅰ_C$	肿瘤局限于单或双侧卵巢或输卵管，并伴有以下任何一项：
$Ⅰ_{C1}$	术中肿瘤破裂
$Ⅰ_{C2}$	术前肿瘤包膜已破裂，或卵巢或输卵管表面有肿瘤
$Ⅰ_{C3}$	腹水或腹膜腔冲洗液中找到恶性细胞
Ⅱ期	肿瘤累及一侧或双侧卵巢或输卵管，并有盆腔内扩散
$Ⅱ_A$	肿瘤蔓延或种植到子宫和/或输卵管或卵巢
$Ⅱ_B$	肿瘤蔓延至其他盆腔内组织
Ⅲ期	肿瘤累及单侧或双侧卵巢，输卵管或原发性腹膜癌，伴有细胞学或组织学证实的盆腔外腹膜转移或证实存在腹膜后淋巴结转移
$Ⅲ_A$	腹膜后淋巴结转移，伴或不伴盆腔外镜下腹膜受侵
$Ⅲ_{A1}$	仅有腹膜后淋巴结阳性（细胞学或组织学证实）
$Ⅲ_{A1(i)}$	转移淋巴结最长径≤10 mm
$Ⅲ_{A1(ii)}$	转移淋巴结最长径＞10 mm
$Ⅲ_{A2}$	显微镜下盆腔外腹膜受侵，伴或不伴腹膜后阳性淋巴结
$Ⅲ_B$	肉眼见盆腔外腹膜转移，病灶最长径≤2 cm，伴或不伴腹膜后淋巴结转移
$Ⅲ_C$	肉眼见盆腔外腹膜转移，病灶最长径＞2 cm，伴或不伴腹膜后淋巴结转移（包括肿瘤蔓延至肝包膜和脾，但未转移到器官实质）
Ⅳ期	超出腹腔外的远处转移
$Ⅳ_A$	腹水中找到恶性细胞
$Ⅳ_B$	腹腔外器官实质转移（包括肝实质转移、腹股沟淋巴结和腹腔外淋巴结转移）

第五节　治　疗

卵巢恶性肿瘤的治疗原则为手术为主，辅以化疗、放疗和生物治疗等综合治疗手段。对于卵巢上皮性恶性肿瘤，治疗目标是早期争取治愈，晚期尽量切除肿瘤病灶，控制复发，提高生存质量和延长患者的生存时间；常采用手术加紫杉醇和铂类药物联合化疗；对于卵巢恶性生殖细胞肿瘤，治疗目标是治愈，治疗原则是保留患者生育功能，采用手术后加 BEP 或 PVB 为主的化疗方案；对于性索间质细胞肿瘤，治疗目标是治愈，主要的治疗方案为手术，早期年轻患者可保留生育功能；对于转移性卵巢恶性肿瘤，目前尚缺乏最佳治疗方案。

一、手术治疗

手术治疗的目的是明确诊断，切除肿瘤病灶，对恶性肿瘤进行手术-病理分期。由于卵巢恶性肿瘤的生物学行为及预后与病理组织学类型密切相关，因此，不同类型的卵巢恶性肿瘤治疗原则也不相同。对于卵巢上皮性肿瘤，早期（FIGOⅠ、Ⅱ期）宜行全面分期手术，范围包括全子宫和双侧附件切除术、大网膜切除术、盆腔和腹主动脉旁淋巴结清扫术及阑尾切除术。晚期行肿瘤细胞减灭术，手术目的在于切除所有原发灶，尽可能切除所有转移灶，必要时可切除部分肠管、膀胱或脾等。若手术困难，但已确诊为卵巢癌的患者，可先行 2 或 3 个疗程的新辅助化疗后再行手术。

对于卵巢恶性生殖细胞肿瘤，由于大多数患者为年轻未生育的女性，常为单侧发病，对侧卵巢和子宫很少累及，且卵巢恶性生殖细胞肿瘤对化疗十分敏感，因此，无论期别早晚，只要对侧卵巢和子宫未受肿瘤累及，均应行保留生育功能的手术，即切除患侧附件和全面分期探查术。对于复发性卵巢恶性生殖细胞肿瘤仍主张积极手术，切除复发病灶。

卵巢颗粒细胞瘤、间质细胞瘤为低度或潜在恶性的性索间质肿瘤，并且多数为单侧。对于早期、年轻的患者可仅行单侧附件切除术及分期手术，保留生育功能。对于期别较晚或不需要再生育的年龄较大者，则应做全子宫、双侧附件切除术及全面手术分期，或行肿瘤细胞减灭术。

卵巢转移性肿瘤是否行手术治疗，目前存在分歧。多数学者认为若患者全身情况尚可、能耐受手术，原发肿瘤的病变范围不大、转移不明显，仍应积极争取同期外科切除。

二、化　疗

卵巢上皮性恶性肿瘤对化疗较敏感，即使广泛转移也能取得一定疗效，可利于清除术后残余癌灶、控制复发和治疗复发灶，缓解症状，延长患者的生存时间；对于晚期病灶太大的患者，可以通过化疗缩减癌灶，增加手术成功率。除经过全面分期手术的$Ⅰ_A$期和$Ⅰ_B$期且为G_1的患者外，其余患者均需化疗。化疗方案选择以铂类为基础的联合化疗，而紫杉醇联合铂类的化疗方案为“金标准”一线化疗方案（表 2-15-4）。早期患者可采用静脉化疗，3～6 个疗程，疗程间隔 3 周；晚期患者可采用静脉腹腔联合化疗或静脉化疗，6～8 个疗程，疗程间隔 3 周；复发性或难治性患者应根据对铂类药物是否耐药选择应用二线化疗药物。

卵巢恶性生殖细胞肿瘤对化疗非常敏感，有效的化疗方案为 BEP 方案。除未成熟畸胎瘤（$Ⅰ_A$期 G_1）不需要化疗外，其余的恶性生殖细胞肿瘤都应在患侧卵巢切除术及全面手术分期术后，选择 BEP 方案化疗 4～6 个疗程。如果肿瘤标志物升高，化疗应持续至肿瘤标志物降至正常后 2 个疗程。常用的化疗方案见表 2-15-5。

对卵巢性索间质肿瘤，仅有低度恶性转移灶和残余肿瘤的时候才进行化疗。常用的化疗方案为 BEP、VAC 或 PAC（顺铂+多柔比星+环磷酰胺），一般化疗 4～6 个疗程。

表 2－15－4 卵巢上皮性恶性肿瘤常用化疗方案

方案	药 物	剂量及方法	疗程间隔
TC	紫杉醇（T）	第 1 天：175 mg/m^2，静脉注射，超过 3 小时	3 周
	卡铂（C）	第 1 天：AUC 5～6（我国一般选择 5），静脉注射，超过 1 小时	
TP	紫杉醇（T）	第 1 天：135 mg/m^2，静脉注射，超过 3 小时	3 周
		第 8 天：60 mg/m^2，腹腔灌注	
	顺铂（P）	第 2 天：75 mg/m^2，腹腔灌注	
PC	顺铂（P）	第 1 天：70 mg/m^2，静脉注射	3～4 周
	环磷酰胺（C）	第 1 天：700 mg/m^2，静脉注射	
DC	多西紫杉醇（D）	第 1 天：60～70 mg/m^2，静脉注射，超过 1 小时	3 周
	卡铂（C）	第 1 天：AUC 5～6（我国一般选择 5），静脉注射，超过 1 小时	

表 2－15－5 恶性生殖细胞肿瘤及性索间质肿瘤常用化疗方案

方案	药物	剂量及方法	疗程间隔
BEP	博来霉素（B）	15 mg/m^2，第 2 天，每周 1 次，深部肌内注射	3 周
	依托泊苷（E）	100 mg/(m^2·d)，连用 5 天，静脉注射	
	顺铂（P）	20 mg/(m^2·d)，连用 5 天，静脉注射	
PVB	顺铂（P）	20 mg/(m^2·d)，连用 5 天，静脉注射	3 周
	长春新碱（V）	1～1.5 mg/m^2，连用 2 天，静脉注射	
	博来霉素（B）	15 mg/m^2，第 2 天，每周 1 次，深部肌内注射	
VAC	长春新碱（V）	1.5 mg/m^2，静脉注射	4 周
	放线菌素 D（A）	200 μg/(m^2·d)，连用 5 天，静脉注射	
	环磷酰胺（C）	200 mg/(m^2·d)，连用 5 天，静脉注射	

三、放 疗

卵巢恶性肿瘤的治疗目前以手术及化疗的综合治疗为主，放疗多用于化疗失败、极晚期、复发性或难治性卵巢癌的姑息性和局部治疗。无性细胞瘤对放疗敏感，但患者多为年轻女性，需保留生育能力，放疗易造成“冰冻骨盆”，故放疗已较少应用。但对于复发的无性细胞瘤，放疗仍能取得较好效果。目前认为颗粒细胞瘤放疗比上皮性肿瘤更有效，尤其对于肿瘤封闭、固定盆腔、难以实施较彻底手术者。

四、生物治疗

目前临床应用较多的细胞因子治疗包括白细胞介素－2、干扰素、胸腺素等。分子靶向治疗在卵巢癌的治疗中也呈现出一定的疗效。贝伐单抗作为血管内皮生长因子 VEGF

的抑制剂，在卵巢癌的临床实验中显示能改善患者的无疾病进展生存时间，但对总生存时间的延长并无统计学意义。故 2015 年 NCCN 指南中专家组共识并未推荐将其作为常规治疗加入到卡铂/紫杉醇的一线化疗方案中或者应用其作为常规维持治疗，但专家组鼓励患者参加将贝伐单抗加到一线化疗或复发后化疗的临床试验中，以对该药的疗效进行更进一步的评价。此外，研究数据显示 *BRCA-1* 和 *BRCA-2* 突变的卵巢癌患者应用 PARP 的抑制剂 Olaparib 获得了客观的治疗反应，该抑制剂可改善对铂敏感复发患者的生存率，但对铂耐药的患者并无治疗优势。目前靶向治疗药物尚需开展更多的临床试验，以获得更多的临床数据来对其疗效进行评估。

卵巢恶性肿瘤的预后与 FIGO 分期、组织学分类和分级、年龄及治疗方式有关。卵巢恶性上皮性肿瘤Ⅰ期患者 5 年生存率可达 90%，Ⅱ期患者 5 年生存率为 70%，Ⅲ期为 30%～40%，Ⅳ期仅为 10%。与上皮性肿瘤相比，卵巢恶性生殖细胞肿瘤的预后相对较好，5 年生存率Ⅰ期患者为 95%，Ⅱ期为 70%，Ⅲ期为 60%，Ⅳ期为 30%。颗粒细胞瘤的 10 年生存率为 90%，20 年为 75%。

由于卵巢恶性肿瘤极易复发，应加强随访和监测。随访时间包括：术后 1 年，每月检查 1 次；术后 2 年，每 3 个月检查 1 次；术后 3 年，每半年检查 1 次；5 年后，每年检查 1 次。随访内容包括：询问各种可能出现的症状、盆腹腔的体格检查、血清肿瘤标志物和影像学检查（如 CT、MRI、超声、PET-CT 等检查）。

【病例拓展分析】

病案一：

患者，女性，63 岁，因“腹胀、消瘦伴腹部包块 1 个月余”就诊。检查发现盆腹腔内大量积液，下腹部可扪及一个最长径约 10 cm 的包块，边界不清，不活动，压痛不明显。妇科检查可扪及右侧附件区包块最长径约 10cm，与子宫粘连不活动，边界不清，左侧附件区可扪及一个最长径约 6 cm 的实性包块，不活动。三合诊直肠子宫陷凹扪及片状增厚结节。腹盆部 CT 提示大网膜呈结节状增厚，大小为 8 cm×6 cm×10 cm，右侧附件区有一个最长径为 12 cm 的囊实性肿块，左侧附件区有一个最长径为 7 cm 的实性肿块，与子宫及盆腔内肠管分界不清，直肠及乙状结肠壁增厚，伴大量腹水。血清 CA125 为1 365 U/ml。

问题 1：该患者术前能否直接诊断为卵巢上皮性恶性肿瘤？

分析：不能。该患者年龄为卵巢上皮性恶性肿瘤高发年龄，其症状、体征及影像学检查结果均符合晚期恶性肿瘤盆腹腔转移的特点，血清 CA125 水平升高也提示卵巢上皮性恶性肿瘤的可能性大，但晚期胃肠等转移性恶性肿瘤也可出现腹胀、腹水、盆腹腔包块，病变累及腹膜也可出现 CA125 的异常升高。因此，不能在术前直接诊断为卵巢上皮性恶性肿瘤。对于这类怀疑晚期卵巢恶性肿瘤的患者，临床上常常需要在术前进行胃、肠镜检查，以排除肿瘤来源于胃肠。确诊必须依靠手术后的病理学诊断。

问题 2：该患者的首选治疗手段是什么？

分析：该患者出现腹胀、腹水、盆腹腔包块，血清 CA125 水平明显升高，高度怀疑为卵巢来源的恶性肿瘤。卵巢恶性肿瘤的治疗原则是手术为主，辅以化疗、放疗等综合治疗。其手术宜选择肿瘤细胞减灭术，尽量切除肿瘤，力争残留癌灶最长径小于 1 cm，以达到“满意的肿瘤细胞减灭术”，可明显改善患者的预后。若在术前经过妇科肿瘤专科医生充分评估，考虑难以在初次手术中切净肿瘤，可考虑在通过细针穿刺活检或腹水细胞学检查获得病理组织学依据的前提下，给予2或3个疗程的新辅助化疗，待肿瘤体积缩小、腹水控制后再行中间型肿瘤细胞减灭术，争取切净病灶。

该患者在完善相关检查后行“全子宫及双侧附件切除加大网膜切除加阑尾切除术加盆腹腔转移病灶减灭术”。术后盆腹腔残留病灶最长径小于1 cm，病理学检查为双卵巢浆液性腺癌，累及大网膜、阑尾、子宫浆膜层和盆腹膜。术后诊断：卵巢低分化浆液性腺癌Ⅲc期。

问题3：初治手术后，如何选择术后的辅助治疗方式？

分析：卵巢上皮性恶性肿瘤对化疗药物敏感，首选紫杉醇和铂类药物的联合化疗方案，间隔时间3周，至少6个疗程。该患者手术后残余癌灶最长径小于1 cm，系满意的肿瘤细胞减灭术。根据NCCN指南，也可选择紫杉醇静脉化疗联合顺铂腹膜腔化疗，以获得对残余癌灶更好的控制。虽腹膜腔化疗效果稍优于静脉化疗，但腹膜腔化疗的毒性更大，患者可能出现腹痛、恶心、呕吐等不适，生存质量相对较低，因此，在化疗前要与患者充分沟通，根据患者年龄、体力状况评分、手术中肿瘤切净的程度来选择采取给药途径。

病案二：

患者，女性，15岁，因“腹胀半个月，进行性加重，伴腹痛、发热3天”就诊。体格检查：体温为38.5 ℃，脉率为110次/分，呼吸频率为22次/分，血压为126/75 mmHg。急性病容，消瘦，表情痛苦。心肺检查无异常。腹部膨隆如8个月孕，下腹部压痛，移动性浊音阳性。腹部－直肠检查：左侧附件区可扪及一个最长径约20 cm的囊实性包块，边界较清楚，有压痛。B超检查结果提示：子宫正常大小，左侧附件区可探及一个约18 cm×15 cm×15 cm的偏实性包块，形态欠规则，内部见大片网状结构，呈典型的“破絮状”回声，盆腹腔内可见大量不规则液性暗区。进一步的腹水细胞学检查查见恶性肿瘤细胞，结核菌素实验阴性，肿瘤标志物CA125、CEA、HCG结果均正常，AFP高于1 000 μg/L。

问题1：该病例的可能诊断是什么？

分析：患者为青少年女性，出现腹胀、腹水、腹腔包块，病情进展迅速，血清AFP水平明显升高（>1 000 μg/L），符合卵巢卵黄囊瘤的发病特点，故考虑可能的诊断为盆腹腔包块伴腹水待诊：卵黄囊瘤？患者伴有急性腹痛，肿瘤破裂的可能性较大。

问题2：下一步怎么治疗？

分析：卵巢肿瘤的首选治疗为手术治疗。若为恶性生殖细胞肿瘤，此类肿瘤手术治疗的基本原则是无论期别早晚，只要对侧卵巢和子宫未受肿瘤累及，均应行保留生育功能的手术，即切除患侧附件和全面分期探查术。

该患者在剖腹探查术中发现：盆腹腔内淡血性腹水4 000 ml；腹膜散在种植结节，最长径小于1 cm，大网膜有弥漫性结节，最大结节最长径大于2 cm；右侧卵巢增大约20 cm×17 cm×17 cm，囊实性，形态不规则，部分区域肿瘤已穿破包膜，切面部分囊性，组织质脆，有出血坏死区。子宫及左侧卵巢正常大小，表面光滑。冰冻病理学检查结果提示右侧卵巢恶性生殖细胞肿瘤。左侧卵巢剖视、冰冻检查未见异常。行右侧附件切除术加全面分期探查术（盆腹腔腹膜多点活检、大网膜切除术、盆腔淋巴结清扫术、阑尾切除术和缩瘤术）。术后病理学诊断为右侧卵巢卵黄囊瘤，腹膜、大网膜和盆腔淋巴结转移。

问题 3：最终诊断和分期如何？下一步治疗方案是什么？

分析：术后诊断为右侧卵巢卵黄囊瘤Ⅲc期。由于恶性生殖细胞肿瘤对化疗非常敏感，最有效的化疗方案是 BEP 方案，对于术后无肿瘤残留的患者，BEP 方案可使患者 5 年存活率达到 90%～100%。故该患者术后宜给予 BEP 方案化疗 4～6 个疗程。此后需严密随访。

（王红静　李清丽　方　堃）

参考文献

[1] 谢幸．妇产科学［M］．8 版．北京：人民卫生出版社，2013.

[2] 沈铿．常见妇科恶性肿瘤诊治指南［M］．4 版．北京：人民卫生出版社，2014.

[3] 曹泽毅．中华妇产科学［M］．3 版．北京：人民卫生出版社，2014.

[4] 薛凤霞．妇科肿瘤诊治指南［M］．北京：人民卫生出版社，2014.

[5] Prat J，FIGO Committee on Gynecologic Oncology. Staging classification for cancer of the ovary，fallopian tube，and peritoneum［J］. Int J Gynaecol Obstet，2014，124（1）：1－5.

[6] Zheng L，Zhang D M，Chen X C，et al. Antitumor Activities of Human Placenta-Derived Mesenchymal Stem Cells Expressing Endostatin on Ovarian Cancer［J］. PLoS One，2012，7（7）：e39119.

[7] Rebbeck T R，Kauff N D，Domchek S M. Meta-analysis of risk reduction estimates associated with risk-reducing salpingo-oophorectomy in BRCA1 or BRCA2 mutation carriers［J］. J Natl Cancer Inst，2009，101（2）：80－87.

[8] Landrum L M，Java J，Mathews C A，et al. Prognostic factors for stage Ⅲ epithelial ovarian cancer treated with intraperitoneal chemotherapy：a Gynecologic Oncology Group study［J］. Gynecol Oncol，2013，130（1）：12－18.

[9] Dhillon S. Bevacizumab combination therapy：a review of its use in patients with epithelial ovarian，fallopian tube，or primary peritoneal cancer［J］. BioDrugs，2013，27（4）：375－392.

[10] Bristow R E，Puri I，Chi D S. Cytoreductive surgery for recurrent ovarian cancer：a meta-analysis［J］. Gynecol Oncol，2009，112（1）：265－274.

第十六章　前列腺癌

内容提要：

◆ 前列腺癌是男性生殖系统常见的恶性肿瘤之一，其发病与年龄、家族史等因素相关。

◆ 前列腺癌的诊断主要依靠直肠指检、前列腺特异性抗原检测、直肠超声和前列腺穿刺活检。

◆ 治疗方法有手术、放疗、化疗及内分泌治疗，根据患者不同分期和风险分级选择最佳综合治疗方式。

2002年全球有679 000例前列腺癌新发病例，占所有肿瘤新发病例的11.7%，位列常见肿瘤的第5位和男性肿瘤的第2位。但是，前列腺癌发病率的地区分布并不均衡，地区差异大，发病率最高在北美、西欧，最高可达150/10万男性人口，而非洲和亚洲最低，最低为1/10万男性人口。中国是前列腺癌发病率较低的国家，2002年的标准化发病率为1.6/10万。然而，近年来国内部分发达地区的前列腺癌发病率迅速升高，如上海1997—1999年的发病率较1985—1987年增加了3.5倍。

第一节　解剖、生理及危险因素

一、解剖与生理

前列腺分区解剖已经取代了前列腺叶的解剖。前列腺分为四个区：周围区（peripheral zone，PZ）、移行区（transitional zone，TZ）、中央区和纤维肌肉基质区。周围区包绕着整个前列腺体，在直肠指诊时可以触及，是前列腺癌的高发区。而移行区则是良性前列腺增生的好发区。

在组织学上前列腺是由两层细胞组成的管泡状腺体。前列腺分泌两种酶：酸性磷酸酶和前列腺特异性抗原（prostate-specific antigen，PSA）。PSA通常由良性和恶性病变的前列腺上皮细胞产生，在正常精液中含量很少，它通常作为前列腺癌的筛查和疾病预后监测的指标。前列腺的生长是由雄激素控制的，循环血液中最主要的雄激素是睾酮。

二、危险因素

已知的前列腺癌的危险因素中最重要的是年龄，危险性随年龄的增长而增长。不同种族的前列腺癌发病率的差异也很大，美国黑种人的发病率明显高于白种人。

家族史是前列腺癌的高危因素，一级亲属患有前列腺癌的男性的发病危险是普通人的

2倍。最新的来自高危家族的DNA分析数据表明，前列腺癌和其他肿瘤患者一样带有某些特异性的高危基因。通过全基因组分析，前列腺癌的基因片段可能是位于1号染色体的长臂（1q24-25）。*HPC1*（遗传性前列腺癌1）基因，在许多年轻的前列腺癌患者的家族内部存在。

目前比较确定的观点是雄激素与前列腺癌的发生和进展有关。在动物实验中，睾酮和双氢睾酮能够诱发前列腺癌。然而，流行病学研究并未肯定雄激素浓度在前列腺癌患者与对照人群之间存在显著差异。

第二节　临床表现及诊断

一、临床表现

早期常无症状，随着肿瘤的发展，可出现相应的临床症状。前列腺癌引起的症状可概括为两大类，即压迫症状和肿瘤转移引起的症状。

（一）压迫症状

逐渐增大的前列腺腺体可压迫尿道、直肠和射精管等引起相应症状。压迫尿道可引起进行性排尿困难，梗阻进一步加重，可引起双肾积水、肾功能障碍甚至引起尿毒症。压迫直肠可引起排便困难或肠梗阻。前列腺癌组织也可压迫输精管引起射精缺乏。压迫神经引起会阴部疼痛，并可向坐骨神经放射。

（二）转移症状

前列腺癌进一步发展可侵及膀胱、精囊、血管神经束，引起血尿、血精、勃起功能障碍（阳痿）。因前列腺癌常发生在周围带，故血尿症状出现晚且不常见。盆腔淋巴结转移可引起双下肢水肿。前列腺癌常易发生骨转移，引起骨痛或病理性骨折、截瘫。前列腺癌骨转移常发生在骨盆、轴心或四肢骨，可侵及骨髓引起贫血或全血象减少。

二、诊　断

前列腺直肠指检、血清PSA检查和经直肠前列腺超声检查是目前公认的早期发现前列腺癌的最佳方法。

（一）直肠指检

研究发现大多数前列腺腺癌（>70%）均起源于前列腺的外周带。直肠指检（digital rectal examination，DRE）是诊断前列腺癌最简单、经济、有效的方法。

（二）PSA检查

虽然直肠指诊是筛查和评价临床分期的一个重要方法，但指诊阳性患者中仅有25%～50%的患者前列腺活检证实为前列腺癌。PSA作为单一检测指标，与DRE、TRUS比较，具有更高的前列腺癌阳性诊断预测率。同时，可以提高局限性前列腺癌的诊断率，增加前列腺癌根治性治疗的机会。

1. PSA检查时机

美国癌症协会、美国放射肿瘤协会和美国泌尿学会建议50岁以上男性每年应接受例行 DRE、PSA 检查。对于有前列腺癌家族史的男性，这一时间应该提前到 45 岁。PSA 检查应安排在前列腺按摩后 1 周、前列腺穿刺 1 个月后进行，并应在无急性前列腺炎、尿潴留等疾病的情况下进行。行直肠指检、膀胱镜检查等操作应 48 小时后检测。

2. PSA 结果判定

目前国内外比较一致的观点：血清总 PSA 大于 4 μg/L 为异常。PSA 大于 4 μg/L 时，肿瘤阳性预测值为 31%～54%；当血清总 PSA 介于 4～10 μg/L 时，发生前列腺癌的可能性大于 25%左右。

3. 游离 PSA

游离 PSA（fPSA）和总 PSA（tPSA）作为常规应同时检测。检测发现，前列腺癌患者相对于良性前列腺增生患者来说，其 tPSA 较高，而 fPSA 较低。国内推荐 fPSA/tPSA 大于 0.16 为正常值。

（三）经直肠超声检查

经直肠超声检查（transrectal ultrasonography，TRUS）可以帮助医生在前列腺及其周围组织结构中寻找可疑病灶，并能初步判断肿瘤的大小。在 TRUS 引导下医生进行前列腺系统性穿刺活检。但 TRUS 在前列腺癌诊断方面特异性较低，需要与正常前列腺、急性或慢性前列腺炎、前列腺梗死和前列腺萎缩等鉴别。

（四）前列腺穿刺活检

直肠指诊异常、PSA 持续升高或两者同时存在就需要活检来进行病理学诊断。TRUS 引导细针穿刺是获得组织标本的最常用方法。指检或超声发现的结节，应在超声引导下直接穿刺活检。没有发现结节则行系统性穿刺活检，通常采集 6～12 个点，左、右各采集 3～6个点。前列腺系统性穿刺活检是诊断前列腺癌最可靠的检查。

（五）前列腺癌的其他影像学检查

影像学表现对治疗前评估和治疗方法的选择十分重要。检查方法的进步为精确地发现肿瘤的位置、大小、扩散程度和生物学活性提供了基础。因此，可以进行精确的临床分期，从而选择更适当的治疗方法。

1. CT 检查

CT 检查的意义对前列腺癌患者来说在于评价肿瘤的大小、盆腔淋巴结的转移，协助进行临床分期。由于 CT 对软组织分辨率不高，因此对前列腺内部疾病、包膜受侵和精囊受侵方面显示不佳。

2. MRI 检查

MRI 检查可以显示前列腺包膜的完整性、是否侵犯前列腺周围组织及器官，在临床分期上有较重要的作用。

3. X 线检查和全身骨显像检查

骨骼是前列腺癌好发转移的部位，因此骨骼 X 线检查是前列腺癌的常规检查方法。一旦前列腺癌诊断成立，建议进行全身骨显像检查（特别是在 PSA＞20 μg/L，Gleason 评分＞7 分时），有助于前列腺癌准确的临床分期。

三、鉴别诊断

前列腺癌的诊断中常要与前列腺增生及前列腺肉瘤鉴别，确诊有赖于穿刺活检结果。

四、分　期

（一）分　期

前列腺癌的分期多采用 2010 年《AJCC 癌症分期手册》第七版分期标准，详见表2－16－1。

表 2－16－1　AJCC－UICC 2010 年前列腺癌分期

分　期	标　准
原发肿瘤（T）	
T_X	原发肿瘤无法评估
T_0	无原发肿瘤证据
T_1	临床不明显的肿瘤，触摸不到，影像也不可见
T_{1a}	组织学检查意外发现的肿瘤，少于或等于切除的组织的 5％
T_{1b}	组织学检查意外发现的肿瘤，超过切除的组织的 5％
T_{1c}	通过细针活检诊断的肿瘤
T_2	局限于前列腺内
pT_2	局限于前列腺内
T_{2a}	少于或等于 1/2 叶
pT_{2a}	单侧，少于或等于 1/2 侧
T_{2b}	超过 1/2 叶，但不到 2 叶
pT_{2b}	单侧，超过 1/2 侧，但不到 2 侧
T_{2c}	两叶
pT_{2c}	双侧病变
T_3	超出前列腺包膜
pT_3	腺外侵犯
T_{3a}	腺外侵犯，单侧或双侧
pT_{3a}	腺外侵犯，或镜下侵及膀胱颈
T_{3b}	侵及精囊
pT_{3b}	侵及精囊
T_4	侵及或固定于精囊以外的其他邻近结构：如外括约肌、直肠、膀胱、肛提肌和/或盆壁
pT_4	侵及直肠、肛提肌和/或盆壁
区域淋巴结（N）	
N_X	区域淋巴结无法评估
N_0	无区域淋巴结转移
N_1	转移至区域淋巴结
远处转移（M）	
M_0	无远处转移
M_1	远处转移
M_{1a}	非区域淋巴结转移
M_{1b}	骨转移
M_{1c}	其他部位，伴或不伴骨转移

续表 2−16−1

分　期	标　准				
病理分期（临床分期）					
Ⅰ	$T_{1a\sim c}$	N_0	M_0	PSA<10	Gleason≤6 分
	T_{2a}	N_0	M_0	PSA<10	Gleason≤6 分
	$T_{1\sim 2a}$	N_0	M_0	PSA 未知	Gleason 未知
Ⅱ$_A$	$T_{1a\sim c}$	N_0	M_0	PSA<20	Gleason 7 分
	$T_{1a\sim c}$	N_0	M_0	PSA≥10，<20	Gleason≤6 分
	T_{2a}	N_0	M_0	PSA<20	Gleason≤7 分
	T_{2b}	N_0	M_0	PSA<20	Gleason≤7 分
	T_{2b}	N_0	M_0	PSA 未知	Gleason 未知
Ⅱ$_B$	T_{2c}	N_0	M_0	PSA 任何	Gleason 任何
	$T_{1\sim 2}$	N_0	M_0	PSA≥20	Gleason 任何
	$T_{1\sim 2}$	N_0	M_0	PSA 任何	Gleason≥8 分
Ⅲ	$T_{3a\sim b}$	N_0	M_0	PSA 任何	Gleason 任何
Ⅳ	T_4	N_0	M_0	PSA 任何	Gleason 任何
	$T_{任何}$	N_1	M_0	PSA 任何	Gleason 任何
	$T_{任何}$	$N_{任何}$	M_1	PSA 任何	Gleason 任何

（二）病理分级

为了更准确地判定预后，AJCC 提出了多种前列腺癌的组织学分级标准，最常用的是 Gleason 评分系统。Gleason 评分系统根据癌组织即腺体结构和浸润程度，而不考虑细胞核的异型和分化，在低倍镜下将所见的腺体分化程度及肿瘤在间质中的生长方式分为 5 级，又将肿瘤不同区域的组织结构差异概括为主级和次级。因主、次要结构均为影响预后的因素，二者之和也就是二者评分之和即为联合级别，分化最好的为 2 分，最差的为 10 分，1～5 级。分级的高低说明了肿瘤的分化程度，一般将 2～4 分视为高分化癌，5 和 6 分视为中分化癌，7～10 分视为低分化癌。

（三）危险分级系统

根据肿瘤的 TNM 分期、治疗前 PSA 水平和活检 Gleason 评分，将前列腺癌分为低危、中危、高危三级（表 2－16－2），以便指导治疗和判断预后。

表 2－16－2　前列腺癌危险分级

	低危	中危	高危
PSA（μg/L）	4～10	10.1～20	>20
Gleason 评分（分）	≤6	7	>8
临床分期	≤T_{2a}	T_{2b}	≥T_{2c}

第三节 治 疗

前列腺癌治疗方案的选择需根据临床分期、细胞分级、患者的年龄、全身状况、预期寿命等综合考虑。

一、基本治疗原则

(1) 对前列腺癌临床分期为 $T_{1a\sim 2b}N_0M_0$ 的患者，可选择前列腺切除术或根治性放疗。低危前列腺癌患者可考虑观察等待或延期治疗。

(2) 局部进展的 T_3 及 T_4 期前列腺癌通常选用放疗联合内分泌治疗或单纯内分泌治疗。

(3) 转移性前列腺癌以内分泌治疗或化疗为主，可辅以放疗或核素治疗。

二、治疗方法

(一) 等待观察治疗

(1) 等待观察治疗的适应证：低危前列腺癌。

(2) 等待观察治疗的禁忌证：①高危前列腺癌患者且预期寿命较长；②在等待观察时有进展或转移的证据。

等待观察治疗的患者需密切随访，每 3～6 个月复诊。如检查结果提示病情进展的患者可考虑转为其他治疗。

(二) 根治性手术治疗

根治性前列腺切除术是治疗局限性前列腺癌最有效的方法之一。根治性手术不仅要考虑肿瘤的临床分期，也要考虑患者的预期寿命和健康状况。

(1) 适应证：①主要适应于局限前列腺癌，即临床分期为 $T_{1\sim 2c}$；②预期寿命在10 年以上。

(2) 手术方式：有三种主要手术方式，即传统的经会阴前列腺癌根治术、经耻骨后前列腺癌根治术及近年发展的腹腔镜前列腺癌根治术。

(3) 手术并发症：目前围手术期死亡率为 0%～2.1%，主要并发症有术中严重出血、直肠损伤、术后阴茎勃起功能障碍、尿失禁等。

(4) 术后辅助治疗：对于 PSA 大于 20 μg/L 或 Gleason 评分高于 8 分的高危、局限前列腺癌患者根治术后可给予辅助治疗。

(三) 外放疗

放疗是前列腺癌的根治性治疗手段，适合于临床 $T_{1\sim 4}N_{0,1}M_0$ 期前列腺癌的治疗。早期患者（$T_{1,2}N_0M_0$）行根治性放疗，其局部控制率和 10 年无病生存率与前列腺癌根治术相似。局部晚期（$T_{3,4}N_XM_0$）前列腺癌不能行根治性手术者，放疗联合内分泌治疗是其标准治疗手段。放疗是晚期或转移性前列腺癌的姑息性治疗手段，用以减轻症状、改善生存质量。

1. 外放疗原则

（1）对低危风险患者，照射前列腺和精囊。

（2）对中高危风险患者，前列腺和精囊照射剂量为 78～80 Gy 及以上，可以提高局部控制率。

（3）中高危风险患者推荐照射盆腔淋巴引流区，并联合内分泌治疗。

（4）对晚期前列腺癌可考虑对病灶姑息性放疗。

（5）前列腺癌根治术后有不良病理预后（切缘阳性、精囊受侵、包膜外侵犯或术后可检测到 PSA）或 PSA 升高提示复发时应当放疗。

2. 外放疗技术

外放疗技术包括常规外放疗、三维适形放疗和调强放疗。三维适形放疗（3D-CRT）和调强放疗（IMRT）是目前放疗的主流技术。

（1）常规外放疗：通常用前、后及两侧野的四野盒式照射技术来照射骨盆和前列腺，常规分割照射每周 5 次，每次剂量为 1.8～2.0 Gy，总剂量为 45 Gy。骨盆放疗结束后再缩小照射范围至前列腺区，总剂量达 65～80 Gy。因常规外放疗致正常组织受照射剂量较高，目前已很少使用。

（2）调强放疗：与常规外放疗相比，可以使附近临界器官如直肠、小肠、膀胱和股骨头受量明显下降。

1）放疗靶区：临床靶区（clinical target volume，CTV）包括前列腺和精囊。T_{1a}期只需照射前列腺而不需包括精囊；$T_{1b\sim3}$期照射靶区应包括前列腺、精囊及其周围 0.5～0.7 cm范围内的组织。对估计淋巴道转移 15%以上的、预后差的中高危前列腺癌患者，推荐进行盆腔淋巴结预防性放疗，常规包括闭孔、髂内和髂外淋巴结及远端的髂总淋巴结。

2）照射剂量：根据不同风险程度，低危风险病例的照射剂量为 75.6～79 Gy，中高危风险病例的照射剂量为 78～80 Gy 及以上。复发性前列腺癌的照射剂量为 70～72 Gy，辅助放疗的照射剂量为 60～64 Gy，补救放疗的照射剂量为 66～70 Gy，最为常用。盆腔淋巴引流区预防性放疗的照射剂量为 45～50 Gy。

2010 年 NCCN 指南建议：当剂量大于或等于 78 Gy 时，需要每天采用影像引导的放疗技术以保障正常组织的安全。

3. 外放疗并发症

前列腺癌患者对放疗的耐受性通常很好，放疗反应通常在治疗后第 3 周出现，治疗完成后数天或数周内缓解。治疗 6 个月后发生的晚期并发症发病率通常比较低，严重的需要外科治疗的并发症很少见。

（1）胃肠不良反应：急性胃肠不良反应包括腹泻、肛门和直肠不适等，慢性胃肠不良反应包括腹泻、直肠溃疡、慢性直肠出血等。

（2）泌尿系统不良反应：尿道狭窄、出血性膀胱炎、尿失禁等。

（3）放射性急性皮肤反应：红斑、皮肤干燥和脱屑，主要发生于会阴和臀部的皮肤皱褶处。

（4）放疗后性功能障碍：发生率低于根治性手术患者。

（四）近距离放疗

前列腺癌近距离放疗（brachytherapy）包括短暂插植治疗和永久粒子种植治疗，是继前列腺癌根治术及外放疗之后又一种有望根治局限性前列腺癌的方法。永久粒子种植治疗常用碘－125（^{125}I）和钯－103（^{103}Pd）源，半衰期分别为60天和17天。

1. 近距离放疗原则

（1）永久粒子种植治疗只适用于低危风险前列腺癌。

（2）中危风险病例如果行永久粒子种植治疗应当联合外放疗，照射剂量为40～50 Gy。

（3）高危风险病例不适合永久粒子种植治疗。

（4）前列腺过大或过小、合并存在尿路梗阻、有经尿道前列腺切除史者均不适合永久粒子种植治疗。

2. 近距离放疗技术

单纯^{125}I粒子植入治疗剂量为145 Gy，外放疗剂量为40～50 Gy后^{125}I粒子植入治疗剂量为110 Gy。单纯^{103}Pd粒子植入治疗剂量为115～120 Gy；联合外放疗，^{103}Pd的照射剂量调整为80～90 Gy。

患者在行粒子种植治疗种植前应制订治疗计划，根据三维治疗计划系统给出计划的剂量分布，合理布置粒子的位置。在粒子种植后4周行CT剂量评估。如果发现有低剂量区，应及时补充再植粒子；如发现大范围的低剂量区，则可以考虑补充行外放疗。

3. 近距离放疗并发症

近距离放疗的并发症与外放疗类似，主要涉及尿路、直肠和性功能等方面。

（五）内分泌治疗

前列腺癌的内分泌治疗是前列腺癌治疗的重要手段之一。内分泌治疗适用于局部进展和转移性前列腺癌（相当于TNM分期的$T_3N_{0\sim3}M_1$期）治疗，还用于根治性手术和放疗前后的辅助治疗。

1. 内分泌治疗机制

前列腺癌的发病机制至今不完全明确。早在1941年，Huggins和Hodges发现了手术去势和雌激素可延缓转移性前列腺癌的进展，并首次证实了前列腺癌对雄激素去除的反应性。目前研究结果表明，86%～98%的前列腺癌是一个激素依赖性的肿瘤，主要与雄激素睾酮的刺激有关。95%的睾酮由睾丸Leydig细胞产生，5%的睾酮由肾上腺皮质的束状带和网状带在垂体产生的促肾上腺皮质激素（ACTH）的刺激下产生。

雄激素去除主要通过以下策略：①抑制睾酮分泌，手术去势或药物去势（黄体生成素释放激素类似物，LHRH－A)；②阻断雄激素与受体结合，应用抗雄激素药物竞争性封闭雄激素与前列腺细胞雄激素受体的结合。两者联合应用可达到最大限度雄激素阻断的目的。其他策略包括抑制肾上腺来源雄激素的合成，以及抑制睾酮转化为双氢睾酮等。

2. 内分泌治疗方法

内分泌治疗的目的是通过抑制雄激素活性的治疗，去除雄激素，最终达到抑制或控制前列腺癌细胞的生长。内分泌治疗的方法包括：①去势治疗；②对靶细胞的雄激素阻断；③最大限度雄激素阻断；④间歇内分泌治疗；⑤根治术前新辅助内分泌治疗；⑥辅助内分泌治疗。

（1）去势治疗：

1）手术去势：双睾丸切除，可使睾酮迅速且持续下降至极低水平（去势水平）。

2）药物去势：黄体生成素释放激素类似物（LHRH－A）是人工合成的黄体生成素释放激素。其作用机制为作用于下丘脑－垂体－性腺轴，通过反馈性抑制，使睾酮达到去势水平。戈舍瑞林（goserelin）是可持续释放的LHRH－A，与天然的LHRH作用类似，但其效力比天然的LHRH强100倍。

3）雌激素治疗：可作用于前列腺基质，直接作用于前列腺癌细胞；通过在下丘脑水平的反馈调节，使LHRH和LH产生降低，抑制雄激素活性。最常用的雌激素是己烯雌酚。

（2）对靶细胞的雄激素阻断：抗雄激素治疗指在靶细胞水平，通过竞争雄激素受体而达到抑制或阻断雄激素分泌的目的。抗雄激素药物主要有两大类：一类是类固醇类药物，其代表为醋酸甲地孕酮；另一类是非类固醇类药物，主要有比卡鲁胺（Bicalutamide）和氟他胺（Flutamide）。

（3）最大限度雄激素阻断（maximal androgen blockade，MAB）：是指同时去除睾丸和肾上腺的雄激素作用，方法是患者在接受去势治疗（如外科去势或药物去势）的同时，给予抗雄激素治疗。合用非类固醇类抗雄激素药物的MAB方法，与单纯去势相比可延长患者总生存时间3～6个月，平均5年生存率提高2.9%；而联合应用比卡鲁胺的MAB疗法，相对于单独去势治疗可使死亡风险降低20%，并可相应延长患者的无进展生存时间。对于局限性前列腺癌，应用MAB疗法时间越长，PSA复发率越低。

（4）间歇内分泌治疗（intermittent hormonal therapy，IHT）：是指内分泌治疗一段时间后，睾酮降至去势水平、PSA降至一定水平时停止治疗，根据肿瘤发展行下一周期治疗，循环往复。IHT的意义在于可能保持前列腺癌细胞的激素依赖性，延缓前列腺癌细胞进展到非激素依赖性的时间，从而可能延长患者的生存时间。间断内分泌治疗与持续内分泌治疗相比，患者的生存率无显著差别，生存质量更好，治疗费用更低。

IHT适用于局限性病灶及经过治疗局部复发者如$T_{3,4}$期患者，根治术后病理切缘阳性患者，根治术或局部放疗后复发患者。

IHT的治疗多先采用最大限度雄激素阻断（MAB）治疗，但停止治疗和重新开始治疗的标准仍未能统一。

（5）根治术前新辅助内分泌治疗（neoadjuvant hormonal therapy，NHT）：是指在根治性前列腺切除术前，对前列腺癌患者进行一定时间的内分泌治疗。方法多采用LHRH－A和抗雄激素的最大限度雄激素阻断疗法，时间为3～9个月。

（6）辅助内分泌治疗（adjuvant hormonal therapy，AHT）：是指前列腺癌根治性切除术后或根治性放疗后，辅以内分泌治疗。目的是消灭切缘残余病灶及微小转移灶，提高患者的生存时间。适应证包括术后切缘阳性，盆腔淋巴结转移，术后病理为pT_3期或$\leq T_2$期伴高危因素患者（Gleason>7分，PSA>20 μg/L）。局部早期前列腺癌患者无明显受益。治疗方式包括：最大限度雄激素阻断、手术去势、药物去势、抗雄激素治疗。

（六）激素非依赖性前列腺癌的治疗

激素非依赖性前列腺癌是指经过初次持续内分泌治疗后病变复发、进展的前列腺癌，包括雄激素非依赖性前列腺癌（androgen-independent prostate cancer，AIPC）和激素难治性前列腺癌（hormone-refractory prostate cancer，HRPC）。其中诊断HRPC需满足以下条件：血清睾酮达去势水平（<50 μg/L），间隔两周连续3次PSA升高，抗雄激素撤

退治疗 4 周以上，二线内分泌治疗期间 PSA 进展，骨或软组织转移病变有进展。

激素非依赖性前列腺癌的治疗方法包括：

(1) 维持睾酮去势水平。

(2) 二线内分泌治疗：对于采用单一去势（手术或药物）治疗的患者，加用抗雄激素药物；对于采用联合雄激素阻断治疗的患者，推荐停用抗雄激素药物；氟他胺与比卡鲁胺相互替换；用肾上腺雄激素抑制剂，如酮康唑，低剂量的雌激素药物——雌二醇、甲地孕酮等。

(3) 化疗：对去势后复发转移的前列腺癌，可以考虑化疗。基于Ⅲ期临床实验资料，以多西紫杉醇（多西他赛）为基础的化疗显示出具有生存时间的优势，建议每 3 周 1 个疗程的多西紫杉醇和泼尼松（强的松）可作为一线治疗方案。替换方案米托蒽醌联合泼尼松方案。

(4) 阿比特龙治疗：阿比特龙是细胞色素 P450c17（CYP17）的一个不可逆抑制剂，可抑制睾丸、肾上腺和前列腺肿瘤中参与睾酮合成的两种重要的酶的活性。可延长转移性去势难治性前列腺癌患者的生存时间。醋酸阿比特龙联合泼尼松或泼尼松龙可用于既往接受过多西紫杉醇化疗的转移性去势抵抗性前列腺癌患者。

第四节 随 访

一、治愈性治疗后的随访

前列腺癌的治愈性治疗是指根治性的前列腺切除术和放疗，或者这些治疗方法的联合应用。

（一）血清 PSA 水平的变化

监测血清 PSA 水平的变化是前列腺癌随访的基本内容。

1. 根治性前列腺切除术后 PSA 的监测

根治术后 PSA 应在 2~4 周内下降并维持于临床检测不到的水平。在根治性前列腺切除术后，PSA 连续两次大于或等于 0.2 μg/L，是肿瘤继续进展并发生临床复发或转移的前兆，提示前列腺癌生化复发。

2. 放疗后 PSA 的监测

放疗后的 PSA 值下降缓慢，至最低值可达 18~36 个月，且放疗后的 PSA 值会有波动。放疗后 PSA 最低值是生化治愈的标志，也是一个重要的预后判断因素。

生化复发是指放疗后 PSA 值降至最低点后的连续 3 次升高，复发的确切时间是 PSA 最低值与第一次升高之间的中点时刻。

（二）直肠指检

直肠指检（DRE）被用于判断是否存在前列腺癌局部复发。PSA 和 DRE 是根治性前列腺切除术和放疗后随访中的一线检查方法。

（三）经直肠超声和活检

经直肠超声和活检的目的是发现局部复发的组织学证据。根治术后如果 PSA 大于

0.5 μg/L，DRE发现局部结节或经直肠超声检查发现局部低回声病变时建议进行前列腺活检。

（四）骨显像与腹部CT/MRI检查

对于没有症状和无生化复发证据的患者，骨显像与腹部CT/MRI检查不推荐作为常规的随访手段，有骨骼症状的患者可以进行骨显像检查。

（五）随访方案

可以根据肿瘤或患者的特点对随访方法做出相应修改。例如，低分化、局部进展的肿瘤或手术切缘阳性的患者与高分化、局限在包膜内或手术标本内的前列腺癌患者相比，应该随访更加密切。前列腺癌有关的临床表现、血清PSA水平的检测以及DRE为常规随访方法。在治疗后前2年之内随访应该每3个月进行1次，2年后每6个月随访1次，5年后每年随访1次。

二、内分泌治疗后的随访

推荐在内分泌治疗开始后3个月进行随访。对于无远处转移患者中治疗反应良好者，如症状改善，心理状况良好，治疗依从性佳，PSA水平低于4 μg/L，可每6个月随访1次。对于有远处转移患者中治疗反应良好者，如症状改善，心理状况良好，治疗依从性佳，PSA水平低于4 μg/L，可每3～6个月随访1次。疾病进展时，随访间期应缩短。抗雄激素治疗应注意肝功能情况，治疗开始前3个月应每月检查肝功能，以后每3～6个月检查1次。病情稳定者不推荐行常规影像学检查。血清PSA持续升高，或者出现骨痛，需要行骨显像和其他影像学检查。

【病例拓展分析】

患者，男性，78岁，因尿急、排尿困难半年，腰部疼痛2个月就诊。体格检查：意识清晰，体表淋巴结未扪及肿大，胸部和心脏未见异常体征。腹部平软，无压痛，无反跳痛。肝、脾不大，未扪及确切腹部肿块，移动性浊音阴性。

问题1：为初步诊断，应首先选择的检查是什么？

分析：结合患者的年龄和症状，高度怀疑前列腺病变，首选行前列腺直肠指检及血清PSA及游离PSA检查。

该患者血清PSA为38 μg/L；直肠指检扪及前列腺长大，有不规则结节，质硬。

问题2：为明确诊断及分期，下一步应做什么检查？

分析：该患者直肠指检异常伴PSA持续升高，前列腺癌可能性大，需要活检来进行病理学诊断。前列腺系统性穿刺活检是诊断前列腺癌最可靠的检查。

该患者进行前列腺活检查见腺癌［Gleason 4+5=9（分）］。

问题3：为制订治疗方案还需要进行哪些检查？

分析：影像学表现对治疗前分期和治疗方法的选择十分重要。MRI检查可以显示前列腺包膜的完整性、是否侵犯前列腺周围组织及器官，腹盆腔CT检查有助于评价肿瘤的大小、盆腔淋巴结的转移情况，在临床分期上有较重要的作用。骨骼是前列腺癌好发转移的部位，患者PSA大于20 μg/L，Gleason评分高于7分，建议进行全身骨显像检查。

骨显像提示 T_{12} 椎体转移。

问题 4：该患者治疗方案有哪些选择?

分析：该患者诊断为前列腺癌伴骨转移，系晚期患者，适用于内分泌治疗。可以采取去势治疗、去势治疗联合雄激素阻断治疗、去势治疗联合多西紫杉醇化疗。单一骨转移灶可行局部放疗。

该患者选择去势治疗联合比卡鲁胺（康士得）治疗，局部骨转移行放疗。1 年后复查，PSA 升高至 50 μg/L，骨显像提示多发椎体转移，无自觉疼痛。

问题 5：该患者下一步治疗方案。

分析：基于Ⅲ期临床实验资料，以多西紫杉醇为基础的化疗显示出具有改善患者的生存时间的优势，建议行多西紫杉醇联合泼尼松化疗，同时维持睾酮去势水平。换用二线内分泌治疗。

（沈亚丽　李志平）

参考文献

[1] Parkin D M, Bray F, Ferlay J, et al. Global cancer statistics, 2002 [J]. CA Cancer J Clin, 2005, 55: 74-108.

[2] Smith J R, Freije D, Carpten J D, et al. Major susceptibility locus for prostate cancer on chromosome suggested by a genome-wide search [J]. Science, 1996, 274: 1371-1374.

[3] Whittemore A S, Kolonel L N, Wu A H, et al. Prostate cancer in relation to diet, physical activity, and body size in blacks, whites, and Asians in the United States and Canada [J]. J Natl Cancer Inst, 1995, 87: 652-661.

[4] Bahnson R R, Hanks G E, Huben RP, et al. NCCN Practice Guidelines for Prostate Cancer [J]. Oncology (Williston Park), 2000, 14: 111-119.

[5] Linton K D, Hamdy F C. Early diagnosis and surgical management of prostate cancer [J]. Cancer treatment reviews, 2003, 29: 151-160.

[6] Mohler J, Bahnson R R, Boston B, et al. NCCN clinical practice guidelines in oncology: prostate cancer [J]. Journal of the National Comprehensive Cancer Network: JNCCN, 2010, 8: 162-200.

[7] Zelefsky M J, Fuks Z, Hunt M, et al. High dose intensity modulated radiation therapy for prostate cancer: early toxicity and biochemical outcome in 772 patients [J]. Int J Radiat Oncol Biol Phys, 2002, 53: 1111-1116.

[8] Consensus statement: guidelines for PSA following radiation therapy. American Society for Therapeutic Radiology and Oncology Consensus Panel [J]. Int J Radiat Oncol Biol Phys, 1997, 37 (5): 1035-1041.

[9] Prostate Cancer Trialists' Collaborative Group. Maximum androgen blockade in advanced prostate cancer: an overview of the randomised trials [J]. Lancet, 2000, 355: 1491-1498.

第十七章　膀胱肿瘤

内容摘要：

◆ 吸烟和长期接触芳香胺类化学物是膀胱癌的危险因素。

◆ 尿路上皮癌是膀胱癌最常见的病理学类型，大部分是非肌层浸润性膀胱癌。

◆ 膀胱癌的治疗主要分非肌层浸润性膀胱癌、肌层浸润性膀胱癌、转移性膀胱癌三类进行相应处理。

◆ 手术仍是膀胱癌最主要的治疗方式，新辅助化疗能改善肌层浸润性膀胱癌患者的生存时间，转移性膀胱癌主要依靠化疗为主的综合治疗。

膀胱癌的发病率存在地区性、种族性和性别的差异。欧美国家的发病率高，而发展中国家相对较低，白种人高于黑种人，男性高于女性。全美近十年新诊断膀胱癌 74 690 例，因膀胱癌死亡者 15 580 例。我国男性发病率为女性的 3～4 倍，发病率随年龄急剧增加，大多数初诊患者在 60 岁以上。

第一节　病　因

膀胱癌的发生是多因素、多步骤的病理变化过程，既有内在的遗传因素，又有外在的环境因素。吸烟是目前最为肯定的危险因素。长期接触工业化学产品（芳香胺类化学物）可能是另一重要的致病危险因素，这类高风险职业包括从事纺织、染料制造、橡胶化学、药剂和杀虫剂生产、油漆、皮革及铁钢生产等。其他可能的致病因素还包括慢性感染［细菌、血吸虫及人乳头瘤病毒（Human papillomavirus，HPV）感染等］、应用化疗药物（如环磷酰胺）、滥用含有非那西汀的止痛药、长期饮用砷含量高的水等。另外，有膀胱癌家族史者发生膀胱癌的危险性明显增加。

第二节　病理和分型

覆盖于尿路的上皮称为尿路上皮或变移上皮。为了与其他部位的变移上皮区别，尿路的变移上皮统称为尿路上皮。膀胱癌包括尿路上皮细胞癌、鳞状细胞癌和腺癌，其次还有较少见的小细胞癌、混合型癌、癌肉瘤及转移性癌等。其中，尿路上皮癌最为常见，占膀胱癌的 90％以上；鳞癌比较少见，主要发生于尿道的远端，占膀胱癌的 3％～7％；腺癌更为少见，多发生于膀胱顶部及脐尿管，占膀胱癌的比例不足 2％。膀胱尿路上皮癌也可能合并有鳞癌、腺癌或肉瘤样癌的混合成分。

第三节 临床表现及诊断

一、临床表现

（一）血 尿

血尿是膀胱癌最常见的症状，大部分患者为间歇性的全程无痛性血尿，部分患者表现为初始或终末血尿。初始血尿提示病变可能位于膀胱颈部，而终末血尿则提示膀胱三角区或后尿道的病变。

（二）膀胱刺激症状

患者可有尿频、尿急、尿痛和排尿困难等尿路感染表现，常与弥漫性原位癌或浸润性膀胱癌有关。

（三）其他症状

其他症状包括上尿路梗阻所致的腰肋部疼痛、下肢水肿、尿潴留。部分患者就诊时即可表现体重减轻、肾功能不全、腹痛或骨痛等。

（四）盆腔包块

体格检查触及膀胱癌患者盆腔包块提示局部进展性肿瘤的可能。体格检查还包括经直肠、阴道指检和麻醉下腹部双合诊等，但 T_a、T_1 期膀胱癌中往往难以通过体格检查被发现。

二、诊 断

膀胱癌的临床诊断依据临床表现和影像学检查结果，但确诊则需细胞学或组织学的病理学检查结果。常用的影像学检查手段包括：超声检查（经腹、经直肠、经尿道超声）、静脉尿路造影（intravenous urography，IVU）、泌尿系统 CT 或 MRI 检查、超声引导下的逆行肾盂造影、膀胱镜或输尿管镜检查、胸部 X 线摄影或 CT 检查、全身骨显像等。尿脱落细胞学或膀胱/输尿管镜下的病理学检查结果是确诊膀胱癌的“金标准”。

目前膀胱癌的治疗主要分三类（非肌层浸润性膀胱癌、肌层浸润性膀胱癌、转移性膀胱癌）进行相应的处理。因此，NCCN 指南在诊断上也制定了相应流程，通过适当的检查手段对患者进行分类。

（一）疑似尿路上皮癌患者初诊时应进行的检查

（1）获得完整的病史后进行彻底的体格检查。

（2）膀胱镜检查及活检：膀胱镜检查是目前最可靠的诊断方法。可以明确膀胱肿瘤的数目、大小、形态（乳头状的或广基的）、部位以及周围膀胱黏膜的异常情况，同时可以对肿瘤和可疑病变进行活检以明确诊断。

（3）尿细胞学检查：泌尿道的任何部分（肾盏、肾盂、输尿管、膀胱和尿道）的尿路上皮癌，均有可能在尿中查见癌细胞。

（二）非肌层浸润性膀胱癌应进行的检查

（1）上尿路的影像学检查：通过膀胱镜检查若确定为非肌层浸润性膀胱癌后，指南建议行至少一项上尿路的影像学检查，包括静脉尿路造影、泌尿系统 CT 检查、超声下的逆行肾盂造影、输尿管镜检查、泌尿系统 MRI 检查。

（2）盆腔 CT 检查：若为较固定的或者高分级的肿瘤，在实施经尿道膀胱肿瘤切除术（transurethral resection of bladder tumor，TURBT）前还应加行盆腔 CT 检查。

（3）选择性活检：若肿瘤较固定或怀疑为高分级，还建议行选择性活检，以明确诊断和了解肿瘤范围。

（4）诊断性经尿道电切术（transurethral electroresection，TUR）：如果发现前列腺部尿道癌的危险性增加，建议行 TUR 取前列腺部尿道活检。此外，尿细胞学阳性或前列腺部尿道黏膜表现异常时，也应行该部位的活检。

（5）尿细胞学和/或膀胱镜检查：对于治疗后复发或疾病持续存在的非肌层浸润性膀胱癌患者，也建议进行尿细胞学和/或膀胱镜检查，根据检查结果确定后续治疗。

（三）肌层浸润性膀胱癌应进行的检查

（1）实验室检验：全血细胞计数、全套代谢指标检查［包括碱性磷酸酶（ALP)］。

（2）盆腹腔 CT 或 MRI 检查：对于临床分期确定为肌层浸润性膀胱癌的患者，建议先行盆腹腔 CT 或 MRI 检查明确淋巴结有无转移，以及了解局部侵犯的范围和深度。

（3）淋巴结活检：若盆腹腔 CT 或 MRI 检查发现异常淋巴结，指南也指出在技术条件允许的情况下也建议进行淋巴结活检。

（4）胸部影像学检查：指南建议行胸部 X 线摄影或 CT 检查。

（5）骨显像：不作为常规检查，但对怀疑有骨转移的患者（ALP 升高或骨痛），应行该检查。

（四）转移性膀胱癌应进行的检查

（1）骨显像：若患者出现 ALP 升高或骨痛，应行该检查。

（2）胸部影像学检查：NCCN 指南推荐行胸部 CT 或 MRI 检查。

（3）肌酐清除率：建议计算患者肌酐清除率。

（4）淋巴结活检：若转移性膀胱癌患者仅表现为远处淋巴结转移而非器官转移，在技术条件允许的情况下也建议进行淋巴结活检。

第四节　分期和分级

目前膀胱癌分期采用 2010 年《AJCC 癌症分期手册》第七版的分期标准，详见表2－17－1。

表 2－17－1　AJCC－UICC 2010 年膀胱癌 TNM 分期

分　期	标　准
原发肿瘤（T）	
T_X	原发肿瘤无法评估
T_0	无原发肿瘤证据
T_a	非浸润性乳头状癌

续表2-17-1

分期	标准		
T_{is}	原位癌（扁平癌）		
T_1	肿瘤侵及上皮下结缔组织		
T_2	肿瘤侵及固有肌层		
T_{2a}	肿瘤侵及浅肌层（肌层的一半以内）		
T_{2b}	肿瘤侵及深肌层（超过肌层的一半）		
T_3	肿瘤侵及膀胱周围组织		
T_{3a}	显微镜下发现肿瘤侵及膀胱周围组织		
T_{3b}	肉眼见肿瘤侵及膀胱周围组织		
T_4	肿瘤侵及邻近器官，如前列腺、精囊、子宫、阴道、盆壁或腹壁		
T_{4a}	肿瘤侵及前列腺、子宫或阴道		
T_{4b}	肿瘤侵及盆壁或腹壁		
区域淋巴结（N）			
N_X	区域淋巴结无法评估		
N_0	无区域淋巴结转移		
N_1	真骨盆内的单个区域淋巴结转移		
N_2	真骨盆内的多个区域淋巴结转移		
N_3	髂总淋巴结转移		
远处转移（M）			
M_0	无远处转移		
M_1	有远处转移		
解剖学分期/预后分组			
0_a期	T_a	N_0	M_0
0_{is}期	T_{is}	N_0	M_0
Ⅰ期	T_1	N_0	M_0
Ⅱ期	T_{2a}	N_0	M_0
	T_{2b}	N_0	M_0
Ⅲ期	T_{3a}	N_0	M_0
	T_{3b}	N_0	M_0
	T_{4a}	N_0	M_0
Ⅳ期	T_{4b}	N_0	M_0
	$T_{任何}$	$N_{1\sim3}$	M_0
	$T_{任何}$	$N_{任何}$	M_1

膀胱癌的复发和侵袭行为与其分级密切相关。膀胱癌的恶性程度以分级（Grade）表示，目前普遍采用三种 WHO 分级法，即 1973 年 WHO 分级法，1998 年 WHO 和国际泌尿病理协会（ISUP）分级法（2004 年 WHO 正式公布，即 WHO 2004 年分级法），详见表 2-17-2。

表 2-17-2　膀胱尿路上皮癌恶性程度分级

WHO 1973 年分级	WHO/ISUP 1998 年，WHO 2004 年分级
乳头状瘤	乳头状瘤
尿路上皮癌 1 级，分化良好	低度恶性倾向尿路上皮乳头状瘤
尿路上皮癌 2 级，中度分化	乳头状尿路上皮癌，低分级
尿路上皮癌 3 级，分化不良	乳头状尿路上皮癌，高分级

目前认为，在证明新的 WHO 分级法比 WHO 1973 分级法更合理之前，应该同时使用 WHO 1973 和 WHO 2004 分级法。

第五节　治　疗

NCCN 指南建议将膀胱癌的治疗进行分类处理，主要分非肌层浸润性膀胱癌、肌层浸润性膀胱癌、转移性膀胱癌三类。总体原则：非肌层浸润性膀胱癌首选经尿道膀胱肿瘤切除术（TURBT），术后行膀胱内灌注药物预防复发；肌层浸润性膀胱癌首选手术及围手术期化疗；转移性膀胱癌以全身化疗为主，可予姑息性放疗缓解症状。

一、非肌层浸润性膀胱癌的治疗

非肌层浸润性膀胱癌占初发膀胱肿瘤的 70%左右，这其中 T_a 占 70%、T_1 占 20%、T_{is} 占 10%左右。

（一）经尿道膀胱肿瘤切除术

经尿道膀胱肿瘤切除术（TURBT）既是非肌层浸润性膀胱癌的重要诊断方法，也是其标准治疗手段。TURBT 不仅可以切除肉眼可见的全部肿瘤，还可切除组织进行病理分级和分期。NCCN 指南推荐对初诊时判断为非肌层浸润性膀胱癌的患者实施 TURBT，手术应将肿瘤完全切除直至露出正常的膀胱壁肌层。对于肿瘤切除不完全、标本内无肌层、高级别肿瘤和 T_1 期肿瘤，建议术后 2～6 周再次行 TURBT，可降低术后复发率。若术后经膀胱镜证实出现疾病复发或未治愈，仍可再行 TURBT。术后根据肿瘤大小、数量、分级等因素判断再次复发的风险，决定是否行膀胱内药物灌注的辅助治疗。

（二）术后膀胱灌注治疗

TURBT 治疗后有部分患者会面临复发，可能与新发肿瘤、肿瘤细胞种植或原发肿瘤切除不完全等因素有关。临床中，TURBT 术后的非肌层浸润的膀胱癌患者仍有较高的复发率，而且有些患者会发展为肌层浸润性膀胱癌，指南建议所有的非肌层浸润性膀胱癌患者术后均可进行辅助性膀胱灌注治疗。TURBT 术后膀胱灌注治疗分为：即刻膀胱灌注化疗（术后 24 小时内）、术后诱导膀胱灌注化疗及维持膀胱灌注化疗、术后膀胱灌注免疫治疗几种。膀胱灌注常用的化疗药物有表柔比星、丝裂霉素 C、吡柔比星、多柔比星、羟基喜树碱等，另外还包括吉西他滨等药物，膀胱灌注化疗主要的不良反应是化学性膀胱炎，多数患者在停止灌注后可以自行改善。膀胱灌注免疫治疗选择的药物是卡介苗（Bacillus Calmette－Guérin，BCG），BCG 灌注一般在 TURBT 术后 2 周开始，BCG 维持灌注可明显减低肿瘤复发和进展概率，对于高级别的 cT_a或 cT_1者、TURBT 术后有残瘤或复发者、原位癌患者 NCCN 推荐应首选进行 BCG 灌注治疗。

（三）根治性膀胱切除术

对于膀胱灌注治疗无效的非肌层浸润性膀胱尿路上皮癌（如肿瘤进展、肿瘤多次复发、原位癌和高分级肿瘤经 TURBT 及膀胱灌注治疗无效等），则建议行根治性膀胱切除术。

二、肌层浸润性膀胱癌的治疗

（一）根治性膀胱切除术

根治性膀胱切除术同时行盆腔淋巴结清扫术，是肌层浸润性膀胱癌的标准治疗，是提高患者生存率、避免局部复发和远处转移的有效治疗方法。

（二）保留膀胱治疗

对于身体条件不能耐受或不愿接受根治性膀胱切除术的肌层浸润性膀胱癌患者，可以考虑行保留膀胱的综合治疗。肌层浸润性膀胱癌保留膀胱的手术方式主要是 TURBT 和膀胱部分切除术两种。膀胱部分切除术应选择患者，如位置合适的孤立性病灶、合并原位癌患者，术后再行辅助放疗和/或化疗的综合治疗。对于身体状况评分较差、合并症较多的患者也可单行 TURBT，或联合化疗和/或放疗。

（三）新辅助化疗

近年来，肌层浸润性膀胱癌的治疗越来越推荐新辅助化疗。新辅助化疗可控制局部病变，使肿瘤降期，降低手术难度和消除微转移灶，提高术后远期生存。对于可手术的 $T_{2\sim4a}$期患者，NCCN 指南均推荐术前行以顺铂为基础的联合方案进行新辅助化疗。此外，新辅助化疗还被用作保留膀胱的手段，但这一方法仍尚存争议。目前，已明确新辅助化疗对患者生存率的改善，对于 $T_{3\sim4a}$患者，其生存率提高可能更明显。新辅助化疗的疗程尚无明确规定，但至少要用 3 或 4 个周期基于顺铂的联合化疗，如 GC 方案（吉西他滨联合顺铂）和 MVAC（甲氨蝶呤＋长春碱＋多柔比星＋顺铂）方案。

（四）辅助化疗

对于根治性膀胱切除术前未行新辅助化疗者，术后可依据病理学危险因素（如 $pT_{3\sim4}$或淋巴结阳性）进行辅助化疗。膀胱部分切除患者术后病理若显示淋巴结阳性或切缘阳性或为 $pT_{3\sim4}$，术后亦可采用辅助化疗。辅助化疗被认为可以推迟疾病进展，预防复发，但至今仍缺少大样本的随机对照研究证实辅助化疗对患者生存时间的改善。目前认为，辅助化疗对延迟疾病复发（尤其是高复发风险患者）仍有作用，方案也多采用 3 个周期顺铂为基础的联合化疗，如 GC 和 MVAC。

（五）根治性放疗

部分肌层浸润性膀胱癌患者，为了保留膀胱不愿意接受根治性膀胱切除术，或全身条件不能耐受根治性膀胱切除术，或根治性手术已不能彻底切除肿瘤以及肿瘤已不能切除时，可选用膀胱放疗或放化疗。膀胱外照射方法包括常规外照射、三维适形放疗及调强适形放疗。单纯放疗靶区剂量通常为 66～70 Gy，每天剂量为 1.8～2 Gy。然而，单纯放疗患者的总生存时间仍短于根治性膀胱切除术。

（六）辅助放疗

目前关于根治性膀胱切除术后辅助放疗或辅助放化疗的研究相对较少，一项较早期的随机对照研究提示术后辅助放疗能够改善 $pT_{3a\sim4a}$ 期膀胱癌患者的 5 年生存率和局部控制率。对于局部复发风险较高的患者，如膀胱全切或膀胱部分切除手术未切净的残存肿瘤或术后病理切缘阳性者、术后分期为 $pT_{3\sim4}$ 者，仍可行术后辅助放疗。辅助放疗的剂量通常为 40～50.4 Gy，可以加或不加同期顺铂化疗。

根治性膀胱切除术前放疗对延长患者生存时间是否有益尚不明确，因此尚不推荐术前放疗。

三、转移性膀胱癌的治疗

全身化疗是转移性膀胱癌的标准治疗，尤其是对于无法切除、弥漫性转移病灶。全身化疗 2 或 3 个周期后进行评估，如肿瘤缩小或稳定，则继续 2 个周期化疗。如果化疗后肿瘤可手术切除，则行手术治疗，术后继续 2 个周期化疗，可延长患者的生存时间。吉西他滨、顺铂、紫杉醇均是晚期膀胱癌有效的化疗药物，2 或 3 种化疗药物联合应用效果更好，一线治疗有效率可超过 50%。NCCN 指南目前推荐的一线联合方案包括：GC 方案（吉西他滨＋顺铂）、剂量密集的 MVAC 方案（甲氨蝶呤＋长春碱＋多柔比星＋顺铂）、CMV 方案（甲氨蝶呤＋长春碱＋顺铂）。

（一）一线化疗

临床研究结果表明，GC 方案与 MVAC 方案在有效率、疾病进展时间、总生存时间等方面均相近，但不良反应及化疗相关病死率 GC 方案明显更低。因此，GC 方案被指南推荐为一线标准化疗方案。

另有研究对比了剂量密集的 MVAC 方案与传统的 MVAC 方案之间的疗效，剂量密集的 MVAC 方案在改善患者生存方面明显更优，其毒性反应更低。因此，剂量密集的 MVAC 方案也被指南推荐。而传统的 MVAC 方案已不作推荐。

由于顺铂具有肾毒性，若患者存在肾功能不全（肾小球滤过率＜60 ml/min），可以用卡铂替代顺铂；但若肾功能正常，不能用卡铂替代顺铂。紫杉醇也是一线可选的化疗药物，一项研究发现在 GC 方案中加入紫杉醇的三药方案较 GC 方案可以提高有效率，并且体现生存获益的趋势。然而，三药联合却带来更多的毒性反应（如中性粒细胞缺乏性发热），被认为其风险超过了带来的获益，在临床上需慎用。若患者无法耐受顺铂治疗，也可选择含紫杉醇的方案化疗或单药治疗。

（二）二线化疗

目前转移性膀胱癌仍缺乏标准的二线化疗方案，方案选择仍需结合患者一线治疗方案、身体状况等因素进行选择，可单药或联合方案化疗。常用的单药包括顺铂、卡铂、多柔比星、氟尿嘧啶、异环磷酰胺、培美曲塞、紫杉醇等药物。联合方案可选用 TC 方案

（紫杉醇+顺铂）、TCa 方案（紫杉醇+卡铂）、GD 方案（吉西他滨+多西紫杉醇）、GT 方案（吉西他滨+紫杉醇）以及 CMV 方案（甲氨蝶呤+长春碱+顺铂）等。

（三）姑息性放疗

对于局部晚期或伴有明显症状的转移性膀胱癌患者可根据情况予以姑息性放疗。姑息性放疗可减轻因膀胱肿瘤造成的无法控制的症状，如血尿、尿急、疼痛等，也可减轻因转移灶引起的疼痛等症状。

四、膀胱非尿路上皮癌的治疗

膀胱非尿路上皮癌包括膀胱鳞状细胞癌、腺癌、脐尿管腺癌、小细胞癌等。其治疗的总体原则是选择根治性膀胱切除术。对于高分级、高分期的膀胱鳞状细胞癌术前放疗可改善预后。膀胱脐尿管腺癌可选择扩大性膀胱部分切除术，非脐尿管腺癌根治性膀胱切除术后可选择辅助放疗和/或化疗。病理分期为 T_3、T_4 期膀胱小细胞癌可选择新辅助化疗和术后辅助化疗。

【病例拓展分析】

患者，女性，77 岁，因间歇性肉眼血尿 1 年入院。入院体格检查，生命体征平稳，心、肺、腹部无明显异常体征。血常规及生化无异常。小便查见大量红细胞，尿脱落细胞学未见肿瘤细胞。泌尿系统彩超检查结果提示膀胱壁实性占位病变。

问题 1：为明确诊断以及分期，下一步应为患者安排哪些检查？

分析：结合患者的病史及彩超结果，目前高度怀疑膀胱肿瘤。应考虑膀胱镜检查及活检以明确病理学诊断。对于高度怀疑肌层浸润性膀胱癌患者，应完善盆腹腔 CT 或 MRI 检查，了解局部侵犯的范围和深度；以及胸部 CT 检查判断有无肺转移。

问题 2：患者膀胱镜活检结果提示浸润性尿路上皮癌（WHO，高级别），局灶区呈腺样分化。盆腹部 CT 检查结果提示：膀胱右侧壁及右后壁增厚，累及浆膜面，子宫前壁受侵，右侧输尿管扩张、积水。胸部 CT 未见明显异常。请问患者目前诊断及分期？下一步的处理是什么？

分析：目前诊断膀胱浸润性尿路上皮癌（WHO，高级别），$cT_{4a}N_0M_0$ Ⅲ期。对于可手术的 $T_{2\sim4a}$ 期的肌层浸润性膀胱癌患者应首选术前行以顺铂为基础的联合方案进行新辅助化疗。

问题 3：患者行 4 个周期含顺铂的方案化疗后复查盆腹部 CT 提示：增厚的膀胱壁明显变薄，肿瘤较前缩小。于外科行根治性膀胱切除术，术后病理学检查结果提示：膀胱浸润性尿路上皮癌（WHO，高级别），右侧髂血管闭孔淋巴结 6 枚、左侧髂血管闭孔淋巴结 5 枚均未见肿瘤转移。如何决定下一步处理方法？

分析：该患者术前已完成新辅助化疗，术后可密切随访。由于膀胱切除术后的前 24 个月内复发转移风险最高，故推荐 2 年内应每 3～6 个月随访 1 次。随访内容包括体格检查、血液生化检查、尿脱落细胞学检查、胸部 CT 及盆腹部 CT 检查。

（成　科　刘继彦）

参考文献

[1] National Comprehensive Cancer Network. NCCN clinical practice guidelines in oncology：Bladder Cancer. （Version 2.2015） [EB/OL]. [2015－8－1]. http://www.nccn.org/professionals/physician_gls/f_guidelines.asp.

[2] 那彦群，叶章群，孙光．中国泌尿外科疾病诊断治疗指南手册 [M]. 北京：人民卫生出版社，2011.

[3] 孙燕，石远凯．临床肿瘤内科手册 [M]. 5 版．北京：人民卫生出版社，2007.

[4] 汤钊猷．现代肿瘤学 [M]. 2 版．上海：上海医科大学出版社，2000.

[5] Bellmunt J，Orsola A，Wiegel T，et al. Bladder cancer：ESMO Clinical Practice Guidelines for diagnosis，treatment and follow-up [J]. Ann Oncol，2011，22（Suppl 6）：vi45－49.

[6] Kaufman D S，Shipley W U，Feldman A S. Bladder cancer [J]. Lancet，2009，374（9685）：239－249.

[7] Witjes J A，Comperat E，Cowan N C，et al. EAU guidelines on muscle-invasive and metastatic bladder cancer：summary of the 2013 guidelines [J]. Eur Urol，2014，65（4）：778－792.

[8] Babjuk M，Burger M，Zigeuner R，et al. EAU guidelines on non-muscle-invasive urothelial carcinoma of the bladder：update 2013 [J]. Eur Urol，2013，64（4）：639－653.

[9] Roupret M，Babjuk M，Comperat E，et al. European guidelines on upper tract urothelial carcinomas：2013 update [J]. Eur Urol，2013，63（6）：1059－1071.

第十八章　睾丸肿瘤

内容摘要：

◆ 睾丸生殖细胞肿瘤是15～34岁青年男性最常见的实体肿瘤。

◆ 肿瘤标志物在睾丸肿瘤的诊断、分期、治疗和预后判断中有重要作用。

◆ 睾丸肿瘤根据病理学类型和疾病分期的不同，选择以手术、化疗或放疗为主的综合治疗。

睾丸肿瘤是少见的恶性肿瘤，占男性全部恶性肿瘤的1%～2%。其发病在不同种族和地区之间具有明显差异。我国睾丸肿瘤发病率仅为1/10万左右，占男性全部恶性肿瘤的1%～2%，占泌尿生殖系统恶性肿瘤的3%～9%。睾丸肿瘤绝大部分为生殖细胞肿瘤，占95%左右。生殖细胞肿瘤已成为15～34岁青年男性最常见的实体肿瘤。

第一节　病　因

睾丸肿瘤的病因目前尚不十分清楚。据流行病学分析有多种危险因素，包括：有生殖细胞肿瘤病史、有阳性家族史、隐睾或睾丸未降、睾丸女性化综合征、Klinefelter综合征等。此外，也有观点认为与损伤、感染、职业和环境因素、营养因素以及母亲在妊娠期使用外源性雌激素过多等因素有关。

第二节　病理和分型

目前睾丸肿瘤的病理组织学分类推荐使用2004年WHO制定的分类标准（表2-18-1）。

表2-18-1　2004年国际卫生组织（WHO）制定的睾丸肿瘤分类标准

生殖细胞肿瘤
　曲细精管（精曲小管）内生殖细胞肿瘤
　精原细胞瘤（包括伴有合体滋养细胞层细胞者）
　精母细胞型精原细胞瘤（注意是否伴有肉瘤样成分）
　胚胎癌
　卵黄囊瘤（内胚窦瘤）
　绒毛膜上皮癌
　畸胎瘤（成熟畸胎瘤、不成熟畸胎瘤以及畸胎瘤伴有恶性成分）
　一种以上组织类型肿瘤（混合型）——说明各种成分百分比
性索/性腺间质肿瘤
　间质细胞瘤

续表2-18-1

恶性间质细胞瘤
支持细胞瘤
富含脂质型（lipid-rich variant）
硬化型
大细胞钙化型
恶性支持细胞肿瘤
颗粒细胞瘤
成人型
幼年型
泡膜细胞瘤/纤维细胞瘤
其他性索/性腺间质肿瘤
未完全分化型
混合型
包含生殖细胞和性索/性腺间质的肿瘤（性腺母细胞瘤）
其他非特异性间质肿瘤
卵巢上皮类型肿瘤
集合管和睾丸网肿瘤
非特异间质肿瘤（良性和恶性）

第三节　临床表现及诊断

一、临床表现

阴囊肿块是睾丸肿瘤最常见的症状，大多为无痛性肿块，有时伴疼痛，部分患者同时伴有睾丸肿胀或下坠感。若肿瘤内出血或出现睾丸内急性蒂扭转，也可表现剧烈疼痛和触痛。少部分晚期患者可出现远处转移的相关表现，如颈部肿块、咳嗽或呼吸困难等。体格检查通常可发现肿大的睾丸。

二、诊　断

（一）病史和体格检查

病史和体格检查结果对诊断睾丸肿瘤有重要提示作用。

（二）影像学检查

（1）超声检查：是首选检查，不仅可以确定肿块位置、明确肿块特点，还可了解对侧睾丸情况、探测腹膜后有无转移等。

（2）胸部X线检查：是常规检查之一，对肺转移的诊断有价值。

（3）腹部和盆腔CT检查：是分期的主要方法，也被认为是检查腹膜后淋巴结转移的最佳方法。

（4）胸部CT检查：当腹部和盆腔CT检查发现有腹膜后淋巴结转移，或为非精原细胞瘤患者，或胸部X线检查结果提示有异常时，应行胸部CT检查。

（5）腹部MRI检查：其敏感性和特异性均非常高，但MRI对腹膜后淋巴结转移的检查并不优于CT检查，因此临床上应用较少。

（6）骨显像检查：不作常规检查，但对怀疑有骨转移的患者（碱性磷酸酶升高或骨痛），应行该检查。

（7）头部 MRI 或 CT 检查：有头痛或相应神经系统症状的患者应行该项检查以明确是否存在脑转移。

（8）PET 检查：在睾丸肿瘤腹膜后淋巴结转移方面也有应用，但其与 CT 相比并未显示出明显优势。NCCN 指南推荐在Ⅱ期或Ⅲ期精原细胞瘤患者化疗后，在肿瘤标志物正常情况下 CT 检查仍发现有大于 3 cm 的残留病灶时，可在化疗至少 6 周后进行 PET 检查。而对于非精原细胞瘤则不推荐进行 PET 检查。

（三）血清肿瘤标志物

（1）甲胎蛋白（AFP）：半衰期为 5～7 天，通常大部分睾丸非精原细胞瘤患者血清 AFP 会升高，特别是卵黄囊瘤和胚胎癌患者，而绒癌和纯精原细胞瘤的血清 AFP 多为正常。因此，当纯精原细胞瘤患者 AFP 升高，则意味着肿瘤中极有可能含有非精原细胞瘤成分。NCCN 指南指出，当精原细胞瘤患者出现 AFP 升高时应按非精原细胞瘤进行处理。

（2）β－人绒毛膜促性腺激素（β－HCG）：由肿瘤合体滋养层细胞产生，其半衰期为 1～3 天，精原细胞瘤和非精原细胞瘤患者均可能升高。但当 β－HCG 升高时，还需注意患者是否存在性腺功能减退症或吸食大麻史。

（3）乳酸脱氢酶（LDH）：是一种特异性不高的肿瘤标志物，与肿瘤体积相关，在 80％进展性睾丸肿瘤中升高，是晚期睾丸生殖细胞瘤的重要预后因素之一。

第四节　分期和分级

目前睾丸肿瘤分期推荐采用 2010 年《AJCC 癌症分期手册》第七版的分期标准，详见表2－18－2。

表 2－18－2　AJCC－UICC 2010 年睾丸肿瘤 TNM 分期

分　期	标　准
原发肿瘤（T）	（原发灶分期使用睾丸切除后的病理分期）
pT_X	原发肿瘤无法评估
pT_0	无原发肿瘤证据（如睾丸瘢痕）
pT_{is}	曲细精管内生殖细胞肿瘤（原位癌）
pT_1	肿瘤局限于睾丸和附睾，不伴有血管/淋巴管浸润，可以浸润睾丸白膜但是无鞘膜侵犯
pT_2	肿瘤局限于睾丸和附睾，伴有血管/淋巴管浸润，或者肿瘤通过睾丸白膜侵犯鞘膜
pT_3	肿瘤侵犯精索，有或没有血管/淋巴管浸润
pT_4	肿瘤侵犯阴囊，有或没有血管/淋巴管浸润
区域淋巴结（N）	
临床区域淋巴结（N）	
N_X	区域淋巴结无法评估

续表2－18－2

分期	标准			
N_0	无区域淋巴结转移			
N_1	单个或多个转移淋巴结，最长径≤2 cm			
N_2	单个或多个转移淋巴结，最长径＞2 cm，但≤5 cm			
N_3	转移淋巴结＞5 cm			
病理区域淋巴结（pN）				
pN_X	区域淋巴结无法评估			
pN_0	无区域淋巴结转移			
pN_1	转移淋巴结数≤5 个，且最长径≤2 cm			
pN_2	单个转移淋巴结，最长径＞2 cm，但≤5 cm；或者 5 个以上≤5 cm 的阳性淋巴结；或者存在扩散到淋巴结外的证据			
pN_3	转移淋巴结＞5 cm			
远处转移（M）				
M_0	无远处转移			
M_1	有远处转移			
M_{1a}	区域外淋巴结或者肺转移			
M_{1b}	其他部位转移			
血清肿瘤标志物（S）				
S_X	无法评价肿瘤标志物			
S_0	肿瘤标志物在正常范围内			
S_1	AFP＜1 000 μg/L，且 HCG＜5 000 U/L，且 LDH＜正常值上限的 1.5 倍			
S_2	AFP 在 1 000～10 000 μg/L，或 HCG 在 5 000～50 000 U/L，或 LDH 在正常值上限的 1.5～10 倍			
S_3	AFP＞10 000 μg/L，或 HCG＞50 000 U/L，或 LDH＞正常值上限的10 倍			
解剖学分期/预后分组	T	N	M	S
0 期	pT_{is}	N_0	M_0	S_0
Ⅰ期	$pT_{1\sim4}$	N_0	M_0	S_X
$Ⅰ_A$期	pT_1	N_0	M_0	S_0
$Ⅰ_B$期	pT_2	N_0	M_0	S_0
	pT_3	N_0	M_0	S_0
	pT_4	N_0	M_0	S_0
$Ⅰ_C$期	$pT_{任何}/T_X$	N_0	M_0	$S_{1\sim3}$
Ⅱ期	$pT_{任何}/T_X$	$N_{1\sim3}$	M_0	S_X
$Ⅱ_A$期	$pT_{任何}/T_X$	N_1	M_0	S_0
	$pT_{任何}/T_X$	N_1	M_0	S_1
$Ⅱ_B$期	$pT_{任何}/T_X$	N_2	M_0	S_0
	$pT_{任何}/T_X$	N_2	M_0	S_1
$Ⅱ_C$期	$pT_{任何}/T_X$	N_3	M_0	S_0

续表2－18－2

分期	标准			
	$pT_{任何}/T_X$	N_3	M_0	S_1
Ⅲ期	$pT_{任何}/T_X$	$N_{任何}$	M_0	S_X
$Ⅲ_A$期	$pT_{任何}/T_X$	$N_{任何}$	M_{1a}	S_0
	$pT_{任何}/T_X$	$N_{任何}$	M_{1a}	S_1
$Ⅲ_B$期	$pT_{任何}/T_X$	$N_{1\sim3}$	M_0	S_2
	$pT_{任何}/T_X$	$N_{任何}$	M_{1a}	S_2
$Ⅲ_C$期	$pT_{任何}/T_X$	$N_{1\sim3}$	M_0	S_3
	$pT_{任何}/T_X$	$N_{任何}$	M_{1a}	S_3
	$pT_{任何}/T_X$	$N_{任何}$	M_{1b}	$S_{任何}$

睾丸肿瘤预后与组织学类型、分化程度、临床及病理分期、肿瘤标志物等因素有关，也与治疗方法密切相关。1997年，国际生殖细胞癌协作组（international germ cell cancer consensus group，IGCCCG）根据肿瘤的组织类型、病理分期及肿瘤标志物的情况，制定了睾丸肿瘤的预后分期系统，分为预后良好、预后中等及预后差三个等级，详见表2－18－3。

表2－18－3　国际生殖细胞癌协作组预后因素分期系统

分组	非精原细胞瘤	精原细胞瘤
预后良好	睾丸或腹膜后原发 且无肺外器官转移 且AFP＜1 000 μg/L，HCG＜5 000 U/L， LDH＜正常值上限的1.5倍	任何部位原发 且无肺外器官转移 且AFP正常 HCG和LDH可以为任意值
预后中等	睾丸或腹膜后原发 且无肺外器官转移 且有下列之一者：AFP为1 000～10 000 μg/L，或HCG为5 000～50 000 U/L，或LDH高于正常值上限的1.5～10倍	任何部位原发 且肺外器官转移 且AFP正常 HCG和LDH可以为任意值
预后不良	纵隔原发	无 或肺外器官转移 或AFP＞10 000 μg/L 或HCG＞50 000 U/L 或LDH＞正常值上限的10倍

注：该分期系统用于转移性睾丸肿瘤，包括非精原细胞瘤和部分精原细胞瘤。

第五节　治　疗

临床上诊断为睾丸肿瘤时，应首先行经腹股沟高位根治性睾丸切除术以明确病理学类型，根据病理学类型选择后续的治疗策略。睾丸肿瘤绝大部分都是生殖细胞肿瘤，分为精原细胞瘤和非精原细胞瘤（后者包括病理学类型为精原细胞瘤但伴有AFP异常者）两大类，两者在术后治疗上有明显差异。无论哪种类型，治疗前均需向患者沟通精子库存储精子的问题。由于非精原细胞瘤更具侵袭性，对于同时存在精原细胞瘤和非精原细胞瘤时，推荐按非精原细胞瘤处理，对于混合成分的肿瘤，则推荐按恶性程度最高的一种进行治疗。

一、精原细胞瘤

（一）Ⅰ期患者的术后治疗

1. 严密随诊观察

$Ⅰ_A$和$Ⅰ_B$期精原细胞瘤患者预后极好，无论采取何种术后处理策略，其肿瘤特异性生存率可达 99%，因此这类患者首选严密随诊观察。

2. 辅助化疗

化疗在睾丸肿瘤治疗中的地位已经得到肯定。1 或 2 个周期单药卡铂化疗是$Ⅰ_A$和$Ⅰ_B$期患者的合理选择。

3. 辅助放疗

由于精原细胞瘤对放射线高度敏感，多数中心推荐把主动脉旁及同侧髂腹股沟淋巴引流区域（狗腿野）放疗作为术后标准治疗方案，放疗剂量多在 20～30 Gy。目前 NCCN 指南推荐的放疗总剂量为 20 Gy，常规分割剂量为每次 2 Gy，1 次/天。有研究发现单纯腹主动脉旁放疗也可取得与狗腿野放疗同样的效果，且毒副作用较低，故单纯腹主动脉旁放疗也为指南所推荐。但对于既往有睾丸下降不全、盆腔手术史、腹股沟和阴囊手术史的患者更适合行单纯腹主动脉旁放疗。对于术后仍有肿瘤标志物升高的 Is 期患者也仅推荐进行辅助放疗。

（二）$Ⅱ_A$和$Ⅱ_B$期患者的术后治疗

1. 放疗

放疗仍是$Ⅱ_A$和$Ⅱ_B$期精原细胞瘤的主要手段，推荐的照射剂量分别是 30 Gy 和 36 Gy。照射野包括腹主动脉旁和同侧的髂血管旁淋巴引流区域。

2. 化疗

$Ⅱ_B$期患者或不愿意或不适合放疗的$Ⅱ_A$期患者（如马蹄肾患者，其腹膜后照射可造成放射性肾衰竭）可以实施 3 个疗程 BEP 方案（博来霉素+依托泊苷+顺铂）或 4 个疗程的 EP 方案（依托泊苷+顺铂）化疗。

（三）$Ⅱ_C$和Ⅲ期患者的术后治疗

$Ⅱ_C$和Ⅲ期患者的治疗主要按照 IGCCCG 分类不同进行全身化疗。

对于预后好的患者，标准治疗包括 3 个周期的 BEP 方案或 4 个周期的 EP 方案化疗。对于预后中等的患者，推荐行 4 个周期 BEP 方案化疗。

（四）$Ⅱ_B$、$Ⅱ_C$和Ⅲ期患者化疗后的治疗

$Ⅱ_B$、$Ⅱ_C$和Ⅲ期患者化疗后应根据影像学检查结果考虑是否有肿瘤残存，若发现大于 3 cm 的残存病灶，但肿瘤标志物阴性者，建议做 PET 检查。若证实为肿瘤残留可选择腹膜后淋巴结清扫术（retroperitoneal lymph node dissection，RPLND）或放疗或二线化疗，二线化疗方案包括：VIP 方案（依托泊苷+异环磷酰胺+顺铂）、VeIP 方案（长春碱+异环磷酰胺+顺铂）。

若患者一线化疗后出现疾病进展（肿瘤增多、增大或肿瘤标志物升高），则进行二线化疗。

二、非精原细胞瘤

（一）Ⅰ期患者的术后治疗

$Ⅰ_A$期患者术后可采用严密观察或行保留神经的腹膜后淋巴结清扫术。$Ⅰ_A$期患者预后好，治愈率可超过95%。

$Ⅰ_B$期患者可行保留神经的腹膜后淋巴结清扫术，或1或2个周期BEP方案化疗。对于T_2的$Ⅰ_B$期患者也可接受密切观察。

$Ⅰ_C$期患者存在疾病播散可能，推荐进行标准化疗：3个周期的BEP方案或4个周期EP方案化疗。

（二）$Ⅱ_A$和$Ⅱ_B$期患者的术后治疗

$Ⅱ_A$期患者若肿瘤标志物正常，可选择保留神经的腹膜后淋巴结清扫术或行化疗。行腹膜后淋巴结清扫术后N_1患者首选密切随访，N_2患者首选2个周期化疗，N_3患者则推荐标准化疗。若肿瘤标志物异常，则直接行化疗。

肿瘤标志物正常的$Ⅱ_B$期患者，若淋巴结转移在引流区域内，可行保留神经的腹膜后淋巴结清扫术或术后行辅助化疗，否则行化疗并根据是否有残留肿瘤选择是否切除。对于行保留神经的腹膜后淋巴结清扫术的患者，如果发现转移，也应行化疗。

（三）$Ⅱ_C$和Ⅲ期患者的术后治疗

这类分期为转移期的患者推荐按照IGCCCG分类进行联合化疗。

对于预后好的患者（如$Ⅱ_C$、$Ⅲ_A$期），标准治疗包括3个周期BEP方案或4个周期EP方案化疗。

对于预后中等和预后不良的患者，4个周期BEP方案化疗为标准治疗。对于不能耐受博来霉素的预后不良的患者也可行4个周期的VIP方案化疗。

对于化疗后达到完全缓解（CR）的Is期患者，推荐密切观察，达完全缓解（CR）的Ⅱ/Ⅲ期患者，观察或腹膜后淋巴结清扫术均为合理选择。对于化疗仅达部分缓解（PR），CT提示有残留病灶者，可行手术切除。如果二次手术切除的组织为坏死或成熟畸胎瘤则无需进一步治疗。而那些未能完整切除有活性的肿瘤或切除组织中含有胚胎癌、卵黄囊瘤、绒癌或精原细胞瘤成分的患者可考虑行以顺铂为基础的2个周期化疗。

对于一线化疗后疗效不佳者，则建议进行二线化疗，方案包括VeIP、TIP、GEMOX（吉西他滨联合奥沙利铂）、吉西他滨联合紫杉醇等。

如果患者出现脑转移，可据临床情况选择放疗或手术治疗。

【病例拓展分析】

患者，男性，43岁，因“发现右侧睾丸长大3个月”就诊。3个月前右侧睾丸长大，起初大小约3 cm×3 cm，偶稍感疼痛，无阴囊坠胀感，后右侧睾丸逐渐长大，当地医院体格检查发现右侧睾丸肿大约5 cm，表明光滑，质硬。彩超提示：右侧阴囊内7 cm×5 cm大小低回声团块。

问题1：此时还应为患者安排哪些检查?

分析：目前高度怀疑系右侧睾丸肿瘤，应行血肿瘤标志物（AFP、β-HCG）、血生化、胸部X线摄影或CT等检查。

问题2：患者查血AFP、HCG、LDH均在正常范围内。胸部CT检查未见异常。盆腹部CT提示右侧睾丸占位性病变，疑附睾受侵，精索密度增高，右侧睾丸鞘膜少量积液。初始治疗方案是什么？

分析：首先应行经腹股沟睾丸根治性切除术。术后再根据睾丸肿瘤的病理学类型及分期选择合适的治疗策略。

问题3：患者行右侧睾丸根治性切除术，术中见：右侧睾丸大小6 cm×7 cm×10 cm，质硬；左侧睾丸未扪及明显异常。术后病理提示：右侧睾丸精原细胞瘤，侵及附睾，肿瘤侵犯睾丸鞘膜，精索断端未见肿瘤累及。术后肿瘤标志物、胸腹部CT均未见明显异常。请问患者目前的诊断及分期？预后分级是什么？下一步的处理是什么？

分析：目前诊断右侧睾丸精原细胞瘤术后（$pT_2N_0M_0$ $Ⅰ_B$期）。属于预后良好的患者。可选择密切随诊观察，1或2个周期单药卡铂辅助化疗或辅助放疗。

问题4：患者接受了主动脉旁及同侧髂腹股沟淋巴引流区域（狗腿野）放疗，剂量为26 Gy，2 Gy/d。完成治疗后如何安排随访计划？

分析：建议2年内每3～4个月临床体检及肿瘤标志物监测，每半年进行腹部和盆腔CT检查。以后每年1次定期复查随诊。

（成　科　刘继彦）

参考文献

[1] National Comprehensive Cancer Network. NCCN clinical practice guidelines in oncology：Testicular Cancer.（Version 2.2015）［EB/OL］.［2015－8－1］. http://www.nccn.org/professionals/physician_gls/f_guidelines.asp.

[2] 那彦群，叶章群，孙光．中国泌尿外科疾病诊断治疗指南手册［M］．北京：人民卫生出版社，2011.

[3] 孙燕，石远凯．临床肿瘤内科手册［M］．5版．北京：人民卫生出版社，2007.

[4] Motzer R J，Agarwal N，Beard C，et al. Testicular cancer［J］. J Natl Compr Canc Netw，2012，10（4）：502－535.

[5] Oldenburg J，Fossa S D，Nuver J，et al. Testicular seminoma and non-seminoma：ESMO Clinical Practice Guidelines for diagnosis，treatment and follow-up［J］. Ann Oncol，2013，24（Suppl 6）：vi125－132.

[6] Albers P，Albrecht W，Algaba F，et al. EAU guidelines on testicular cancer：2011 update［J］. Eur Urol，2011，60（2）：304－319.

[7] Horwich A，Shipley J，Huddart R. Testicular germ-cell cancer［J］. Lancet，2006，367（9512）：754－765.

第十九章　肾肿瘤

内容摘要：

◆ 肾细胞癌发病存在明显的地域差异，吸烟和肥胖是比较明确的危险因素。

◆ 肾细胞癌有多种病理学类型，透明细胞癌最为常见。

◆ 手术是局限期肾癌最重要的治疗方式，靶向治疗和免疫治疗是转移性肾癌的重要手段。

肾恶性肿瘤中绝大部分为肾细胞癌（renal cell carcinoma，RCC），约占成人恶性肿瘤的2%～4%，其发病率在不同国家与地区存在较大差异，发达国家的发病率明显高于发展中国家。中国各地区之间肾细胞癌的发病率及死亡率差异也较大，其发病率呈逐年上升趋势。在2014年癌症统计中显示，全美近十年新诊断肾癌63 920例，因肾癌死亡13 860例。男性的发病率和死亡率明显高于女性。各地区发病率差异明显，城市的发病率、死亡率明显高于农村。肾癌的发病年龄可见于各年龄段，高发年龄为60～70岁，中位年龄约为60岁。

第一节　病　因

肾癌的病因尚未完全阐明，可能与遗传、吸烟、肥胖、高血压及抗高血压治疗等有关。其中，吸烟和肥胖是肾细胞癌两个比较明确的发病危险因素。肾癌分家族性和散发性两大类，家族性肾癌占2%～4%，且有易多发、双侧肾发病、具有家族史和发病年龄相对较年轻等特点。家族性肾癌最常见于von Hippel-Lindau（VHL）病，该病由常染色体显性*VHL*基因突变引起，易形成透明细胞癌和其他增生血管灶。血管生成在肾癌的发生、发展中有重要作用。血管内皮生长因子（vascular endothelial growth factor，VEGF）是促进血管生成和肿瘤进展的重要因素。正常情况下，野生型VHL蛋白可以抑制VEGF的表达，但散发性肾透明细胞癌常表现3号染色体（3p）缺失，位于3p25－26的*VHL*基因常发生突变，导致VEGF的表达异常增高。在肾癌组织中许多其他的促血管生成因子的表达也升高。此外，PI3K/AKT/mTOR信号转导通路在肾癌的发生、发展过程中也有重要作用。

第二节　病理和分型

2004年WHO更新了肾细胞癌的病理组织学分类。肾细胞癌占肾肿瘤的90%，其中的85%为透明细胞癌。其他的少见肿瘤类型包括乳头状细胞癌、嫌色细胞癌、集合管癌

(Bellini 集合管癌)、髓样癌等，且各种不同病理亚型的肾细胞之间在肿瘤发展、生长方式、预后和遗传学表现上有所差异，详见表 2－19－1。有关肾细胞癌的组织学分级目前推荐采用高分化、中分化、低分化（未分化）的肾癌组织学分级。

表 2－19－1　2004 年 WHO 肾细胞癌分型

肾透明细胞癌（clear cell renal cell carcinoma）
多房囊性肾透明细胞癌（multilocular clear cell renal cell carcinoma）
乳头状肾细胞癌（papillary renal cell carcinoma）
肾嫌色细胞癌（chromophobe renal cell carcinoma）
Bellini 集合管癌（carcinoma of the collecting ducts of Bellini）
肾髓样癌（renal medulary carcinoma）
Xp11 易位性肾癌（Xp11 translocation carcinomas）
神经母细胞瘤相关的癌（carcinoma associated with neuroblastoma）
黏液性管状及梭形细胞癌（mucinous tubular and spindle cell carcinoma）
未分类肾细胞癌（renal cell carcinoma unclassified）

第三节　临床表现及诊断

一、临床表现

血尿、腰痛、腹部肿块是肾癌经典的“三联征”。血尿是最常见的症状。血尿出现前，可出现多种临床症状，甚至出现因肺、骨等远处转移的症状。部分患者也可无症状，有数据显示，无症状肾癌的发现率呈逐年升高。肾癌患者还可出现副瘤综合征，表现为高血压、贫血、红细胞增多症、体重减轻、恶病质、发热、肝功能异常、高钙血症、凝血功能异常等。

（一）血　尿

肉眼或镜下血尿是最常见的症状，常表现为间歇性、无痛性的肉眼血尿，这也是泌尿系统肿瘤特有的症状。

（二）腰　痛

肾癌患者多表现为局限于腰部或背部的钝痛及不适感。肿瘤引起的肾包膜张力增高和肾周组织侵犯均可引起疼痛，当输尿管因血凝块发生梗阻时，可以引起肾区绞痛。

（三）腹部肿块

少数肾癌患者腰部或上腹部可触及肿块。当肿块固定时，常提示肿瘤在肾周围有浸润，预后不佳。

（四）精索静脉曲张

肿瘤侵犯肾静脉或压迫精索内静脉时，常出现精索静脉曲张，以左侧多见。下腔静脉受侵时可伴发下肢水肿。

（五）全身性症状和体征

（1）发热：患者常出现非泌尿系统的症状，发热为其中之一。患者体温升高可能与肿瘤组织产生的致热原有关。大多数表现为低热，少数可高达 39 ℃以上。

（2）恶病质：部分就诊的晚期患者会出现恶病质表现，存在明显的消瘦、乏力、食欲减退等。

（3）贫血：在肾癌患者中也较常见，大量血尿患者失血和肾组织被破坏后对造血功能的影响均可造成贫血发生。

（4）高血压：肾癌患者约有 10%出现高血压，可能与肿瘤侵犯或压迫肾动脉，使肾素水平或活性升高等因素有关。

（5）高钙血症：在有或无骨转移的患者中均可发生。目前认为高钙血症也是肾癌所致的副瘤综合征之一，是肾癌组织分泌异位的甲状旁腺激素以及其他有生物活性的多肽、胺类物质所引起。

（6）红细胞增多症：肾癌组织可使患者红细胞生成素的水平和活性增加，从而促使红细胞增多症的发生。

（六）肿瘤远处转移所致的相关症状和体征

晚期肾癌患者可因肿瘤远处转移产生相应症状和体征。例如，肿瘤骨转移可引起骨痛、骨折，肿瘤肺转移可发生咳嗽、咯血，脑转移可出现头痛等颅内压增高的症状和体征。

二、诊断及鉴别诊断

（一）诊　断

肾癌的临床诊断主要依据临床表现和影像学改变，但确诊则需要依靠病理学检查。典型的肾癌患者可表现为肾包块，通常可通过 CT 等影像学检查发现。由于影像学检查（如腹部/盆腔 CT、超声检查）应用日益广泛，无症状肾癌患者的检出率也明显提高。目前国内对肾细胞癌诊断流程也主要依据 NCCN 指南中的建议。

NCCN 指南推荐对肾有疑似肿块的患者初诊时进行下列检查：

（1）获得完整的病史后进行彻底的体格检查。

（2）实验室检验：血常规、全套代谢指标检查［包括肝肾功能、乳酸脱氢酶（LDH）、血清钙］、凝血功能、尿常规分析等。

（3）增强或平扫的腹部和盆腔 CT 以及胸部 CT 或 X 线摄影检查：当怀疑有下腔静脉受累时，可行腹部 MRI 检查评估。若患者因 CT 造影剂过敏或肾功能不全而无法接受增强造影剂时，也可选择 MRI 替代 CT 进行检查和分期。

（4）骨显像检查：不作为常规检查，但对怀疑有骨转移的患者（碱性磷酸酶升高或骨痛），应行骨显像检查。

（5）当病史或体格检查结果提示脑转移可能时，需行脑部 CT 或 MRI 检查。

（6）对于中央型肾肿块提示存在尿路上皮癌可能时，应考虑行尿脱落细胞学和输尿管镜检查。

（7）为积极监测，对无法进行手术的患者必要时可考虑细针穿刺活检以确定肿瘤性质。

（二）鉴别诊断

肾细胞癌需与下列疾病进行鉴别：血管平滑肌脂肪瘤、肾盂尿路上皮癌、嗜酸细胞腺瘤、间叶组织来源的肾肿瘤、肾 Wilms 瘤、肾转移性癌。

第四节　分　期

目前对肾癌多采用 2010 年《AJCC 癌症分期手册》第七版的标准进行分期，详见表2－19－2。

表 2－19－2　AJCC－UICC 2010 年肾癌 TNM 分期

分　期	标　准		
原发肿瘤（T）			
T_X	原发肿瘤无法评估		
T_0	无原发肿瘤证据		
T_1	肿瘤局限于肾且最长径≤7 cm		
T_{1a}	肿瘤局限于肾且最长径≤4 cm		
T_{1b}	肿瘤局限于肾且最长径>4 cm 但≤7 cm		
T_2	肿瘤局限于肾且最长径>7 cm		
T_{2a}	肿瘤局限于肾且最长径>7 cm 但≤10 cm		
T_{2b}	肿瘤局限于肾且最长径>10 cm		
T_3	肿瘤侵犯大静脉或肾周组织但未侵犯同侧肾上腺且未超过肾周 Gerota 筋膜		
T_{3a}	肿瘤大体侵犯肾静脉或其包含肌层的分支段，或者肿瘤侵犯肾周和/或肾窦脂肪组织，但未超过 Gerota 筋膜		
T_{3b}	肿瘤大体侵犯横膈膜以下的腔静脉		
T_{3c}	肿瘤大体侵犯至横膈膜以上的腔静脉或侵犯腔静脉壁		
T_4	肿瘤侵犯范围超过 Gerota 筋膜（包括直接侵犯同侧肾上腺）		
区域淋巴结（N）			
N_X	区域淋巴结无法评估		
N_0	无区域淋巴结转移		
N_1	有区域淋巴结转移（单个或多个）		
远处转移（M）			
M_0	无远处转移		
M_1	有远处转移		
解剖学分期/预后分组			
Ⅰ期	T_1	N_0	M_0

续表2－19－2

分期	标准		
Ⅱ期	T_2	N_0	M_0
Ⅲ期	T_1或T_2	N_1	M_0
	T_3	N_0或N_1	M_0
Ⅳ期	T_4	$N_{任何}$	M_0
	$T_{任何}$	$N_{任何}$	M_1

肾细胞癌患者的预后与分期、体力状况评分、组织学分级等因素密切相关。总体的5年生存率：Ⅰ期患者为95%，Ⅱ期患者为88%，Ⅲ期患者为59%，Ⅳ期患者仅20%。患者肿瘤组织学以及风险分层对治疗方法的选择十分重要。目前最常用的危险分层模型为纪念斯隆－凯特琳癌症中心的危险分级和加州大学洛杉矶分校制定的多因素整合分期系统，转移性肾癌预后危险因素评分详见表2－19－3。

表2－19－3 转移性肾癌预后的危险因素评分

影响因素	异常标准
血中乳酸脱氢酶	>正常水平上限的1.5倍
血红蛋白	<正常下限
校正血钙水平	>10 mg/ml（2.5 mmol/L）
从诊断及肾切除到接受全身治疗的时间间隔	<1年
Karnofsky体力状况评分	≤70分
转移器官数目	≥2个

低危：0个危险因素；
中危：1或2个危险因素；
高危：≥3个危险因素。

第五节 治疗

肾癌的治疗方案确定主要依据术前临床分期。局限性肾癌首选外科手术切除，手术的选择包括根治性肾切除术和保留肾单位手术。局部进展期肾癌首选根治性肾切除术，而对于转移的淋巴结或血管瘤栓需根据病变程度、患者的身体状况等因素选择是否切除。转移性肾癌多采用以内科为主的综合治疗。

一、局限性肾癌的治疗

手术切除是局限性肾癌的唯一根治性治疗手段。根治性肾切除术和保留肾单位手术两者各有其获益和风险。若期望长期维持患者的肾功能，延长无瘤生存时间，需要进行综合评估，选择适当的手术方式。

根治性肾切除术是得到公认的可能治愈肾癌的方法。当肿瘤侵及下腔静脉时，应首选根治性肾切除术。淋巴结清扫术和同侧肾上腺切除术不必常规进行。当术前CT检查到肿大淋巴结或术中有可触及的肿大淋巴结时，应进行淋巴结清扫术。对肉眼观察淋巴结基本正常的患者进行淋巴结清扫术可进行准确的病理分期。对于存在肾上极较大肿瘤或CT检查肾上腺出现异常的患者，则应考虑行同侧肾上腺切除。

保留肾单位手术包括肾部分切除术、肾楔形切除术、肾肿瘤剜除术等。与根治性肾切除术相比，这些手术可更好地保留患者肾功能，适用于小的单侧肾肿瘤，以及先天性孤立肾、肾功能不全、双肾肿瘤或家族性肾癌等。目前，保留肾单位手术在T_{1a}和T_{1b}期（最长径≤7 cm）、对侧肾功能正常患者中的应用日益增多。治疗前应充分评估患者肿瘤复发与保留肾单位之间的风险及获益。

应依据不同的肿瘤分期（T_{1a}期、T_{1b}期和Ⅱ/Ⅲ期）选择初始治疗方式。T_{1a}期患者首选肾部分切除术；对于T_{1b}期肾癌，根治性肾切除术或肾部分切除术（可行时）是标准治疗方式；Ⅱ/Ⅲ期肾癌，特别是肿瘤侵犯下腔静脉时，根治性肾切除术是首选治疗。

局限期肾癌经手术切除后，20%～30%的患者会复发。肺是最常见的远处转移部位，占50%～60%。中位复发时间为术后1～2年，绝大多数转移出现在术后的3年内。目前，肿瘤完整切除后的辅助治疗作用尚未得到证实，尚无证据显示辅助细胞因子或靶向治疗能减少术后复发和延长患者的生存时间。严密观察随访仍是肾癌术后的标准处理方法。

二、晚期（局部晚期和转移期）肾癌的治疗

（一）手术治疗

少部分原发灶和单一孤立转移灶有手术可能者也可接受肾和转移灶切除术。这包括初诊时有原发肾细胞癌和单一的孤立转移灶者，或肾切除术后出现孤立性复发或转移灶的患者。易于进行手术的孤立转移灶部位包括肺、骨和脑。原发肿瘤和转移灶可同时或分次切除。

对于原发灶和多发转移灶均有手术切除可能的患者，可在全身治疗前进行减瘤性肾切除术，已有研究证实减瘤性肾切除术后给予干扰素α（IFN-α）治疗可使患者生存改善。但目前认为，最有可能从全身治疗前的肾切除手术获益的患者是那些仅有肺部转移灶、较好预后因素且体力状况评分良好的患者。

对于伴有血尿或其他与原发肿瘤相关症状的转移性肾癌患者，若有手术指征，也应进行姑息性肾切除术。

（二）细胞因子治疗

对于转移、复发或无法切除的透明细胞型肾细胞癌患者，已经进行了大量关于白细胞介素-2（IL-2）和IFN-α不同剂量及组合的随机临床试验。以IL-2为基础的免疫治疗可使部分患者获得持久的完全或部分缓解。但在使用IFN-α治疗的患者中，持续的完全缓解（CR）则很少见。

高剂量IL-2有效率为15%～25%，完全缓解率为3%～10%，高于低剂量IL-2，但在总生存时间上无明显差异。高剂量IL-2毒性反应包括疲乏、寒战、发热、皮疹、恶心、呕吐、腹泻、转氨酶升高、呼吸困难等，且有较高治疗相关病死率。因此，基于安全性考虑，高剂量IL-2仅适合在少部分一般状况好的患者中使用，选择时还需考虑患者的

并发症、组织学类型（透明细胞为主型）和风险评分。联合应用 IFN－α 和 IL－2 并没有较单一药物显示出更好的治疗效果。

（三）靶向治疗

由于肾透明细胞癌常伴有 *VHL* 基因突变，VHL 蛋白失活后可导致 HIF/VEGF/VEGFR 信号通路活化。野生型 *VHL* 基因突变时，包括 mTOR 在内的多条信号通路也可激活 VEGF/VEGFR 信号通路，故血管生成在肾癌的发生、发展中十分重要。针对 VEGF/VEGFR、mTOR 等信号通路的靶向药物在晚期肾细胞癌中有了较好的疗效。

酪氨酸激酶抑制剂（TKI）靶向治疗已经广泛用于晚期肾癌的一线和二线治疗。目前，已有舒尼替尼、索拉非尼、帕唑帕尼、阿西替尼、替西罗莫斯、依维莫司和贝伐珠单抗联合 IFN－α 用于晚期肾癌的治疗。

1．透明细胞为主型晚期肾癌的一线靶向治疗

（1）舒尼替尼：作为一种 TKI，能够抑制多种酪氨酸激酶受体，包括血管内皮生长因子受体（VEGFR－1、VEGFR－2、VEGFR－3）等。一项入组 750 例转移性透明细胞型肾细胞癌患者的Ⅲ期临床试验证实，舒尼替尼一线治疗晚期肾细胞癌，无论有效率、中位无进展生存时间及总生存时间均优于 IFN－α，舒尼替尼组患者中位无进展生存时间和总生存时间分别为 11 个月和 26.4 个月，毒性反应可接受，故常被用于复发和Ⅳ期透明细胞为主型肾癌患者的一线用药。

（2）贝伐珠单抗联合 IFN－α：与单用 IFN－α 相比，使患者的无进展生存时间和有效率都得到了显著增加。

（3）帕唑帕尼：是一种口服的血管生成抑制剂，能够抑制 VEGFR－1、VEGFR－2、VEGFR－3、PDGFR－α、PDGFR－β 及 c－KIT。两项大型研究均证实帕唑帕尼对比安慰剂显著地延长了患者的无进展生存时间，并提高了有效率。另有两项比较帕唑帕尼和舒尼替尼一线治疗的研究，均发现两种药物在有效率和无进展生存时间上有相似结果，但帕唑帕尼的毒性反应可能更低，在安全性和生存质量方面较舒尼替尼更有优势，也是常用的一线药物。

（4）替西罗莫司：是一种哺乳动物西罗莫司（雷帕霉素）靶点（mTOR）蛋白的特异性抑制剂，能阻断 PI3－AKT－mTOR 通路下游的信号转导。替西罗莫司单药一线治疗预后不良（6 项不良预后因素中有 3 项以上）的晚期患者，可显著地延长无进展生存时间和总生存时间，优于 IFN－α。而替西罗莫司联合 IFN－α 并没有增加疗效且不良反应增加。因此，NCCN 将替西罗莫司列为预后较差的复发或无法切除的Ⅳ期肾癌患者的一线方案。

（5）索拉非尼：是一种多激酶抑制剂，既有肿瘤抑制细胞增殖又有抗血管生成作用。一项对比索拉非尼和 IFN－α 的研究显示，两组中位无进展生存时间相似，索拉非尼组患者的生存质量较高。接受索拉非尼的患者在疾病进展后增加索拉非尼剂量，以及接受 IFN－α的患者在疾病进展后改用索拉非尼继续治疗均仍可以延长无进展生存时间，因此索拉非尼被推荐用于 IFN－α 治疗失败的患者。索拉非尼常规剂量治疗失败后可考虑增量使用。

2．透明细胞为主型晚期肾癌的后续治疗

（1）依维莫司：是一种口服的 mTOR 抑制剂。一项针对经舒尼替尼或索拉非尼治疗

失败患者的随机研究对比了依维莫司和安慰剂的疗效，依维莫司使患者二线无进展生存时间显著延长，指南将其作为 TKI 治疗失败后的药物。

（2）TKIs：索拉非尼和舒尼替尼均已被证实作为二线治疗用于细胞因子治疗失败后患者有明显的抗肿瘤作用。关于舒尼替尼与索拉非尼的序贯治疗的研究大多为回顾性，前瞻性的数据虽然有限，但显示两种 TKI 之间无交叉性耐药，两种 TKI 治疗失败后互为二线继续治疗使患者继续获益，说明两药的作用靶点存在差异，而且有些患者在两药交叉后耐受性好于初次用药。2014 年最新汇报的 CROSS－J－肾细胞癌研究显示，与索拉非尼相比，舒尼替尼一线治疗透明细胞为主型晚期肾癌有延长无进展生存时间的趋势，且对风险评分良好、$T_{1/2}$原发肿瘤或无脑转移患者，其中位无进展生存时间延长更显著。另一项临床试验比较了舒尼替尼序贯索拉非尼（SU－SO）、索拉非尼序贯舒尼替尼（SO－SU）两种交叉治疗的疗效，结果发现两组患者的生存情况无明显差异。目前指南将索拉非尼与舒尼替尼用于细胞因子治疗或其他 TKI 治疗失败的治疗选择。

（3）阿西替尼：是一种选择性的第二代 VEGFR－1、VEGFR－2、VEGFR－3 抑制剂，其作为二线治疗与索拉非尼比较，显著改善患者的无进展生存时间，因此推荐其作为二线方案。

（4）帕唑帕尼：目前也被推荐可作为细胞因子治疗失败后的选择。

（5）后续治疗的其他药物：替西罗莫司和贝伐珠单抗也被推荐可用于细胞因子治疗失败后或 TKI 治疗失败后的患者。

目前对肾癌批准了多种分子靶向药物，但大多数药物还是与安慰剂或 IFN 作对照，疗效相对短暂，尽管有无进展生存时间的明显延长，但大多数患者的总生存时间仍无获益。疲乏、腹泻、黏膜炎、皮肤反应和高血压是这类药物最常见的不良反应。

3. 非透明细胞型肾癌的治疗

非透明细胞型肾癌的治疗目前仍推荐加入临床研究，替西罗莫司为首选药物，舒尼替尼、索拉非尼、帕唑帕尼、阿西替尼、贝伐珠单抗、厄洛替尼也被认为是可以选择的药物。

（四）化　疗

肾癌对化疗药物普遍抗拒，化疗对肉瘤样肾癌有一定疗效，因此，吉西他滨联合多柔比星或吉西他滨联合卡培他滨可用于具有肉瘤样特征的肾癌。集合管癌相对少见，且具有尿路上皮癌的特征，吉西他滨联合铂类药物可作为化疗选择。

【病例拓展分析】

患者，男性，60 岁，因右侧腰部隐痛 6 个月，体检发现右肾占位 10 余天入院。体格检查：生命体征平稳，右肾区轻微叩击痛，无压痛。血常规检查结果提示轻度贫血，血生化、凝血功能未见异常。彩超提示：右肾实性占位。小便隐血阳性。

问题 1：请问患者下一步的处理方案是什么？

分析：对肾有疑似肿块的初诊患者还应补充增强或平扫盆腹部 CT 检查以及胸部影像学检查，根据 CT 检查结果进行术前分期，选择以手术切除为主的治疗。

问题 2：腹部增强 CT 检查结果提示右肾有一个最长径为 5 cm 的肿块，肾周组织可疑受侵。行“右肾癌根治性切除术”，术中见：肝下下腔静脉增粗，内见大量癌栓及少量血凝块。术后病理学诊断：肾透明细胞癌。术后定期随访。术后 1 年余 CT 复查示右侧肝肾隐窝区、右侧腰大肌旁、左肾上腺、升结肠旁两侧多发大小不等转移结节及肿块影。此时的诊疗措施是什么？

分析：患者术后诊断为右肾透明细胞癌术后 $T_3N_0M_0$ Ⅲ期，可进行严密观察。但之后出现复发转移，病变范围较广，无手术切除可能，此时应按照无法手术的转移性肾癌进行治疗。首先进行全面评估，包括血常规、血生化检查，进行 Karnofsky 体力状况评分，进行危险因素评分，优选靶向治疗。

问题 3：患者血常规提示轻度贫血，血清 LDH 及血钙均正常，Karnofsky 体力状况评分为 80 分，患者危险因素评分是多少？可以选择的一线靶向药物有哪些？该患者该如何选择？

分析：目前患者存在血红蛋白低于正常下限、转移器官数目超过 2 个这两个危险因素，属于中危患者。舒尼替尼、帕唑帕尼及贝伐珠单抗联合 IFN－α 等均是合理的一线治疗方案。

（成　科　刘继彦）

参考文献

[1] National Comprehensive Cancer Network. NCCN clinical practice guidelines in oncology: Kidney Cancer. (Version 3. 2015) [EB/OL]. [2015-8-1] http://www.nccn.org/professionals/physician_gls/f_guidelines.asp.

[2] 那彦群，叶章群，孙光. 中国泌尿外科疾病诊断治疗指南手册 [M]. 北京：人民卫生出版社，2011.

[3] 孙燕，石远凯. 临床肿瘤内科手册 [M]. 5 版. 北京：人民卫生出版社，2007.

[4] 汤钊猷. 现代肿瘤学 [M]. 2 版. 上海：上海医科大学出版社，2000.

[5] Rini B I，Campbell S C，Escudier B. Renal cell carcinoma [J]. Lancet，2009，373 (9669)：1119-1132.

[6] Cohen H T，McGovern F J. Renal-cell carcinoma [J]. N Engl J Med，2005，353 (23)：2477-2490.

[7] Lopez-Beltran A，Scarpelli M，Montironi R，et al. 2004 WHO classification of the renal tumors of the adults [J]. Eur Urol，2006，49 (5)：798-805.

[8] Siegel R，Ma J，Zou Z，et al. Cancer statistics，2014 [J]. CA Cancer J Clin，2014，64 (1)：9-29.

[9] Escudier B，Eisen T，Porta C，et al. Renal cell carcinoma：ESMO Clinical Practice Guidelines for diagnosis，treatment and follow-up [J]. Ann Oncol，2012，23 (Suppl 7)：65-71.

[10] Cheng K，Chen Y，Zhao F，et al. Collecting duct carcinoma presenting uncommon metastatic features [J]. Tumori，2012，98 (5)：135e-138e.

第二十章　骨及软组织肉瘤

内容提要：

◆ 软组织肉瘤60%发生于四肢，常见类型包括纤维肉瘤、脂肪肉瘤、横纹肌肉瘤以及滑膜肉瘤等。

◆ 手术治疗是软组织肉瘤的首选治疗，术后放疗可降低高度恶性软组织肉瘤复发风险。

◆ 骨肉瘤是最常见原发骨的恶性肿瘤。

◆ 骨肉瘤患者的治疗以手术治疗为主的综合治疗为主，化疗的加入使治疗效果得到提高。

第一节　软组织肉瘤

软组织肉瘤是一种具有间充质细胞分化特征的，来源于纤维、肌肉、血管和脂肪等软组织的恶性肿瘤。美国2014年新发软组织肉瘤约12 020例，死亡约4 740例。肉瘤（包括骨及软组织肉瘤）在成人恶性肿瘤中总体发病率较低，约为1%，但其在儿童恶性肿瘤中所占比例却高达15%。到目前为止，软组织肉瘤已有超过50种不同亚型，纤维肉瘤、多形性未分化肉瘤、脂肪肉瘤、平滑肌肉瘤、横纹肌肉瘤、滑膜肉瘤和恶性神经鞘瘤等为其常见亚型，儿童中最常见的病理学类型为横纹肌肉瘤。所有软组织肉瘤中，以原发于四肢的肉瘤为多，约占60%；躯干、腹膜后、头颈部分别占19%、15%和9%。肺为软组织肉瘤最常见的远处转移器官，腹腔内肉瘤转移的常发部位为肝及腹膜。

一、病　因

目前软组织肉瘤的病因尚未完全清楚，研究结果显示与下列因素有较为密切的关系。

（一）化学因素

流行病学的调查研究发现软组织肉瘤的发病率升高与和某些化学物质，如氯乙烯、聚氯乙烯醇、己烯雌酚等的长期接触相关。

（二）病毒因素

在动物实验研究中发现，接受多瘤病毒注射的实验动物，可诱发多部位的肉瘤形成。此外，HIV感染与青壮年多发性出血性肉瘤（即Kaposi肉瘤）的发生也有着密切的关系。

（三）物理因素

国内外很多资料表明，长期接触石棉粉尘是发生间皮瘤的重要因素。随着石棉在工业上的广泛应用，相关工业地区间皮瘤的发病率有明显增高的趋势。其中，在有石棉接触的职业人群中，间皮瘤导致的相关疾病死亡约占10%。

（四）其他因素

放射性损伤亦是软组织肉瘤如纤维肉瘤的常见诱因。遗传性因素是某些特殊类型肉瘤的重要诱因。

二、病理学类型

软组织肉瘤通常质地较柔软、韧实，肉眼观察大体标本，切面常呈鱼肉状或灰白色、黏液样。由于肿瘤生长迅速，中央常因缺血缺氧而出现坏死、出血，肿瘤周围组织受压迫而形成“假包膜”。软组织肉瘤显微镜下差异很大。一般而言，细胞分化程度越低，则异型性越明显，难以用常规染色鉴别其组织来源，此时免疫组织化学检查有助于组织学诊断。

纤维肉瘤、脂肪肉瘤、横纹肌肉瘤以及滑膜肉瘤是软组织肉瘤中较为常见的病理学类型。纤维肉瘤是来源于成纤维细胞的恶性肿瘤，借助显微镜观察可见组织结构变异极大，核分裂象多，可见异常的瘤巨细胞。按组织学特点可将横纹肌肉瘤分为：多形性横纹肌肉瘤、胚胎性横纹肌肉瘤、葡萄状横纹肌肉瘤、腺泡型横纹肌肉瘤。除多形性横纹肌肉瘤多见于成年人外，其余类型的横纹肌肉瘤均多见于儿童。HE染色在某些情况下，可由于横纹肌肉瘤细胞低分化或横纹未形成等原因导致横纹肌肉瘤的诊断难以确立。此时免疫组织化学检查有助于诊断，其分子诊断的特异性标志物为肌球蛋白。脂肪肉瘤常呈分叶状，质地柔软，发生于腹膜后的脂肪肉瘤有时与正常脂肪组织无明显分界。借助显微镜观察，滑膜肉瘤组织主要由菱形及上皮样细胞组成，根据构成滑膜肉瘤的两种细胞比例不同，可将其分为纤维型、上皮性及混合型。

三、临床表现

（一）肿　块

无痛性肿块是大多数患者最主要的就诊原因。由于肉瘤发病隐匿且生长速度较快，患者在就医时肿瘤体积通常已较大，最长径多在5 cm以上。

（二）疼　痛

软组织肉瘤病灶最初多不表现出疼痛，逐渐发展的局部疼痛常提示肉瘤伴有周围神经组织及骨骼的受侵。对于某些位于深部组织的隐匿性病灶，疼痛则可能为其首发症状。肉瘤出现疼痛常是预后不良的提示。

（三）硬　度

与软组织肉瘤的硬度最为密切相关的是其病理构成。其中，纤维和平滑肌成分比例较高者，肿瘤质地较硬；反之，当血管、淋巴管以及脂肪成分比例较高时，肿瘤质地较软。

（四）部　位

不同病理学类型的软组织肉瘤好发部位不同，皮肤及皮下组织是纤维肉瘤的好发部位，横纹肌肉瘤则好发于躯干及体腔，脂肪源性的肿瘤较多发生于下肢、臀部以及腹膜后，滑膜肉瘤好发于筋膜及关节附近。

（五）活动度

软组织肉瘤多生长于浅表部位，若肿瘤活动度大，则恶性程度往往较低。生长部位较深、活动度较差的病灶则多为浸润至周围组织的肿瘤。

（六）温　度

软组织肉瘤的血供较正常组织更为丰富。病灶部位由于丰富的局部血供，细胞代谢也较为旺盛，因此温度常高于周围正常组织。若瘤体较为接近皮肤，病灶部位的皮温较高。

四、诊　断

在数周或数月的时间内发现进行性增大的无痛性肿块应高度警惕软组织肉瘤的可能，确诊有赖于病理学检查结果。

（一）影像学检查

1. X线检查

X线检查可用于检测软组织肿瘤侵犯周围组织的程度，同时可以清晰地评估其与邻近骨质的关系。若肿瘤与周围组织的边界清晰，常提示其为良性肿瘤；若边界不清晰，常提示其为具有侵袭性的恶性肿瘤；边界清楚但若有明显钙化，则提示其可能为恶性，这种情况多见于滑膜肉瘤、横纹肌肉瘤等。

2. 超声检查

传统的超声检查也可用于区分病灶的性质，其方法是检测肿瘤的生长体积范围、包膜边界情况和瘤体内部组织的回声情况。肉瘤体积多较大且与周围组织分界不清，回声模糊，但其只能作为间接的检测证据，特异性不高。随着技术的发展，弹性超声及增强超声在软组织病变良恶性的鉴别上逐渐显示出较高的诊断准确性，尤其在浅表的软组织良恶性鉴别中，已显示出优越性。

3. CT检查

CT检查是目前最常用的方法，其同时具有对软组织肿瘤的密度和空间分辨力。高级别肉瘤易发生肺转移，胸部CT检查十分必要。对于好发于腹部深处的软组织肉瘤，如平滑肌肉瘤、黏液性脂肪肉瘤、上皮样肉瘤及血管肉瘤等，还应该行腹部/盆腔CT检查。

4. MRI检查

MRI可从纵切面将各种组织的层次以及肿瘤的全部范围呈现出来，对于处于机体深部且与周围组织关系复杂的腹膜后软组织肿瘤以及位于盆腔后方的软组织肉瘤，MRI显像较传统CT更为清晰。此外，黏液性圆细胞脂肪肉瘤有易发生脊髓转移的特征，全脊髓磁共振检查必不可少。

5. PET-CT检查

PET-CT检查对指导预后、进行分期和评价化疗反应有很大帮助。PET-CT获得的肿瘤代谢数据对评价肿瘤的分级和指导预后会很有帮助。其中，多种软组织肉瘤的预后与SUV_{max}值的高低密切相关。

（二）病理学诊断

临床上根据患者的症状、体征以及辅助检查结果可考虑本病，而病理活检可明确其诊断和分期。虽然细针抽吸细胞学（fine needle aspiration，FNA）操作方便，但由于软组织肉瘤瘤体具有一定的不均质性，而且很多情况需要行免疫组织化学检查辅助诊断，单纯依靠FNA通常很难获得准确的诊断。所以一般不推荐FNA，而是建议行粗针穿刺或切开行活体组织检查。

五、临床分期

对软组织肉瘤的临床分期一般依照2010年《AJCC癌症分期手册》第七版的分期标准进行。该分期是按照肿瘤的组织学分级（G）、大小（T）、淋巴结累计区域（N）及远处转移情况（M）进行的，详见表2-20-1。

表2-20-1 AJCC-UICC 2010年软组织肉瘤TNM分期

原发肿瘤（T）

T_X	原发肿瘤无法评价
T_0	无原发肿瘤证据
T_1	肿瘤最长径≤5 cm
T_{1a}	浅表肿瘤
T_{1b}	深部肿瘤
T_2	肿瘤最长径＞5 cm
T_{2a}	浅表肿瘤
T_{2b}	深部肿瘤

（注：浅表肿瘤指未侵及深筋膜层的位于浅筋膜层的肿瘤，深部肿瘤指位于深筋膜层、位于深筋膜浅层但已侵犯深筋膜或同时位于深筋膜浅层及深层的肿瘤。深部肿瘤还包括纵隔、腹膜后及盆腔肉瘤。）

区域淋巴结（N）

N_X	局部淋巴结无法评价
N_0	无局部淋巴结转移
N_1	局部淋巴结转移

远处转移（M）

M_0	无远处转移
M_1	有远处转移

分期

ⅠA期	T_{1a} N_0 M_0 $G_{1,X}$
	T_{1b} N_0 M_0 $G_{1,X}$
ⅠB期	T_{2a} N_0 M_0 $G_{1,X}$
	T_{2b} N_0 M_0 $G_{1,X}$
ⅡA期	T_{1a} N_0 M_0 $G_{2,3}$
	T_{1b} N_0 M_0 $G_{2,3}$
ⅡB期	T_{2a} N_0 M_0 G_2
	T_{2b} N_0 M_0 G_2
Ⅲ期	$T_{2a,2b}$ N_0 M_0 G_3
	$T_{任何}$ N_1 M_0 $G_{任何}$
Ⅳ期	$T_{任何}$ $N_{任何}$ M_1 $G_{任何}$

六、治　疗

（一）手术治疗

若有手术条件，软组织肉瘤首选手术治疗。其中可完全切除的早期病灶，需行包含周围正常组织的扩大切除术，切除范围应包括术前活检的部位、皮肤及其活检区域附近的组织。对于受到侵及的肌组织，应将受累肌肉完全切除，包括两侧肌腱部分。临床发现淋巴结受侵时应实施淋巴结清扫术。随着新辅助化疗的开展，保肢技术的进步，部分患有肢体骨与软组织肉瘤的患者在接受规范化治疗以后，肢体能得以保留。但是，对于$Ⅱ_B$期及以上的肢体骨与软组织肉瘤患者，手术截肢仍然是其重要治疗方法。

（二）辅助化疗

根治性切除术后的肉瘤患者是否需补充辅助化疗尚存争议，但目前专家共识有推荐辅助化疗的趋势。辅助化疗有助于提高四肢软组织肉瘤的无复发生存率，对于高级别肉瘤（G_3）也有助于提高 5 年总生存率。NCCN 指南建议$Ⅱ_B$期以上的四肢、头颈及浅表肉瘤可考虑辅助化疗。2014 年欧洲肿瘤内科学会（European Society for Medical Oncology，ESMO）最新指南认为对于高级别最长径大于 5 cm 的深部肿瘤可考虑进行辅助化疗。但是对于化疗不敏感的亚型（如腺泡样软组织肉瘤）不考虑辅助化疗。软组织肉瘤辅助化疗多采用多柔比星联合异环磷酰胺的方案。

（三）辅助放疗

辅助放疗有助于降低软组织肉瘤的复发风险。根据 NCCN 指南，若低度恶性软组织肉瘤术后切缘与瘤体之间距离大于 1 cm 或包含完整的深筋膜，则不必行辅助放疗；但若切缘与瘤体距离小于或等于 1 cm，则强烈建议对其辅助放疗。若病理提示软组织肿瘤高度恶性，除肿瘤非常小的情况外，均建议行辅助放疗。

（四）联合化疗

对于已有远处转移，不可切除的软组织肉瘤，蒽环类、异环磷酰胺、达卡巴嗪等为常用联合化疗药物。其他可采用的化疗药物包括吉西他滨、替莫唑胺、长春瑞滨、曲贝替定、脂质体多柔比星等。

（五）肢体热灌注化疗

肢体热灌注化疗（isolated limb perfusion，ILP）在临床上已有 50 余年的应用历史，由于热疗与化疗的联合使用有明显的增效作用，其在软组织肉瘤的治疗中已取得一定疗效。临床研究结果显示，肿瘤坏死因子－α（tumor necrosis factor－α，TNF）联合治疗的有效率和保肢率都要优于单纯 ILP 组。以 TNF－α 联合美法仑（马法兰）治疗四肢局部进展期软组织肉瘤的治疗方式已获得共识，并已在欧洲获得批准使用。

（六）靶向治疗

靶向治疗在软组织肉瘤治疗领域也占据了重要地位，最为成功的例子就是胃肠间质瘤（gastrointestinal stromal tumor，GIST）的治疗。对于 *KIT* 11 号外显子突变的进展期 GIST 患者，约 90％都可以从伊马替尼治疗（400 mg/d）中获益。如果突变的位点是 *KIT* 9 号外显子，约 50％的 GIST 患者可以从伊马替尼治疗中获益，此时增加剂量

(800 mg/d)临床获益还会进一步增加。伊马替尼治疗失败的患者可考虑采用舒尼替尼治疗。如果伊马替尼与舒尼替尼治疗均失败，还可考虑瑞格菲尼（Regorafenib）靶向治疗。对于具有高危复发风险的GIST，术后可考虑伊马替尼辅助治疗，治疗时间至少1年。有研究结果显示伊马替尼辅助治疗36个月的5年无复发生存时间及总生存时间均优于辅助治疗12个月。此外，已有Ⅱ期临床试验证明，ET-743对于化疗抵抗的进展期肉瘤显示出一定的疗效。在经标准治疗无效的软组织肉瘤患者中，单用ET-743对经一线化疗药物治疗无效的晚期软组织肉瘤的治疗可达到39%的6个月无疾病生存率，且可延长患者的中位生存时间达13.8个月，使50%以上的患者生存时间超过1年。欧盟现已正式批准其用于晚期软组织肉瘤的治疗，承认其为治疗软组织肉瘤的罕用药物。这无疑为晚期难治性软组织肉瘤患者，尤其是经多柔比星和异环磷酰胺治疗失败的患者，提供了其他选择。

七、预　后

超过30%的软组织肉瘤患者最终死于肿瘤，其中大多数死于肺转移。肢体软组织肉瘤5年总生存率为65%～75%。对于病程长、生长缓慢的肿瘤，应考虑到软组织肉瘤的可能性，尽早进行合理的辅助检查，必要时行病理学检查，争取做到早诊断、早治疗。影响预后的另一重要因素为首次手术治疗的效果，不恰当的手术方式常引起软组织肉瘤的高复发率和转移率。

第二节　骨肉瘤

骨肉瘤（osteosarcoma）是一种恶性结缔组织肿瘤，其瘤细胞能直接产生骨及骨样组织，其占原发性恶性骨肿瘤发病率的20%～40%，为骨原发性恶性肿瘤中发病率最高的肿瘤。骨肉瘤可发生于几乎各年龄组，但多发生于10～20岁组，21～30岁组次之。男性发病率较高，约为女性的2倍。最常见的发病部位是四肢的管状骨的干骺端，其中以股骨远端和胫骨近端最为常见，其次为肱骨腓骨近端，50%～75%的骨肉瘤患者肿瘤发生于膝关节周围。骨肉瘤的预后极差，可于数个月内出现远处转移，以肺转移为主，肿瘤部位截肢后的5年生存率为5%～20%。

一、病　因

骨肉瘤的病因尚未完全清楚，诱发因素包括放射线、遗传、病毒感染等，也可继发于骨纤维异样增殖症、畸形性骨炎等。其他良性肿瘤恶变转化的情况也见于少量病例。

二、临床表现

（一）疼　痛

不同程度的疼痛是骨肉瘤发生部位最常见的症状，由膨胀的肿瘤组织侵犯骨皮质，进而刺激骨膜神经末梢引起。疼痛早期即可出现，多为间歇性隐痛，就医较晚时可表现为持续性疼痛伴渐进性加重。部分患者夜间痛明显，疼痛部位逐渐出现局部肿胀，并且进行性加重。若青少年患者出现不明原因或局部轻微外伤后的关节周围持续性疼痛，尤其是膝关节周围，应当怀疑原发性恶性骨肿瘤的可能。

（二）肿　块

诊断骨肿瘤的最重要证据之一是关节周围可触及的骨性包块。于肢体疼痛部位触及肿块，伴明显压痛。肿块压痛点在关节旁而非关节内为其典型的触诊特点。肿块的大小或肿胀程度依肿瘤侵犯范围和深浅而有所不同。若肿块发生在浅表处且生长较快，则肿块表面常伴有皮温增高和浅表静脉显露，肿块表面和附近的软组织可出现不同程度的压痛。

（三）跛　行

跛行是儿童患者就诊的常见原因，常由肢体疼痛而引发。儿童患者起病较为隐匿，患病时间长者出现关节活动受限和肌萎缩。可出现病理性骨折。

三、诊　断

临床、影像和病理三结合是骨肉瘤的诊断须遵循的重要原则，活检取得病理学依据是确诊的必备条件。所有怀疑骨肉瘤的患者应接受以下标准诊断步骤：体格检查—原发病灶影像学检查—骨显像—胸部影像学检查—实验室检验—通过活检获得组织学结果明确诊断。

（一）血清学指标

1. 红细胞沉降率

在骨肉瘤早期、硬化型骨肉瘤、分化较好的骨肉瘤患者中，红细胞沉降率（血沉）常处于正常范围。而瘤体过大、肿瘤分化差、出现转移的患者血沉升高。血沉可以作为对肿瘤发展或复发的观察指标之一，但其特异型和敏感性均不够高。

2. 碱性磷酸酶

50％～70％的患者可出现碱性磷酸酶升高，但骨肉瘤早期、硬化型骨肉瘤、分化较好的骨肉瘤、皮质旁骨肉瘤患者的碱性磷酸酶多正常。肿瘤快速进展或出现转移的患者，血清碱性磷酸酶可明显升高。切除肿瘤和化疗后血清碱性磷酸酶可降低，复发或转移时可再次升高。因此，碱性磷酸酶可用于复发和转移的监测及预后评估的指标，是目前最有意义的血清学指标之一。

3. 乳酸脱氢酶

国内外大量研究结果发现，恶性肿瘤患者血清治疗前乳酸脱氢酶升高提示预后不良。有研究结果表明，乳酸脱氢酶作为预后指标相较于碱性磷酸酶特异性更高。

4. 骨钙素

高表达骨钙素的骨肉瘤，预后一般较好。在研究中发现尤文肉瘤的 mRNA 中不表达骨钙素，因此骨钙素可作为鉴别骨肉瘤（尤其是小细胞型）与尤文肉瘤的良好标志物。

5. 微量元素

骨肉瘤患者血清铜含量的升高程度与肿瘤活动度成正比。骨肉瘤转移患者的血清锌较单纯骨肉瘤患者低。

（二）影像学诊断

1. X 线摄影检查

X 线摄影检查表现为长骨干髓端弥漫性、浸润性骨质破坏。骨质破坏可呈筛孔状、斑片状或虫蚀状等不同形态，破坏程度不同范围不一，边缘不清，破坏为溶骨性或成骨性或二者混合存在。Codman 三角或“日光”放射状的骨膜反应为典型表现。Codman 三角是在肿瘤边缘掀起骨膜，与皮质相交处形成新骨，表现为骨膜反应性三角。“日光”放射状骨膜反应是肿瘤向软组织内浸润生长的表现，肿瘤浸润软组织形成垂直于骨干的肿瘤性成骨。若肿瘤病变侵及周围软组织，表现为病灶周围软组织阴影。

2. CT 检查

CT 表现与 X 线片相似。CT 可检查肿瘤内部的出血、坏死，在增强扫描的情况下，肿瘤的非骨化部分呈现明显的强化像。可用于评估肿瘤与周围正常组织的关系。如发现骨关节面出现骨质破坏同时滑膜囊积液，则提示骨肉瘤可能侵犯关节腔。

3. MRI 检查

MRI 具有较好显示软组织及软骨结构的特点，所以其对骨髓异常的检测敏感性较高，可较清晰地显示肿瘤对骨骺的侵袭程度。但是，MRI 对骨皮质的破坏和病灶内钙化情况显示不佳。边缘快速强化及中心不均匀延迟强化是骨肉瘤在 MRI 增强扫描中的显像特征。

4. PET－CT 检查

PET－CT 可以提示骨骼、肺、肝、周围淋巴结等全身部位微小病灶情况，很多研究将其作为随访的检查内容，可以容易区分 CT 无法判定或检测的病灶。治疗前 SUV_{max} 等相关检测的高低和肿瘤治疗的预后密切相关。

四、病　理

骨肉瘤分为中心性（髓性）和表面骨膜性两大类。中心性骨肉瘤的特征为原发于骨内，破坏骨质。普通中心性骨肉瘤即传统骨肉瘤，占骨肉瘤 80%以上，是最常见的类型，恶性程度较高。表面性骨肉瘤发生于骨表面，一般较少侵犯骨质，恶性程度较低。

长骨干骺端是骨肉瘤典型的好发部位，少数发生于骨干中部，肿瘤呈浸润性生长，可穿破骨皮质，向髓腔扩散，或向骨骺端蔓延，也可侵入周围软组织。肿瘤组织质地较韧，切面呈“鱼肉样”改变。肿瘤的肉眼改变和组织密度与肿瘤内所含的组织成分有关。病理切片镜下可见梭形或多形性肉瘤细胞及其形成的肿瘤性骨样组织。

五、临床分期

骨肉瘤的分期肿瘤内科主要采用 2010 年《AJCC 癌症分期手册》第七版的分期标准，详见表 2－20－2。

六、治　疗

（一）保肢治疗

保肢已成为目前肢体骨肉瘤外科治疗的必然发展方向，大多数治疗中心的 90%以上的患者采用保肢治疗。骨肉瘤细胞转移性强，术后残留组织及术中医源性扩散，均可能导致保肢手术失败。所以，手术切除的组织应包含肿瘤、一些周围正常软组织以及活检切口周围的软组织，手术应注意将骨的截除水平控制在距骨肉瘤两端 3～5 cm 的水平，具体范围应根据临床影像学检测调整。

表 2-20-2　AJCC-UICC 2010 年骨肉瘤 TNM 分期

原发肿瘤（T）

T_X	原发肿瘤不能评价
T_0	无原发肿瘤证据
T_1	肿瘤最长径为 8 cm 或以下
T_2	肿瘤最长径大于 8 cm
T_3	原发骨出现多个肿瘤

区域淋巴结（N）

N_X	区域淋巴结转移不能评价
N_0	区域淋巴结没有转移
N_1	区域淋巴结有转移

（注：由于肉瘤的淋巴结转移很罕见，当没有淋巴结浸润的临床证据时，采用上述 N_X 可能不合适，应使用 N_0 表示。）

远处转移

M_X	远处转移不能评价
M_0	没有远处转移
M_1	有远处转移
M_{1a}	肺转移
M_{1b}	其他远处转移

组织病理学分级（G）

G_X	分级不能评估	
G_1	分化良好	低度恶性
G_2	分化中等	低度恶性
G_3	分化差	高度恶性
G_4	未分化	高度恶性

分期分组

Ⅰ$_A$期	T_1	N_0	M_0	$G_{1,2}$	低度恶性
Ⅰ$_B$期	T_2	N_0	M_0	$G_{1,2}$	低度恶性
Ⅱ$_A$期	T_1	N_0	M_0	$G_{3,4}$	高度恶性
Ⅱ$_B$期	T_2	N_0	M_0	$G_{3,4}$	高度恶性
Ⅲ期	T_3	N_0	M_0	$G_{任何}$	
Ⅳ$_A$期	$T_{任何}$	N_0	M_{1a}	$G_{任何}$	
Ⅳ$_B$期	$T_{任何}$	N_1	$M_{任何}$	$G_{任何}$	

（二）截肢术

截肢术由于对患者生存质量的巨大影响，在早期骨肉瘤患者治疗中已较少使用。其适用于局部病变较晚、全身情况无法耐受化疗的患者。截肢术可以缓解由于病灶而引起的痛苦，延长患者生存时间。患者身体条件允许的情况下术前应做较短疗程的化疗，术后 2 周继续化疗。

（三）化　疗

骨肉瘤对化疗较敏感，诊断时疾病局限的患者可从新辅助化疗和辅助化疗中获益。术前新辅助化疗有助于减小原发肿瘤的体积，使保肢手术易于实施。就诊时无肺转移的患者 5 年生存率可通过术前化疗提高到 60％左右。因此，新辅助化疗在骨肉瘤患者的治疗中占有重要地位。

目前含大剂量甲氨蝶呤、多柔比星、顺铂的方案是骨肉瘤新辅助化疗的主要方案。新辅助化疗可以提高5年生存率，为患者提供接受保肢手术的机会，并在减少术后并发症、改善生存质量等方面起到重要作用。虽然新辅助化疗显示出较好的治疗效果，但化疗的整体有效率仍维持在60%左右。现有的化疗研究处于平台期。国际癌症研究中心发现，将三肽磷脂酰乙醇胺作为非特异性免疫调节剂加至化疗过程中，可将患者的5年生存率提高至78%，同时将患者死亡的风险减低至33%。需要注意的是，骨肉瘤患者多发生于青少年或青年，在化疗前应该与患者（或其家属）充分讨论生育相关的问题，可建议其咨询生育保留方面的专家。

现有的骨肉瘤化疗方案众多，需遵循的基本用药原则如下：①术前静脉或动脉化疗或两者结合是术前化疗采用的方式，目前多采用静脉化疗；②术后化疗方案需根据术前化疗效果（肿瘤坏死率等）进行调整，化疗效果好的方案可重复进行，疗效差的则应改变化疗方案；③术后早期进行；④足量、足疗程、联合用药是化疗需遵循的原则，整体治疗时间一般为6～10个月。

对于复发转移性骨肉瘤，目前并没有公认的化疗方案，通常选用的化疗药物包括异环磷酰胺、卡铂、依托泊苷、吉西他滨、多西紫杉醇，也可考虑应用靶向治疗药物索拉菲尼进行治疗。

目前骨肉瘤患者的治疗以手术治疗为主的综合治疗为主，化疗的加入使治疗效果得到提高。然而近年来对骨肉瘤的治疗到达平台期，在对有肺转移以及出现化疗耐药的晚期患者的治疗中，现有的治疗方式预后不佳；另一方面，免疫治疗、基因治疗等新型治疗方式在骨肉瘤的治疗仍处于探索阶段，实际应用仍较少。但随着对化疗耐药性、分子靶向治疗和基因治疗的临床研究应用，将来会出现更有效的综合治疗方法应用于骨肉瘤患者。

【病例拓展分析】

患者，男性，19岁，5个月前无明显诱因发生左膝关节疼痛，可自行缓解，于当地医院就诊，考虑为“左膝关节炎”，行康复治疗病情未见明显好转。2周前患者疼痛加重，疼痛为持续性疼痛，夜间较重。体格检查：左膝部弥漫性包块，周围组织边界不清，膝关节周围压痛明显，左膝关节屈曲肿胀，不能伸直。X线检查：左股骨下端骨质呈浸润性生长，骨膜发现明显的Codman三角。

问题1：临床初步诊断是什么?

分析：患者为青年男性，膝关节周围疼痛伴包块形成，X线平片检查结果显示骨膜反应的典型表现，临床诊断考虑骨肉瘤可能性大。

问题2：为进一步诊断治疗需要安排哪些检查?

分析：左膝关节增强MRI或CT检查、胸部X线平片或CT检查，了解局部肿瘤侵犯范围及有无远处转移。

病理活检结果提示为“骨肉瘤”。

问题3：该患者治疗方案。

分析：先行新辅助化疗，可采用含大剂量甲氨蝶呤或含多柔比星、顺铂、异环磷酰胺、达卡巴嗪（氮烯咪胺）的联合化疗方案。若病灶缩小，疼痛缓解，行左下肢保肢术；若化疗无效行截肢术。

问题4：患者为19岁男性，新辅助化疗前应该与患者充分讨论什么问题?

分析：在化疗前应该与患者充分讨论生育相关的问题，可建议其咨询生育方面的专家。如果患者同意，可在化疗前进行精液冻存。

问题5：手术后辅助治疗应考虑哪些方案？

分析：骨肉瘤手术后首选辅助化疗。对于复发转移的骨肉瘤，目前并没有公认的化疗方案，通常选用的化疗药物包括异环磷酰胺、卡铂、依托泊苷、吉西他滨、多西紫杉醇等。

问题6：患者治疗后需要如何随访？

分析：术后1～2年每3个月复查1次，2～5年每6个月复查1次，5年以上每12个月复查1次。复查内容包括：胸部、全腹、下肢局部的CT、MRI及超声检查等。

（马学磊　姜　愚）

参考文献

[1] Demetri G D，Baker L H，Beech D，et al. Soft tissue sarcoma clinical practice guidelines in oncology [J]. Journal of the National Comprehensive Cancer Network Jnccn，2005，3 (3)：308.

[2] Biermann J S. Updates in the treatment of bone cancer [J]. J Natl Compr Canc Netw，2013，11 (Suppl 5)：681－683.

[3] ESMO / European Sarcoma Network Working Group. Soft tissue and visceral sarcomas：ESMO Clinical Practice Guidelines for diagnosis，treatment and follow-up 69 [J]. Annals of Oncology，2012，25 (5)：92－99.

[4] 刘佳勇，方志伟. 2011版《美国综合癌症网络软组织肉瘤临床实践指南》解读 [J]. 中华骨科杂志，2011，31 (6)：726－728.

[5] 李建民，黄勇兄，杨强，等. 软组织肉瘤的现状与研究进展 [J]. 中华临床医师杂志（电子版），2012 (17)：4997－5000.

第二十一章　恶性黑色素瘤

内容提要：

◆ 恶性黑色素瘤恶性程度极高，容易发生转移，因此早期诊断非常重要。

◆ 恶性黑色素瘤在我国发病率较低，但近年发病率增长较快，年增长率为 3%～5%。

◆ 手术是早期恶性黑色素瘤的主要治疗方法。

◆ 晚期恶性黑色素瘤的预后差，免疫治疗和靶向治疗是目前的主要研究方向。

恶性黑色素瘤是起源于全身黑色素细胞的肿瘤，最常见的原发部位为皮肤，常见于肢端足底、足趾、手指末端、甲下及躯干皮肤等部位。皮肤外病变可发生于眼内球结膜、脉络膜、虹膜、睫状体等色素膜和直肠、肛门、食管、口、鼻咽等黏膜。恶性黑色素瘤好发于浅色人种，男女比例相近，随年龄增长发病率逐渐上升。我国其发病率较低，位于东亚国家的第 5 位，但近年发病率增长迅速，年增长率为 3%～5%。据我国肿瘤防治办公室的数据统计，2007 年国内恶性黑色素瘤总发病率为 0.47/10 万，死亡率为 0.26/10 万，按中国人口标化发病率为 0.25/10 万，死亡率为 0.13/10 万。恶性黑色素瘤恶性程度极高，容易发生转移，其中皮肤型约占皮肤肿瘤相关死亡的 75%，因此澳大利亚国家卫生和医学研究委员会（NHMRC）曾指出“早期诊断即为挽救生命”。

第一节　病　因

恶性黑色素瘤的病因可分为内因和外因。内因包含以下危险因素：恶性黑色素瘤家族史或既往曾患过恶性黑色素瘤、多个不典型的或发育异常的痣、基因突变。外因主要与日光暴露受紫外线照射相关，紫外线中的 UVA 和 UVB（Ultraviolet A、Ultraviolet B）可能破坏黑色素细胞中的某种基因、抑制免疫从而诱导恶性黑色素瘤的发生。皮肤白皙且容易被晒伤的个体患病风险更高。另外，化学致癌物质、物理因素、内分泌因素等也可能参与恶性黑色素瘤的发生与发展，需要进一步研究。

第二节　病　理

恶性黑色素瘤的病理学诊断主要依靠免疫组织化学染色，较特异的指标有 S－100，HMB－45和波形蛋白（Vimentin），其中 HMB－45 比 S－100 特异性更高。

采用 Clark 分型，恶性黑色素瘤常见的临床组织学分型为以下四型：

一、浅表扩散型恶性黑色素瘤

浅表扩散型恶性黑色素瘤是最常见的皮肤恶性黑色素瘤亚型，约占70%，瘤细胞可沿皮肤浅层水平生长，边缘通常不规则，然后垂直浸润扩大皮损。

二、结节型恶性黑色素瘤

结节型恶性黑色素瘤约占15%，生长迅速，恶性程度高，多为颜色较深的色素性结节，也可无色。

三、恶性雀斑痣样恶性黑色素瘤

恶性雀斑痣样恶性黑色素瘤约占10%，多见于中老年人。该类型多来自于暴晒多年的色素斑，而非痣发展而来。

四、肢端雀斑样恶性黑色素瘤

肢端雀斑样恶性黑色素瘤约占5%，通常将黏膜恶性黑色素瘤也归于该类。其与紫外线无明显相关性，多发于黄色人种及黑色人种。常见于四肢末端及黏膜，不易早期发现。

近年来由于对恶性黑色素瘤分子生物学、组织学与基因变异的深入研究，发现特定的临床类型与特定的基因变异相关，因而制定了新的临床分类，更利于制订治疗计划、进行预后判断。目前国际上通常将恶性黑色素瘤分为四种基本类型：肢端型、黏膜型、慢性日光损伤型和非慢性日光损伤型。以上各型 *BRAF* 的突变率依次为21%、3%、6%和56%，*KIT* 的突变率依次为36%、39%、28%和0%。我国468例原发恶性黑色素瘤标本发现 *BRAF* 突变率约为25.9%，其中V600E是最常见的突变位点（87.3%）；另有502例原发恶性黑色素瘤标本检测 *KIT* 基因结果显示总体突变率为10.8%。

第三节　临床表现及诊断

一、临床表现

对于皮肤病变，如需鉴别色素痣（斑）与恶性黑色素瘤，可用ABCDE法则来判断："A"指不对称（asymmetry），色素痣（斑）不能用对称轴等分；"B"指边缘不规则（border irregularity），正常色素痣（斑）通常轮廓光滑，而恶性黑色素瘤通常边缘不整齐或有切迹、锯齿等；"C"指颜色变异（color variation），正常色素痣（斑）通常只有一种颜色，而恶性黑色素瘤可能至少有2种以上不同的颜色；"D"指直径（diameter），色素痣（斑）直径大于5 mm或色素痣（斑）短时间内明显长大时要警惕；"E"指隆起（elevation），病变凸出于皮肤表面。除上所述，皮肤病变在几周或几个月内发生显著形态变化也需高度怀疑。早期皮肤的恶性黑色素瘤进一步发展可出现溃疡、不易愈合的伤口、卫星灶、区域淋巴结转移、远处转移等，常见的转移部位有肺、肝、骨和脑。转移部位可出现相应的症状。专科体格检查主要包括全身皮肤检查（部位、性状）、局部和区域淋巴结及可能转移的器官。

二、影像学检查

影像学检查需完善区域淋巴结（颈部、腋窝、腹股沟、腘窝等）B超，胸部X线或CT，腹部彩超、CT或MRI，头颅CT或MRI，全身骨显像等检查。对于原发于下腹部、下肢或会阴部的恶性黑色素瘤，需行盆腔影像学检查（B超、CT或MRI）了解髂血管旁淋巴结情况。对于原发灶不明者也可考虑行全身PET－CT检查。

三、实验室检验

恶性黑色素瘤尚无特异的血清肿瘤标志物可参考，主要完善血常规、肝肾功能、凝血常规和乳酸脱氢酶（LDH）检查，排除治疗禁忌证。研究发现，血清LDH与恶性黑色素瘤的预后相关，LDH升高者的预后较差。

四、诊　断

恶性黑色素瘤主要依据临床表现、影像学检查和实验室检验结果做出诊断。

第四节　分　期

目前恶性黑色素瘤分期一般采用AJCC和UICC的TNM委员会联合制定的TNM分期法（2010年《AJCC癌症分期手册》第七版），详见表2－21－1。

原发肿瘤（T）

T_X　原发灶无法评价

T_0　无肿瘤证据

Tis　原位癌

T_{1a}　肿瘤厚度≤1.0 mm，无溃疡，有丝分裂率＜1/mm²

T_{1b}　肿瘤厚度≤1.0 mm，有溃疡，有丝分裂率≥1/mm²

T_{2a}　肿瘤厚度为1.01～2.0 mm，不伴溃疡

T_{2b}　肿瘤厚度为1.01～2.0 mm，伴溃疡

T_{3a}　肿瘤厚度为2.01～4.0 mm，不伴溃疡

T_{3b}　肿瘤厚度为2.01～4.0 mm，伴溃疡

T_{4a}　肿瘤厚度＞4.0 mm，不伴溃疡

T_{4b}　肿瘤厚度＞4.0 mm，伴溃疡

区域淋巴结（N）

N_X　区域淋巴结无法评价

N_0　无淋巴结转移

N_1　1个淋巴结转移

N_{1a}　隐性转移（病理学诊断）

N_{1b}　显性转移（临床诊断）

N_2　2或3个淋巴结转移

N_{2a}　隐性转移（病理学诊断）

N_{2b}　显性转移（临床诊断）

N_{2c}　非簇样移行转移或卫星灶（但无移行转移）

N_3　≥4 个淋巴结转移，或簇样转移结节/移行转移，或卫星灶合并区域淋巴结转移

远处转移（M）

M_X　远处转移无法评价

M_0　无远处转移

M_{1a}　皮肤、皮下组织，或远处淋巴结转移

M_{1b}　肺转移

M_{1c}　其他内脏转移或任何远处转移伴 LDH 升高

表 2－21－1　AJCC－UICC 2010 年恶性黑色素瘤分期

临床分期				病理分期			
0 期	T_{is}	N_0	M_0	0 期	T_{is}	N_0	M_0
Ⅰ$_A$期	T_{1a}	N_0	M_0	Ⅰ$_A$期	T_{1a}	N_0	M_0
Ⅰ$_B$期	T_{1b}	N_0	M_0	Ⅰ$_B$期	T_{1b}	N_0	M_0
	T_{2a}	N_0	M_0		T_{2a}	N_0	M_0
Ⅱ$_A$期	T_{2b}	N_0	M_0	Ⅱ$_A$期	T_{2b}	N_0	M_0
	T_{3a}	N_0	M_0		T_{3a}	N_0	M_0
Ⅱ$_B$期	T_{3b}	N_0	M_0	Ⅱ$_B$期	T_{3b}	N_0	M_0
	T_{4a}	N_0	M_0		T_{4a}	N_0	M_0
Ⅱ$_C$期	T_{4b}	N_0	M_0	Ⅱ$_C$期	T_{4b}	N_0	M_0
Ⅲ期	$T_{任何}$	N_1	M_0	Ⅲ$_A$期	$T_{1\sim4a}$	N_{1a}	M_0
	$T_{任何}$	N_2	M_0		$T_{1\sim4a}$	N_{2a}	M_0
	$T_{任何}$	N_3	M_0	Ⅲ$_B$期	$T_{1\sim4b}$	N_{1a}	M_0
Ⅳ期	$T_{任何}$	$N_{任何}$	M_1		$T_{1\sim4b}$	N_{2a}	M_0
					$T_{1\sim4a}$	N_{1b}	M_0
					$T_{1\sim4a}$	N_{2b}	M_0
					$T_{1\sim4a}$	N_{2c}	M_0
				Ⅲ$_C$期	$T_{1\sim4b}$	N_{1b}	M_0
					$T_{1\sim4b}$	N_{2b}	M_0
					$T_{1\sim4b}$	N_{2c}	M_0
					$T_{任何}$	N_3	M_0
				Ⅳ期	$T_{任何}$	$N_{任何}$	M_1

注意：临床分期包括原发灶微分期和临床/影像学所确认的转移灶。常规来说，应在原发灶切除和分期检查完成后确定分期。病理分期包括原发灶微分期、部分或全部区域淋巴结切除的病理情况。

第五节　治　疗

手术是早期恶性黑色素瘤的主要治疗方法。对于无法手术切除或远处转移的恶性黑色素瘤患者，化疗有效率低，近年来新的免疫治疗和靶向治疗药物已取得突破性进展。

一、外科治疗

对于可疑早期恶性黑色素瘤病灶，不能行穿刺或切取活检，以避免刺激造成肿瘤播散。必须完整切除病灶及周围正常皮肤 0.5～1 cm 和皮下脂肪送病理学诊断。以下情况例外：颜面部等特殊部位的肿瘤、肿瘤巨大破溃、已明确发生肿瘤转移者。

早期恶性黑色素瘤在病理确诊后应尽快行原发灶扩大切除手术。扩大切除的安全切缘主要由病理报告中肿瘤的浸润深度来决定，但也需考虑病灶的解剖位置和患者的美容要求，必要时进行适当的调整。原位癌推荐切缘为 0.5 cm；病灶厚度小于或等于 1.0 mm 时，推荐切缘为 1 cm；厚度在 1.01～2 mm 时，推荐切缘为 1～2 cm；厚度大于 2 mm 的，推荐切缘为 2 cm。

前哨淋巴结活检既可用于评估肿瘤累及淋巴结的情况，也有助于减少淋巴结清扫术的相关并发症。对于厚度大于或等于 1 mm 或有溃疡的患者推荐行前哨淋巴结活检。

前哨淋巴结活检阳性，临床诊断为区域淋巴结转移，临床分期为Ⅲ期的患者，应行区域淋巴结清扫。区域淋巴结的定义是原发病灶转移的首站或第 2 站淋巴结。通常认为下肢的区域淋巴结为同侧腹股沟淋巴结，上肢的区域淋巴结为同侧腋淋巴结。受累淋巴结需完全切除基部。

下肢恶性黑色素瘤转移的首站淋巴结一般为股浅淋巴结，股深淋巴结是转移的第 2 站。Cloquet 淋巴结位于腹股沟韧带下方的股管内，是腹股沟深淋巴结区最靠近心端的淋巴结。恶性黑色素瘤可通过 Cloquet 淋巴结进一步转移至盆腔淋巴结，尤其是髂外淋巴结。腹股沟区淋巴结清扫要求至少 10 个以上。临床发现股浅淋巴结转移数大于或等于 3 个、盆腔影像学或术中提示 Cloquet 淋巴结阳性者应行髂窝和闭孔区淋巴结清扫。

颈部及腋淋巴结应至少清扫 15 个。

二、辅助治疗

（一）生物治疗

0～$Ⅱ_A$期行扩大切除术后的患者，长期存活的机会大，复发风险低，一般建议观察随访。$Ⅰ_B$～$Ⅱ_A$期的患者也可考虑参加临床试验。$Ⅱ_B$期以上的患者可考虑行大剂量干扰素辅助治疗。

大剂量干扰素辅助治疗是否改善总生存时间目前尚无明确结论。美国东部肿瘤协作组（ECOG）1684 研究结果显示，大剂量干扰素行辅助治疗可改善$Ⅱ_B$～Ⅲ期恶性黑色素瘤患者的 5 年无病生存率。基于此研究结果，大剂量干扰素 α-2b 于 1995 年被美国食品药品管理局（FDA）批准用于恶性黑色素瘤的辅助治疗。基于欧洲癌症研究与治疗组织 EORTC 18991 号试验发现，聚乙二醇干扰素治疗能提高Ⅲ期恶性黑色素瘤术后患者 4 年的无病生存率，FDA 也于 2011 年批准了聚乙二醇干扰素在恶性黑色素瘤淋巴结阳性患者辅助治疗中的使用。

由于大剂量干扰素可能发生明显的不良反应，如发热、疲乏、头痛、恶心、厌食和骨髓抑制等，目前仅推荐在具有高危复发风险的术后$Ⅱ_B$期以上患者中使用。使用前需与患者充分讨论治疗可能的获益和不良反应。干扰素 α-2b 的剂量推荐为（1 500～2 000）万 U/m²，第 1 天～第 5 天，连用 4 周；（900～1 000）万 U/m²，3 次/周，连用 48 周（治疗 1 年）。

（二）辅助放疗

切缘阳性、切缘不足、头颈部的恶性黑色素瘤、侵袭性较高的亲神经性-促纤维组织增生性恶性黑色素瘤的局部复发风险高，术后补充放疗可以提高局部控制率。

对于淋巴结复发转移风险高的患者，需结合淋巴结的大小、数目、位置及结外是否累及来考虑是否放疗。区域淋巴结未能清扫彻底的、区域淋巴结转移大于或等于 3 个或直径大于或等于 3 cm 的、转移淋巴结囊外侵犯，建议行区域淋巴结的辅助放疗。

术后辅助治疗时也要考虑到放疗可能造成长期的皮肤毒性和淋巴循环障碍等不良反应，可能影响患者的生存质量，需充分权衡利弊。

三、转移性恶性黑色素瘤的治疗

（一）移行转移的治疗

Ⅲ期患者中有一种特殊类型为肢体移行转移（in-transit metatasis），表现为原发灶和区域淋巴结之间大于 2 cm 的皮肤或皮下的淋巴管转移，根据肿瘤的大小、位置和数目可选择合适的治疗方案。

数量较少的可切除的要做到切缘阴性。难以手术切除干净的治疗以局部高剂量化疗为主，对肿瘤累及的肢体行隔离热灌注（isolated limb perfusion，ILP）或隔离热输注（isolated limb infusion，ILI），研究报道完全缓解率可分别达到 63%和 31%。主要使用的化疗药物为美法仑（马法兰）。其他一些局部治疗的方法包括病灶内注射卡介苗、白细胞介素-2、干扰素 α 等以及局部激光消融术。局部使用咪喹莫特适用于较小的浅表真皮内的病变，不适用于皮下的病变。对于局部不可切除的有症状的复发部位也可采用放疗。

（二）手术治疗

晚期恶性黑色素瘤的预后差，远处转移者 5 年生存率通常不超过 10%，中位生存时间为6～10 个月。但在治疗上也可分为可切除（病灶转移较局限者）和不可切除（播散转移）两类。目前指南推荐：如果表现为孤立的器官转移，慎重起见，可先予短期的观察或全身治疗；随后再进行复查，如果仍表现为孤立的转移灶，可行手术切除。完全手术切除无残留的可考虑观察或参加临床试验，有残留的需行全身治疗。

（三）全身治疗

1. 免疫治疗

（1）针对细胞毒性 T 细胞抗原 4（cytotoxic T-lymphocyte-associated antigen 4，CTLA4）的靶向治疗：恶性黑色素瘤是一类具有免疫原性的肿瘤。在切除的恶性黑色素瘤组织中常可见大量淋巴细胞浸润，临床上偶然可发现恶性黑色素瘤自行消退，并且恶性黑色素瘤对免疫刺激有反应。基于上述现象，许多研究致力于新的免疫策略来攻克恶性黑色素瘤的免疫逃逸。其中的一项免疫策略就是针对 T 细胞的自我调节。CTLA4 是一种在 T 细胞膜表面表达的抑制性受体。正常情况下，T 细胞的激活依赖于第一信号（抗原－抗体复合物形成）和第二信号（B7 介导的活化性信号）的共同活化。而 CTLA4 与 B7 结合将产生抑制性信号而抑制 T 细胞的活化。Ipilimumab 是一种阻断 CTLA4 的全人源化 IgG 型单克隆抗体，它能阻断 CTLA4 与 B7 结合，解除免疫抑制，进而增加 T 细胞的活性，启动机体特异性的抗肿瘤免疫反应。

两个Ⅲ期临床随机对照研究证实了 Ipilimumab 在转移性恶性黑色素瘤中的作用。第一个Ⅲ期临床研究（MDX010－20）纳入了 676 例既往全身治疗失败的不可切除的Ⅲ期或Ⅳ期恶性黑色素瘤患者，结果显示 Ipilimumab 较 gp100 疫苗显著延长患者的生存时间（10.1 个月 vs 6.4 个月，$HR=0.66$，$P=0.003$）。基于此研究的结果，FDA 于 2011 年 3 月25 日批准了 Ipilimumab 用于治疗晚期恶性黑色素瘤。第 2 个Ⅲ期临床研究（CA184024）纳入了 502 例未经治疗的转移性恶性黑色素瘤患者，结果发现 Ipilimumab 联合达卡巴嗪与单药达卡巴嗪相比，能延长患者的总生存时间。与不含 Ipilimumab 组相比，Ipilimumab 组提高 1 年生存率及 2 年生存率均在 10%。常见的免疫相关不良反应包括肠炎、肝炎、皮疹和内分泌疾病等，但均可控制。

值得注意的是，使用 Ipilimumab 可能延迟反应，短时间内难以评估患者是否受益，可能需要数月后才能观察到临床反应。因此，该药适用于肿瘤负荷相对较低，且无明显症状的转移患者。另外，因为 Ipilimumab 可活化 T 细胞，患有潜在自身免疫性疾病的患者发生严重不良免疫相关反应的风险更大。如发生严重不良反应，应及时应用皮质类固醇治疗。

（2）针对 PD－1/PDL－1 的靶向治疗：目前认为，恶性黑色素瘤逃避免疫的其中一种机制与肿瘤表达的程序性细胞死亡配体 1（programmed death ligand 1，PDL－1）相关。PDL－1是免疫系统的一个负反馈调节因子，通过与活化淋巴细胞表达的 PD－1（受体）结合，诱导淋巴细胞凋亡，进而导致免疫耐受。而抗 PDL－1 或抗 PD－1 的抗体相应地可以解除淋巴细胞的免疫抑制状态。

2014 公布了 2 项样本量相对较大的针对 PD－1 抗体的研究结果。一项Ⅰ期试验研究了人源化 IgG_4 抗 PD－1 单克隆抗体 MK－3475 在 411 例既往接受过或未接受过 Ipilimumab 治疗的恶性黑色素瘤患者的疗效和安全性。结果发现未经 Ipilimumab 治疗的患者反应率为 40%，经过治疗的患者反应率为 28%，1 年生存率为 71%。12%的患者发生了 3 或 4 级的不良反应，4%的患者因为药物相关的不良反应终止了治疗，但无药物相关性死亡。另外一项研究报道，Ipilimumab 和 PD－1 抗体 nivolumab 联合靶向治疗 53 位无法手术的Ⅲ或Ⅳ期恶性黑色素瘤患者，完全缓解率达到了 17%，在随访 36 周时 42%的患者实现了 80%的肿瘤消退。53%的患者出现了 3 或 4 级的不良反应，其中最常见的是脂肪酶和 AST 的升高。这两项研究结果尚需要Ⅲ期临床研究来证实。目前针对 PDL－1 的研究也正在研究中。从早期的研究结果来看，PD－1/PDL－1 是恶性黑色素瘤免疫治疗的重要研究方向。

2. 针对 *BRAF* 的靶向治疗

在欧美白种人中，将近一半的转移性恶性黑色素瘤患者存在 *BRAF*（一种编码丝氨酸/苏氨酸蛋白激酶 B－Raf 的基因）突变，其中 90%的突变又为 V600E（第 600 个氨基酸的谷氨酸突变为缬氨酸)。我国恶性黑色素瘤中*BRAF*V600E突变率接近26%。激活的BRAF导致有丝分裂原激活的蛋白激酶(mitogen-activated protein kinase，MAPK)通路持续激活，进而促进细胞增殖，导致肿瘤的发生。目前FDA批准了用于治疗存在*BRAF*突变的不能切除的或转移性恶性黑色素瘤的靶向药物有Vemurafenib、Dabrafenib和Trametinib。

(1) Vemurafenib (PLX4032)：是针对*BRAF* V600E的特异性抑制剂。一项Ⅲ期的多中心随机对照研究(BRIM-3)在675名未经治疗的转移性恶性黑色素瘤患者中比较了Vemurafenib与达卡巴嗪在*BRAF* V600E突变中的疗效。结果显示Vemurafenib较达卡巴嗪在反应率、无疾病进展生存时间和总生存时间上均有优势。Vemurafenib只需数天至数周即可观察到临床效果。

最常见的不良反应为皮肤并发症。在该研究中，18%使用Vemurafenib的患者发生了皮肤鳞状细胞癌或角化棘皮病，需行简单的手术切除。12%的患者发生了2或3级的皮肤光敏反应。皮肤以外最常见的不良反应为关节痛，发生率约为20%。

(2) Dabrafenib：一项Ⅲ期的多中心随机对照研究(BREAK-3)，发现与达卡巴嗪组相比，Dabrafenib能提高未经治疗晚期*BRAF* V600E突变恶性黑色素瘤患者的无疾病进展生存时间。Dabrafenib组发生2级以上不良反应的比例为53%，最常见的为皮肤毒性、发热、疲倦、关节痛和头痛。与Vemurafenib相比，Dabrafenib引发皮肤鳞状细胞癌或角化棘皮病(6%)和皮肤光敏反应的概率较低。

(3) Trametinib：MEK位于MAPK通路上BRAF的下游，Trametinib是口服的针对MEK1和MEK2的小分子抑制剂。一项Ⅲ期开放性随机对照研究纳入了322例具有*BRAF* V600E或V600K突变的转移性恶性黑色素瘤，结果发现：与化疗组相比，Trametinib可改善无疾病进展生存时间和6个月的生存率。Trametinib最常见的不良反应为皮疹、腹泻和周围水肿。与上述*BRAF*抑制剂不同的是，未发现Trametinib会引发继发性的皮肤损害，相比于*BRAF*抑制剂，Trametinib对初治的晚期患者反应率更低。

*BRAF*抑制剂的单药靶向治疗反应率较高，且在较短时间内能观察到反应，适用于有症状或免疫治疗失败的晚期患者，但约半数的患者在6个月左右即出现疾病进展。

3. 针对*KIT*的靶向治疗

KIT属于络氨酸激酶受体，在许多正常细胞表面表达，与配体结合后受体酪氨酸激酶功能区被激活，形成自身磷酸化，完成细胞内外的信号转导，对细胞的分化发育以及功能维持起重要作用。*C-KIT*的突变常见于黏膜和肢端恶性黑色素瘤。伊马替尼(Imatinib)是针对*KIT*突变的靶向药物。我国的一项Ⅱ期临床研究，纳入了43名来自全国多个中心的*KIT*基因突变或扩增的晚期恶性黑色素瘤患者，接受伊马替尼治疗后，显示了23%的总反应率，中位无疾病进展生存时间为3.5个月，11号或13号外显子突变者无疾病进展生存时间更长。该试验中位生存时间达到了14个月，并且51%的患者在随访1年时仍存活。

4. 化疗

目前推荐用于晚期恶性黑色素瘤治疗的化疗药物包括达卡巴嗪、替莫唑胺、白蛋白结合型紫杉醇、紫杉醇(联合或不联合卡铂)等。传统的化疗药物抗恶性黑色素瘤的活性均较低，达卡巴嗪的反应率为10%～15%，患者的中位生存时间为8个月。

化疗药物在一线或二线治疗中的反应率几乎均不超过 20%。因此，目前没有统一的共识认为哪一种化疗药物更具优势。

5. 高剂量白细胞介素－2

白细胞介素－2（IL－2）单药治疗晚期恶性黑色素瘤的反应率只有 6%～10%，并且只有少数患者能够实现较长时间稳定的反应。不良反应有：发热、寒战、肌痛等流感样症状；毛细血管渗漏综合征，可造成水肿、多浆膜腔积液。

6. 生物化疗

一些研究试图通过将化疗联合生物治疗进一步改善疗效。一项荟萃分析发现生物化疗能改善晚期恶性黑色素瘤患者的反应率，但并不能改善患者的生存时间。另外，对于化疗联合抗血管生成治疗（如贝伐珠单抗等），目前也缺乏大型的Ⅲ期临床研究证实可提高化疗的疗效。

（四）姑息性放疗

目前一般认为恶性黑色素瘤对放疗不敏感，但姑息性放疗可有效地缓解晚期患者转移相关的症状。研究结果发现，对于脑转移的患者，放疗可以缓解 39%～55%的症状；对于非脑转移的患者，放疗可以缓解 68%～84%的症状。

对于单发或数量较少的恶性黑色素瘤脑转移患者，立体定向放射治疗（stereotactic radiosurgery，SRS）也是可以考虑的选择。SRS 可改善患者的中枢神经系统症状，且较全脑放疗毒性小。

已治愈的恶性黑色素瘤患者发生第二原发恶性黑色素瘤的风险大约为 8%～10%。对于所有的恶性黑色素瘤患者，治疗后每年都应该常规对自己的皮肤及淋巴结进行体格检查。I_{A}～II_{A}期患者复发风险相对较低，无需进行血液学和影像学检查，可每半年到 1 年进行 1 次体格检查。因恶性黑色素瘤大部分复发都发生在前 5 年内，因此，除非出现临床症状，影像学检查通常只推荐在前 5 年内进行，项目包括：胸部 X 线检查、淋巴结彩超、CT 和/或 PET－CT 检查。对于II_{B}～Ⅳ期治疗后无残存疾病的患者，可根据分期和复发风险来决定具体的时间间隔，推荐前 2 年每 3～6 个月检查 1 次，后 3 年每 3～12 个月检查 1 次，5 年随访之后可考虑每年检查 1 次。文献报道III_{C}期患者发生非头部复发的风险达 48%，头部复发的风险达 13%。因此，对于复发转移风险高的患者可酌情考虑每年行头部 MRI 筛查。

【病例拓展分析】

患者，女性，49 岁，因“右上臂黑痣增大 1 个月”入院。1 个月前，患者无明显诱因发现右上臂黑痣进行性长大，伴瘙痒，无发热，局部无红、肿、疼痛、溃烂，为进一步治疗入院。体格检查：右上臂可见一个直径约 1.5 cm 的黑灰色斑，边缘不规则，凸出于皮肤表面。右腋窝可扪及一个最长径约 2 cm 的淋巴结，质硬，较固定，边界较清，无压痛。心、肺、腹未查见特殊的阳性体征。

问题 1：为明确诊断，患者下一步需要怎样处理？

分析：根据患者色素痣短时间内迅速长大，边界不规则，凸出于皮肤表面及淋巴结肿大等症状和体征，高度怀疑为色素痣恶变为恶性黑色素瘤的可能。应完善活检行病理学确诊。完整切除病灶及周围正常皮肤0.5～1 cm和皮下脂肪送病理学诊断。

病理学诊断示：（右上臂）恶性黑色素瘤，HMB-45“+”，S-100“+”，Ki-67阳性率约为15%。

问题2：为明确分期指导治疗，下一步还需要安排哪些辅助检查?

分析：需完善浅表淋巴结彩超、胸部CT、腹部彩超、骨显像等影像学检查，同时需完善血常规、肝肾功能、凝血常规、乳酸脱氢酶（LDH）和心电图等检查，明确肿瘤分期及有无治疗禁忌。

浅表淋巴结彩超提示右侧腋窝查见数个肿大淋巴结，较大者直径约为1.5 cm；胸部CT、腹部彩超及骨显像均未见转移征象。LDH为340 U/L，余实验室检验结果均未见明显异常，心电图检查结果未见异常。

问题3：下一步该怎样治疗?

分析：可手术患者应在病理学诊断后尽快行原发灶扩大切除术，并行同侧腋淋巴结清扫术。

患者于全身麻醉下行“右上臂恶性黑色素瘤扩大切除术+右侧腋淋巴结清扫术”，术中清扫15枚淋巴结。术后病理提示：右上臂恶性黑色素瘤，HMB-45“+”，S-100“+”，Ki-67阳性率约为15%。肿瘤最长径约为1.5 cm，厚度为2 mm，不伴溃疡。切缘为2 cm，无肿瘤累及。淋巴结1/15查见恶性黑色素瘤转移，直径为1.5 cm。

问题4：患者目前的诊断和分期是什么？下一步还需要做什么处理?

分析：根据AJCC-UICC 2010年恶性黑色素瘤分期，患者肿瘤厚度为2 mm且不伴溃疡为T_{2a}，有1个临床显性病理学诊断的淋巴结转移为N_{1b}，无远处转移为M_0。故诊断分期为右上臂恶性黑色素瘤术后$pT_{2a}N_{1b}M_0$ⅢB期。结合患者目前分期，患者具有高危复发风险，根据目前指南，应行大剂量干扰素辅助治疗1年。

患者行大剂量干扰素α-2b治疗3个月后无法再耐受不良反应，后未再治疗，每年定期随访。

问题5：每次随访除问诊、体格检查外，还应安排哪些检查?

分析：患者分期为ⅢB期，复发风险较高，应安排影像学检查，包括胸部X线检查、淋巴结彩超、腹部彩超等检查。如患者出现可疑的症状或体征，应及时安排相关的辅助检查。

门诊随访1年后，患者因咳嗽、痰中带血伴气紧就诊。体格检查：PS评分为1或2分。心率约为100次/分，呼吸频率为22次/分。双侧腋窝可扪及肿大淋巴结。右下肺叩诊呈浊音，听诊呼吸音降低。腹部体格检查无特殊。辅助检查：胸部CT提示双肺多发转移结节，双腋淋巴结肿大，右侧胸腔中量积液。腹部彩超、颈淋巴结彩超、头颅MRI及骨显像未见转移征象。行胸膜腔穿刺，送检胸水脱落细胞学病理学诊断显示：（胸水涂片及细胞块）查见恶性肿瘤细胞，免疫细胞化学检测MART-1“+”，HMB45“+”，S-100“+”，PCK“-”，D2-40“-”，符合恶性黑色素瘤转移。修正诊断为右上臂恶性黑色素瘤术后（$pT_{2a}N_{1b}M_0$ⅢB期）生物治疗后腋淋巴结、双肺及胸膜转移Ⅳ期。

问题6：此时的治疗策略是什么?

分析：该患者在辅助治疗1年后出现腋淋巴结、双肺及胸膜转移，肿瘤已进展到Ⅳ期，治疗目的为姑息性治疗。该患者肿瘤进展快，症状明显，治疗应以全身性控制为主，局部治疗为辅。应尽快安排*BRAF*、*C-KIT*基因突变的检测。如*BRAF* V600E突变为阳性，首选Vemurafenib或Dabrafenib全身治疗；如*BRAF* V600E突变为阴性，*C-KIT*基因突变为阳性，可使用伊马替尼全身治疗。局部治疗可考虑行胸膜腔穿刺引流，胸膜腔灌注化疗药物来改善患者的症状。

该患者基因突变检测结果：*BRAF* 15号外显子点突变（V600E），*C-KIT*未见突变。但患者在国内未能购得针对*BRAF*突变的靶向药，选择化疗。给予达卡巴嗪化疗，行右侧胸膜腔穿刺引流后灌注顺铂和IL-2。经上述治疗后患者症状改善。后患者再次出现胸闷、气紧，胸水较前增长，换用紫杉醇联合卡铂方案化疗，右侧胸膜腔继续穿刺引流灌注顺铂和IL-2，并辅以局部热疗。患者胸水明显减少，症状明显改善。再行1周期紫杉醇联合卡铂方案化疗后复查疗效评价为SD。病情稳定出院。

（邓窈窕　姜　愚）

参考文献

[1] National Comprehensive Cancer Network. NCCN Clinical Practice Guidelines in Oncology：Melanoma Version 4. 2014 [EB/OL]. [2014-4-26]. http://www. nccn. org/.

[2] CSCO恶性黑色素瘤专家委员会. 中国恶性黑色素瘤诊治指南 [M]. 北京：人民卫生出版社，2013.

[3] Poole C M，Guerry D. 恶性黑色素瘤的预防、诊断和治疗 [M]. 2版. 郭军，译. 北京：北京大学医学出版社，2008.

[4] Siegel R，Ma J，Zou Z，et al. Cancer statistics [J]. CA Cancer J Clin，2014，64 (1)：9-29.

[5] Lens M B，Dawes M. Interferon alfa therapy for malignant melanoma：a systematic review of randomized controlled trials [J]. J Clin Oncol，2002，20 (7)：1818-1825.

[6] Agrawal S，Kane J M 3rd，Guadagnolo B A，et al. The benefits of adjuvant radiation therapy after therapeutic lymphadenectomy for clinically advanced，high-risk，lymph node-metastatic melanoma [J]. Cancer，2009，115 (24)：5836-5844.

[7] Lens M B，Dawes M. Isolated limb perfusion with melphalan in the treatment of malignant melanoma of the extremities：a systematic review of randomised controlled trials [J]. Lancet Oncol，2003，4 (6)：359-364.

[8] Hodi F S，O'Day S J，McDermott D F，et al. Improved survival with ipilimumab in patients with metastatic melanoma [J]. N Engl J Med，2010，363 (8)：711-723.

[9] Chapman P B，Hauschild A，Robert C，et al. Improved survival with vemurafenib in melanoma with BRAF V600E mutation [J]. N Engl J Med，2011，364 (26)：2507-2516.

[10] Guo J，Si L，Kong Y，et al. Phase Ⅱ，open-label，single-arm trial of imatinib mesylate in patients with metastatic melanoma harboring c-Kit mutation or amplification [J]. J Clin Oncol，2011，29 (21)：2904-2909.

第二十二章　肿瘤急症与副瘤综合征

内容提要：

- 常见的肿瘤急症包括上腔静脉综合征、颅内压增高、脊髓压迫症和肿瘤溶解综合征。
- 上腔静脉综合征是最常见的肿瘤急症，肺癌是引起上腔静脉综合征的最常见病因之一，放疗是治疗上腔静脉综合征的重要方法。
- 副瘤综合征与肿瘤的发生、发展相关，临床表现可涉及全身各个系统。正确认识副瘤综合征有助于恶性肿瘤的诊断和治疗。

第一节　肿瘤急症

肿瘤急症是指由肿瘤或某些抗肿瘤措施引发的一系列可能在短期内严重影响患者生存质量，甚至威胁患者生命的情况。按其形成原因分为三大类：影响正常组织解剖结构造成的急症，如上腔静脉综合征、急性心脏压塞（心包填塞）、脊髓压迫、颅内压增高、急性呼吸道阻塞、呼吸道大出血、消化道大出血、空腔性器官穿孔等；代谢和激素异常引起的急症，如高钙血症、低钠血症、嗜铬细胞危象、肾上腺危象等；与抗肿瘤措施相关的急症，如肿瘤溶解综合征、化疗药物过敏、重度粒细胞或血小板减少等。正确认识肿瘤急症是及时准确地做出诊断并结合患者机体一般状况、肿瘤分期及预后实施恰当治疗的重要基础。

一、上腔静脉综合征

上腔静脉综合征（superior vena cava syndrome，SVCS）是指由于急性或亚急性上腔静脉受压或阻塞造成的头颈部、上肢、上胸部静脉回流障碍所引起的临床综合征。

（一）病　因

恶性肿瘤的纵隔侵犯是该病的主要原因，其中以肺癌最多见，占65%；其次是非霍奇金淋巴瘤，约占8%；乳腺癌、生殖细胞肿瘤和其他恶性肿瘤的纵隔转移，约占10%；另有少部分由良性病变引起，如胸内甲状腺肿、结核病、纤维性纵隔炎、梅毒或其他原因引起的主动脉瘤及上腔静脉内血栓形成等。

（二）发病机制

SVCS主要由于上腔静脉受压或梗阻造成中心静脉压升高所致。左右两侧的头臂静脉在胸骨角水平汇合成上腔静脉。头颈部、上肢和上胸部的静脉血流通过上腔静脉注入右心房。由于上腔静脉管壁薄、压力低，容易受到纵隔内占位性病变的压迫，引起回流受阻；

肿瘤直接侵犯或瘤栓、血栓形成也可造成上腔静脉阻塞。奇静脉在右肺门上方汇入上腔静脉，它是上腔静脉最重要的侧支循环路径，其他路径有乳房内静脉、椎静脉和胸外侧静脉。当上腔静脉阻塞发生在奇静脉入口上方时，头颈部的血液可通过开放的侧支循环经下腔静脉与奇静脉注入心脏；若阻塞发生在奇静脉入口下方，血液只能经下腔静脉流回心脏。

（三）临床表现

SVCS的临床表现与起病缓急、阻塞程度及阻塞发生的部位有关。起病急、阻塞重、阻塞部位发生在奇静脉入口下方的患者往往症状较重。典型的上腔静脉综合征患者常有头颈部肿胀、呼吸困难、咳嗽、胸痛，有时伴有头痛、晕厥等神经系统症状。主要体征有颜面部及颈部充血、水肿、发绀，颈静脉、胸壁静脉怒张，上肢水肿，偶见球结膜水肿、腹壁静脉曲张。当阻塞在奇静脉入口下方时，上腹壁静脉的血流方向逆行为自上向下。

（四）诊　断

SVCS的临床表现较典型，临床容易识别，但要明确上腔静脉阻塞的原因和部位则需结合辅助检查结果综合分析。胸部增强CT和MRI是最重要的辅助检查手段，可以较清楚地显示纵隔内结构，明确阻塞发生的部位、程度，有无血栓形成，以及侧支循环建立的情况；并有助于判断原发病变的侵犯范围，提示原发病变的性质。由于肺癌是引起SVCS的最常见原因，进行痰和/或胸水脱落细胞学检查、纤维支气管镜检查、浅表淋巴结活检等结果可帮助确诊。必要时行超声内镜引导下的经支气管穿刺活检、CT引导下的经皮穿刺活检或纵隔镜检查，争取获得病理学诊断。

（五）治　疗

原则上首先应缓解症状，其次是治疗原发疾病。

1. 一般处理

让患者处于头高脚低位卧床休息，吸氧，限水、限钠。选择性地应用糖皮质激素，尽快减轻组织水肿，尤其对淋巴瘤、胸腺瘤、放疗期间，以及合并喉水肿的患者推荐使用。对利尿剂的应用存在争议，若使用后患者症状不改善，应尽早停用。由于患者常伴有高凝状态及上腔静脉受阻处血流缓慢，要警惕脱水治疗后血栓形成。输液应通过下肢静脉进行。

2. 放疗

放疗为最常采用的治疗方法，常能获得较好疗效。放疗的范围、分次剂量和总剂量取决于原发肿瘤的类型、侵犯范围、对放射线的敏感程度，以及患者的一般状况、肺功能等。临床中常用的治疗方式为3～4 Gy，1次/天；2～3天后改为2 Gy，1次/天，同时使用糖皮质激素治疗，以减轻放疗引起的水肿反应。

3. 化疗

由小细胞肺癌或淋巴瘤等化疗高度敏感的肿瘤造成的SVCS，单独应用化疗或化疗与放疗联合应用均有较好疗效。

4. 溶栓及抗凝治疗

如患者SVCS明确由血栓栓塞所致，可进行导管引导下直接溶栓或血管内血栓切除术，可能改善SVCS。所有中心静脉血栓患者推荐3～6个月正规抗凝治疗，避免发生肺栓塞。安置上腔静脉支架患者推荐短期抗凝治疗。

5. 其他治疗

对良性疾病，如胸内甲状腺肿引起的SVCS，可采用外科手术治疗。静脉造影术和经皮静脉穿刺安置血管内自膨式支架或球囊扩张支架或两种支架联合，对大多数患者来说，能缓解气紧等症状，但必须严格掌握适应证。

（六）预　后

SVCS的预后与原发疾病类型以及是否针对其进行了适当的治疗密切相关。小细胞肺癌经化疗和/或放疗后SVCS缓解率为77%，其中17%会再出现SVCS。非小细胞肺癌经化疗和/或放疗后SVCS缓解率为60%，19%会再出现SVCS。SVCS支架植入术缓解率为95%，有11%可能堵塞更严重，大部分患者会出现再通，长期通畅率达到92%。非小细胞肺癌引起的SVCS预后很差，中位生存时间只有6个月，而由淋巴瘤引起的SVCS预后相对较好。

二、颅内压增高

颅内压增高（increased intracranial pressure）是神经系统常见的急症，多由脑水肿或颅内占位性病变引起。严重者可引发脑疝，危及患者生命。正常成人侧卧位时颅内压为686～1 961 Pa（7～20 cmH_2O），颅内压高于1 961 Pa（20 cmH_2O）即为颅内压增高。

（一）病　因

恶性肿瘤患者出现颅内压增高大多由肿瘤颅内转移所致。容易发生颅内转移的肿瘤有肺癌、乳腺癌、胃肠肿瘤及恶性黑色素瘤等。重度低钠血症、缺氧、全脑放疗、脑出血、脑脊液吸收障碍等原因导致的脑水肿也可引起颅内压增高。

（二）发病机制

颅腔是一个相对封闭的体腔，颅内转移灶的占位效应、转移灶周围的脑组织水肿反应，以及肿瘤脑膜转移引起的脑脊液循环障碍，均有可能造成颅内容物容积增加，一旦超过机体的代偿范围就会导致颅内压增高。急性严重颅内压增高时，脑组织向压力相对较低的区域移位，易发生大脑镰下疝、小脑幕切迹疝或枕骨大孔疝。

（三）临床表现

典型的颅内压增高三主征为：①头痛，早期多出现在凌晨，卧位加重，坐位减轻；后多为持续性爆裂样剧痛；②呕吐，与饮食无关的喷射样呕吐；③视乳头（视盘）水肿，眼底镜检查发现视乳头充血、水肿，患者视物模糊。还可伴有意识障碍、行为改变、癫痫发作、脑神经麻痹、局灶性神经系统症状和体征，以及心脏搏动变缓、血压升高等。慢性颅内压增高患者常以意识、行为改变为主要临床表现。

（四）诊　断

恶性肿瘤患者出现不明原因的头痛时应考虑到颅内压增高的可能性。检查方法首选头部增强MRI检查。其准确且无创，能清晰显示颅内尤其是后颅凹占位性病变，对肿瘤脑膜转移、脑水肿诊断也有重要参考价值。当患者有MRI检查禁忌时CT检查不失为一种替代选择。腰椎穿刺测颅内压是诊断颅内压增高的“金标准”，也是获取脑脊液协助诊断肿瘤脑膜转移的主要检查手段，但在患者有典型的颅内压增高三主征，提示颅内压增高明显时，应尽量避免做腰椎穿刺，以免引起颅内压突然变化而诱发脑疝。

（五）治　疗

颅内压增高诱发脑疝可在短期内威胁患者生命，及时诊断和正确处理可能挽救患者生命。颅内压增高患者首先尽量去除病因，应用最有效的方法迅速降低颅内压，解除脑疝威胁后给予针对病因的治疗。

1. 一般处理

让患者处于头高位安静卧床休息，密切监测生命体征和瞳孔变化。

2. 脱水治疗

急性颅内压增高时，给予 20%甘露醇 250 ml 静脉推注或快速滴注能迅速降低颅内压；慢性颅内压增高时，可使用甘油果糖脱水治疗。

3. 利尿治疗

呋塞米静脉推注或肌内注射，可与甘露醇交替使用。

4. 激素治疗

对于瘤周水肿引起颅内压增高的患者推荐糖皮质激素治疗，静脉滴注或推注。首选甲泼尼龙（甲基强的松龙），其次地塞米松。糖皮质激素能够通过抑制炎症反应，稳定溶酶体膜，改善瘤周微循环，减少肿瘤组织内毛细血管通透性，使脑脊液产生减少等机制减轻瘤周水肿，从而降低颅内压。

5. 针对病因治疗

单个颅内占位性病变可选择手术切除，尤其在病理学诊断不明的情况下；颅内病灶数量不超过 3 个，最长径小于 3 cm 可行伽马刀治疗；多个病灶、病灶大可行全脑放疗；肿瘤脑膜转移可考虑行细胞毒药物鞘内注射并结合放疗，常用的药物有甲氨蝶呤、阿糖胞苷等；必要时可行脑脊液分流术。

（六）预　后

恶性肿瘤颅内转移引起的颅内压增高预后较差，治疗后的中位生存时间为 3～8 个月。

三、脊髓压迫症

脊髓压迫症（spinal cord compression）是指由于各种原因压迫神经根、脊髓和/或其供应血管系统造成的疼痛和神经功能损害。约占肿瘤患者的 5%。除颈 3 水平或以上受累，一般不会立即威胁患者生命。

（一）病　因

原发于脊髓、椎体或椎旁的肿瘤，以及其他部位原发肿瘤转移至椎体或椎管内均可引起脊髓压迫。临床上常见于肺癌、乳腺癌、前列腺癌、胶质瘤、淋巴瘤及胃肠肿瘤等患者。

（二）发病机制

脊髓内和脊髓外蛛网膜下腔内的占位性病变可通过直接破坏脊髓实质造成神经功能毁损，但更常见的发病机制是占位性病变引起脊膜腔内压力升高而导致静脉回流障碍，相应节段脊髓充血、水肿甚至坏死。慢性脊髓压迫所致神经损伤在一定时间内是可逆的，急性压迫所致损伤多为不可逆的。

（三）临床表现

急性脊髓压迫症常表现为迅速进展的脊髓横贯性损害，慢性脊髓压迫症可分为根痛期、脊髓部分受压期和脊髓横贯损伤期。

（1）根性疼痛：是最常见也是最早出现的症状。表现为受累神经根支配区域的自发性疼痛。胸腹腔压力增加，如咳嗽、用力排便等，或引起神经根牵拉的体位变化会使疼痛加重。

（2）感觉运动障碍：患者出现束带感，肢体麻木、无力等症状。脊髓部分受压时可出现脊髓半切综合征，横贯性损害时出现截瘫，常伴有自主神经功能障碍如尿失禁、尿潴留和泌汗功能障碍等。

（3）脊膜刺激症状：表现为棘突叩压痛，颈部抵抗，直腿抬高试验阳性等。

（四）诊　断

脊髓压迫症主要依据其特异性临床表现做出诊断。但当患者出现神经功能障碍时往往已失去最佳治疗时机，因此当晚期肿瘤患者，尤其是有骨转移或其原发肿瘤较易发生骨转移的患者出现腰背部疼痛时，一定要警惕有无脊髓压迫症的存在。影像学诊断有确诊意义，检查方法首选 MRI 检查。MRI 检查的优点是无创且定位准确。有 MRI 检查禁忌时可选择 CT 检查。

（五）治　疗

尽快缓解症状，尽量恢复或保护正常神经功能为其主要治疗目的。

1. 激素治疗

对已有神经功能受损的患者，糖皮质激素可以缓解脊髓受压造成的水肿反应，从而迅速减轻疼痛、改善神经功能。对其用量存在争议，一般建议地塞米松首剂 10 mg 静脉推注，然后每 6 小时静脉注射 4 mg。

2. 放疗

放疗是最常用的治疗方法，需行急诊放疗。疼痛缓解率为 70%。神经功能的恢复程度取决于治疗开始前神经受损的时间长短和严重程度。神经症状出现时间越长和越严重，恢复的可能性越小。放疗期间需继续使用糖皮质激素治疗，逐渐减量至放疗结束。

3. 外科治疗

手术不作为首选治疗方法。若有以下情况可考虑椎板切除减压术以减轻脊髓压迫：无病理学诊断，单个椎体受侵伴发椎体骨折、脊柱不稳定，经地塞米松治疗后病情依然迅速进展。

4. 化疗

因起效较缓一般不首先选择化疗，但淋巴瘤、生殖细胞肿瘤等对细胞毒药物敏感性高的肿瘤可考虑选用。

（六）预　后

脊髓压迫症的预后取决于原发肿瘤的预后。

四、肿瘤溶解综合征

肿瘤溶解综合征（tumor lysis syndrome，TLS）是指肿瘤细胞在短期内大量崩解，细胞内离子、蛋白质、核酸及其代谢产物释放入血，超过机体正常代谢能力，产生以高尿酸血症、高钾血症、高磷血症、低钙血症及急性肾损伤为基础的一系列临床表现，最终导致急性肾衰竭。

（一）病　因

肿瘤溶解综合征的发生与肿瘤本身和抗肿瘤治疗两方面因素有关。肿瘤细胞增殖比例高、对治疗敏感、体内瘤负荷较大的患者在接受抗肿瘤治疗后易发生肿瘤溶解综合征，最常见于淋巴造血系统恶性肿瘤治疗后，如急性淋巴细胞白血病、急性淋巴母细胞白血病、急性髓性白血病以及伯基特淋巴瘤；还有大包块或生长迅速，尤其对细胞毒化疗药物高度敏感的肿瘤，如小细胞肺癌、乳腺癌、生殖细胞瘤。

（二）发病机制

细胞内含有大量的离子、蛋白质及核酸，肿瘤细胞坏死、崩解后这些物质及其代谢产物如钾、磷、尿酸等短期内大量释放入血，引起高尿酸血症、高钾血症、高磷血症和低钙血症。

1. 高尿酸血症

核酸分解产物嘌呤被氧化后生成黄嘌呤及次黄嘌呤，最终生成尿酸，经肾排出体外。体内尿酸生成增加，超过肾排泄能力，尤其当伴有尿液酸化 pH 值降低时，尿酸盐结晶沉积在肾远曲小管和集合管内形成管型，导致肾小球滤过功能减弱；若小管周围毛细血管压力增加两倍，血管阻力则增加 3 倍。因此，急性尿酸性肾病不仅与肾小管堵塞有关，也与肾血管血流动力学明显改变有关；甚至在尿酸可溶性浓度范围内，也可能出现肾出血风险；尿酸能够清除具有生物活性的一氧化氮，引起血管收缩。血管平滑肌细胞接触溶解的尿酸后释放炎性细胞因子如单核细胞趋化蛋白-1、TNF-α和其他血管活性介质，造成白细胞趋化和进一步炎性损伤；最后，尿酸可能抑制近曲小管细胞增殖，延长肾损伤时间。肾损伤严重时可引起急性肾衰竭。

2. 高钾血症

细胞内液钾浓度远高于细胞外液，细胞溶解后细胞内钾进入细胞外液，导致血钾升高。此外，肾功能不全及酸中毒引起的钾排泄下降、细胞内钾外移也是血钾升高的诱因。血钾升高抑制心肌细胞和骨骼肌细胞收缩，引起心动过缓、心室颤动、心脏停搏于舒张期。临床表现为身软无力、呼吸肌麻痹导致窒息。

3. 高磷血症和低钙血症

肿瘤细胞内磷含量高于正常细胞，细胞崩解时细胞内磷大量释放。而肿瘤溶解综合征相关急性肾损伤可致高磷血症加剧。高磷血症本身并不引起症状，但异常增高的磷与血钙结合形成的钙磷复合物可沉积于肾实质或肾小管内引发肾衰竭，沉积于其他组织中引起异位钙化。低钙血症可引起心律失常、晕厥、手足抽搐甚至死亡。有报道即使高磷血症纠正后低钙血症仍可能持续存在，可能与维生素 D 缺乏有关。

（三）诊　断

诊断依据是特征性实验室检验结果，包括高尿酸血症、高钾血症、高磷血症和低钙血症。部分轻症患者无临床症状，仅有实验室检验结果异常。重症患者的临床表现呈非特异性，如恶心、呕吐、肌肉关节疼痛、乏力、嗜睡等。血钾升高明显时可有心电图异常：T波高尖，Q-T间期延长，心动过缓等。无论有无临床症状，均应密切监测患者实验室数据变化情况。

（四）治　疗

准确识别高发生风险患者，并予以有效的预防性处理是最好的治疗方法。在抗肿瘤治疗前应对患者发生肿瘤溶解综合征的风险进行充分评估，对瘤负荷大、治疗敏感性高，尤其是已伴有低血容量、乳酸脱氢酶升高、尿酸升高、尿pH值偏低的患者，应密切监测血电解质、尿酸、肾功能及尿液分析变化，先给予充分预处理后再进行抗肿瘤治疗。

1. 预处理

（1）限制含高嘌呤的饮食。

（2）水化利尿：建立静脉通道，每日静脉输注低渗或等渗氯化钠注射液2 000～3 000 ml，保持尿量超过100 ml/h。利尿剂对减少肿瘤溶解综合征发生和减轻其严重程度均无明确作用，不推荐常规应用，除非出现容量负荷过重的症状或体征。

（3）碱化尿液：因为尿酸盐在pH值为7的尿液中溶解度为2.2 mg/ml，而在pH值为5的尿液中溶解度为0.15 mg/ml。所以给予碳酸氢钠（小苏打）口服，使尿pH值维持在7.0～7.5，可以减少尿酸盐结晶形成。

（4）别嘌醇：200～400 mg/d，分2或3次口服，抑制黄嘌呤氧化酶以减少尿酸形成。对中高危肿瘤溶解综合征风险患者推荐预防性应用。

（5）乙酰唑胺（醋氮酰胺）：250～500 mg，2次/天，利尿，增加尿钾、尿钠排出。

（6）重组尿酸氧化酶（拉布立酶）：0.2 mg/(kg·d)，30分钟内静脉滴注，5～7天，可预防和治疗血液肿瘤患者出现高尿酸血症。

2. 代谢紊乱的处理

对已出现的代谢紊乱，根据其严重程度及对患者生命的威胁程度进行酌情处理。

（1）治疗高尿酸血症：碱化尿液，增加尿酸溶解；别嘌醇及重组尿酸氧化酶治疗。注意避免尿液过度碱化（pH值>7.5），以免引起钙磷复合物在肾小管中沉积。

（2）治疗高钾血症：静脉输注比例糖水（胰岛素∶糖=1∶4）及碳酸氢钠，促进细胞外钾向细胞内转移；静脉输注葡萄糖酸钙，对抗钾离子对心肌细胞的影响；阳离子交换树脂口服或灌肠，可增加肠道钾排出。

（3）治疗高磷血症和低钙血症：给予氢氧化铝、醋酸钙等磷酸盐结合剂，以减少肠道磷吸收。伴有低钙血症时静脉补充葡萄糖酸钙。

（4）急性重度肿瘤溶解综合征在内科治疗无效或出现肾衰竭时，及时进行血液透析治疗。

（五）预　后

肿瘤溶解综合征的病死率与肿瘤负荷和治疗疗效相关，要统计其特异性病死率较困难。但急性肾损伤可能是其潜在死亡预测因子。有回顾性研究显示，存在急性肾损伤的肿瘤溶解综合征患者6个月病死率为66%，而没有急性肾损伤的患者是21%。因此，预防急性肾损伤可能是肿瘤溶解综合征高风险患者的主要治疗目标。

第二节　副瘤综合征

副瘤综合征（paraneoplastic syndrome）是指在肿瘤患者病程中出现的与肿瘤发生、发展相关，但并不是由于肿瘤局部浸润或区域及远处转移引起的各种症状和体征。大多数恶性肿瘤都可能伴发副瘤综合征，发生率约为75%。其中，小细胞肺癌、非小细胞肺癌、乳腺癌和淋巴瘤较为常见。

发病机制尚不明确，可能与以下机制有关：肿瘤细胞分泌异位激素或其他有生物活性的多肽、胺类物质；机体为对抗肿瘤细胞而产生生物活性物质，如免疫复合物；正常生物膜破坏，某些抗原物质进入血液循环引起内环境紊乱等。

正确诊断副瘤综合征对恶性肿瘤的诊断、治疗有重要临床意义。首先，部分副瘤综合征的发生、发展与其基础肿瘤的病情转归呈正相关关系，甚至是肿瘤的首发临床表现，因此正确识别副瘤综合征有助于肿瘤的早诊断、早治疗；其次，正确鉴别副瘤综合征与晚期恶性肿瘤广泛转移引起的多器官、系统损害有助于对肿瘤准确分期，指导治疗选择；再次，正确鉴别副瘤综合征与恶性肿瘤的伴发疾病，可以避免贻误伴发疾病的处理时机；最后，正确诊治副瘤综合征有助于改善症状，提高患者的生存质量及延长生存时间。

副瘤综合征的影响几乎囊括全身各个系统，常见的症状、体征及实验室指标异常多涉及内分泌系统、神经系统、运动系统、血液系统和皮肤。

一、内分泌系统副瘤综合征

内分泌系统副瘤综合征多是由肿瘤细胞分泌异位激素或其他生物活性物质引起的，表现为以内分泌紊乱为主要表现的各种综合征。

（一）异位促肾上腺皮质激素分泌综合征

异位促肾上腺皮质激素分泌综合征（ectopic ACTH syndrome，EAS）是最常见的内分泌系统副瘤综合征。多见于来源于具有胺前体摄取脱羧能力的神经内分泌细胞原发的肿瘤，如肺癌（尤其是小细胞肺癌）、胸腺瘤、类癌（多来源于肺、胃肠、胸腺）和胰岛细胞肿瘤、甲状腺髓样癌、嗜铬细胞瘤。

1. 临床表现

该类患者肾上腺糖皮质激素、盐皮质激素、性激素异常增高，主要表现为无力、水肿、皮肤色素沉着、低血钾、碱中毒和高血压，部分原发肿瘤恶性程度较低且自然病程较长的患者可出现典型的库欣综合征（皮质醇增多症）的症状和体征，如向心型肥胖、满月脸、水牛背、痤疮、骨质疏松、糖尿病等。实验室检验显示血浆促肾上腺皮质激素（ACTH）升高、血浆皮质醇升高及尿17-羟皮质醇升高。

2. 诊断

异位促肾上腺皮质激素分泌综合征主要依据临床表现及实验室检验结果明确诊断。当患者以无力、低血钾等为主要临床表现时，需与肿瘤消耗、治疗相关胃肠钾丢失等原因导致的低钾血症鉴别，后两者不出现血浆促肾上腺皮质激素升高。当患者以库欣综合征为主要临床表现时需与垂体性库欣综合征鉴别，后者的大剂量地塞米松抑制试验及促肾上腺激素释放激素兴奋试验常呈阳性结果；而特异性抗肿瘤治疗后前者的血激素浓度下降，临床症状好转。此外，甲吡酮试验、岩下窦静脉血促肾上腺皮质激素浓度与外周血促肾上腺皮质激素浓度比的测定有助于鉴别诊断。

3. 治疗

以积极治疗原发病为主，包括通过手术、放化疗、生物治疗控制原发肿瘤。对患者的内分泌异常予以酮康唑、甲吡酮对症处理，甲吡酮起效快，可首选。要警惕化疗后肿瘤细胞崩解，大量 ACTH 入血导致异位促肾上腺皮质激素分泌综合征加重，因此在化疗前可先应用糖皮质激素合成抑制剂。

4. 预后

患者的预后主要与原发肿瘤相关。小细胞肺癌预后最差（中位生存时间为 6～8 个月），其次是胸腺瘤、嗜铬细胞瘤等，支气管类癌预后最好。

（二）异常抗利尿激素分泌综合征

异常抗利尿激素分泌综合征（syndrome of inappropriate antidiuretic hormone secretion，SIADH）是指内源性抗利尿激素（血管升压素）分泌异常增多引起稀释性低钠血症、水潴留、血浆渗透压降低、尿钠增加等的临床综合征。常见于肿瘤患者，尤其是小细胞肺癌、间皮瘤和类癌。良性病变也可能发生 SIADH，如中枢神经系统炎性病变、出血等占位病变、吩噻嗪类及尼古丁等药物诱导、肺部感染、急性呼吸衰竭、慢性阻塞性肺疾病、艾滋病、老年性萎缩等。

1. 临床表现

患者体内水钠代谢失衡，主要表现为由严重低钠血症（血钠浓度低于 120 mmol/L）引起的乏力、厌食、恶心、呕吐、嗜睡等症状。当血钠浓度低于 110 mmol/L 时，患者可能出现惊厥、昏迷，甚至死亡。实验室检验显示低钠血症（血钠浓度低于 120 mmol/L）、低渗透压血症（渗透压通常低于 260 mOsm/kg）伴高渗尿、尿钠增高常超过 20 mmol/L、血精氨酸加压素升高。

2. 诊断

异常抗利尿激素分泌综合征主要依据实验室检验结果明确诊断。但当患者出现上述实验室检验结果异常时必须排除肾源性失钠，尤其是肾上腺皮质功能减退及使用利尿剂等情况。

3. 治疗

限制液体摄入（少于 1 000 ml/d）；地美环素（去甲金霉素）150～300 mg，4 次/天，抑制抗利尿激素对肾小管的作用，但应警惕该药物的肾毒性，尤其与细胞毒药物联合应用时；当血钠低于 110 mmol/L 时，可酌情使用 3%的高渗氯化钠注射液及呋塞米纠正低钠血症。精氨酸加压素受体拮抗剂如考尼伐坦、托伐普坦等能有效地纠正低钠血症，治疗 SIADH。必要时监测中心静脉压，观察有无充血性心力衰竭征象，如因低钠血症所致容量过多造成心脏急症情况，可进行持续性静脉血液滤过和低效每日透析。积极治疗基础疾病。

（三）低血糖症

低血糖症（hypoglycemia）的发病原因与肿瘤细胞分泌一些物质影响糖代谢有关。肿瘤快速增殖过程中会消耗大量葡萄糖。线粒体酶己糖激酶Ⅱ可使某些肿瘤细胞在有氧状况下持续糖酵解。

急性低血糖发作主要表现为虚弱、饥饿感、出汗、心动过速等，严重者出现低血糖昏迷。亚急性或慢性低血糖常表现为神经精神系统异常，如人格改变、震颤、嗜睡等。实验室检验结果显示血糖浓度过低。

应用手术、放疗、化疗等手段治疗原发肿瘤。对症处理可应用胰高血糖素 1 mg 静脉推注或肌内注射，口服或静脉输注葡萄糖，二氮嗪（氯甲苯噻嗪）起始剂量为 3 mg/(kg · d)。停用非选择性β受体阻滞剂，它会减低对低血糖的肾上腺素能反应。

（四）其　他

其他内分泌系统副瘤综合征包括高钙血症、异位促甲状腺激素分泌综合征、异位促性腺激素分泌综合征、异位降钙素分泌综合征、异位胰高血糖素分泌综合征等，均较少见。

二、神经系统副瘤综合征

神经系统副瘤综合征多与肿瘤相关的自身免疫反应有关，在部分患者血清中可能存在抗－Hu、抗－Yo、抗－Ri 等自身抗体，中枢神经系统、周围神经、神经肌肉接头和肌肉均有可能受累。大部分神经系统副瘤综合征不会随伴发肿瘤的控制而缓解，目前尚缺乏有效的治疗方法。对患者出现的神经系统改变应注意与肿瘤的中枢神经系统转移浸润鉴别。

（一）小脑变性

小脑变性是临床上最常见的累及脑组织的副瘤综合征，多见于小细胞肺癌、卵巢癌、乳腺癌及霍奇金病患者，由自身免疫反应所致。临床表现为患者亚急性起病，出现眩晕、恶心、呕吐、共济失调、构音障碍等小脑功能不全的表现。疾病后期头部 MRI 检查可发现小脑萎缩。治疗以控制肿瘤为主，少数患者症状会随肿瘤的消退而好转，但多数患者症状不变。

（二）周围神经病变

感觉神经、运动神经、自主神经及神经元均有可能受累。依据受累神经不同表现出不同程度、范围的感觉和/或运动障碍。感觉神经元病多见于小细胞肺癌，临床表现为由深浅感觉障碍引起的共济失调，肢体疼痛、麻木和感觉异常。慢性假性胃肠梗阻由肠神经丛受累引起，多见于胸腺瘤及小细胞肺癌，临床表现为严重的便秘、恶心、呕吐、吞咽困难及肠胀气等。

（三）Lambert-Eaton 肌无力综合征

Lambert-Eaton 肌无力综合征是神经与肌肉接头受累的副瘤综合征，90％见于小细胞肺癌，另外前列腺癌、非小细胞肺癌、淋巴瘤等也有报道。约 1/3 的病例累及脑神经，临床表现为肌无力，主要累及四肢。

（四）其　他

神经系统副瘤综合征尚有边缘系统脑炎、癌相关性视网膜病、亚急性坏死性脊髓病、僵人综合征等。对发病年龄大于 50 岁的原因不明的神经系统病变患者，应注意恶性肿瘤的存在。

三、运动系统副瘤综合征

运动系统副瘤综合征的发病机制尚不明确。

（一）杵状指（趾）

杵状指（趾）多见于非小细胞肺癌及胸膜间皮瘤患者。临床表现为指（趾）末端软组织肥厚，指（趾）端膨大呈鼓槌样，常对称性发生。其诊断依据特征性体征，但需排除心脏疾病及良性肺疾病造成的杵状指。

（二）肥大性骨关节病

肥大性骨关节病多见于肺癌，其中非小细胞肺癌的发生率高于小细胞肺癌；也可见于鼻咽癌、胃癌、食管癌、肝癌、间皮瘤等其他肿瘤。临床表现为关节肿痛、关节腔积液，可伴有杵状指（趾）。影像学检查结果提示受累长骨出现骨膜反应。其诊断依据为临床症状及X线检查结果，应与骨关节炎鉴别并排除肺良性疾病，如支气管扩张、肺脓肿、肺结核等所致的肥大性骨关节病。治疗以控制原发病为主，肿瘤控制后肥大性骨关节病的症状可能缓解或消失。必要时予以非类固醇类抗炎药、镇痛药对症治疗。

四、皮肤副瘤综合征

皮肤副瘤综合征多由肿瘤伴发的免疫紊乱引起。临床表现为多种多样的皮肤和/或皮肤附属器官损害。

（一）黑棘皮病

黑棘皮病（acanthosis nigricans）多见于腹腔内恶性肿瘤患者，如胃肠恶性肿瘤、肝细胞癌、胰腺癌，也可见于肺癌和乳腺癌患者。

皮肤损害多出现在颈部、腋窝、腹股沟、脐部、肛门、外生殖器周围及掌跖等部位，初期为皮肤褐色或黑色素沉着，表面粗糙、干燥，进一步出现疣状皮疹，严重者可累及黏膜。手掌和足底会有角化过度表现。

鉴别诊断需排除其他原因引起的黑棘皮病，如肥胖引起的假性黑棘皮病，烟酰胺、雌激素、类固醇激素等引起的药物性黑棘皮病，以及与肾上腺皮质功能障碍有关的黑棘皮病。

治疗主要依赖于对原发肿瘤的有效控制，局部可应用维A酸（维甲酸）软膏、糖皮质激素软膏等。

（二）皮肌炎

皮肌炎（dermatomyositis）常伴发于卵巢癌、胰腺癌、胃癌、肠癌、肺癌及淋巴瘤等，其中卵巢癌与皮肌炎伴发最多见。多数先于或与肿瘤同时出现。皮肤表现为光敏性皮疹，典型皮疹为眶周紫红色斑，后向其他部位扩张；也可表现为斑疹和丘疹。肌肉主要表现为进行性、对称性近端肌群肌力下降。

诊断根据临床表现、肌电图改变、皮肤及肌肉活体组织检查。

有效的抗肿瘤治疗可使症状缓解或消失。可应用糖皮质激素或甲氨蝶呤，皮疹处需避免阳光暴晒。

（三）Bowen's病

Bowen's病为皮肤原位鳞状细胞癌，常伴发于呼吸道恶性肿瘤、食管癌、膀胱癌等。

诊断依赖于活体组织检查结果。治疗主要采取手术切除或局部放疗。

（四）其 他

Paget's病、环状红斑、角化过度、粘蛋白增多性脱发、红斑性肢痛病、Sweet's综合征等多种皮肤病均可能是皮肤副瘤综合征的表现。临床工作中应提高警惕，遇到不明原因的皮肤损害时注意搜索有无伴发的恶性肿瘤。

【病例拓展分析】

患者，男性，56岁，因"面颈部肿胀1个月伴呼吸急促3天"急诊入院。体格检查：呼吸频率为30次/分，强迫坐位，唇发绀，浅表淋巴结未扪及，颜面部肿胀，颈静脉怒张，上胸壁浅表静脉扩张，右侧胸腔下份叩浊，右下肺呼吸音消失。胸部增强CT检查结果提示右肺门巨大占位性病变伴纵隔淋巴结肿大，上腔静脉受压，右侧大量胸水。入院后给予吸氧、限水限钠、激素等治疗；行支气管纤维镜检查发现右肺上叶支气管开口狭窄，行活体组织检查，病理报告：右肺上叶查见小细胞肺癌。入院诊断：右肺上叶中央型小细胞肺癌伴纵隔淋巴结转移及上腔静脉综合征。入院后给予顺铂联合依托泊苷方案化疗，患者呼吸急促及面颈部肿胀缓解，但恶心、呕吐明显，伴乏力、嗜睡及心动过缓。实验室检验结果显示血清尿酸及血钾增高。诊断为急性肿瘤溶解综合征，立即给予口服别嘌醇，静脉输注葡萄糖注射液、葡萄糖酸钙及碳酸氢钠等治疗，同时进行心电监护。随后复查血尿酸、血钾正常，血钠降低，临床诊断异常抗利尿激素分泌综合征，未予特殊处理。继续按原方案化疗3个周期后复查胸部CT、头部MRI、腹部彩超及全身骨显像检查未见明显异常。疗效评价完全缓解。1个多月后患者无诱因出现腰背部疼痛，咳嗽时加重，伴双下肢麻木，骨显像检查结果提示$T_{10\sim12}$椎体核素浓聚，局部MRI检查结果提示$T_{10\sim12}$椎体骨质破坏，局部软组织包块形成并向椎管内突出。诊断为小细胞肺癌化疗后伴脊髓压迫症。给予局部放疗和大剂量地塞米松治疗后，症状明显改善出院。

问题1：患者首次就医诊断为上腔静脉综合征后没有立即进行放疗是否恰当？

分析：是恰当的。首先，患者当时呼吸困难较重，强迫坐位，无法耐受放疗体位；其次，引起上腔静脉综合征的原因较多，在病情允许的情况下尽量获取病理学诊断有助于选择最佳治疗方案。该患者病理学诊断为小细胞肺癌，属化疗敏感肿瘤，患者当时状况对化疗可耐受，故选择进行化疗。

问题2：患者化疗后出现急性肿瘤溶解综合征是否是治疗中必然会出现的不良反应？

分析：不是。小细胞肺癌属增殖迅速肿瘤且对化疗敏感，在开始化疗前应充分认识到出现急性肿瘤溶解综合征的可能性，结合患者一般情况、体内瘤负荷、血清乳酸脱氢酶浓度等进行评估，予以有效预处理可最大限度避免该综合征的发生。

问题3：治疗急性肿瘤溶解综合征后患者出现血钠降低，临床诊断异常抗利尿激素分泌综合征是否恰当？

分析：诊断依据不足。患者在前期治疗中使用水化利尿措施，并有恶心、呕吐症状，均有可能引起低钠血症。异常抗利尿激素分泌综合征的诊断目前缺乏"金标准"，确立诊断需要补充检查血渗透压、尿钠等指标，同时应排除肾源性失钠。

问题4：既然小细胞肺癌对化疗敏感，患者诊断脊髓压迫症后为何不选择化疗？

分析：患者化疗后1个多月内肿瘤复发，再程化疗敏感性难以预料，且已经出现神经功能受损征象，应及时予以疗效可靠、起效迅速的治疗方法，尽早解除脊髓压迫，所以首选局部放疗。

（任　莉　余　敏　徐　泳）

参考文献

[1] 孙燕，石远凯．临床肿瘤内科手册［M］．5版．北京：人民卫生出版社，2007.

[2] Abeloff M D，Armitage J O，Lichter A S，et al. 临床肿瘤学（英文影印版）［M］．2版．北京：科学出版社，2001.

[3] Higdon M L，Higdon J A. Treatment of oncologic emergencies［J］. Am Fam Physician，2006，74（11）：1873－1880.

[4] William S K. Oncologic emergencies for the internist［J］. Cleveland Clinic Journal of Medcine，2002，69（3）：209－222.

[5] Mark A L，Andrea W H，Timothy J M. Oncologic Emergencies：Pathophysiology，Presentation，Diagnosis，and Treatment［J］. CA Cancer J Clin，2011，61：287－314.

[6] Nguyen N P. Safety and effectiveness of vascular endoprosthesis for malignant superior vena cava syndrome［J］. Thorax，2009，64：174－178.

[7] Stewart A F. Clinical practice：Hypercalcemia associated with cancer［J］. N Engl J Med，2005，352：373－379

[8] Mitchell H. Onco-nephrology：The pathophysiology and treatment of malignancy-associated hypercalcemia［J］. Clin J Am Soc Nephrol，2012，7：1722－1729.

[9] Goh K P. Management of hyponatremia［J］. Am Fam Physician，2004，69：2387－2394.

[10] McGraw B. At an increased risk：tumor lysis syndrome［J］. Clin J Oncol Nurs，2008，12（4）：563－565.

[11] Wilson F P，Berns J S. Onco-Nephrology：Tumor Lysis Syndrome［J］. Clin J Am Soc Nephrol，2012，7：1730－1739.

[12] Dalmau J，Rosenfeld M R. Paraneoplastic syndromes of the CNS［J］. Lancet Neurol，2008，7（4）：327－340.

[13] Isidori A M，Lenzi A. Ectopic ACTH syndrome［J］. Arq Bras Endocrinol Metabol，2007，51（8）：1217－1225.

[14] Alain S. Efficacy and tolerance of urea compared with vaptans for long-term treatment of patients with SIADH［J］. Clin J Am Soc Nephrol，2012，7：742－747.

[15] Honnorat J，Antoine J C. Paraneoplastic neurological syndromes［J］. Orphanet J Rare Dis，2007，4（2）：22.

第二十三章　癌性疼痛

内容提要：

◆ 癌性疼痛（简称癌痛）是一种总体性的疼痛感觉和痛苦的情绪感受，是恶性肿瘤患者常见的伴随症状。

◆ 对于癌痛患者要相信患者主诉，积极筛查、及时量化动态评估、规范镇痛治疗。规范的诊疗可以使超过 90％的癌痛患者得到满意的疼痛控制。

◆ 以吗啡为代表的镇痛药物是癌痛综合治疗的基石。阿片类药物的剂量确定需要进行规范的吗啡剂量滴定。

◆ 癌痛的诊疗是长期动态过程，需要医护人员与患者家属齐心协力，共同抗击癌痛，提高恶性肿瘤患者的生存质量。

据统计，大约 50％的恶性肿瘤患者在病程中会出现疼痛症状，而又有近 80％的晚期恶性肿瘤患者会受到疼痛的袭扰。疼痛是恶性肿瘤患者的最常见伴随症状之一，也是对患者的生存质量影响最大的因素。因此，控制癌性疼痛（cancer pain，简称癌痛）成为癌症姑息性治疗领域的重中之重，也可以把它作为开始肿瘤姑息性治疗的首要一步。癌痛是指由癌症、癌症相关性病变及抗癌治疗所致的疼痛。而疼痛则沿用国际疼痛研究协会（International Association for the Study of Pain，IASP）的定义：一种令人不快的感觉和情绪上的感受，伴随着现存的或潜在的组织损伤。我们可以把患者在癌症病程中所经历的几乎所有疼痛和痛苦都归纳为癌痛，具体包括：①与肿瘤侵犯直接相关的疼痛，占 75％左右；②与抗肿瘤治疗相关的疼痛，占 15％左右；③由非肿瘤性因素导致的疼痛，占 10％左右。癌痛对患者和其家属的影响巨大，癌痛以及癌痛的控制已经被越来越多的医务工作者所重视。

第一节　特点和分类

一、癌痛的特点

（一）全方位的疼痛

相对于普通的疼痛而言，癌痛有其鲜明的特点：往往是躯体上的疼痛感觉与心理上的痛苦感受相伴存在，从多方面严重影响恶性肿瘤患者的生存质量。因此有学者把癌痛描述为一种“总体性疼痛（total pain）”。它强调晚期癌痛是多方面因素包括躯体、心理和社会等因素共同作用的结果。癌痛患者所感受到的痛苦是全方位的，包括其生活的方方面面。

（二）疼痛与痛苦同时存在

单纯的疼痛或者由于一些预后良好的疾病创伤所引起的疼痛往往不会给患者带来明显的心理上的困扰，因为他们知道这样的疼痛将是短暂的，当疾病治愈后疼痛会随之消失，自己将重回正常的生活。但恶性肿瘤患者发生疼痛之时情况完全不同，癌症对患者及其家庭的影响常是破坏性的，他们知道癌症几乎是很难被治愈的，它将威胁自己的生命和家人的生活，前途是暗淡且渺无希望的，这样的心理过程势必增加其对躯体疼痛的感受，而使疼痛症状更为明显；疼痛又反过来恶化其心理活动，如此形成一种复杂的恶性循环。

（三）伴有强烈的自主神经异常

癌痛患者由于疼痛和心理痛苦的双重折磨，常伴发显著的自主神经功能异常。自主神经功能异常是一种内脏功能失调综合征，包括循环系统功能、消化系统功能或性功能等失调，不受人意志支配。自主神经系统功能失调会导致不同的临床表现，如出现胸闷、憋气、心慌、濒死感等心胸神经症，胃痛、胃胀、呕吐、腹泻等胃肠神经症，其他如多汗、头痛头晕、视力恶化、失眠、健忘、皮肤发麻、皮肤发痒、痛经等临床症状。其特点是该部位没有明显的器质性改变，症状却常常反复出现，常伴随焦虑、紧张、抑郁等情绪变化。

（四）伴有心理异常

癌痛患者大多存在心理问题，最为常见的包括焦虑和抑郁。随着病程的持续，疼痛程度的增加，患者的心理问题将会更为突出。严重的心理异常是导致患者自杀倾向的主要因素之一，需要临床工作者和家属特别注意和积极干预。

（五）伴有躯体化症状

在长期的癌痛病程中，患者有时会将众多负面的情绪和心理异常转化为一种具体的躯体症状来表达。比如不明原因出现的急性腹痛、腹泻、恶心、呕吐、呼吸困难、心悸、头晕、头痛等。

（六）社会性疼痛

人具有明显的社会特性，每个人都生活在特定的社会环境中。一旦癌痛来袭，患者会明显地感到自己将与周围的社会、工作、家庭、亲人永远分离，巨大的挫败感和失落感油然而生，势必增加患者的痛苦。

（七）精神性疼痛

癌痛患者除了由于肿瘤等器质性因素造成的躯体疼痛以外，其长期持续的紧张、焦虑、抑郁等精神异常也会造成疼痛的结果，使癌痛成为一种更为复杂的复合型疼痛。

二、癌痛的分类

依据病史特点，可将癌痛分为慢性癌痛和急性癌痛。大多数癌痛都伴随着癌症的进程而呈现出慢性疼痛的特点，但如果发生急剧的病情变化、急性并发症（如感染、脊髓压迫、出血、骨折等）、抗肿瘤治疗不良反应（如放射性损伤、化疗药物作用、免疫制剂反应、手术疼痛等）就可引发急性癌痛。

依据疼痛成因，癌痛可分为伤害感受性癌痛和神经病理性癌痛。伤害感受性癌痛又可分为躯体感受性疼痛和内脏痛。而神经病理性癌痛（neuropathic pain）比较特殊，IASP定义其为由躯体感觉神经系统的损伤或疾病而直接造成的疼痛，常表现为慢性自发性疼痛、痛觉过敏、异常疼痛和感觉异常等临床特征。

依据疼痛程度，可将癌痛进行量化，分为轻度、中度和重度癌痛。临床如果接诊到重度癌痛患者需要按肿瘤科急症对待，快速开始镇痛治疗。

第二节　诊断与治疗

一、癌痛的诊断

（一）癌痛筛查

并不是每位癌痛患者都勇于或者愿意主动告知医务人员自己疼痛的情况，因此需要医务人员对每一位就诊的恶性肿瘤患者进行癌痛方面的筛查。要求接诊医生或护士主动询问患者是否伴有疼痛，并鼓励患者如实说出自己的疼痛和担心。癌痛的筛查是横断面的，但并非仅此一次，对于反复就诊的患者每次都应进行筛查，争取及时发现癌痛患者，积极地早期干预。

（二）癌痛评估

1. 癌痛评估的目的和原则

癌痛的筛查和评估是控制癌痛的第一步也是非常重要的一步。通过全面的癌痛评估可以了解癌痛的部位、原因、程度以及患者心理状态等重要信息，为建立癌痛诊断打下基础。进行癌痛评估需要遵循的首要原则是“相信患者的主诉”，因为疼痛本就是一种极其主观和个体化的感受。有学者形象地描述为“患者说他具有癌痛他就具有癌痛，患者说他有多痛他就有多痛”。医务人员如果采取诱导或臆测等方式进行癌痛评估，在通常情况下都是错误的。在癌痛评估过程中还应遵循以下重要原则：①注意收集全面详细的疼痛病史；②评价影响疼痛的心理与社会因素；③评价伴随疾病；④仔细的体格检查；⑤关注辅助检查资料。癌痛评估可根据临床需要进行反复多次评估。

2. 癌痛的评估方法

评估癌痛的方法有很多，可以根据具体情况加以选择。但无论是何种方法，其目的都是量化癌痛，以便后续按疼痛程度区别施治。评估过程必须由患者主导完成。

（1）数字分级法（numerical rating scale，NRS）：数字分级法使用数字表示疼痛的程度，由0～10构成，向患者说明0分代表无疼痛，10分为不可忍受的剧痛，让患者自己为自己的疼痛程度打个分。无痛：0分；轻度癌痛：1～3分；中度癌痛：4～6分；重度疼痛：7～10分。

（2）目视模拟法（visual analogue scale，VAS）：划一直线（一般长度为10 cm），一端代表无痛，另一端代表剧痛（图2-23-1），让患者在线上的最能反映自己疼痛之处划一交叉线，由评估者根据患者所画交叉线的位置，测算其疼痛程度。无痛：0；轻度癌痛：1～3；中度癌痛：4～6；重度疼痛：7～10。

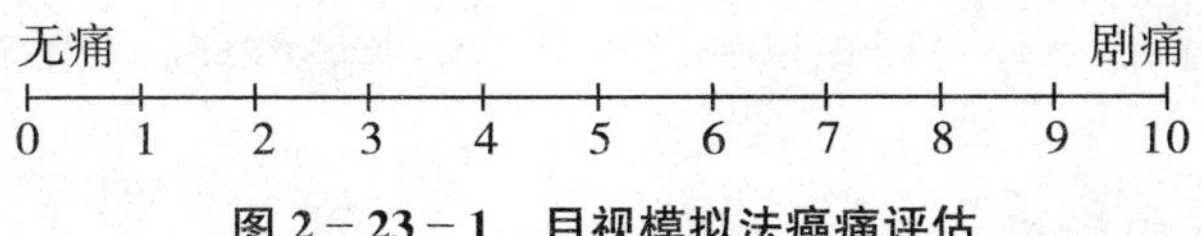

图 2－23－1　目视模拟法癌痛评估

（3）面部表情法：该方法要求将一张印有不同表情面容的评估工具（图 2－23－2）交给患者，由患者本人自行判断自己目前的疼痛表现类似于哪一种面容，借此做出癌痛程度评估。注意切勿由医务人员持工具对照患者表情进行评估！

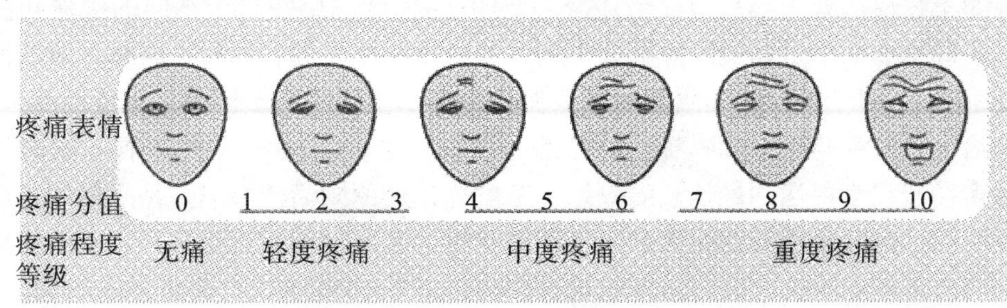

图 2－23－2　面部表情法癌痛评估

（4）其他方法：笔者在与国内外同行交流中发现，根据实际情况，各地的临床工作者还衍生出很多其他癌痛评估方法。这些方法可能形式不同，但核心都是一致的，其目的是让患者更好的理解和进行更准确的评估。比如我国台湾地区的医务人员会利用当地盛产的水果大小为例为患者讲解不同的疼痛程度，便于当地居民理解。需要再次强调的是：无论采用何种方法进行癌痛评估，都必须坚持相信患者主诉的基本原则，并由患者自己完成评估。

（5）心理评估

癌痛患者的心理和精神状态评估是全面癌痛评估的重要组成部分，目的是了解患者心理精神痛苦程度并决定实施适当的干预。为了使非专科医护人员和患者更好地完成心理评估，我们设计出了简单易用的“心理痛苦温度计”，可以帮助患者直观地完成心理痛苦评估。

（三）明确诊断

当我们完成了癌痛的筛查和评估之后，就应该对癌痛患者做出相应诊断。诊断应包含“癌痛”及癌痛的程度，如“重度癌痛”。当然在诊断中能体现出癌痛的部位、性质等临床特点则更佳。

二、癌痛的规范化治疗

当癌痛诊断建立之后，应立即着手开始癌痛的规范化治疗。通过规范的镇痛治疗，90％以上的癌痛患者会得到良好的控制，获得高质量和有尊严的生活；对于 10％的难治性癌痛患者，可以通过多学科协作给予相对有限的控制，最大限度地缓解患者痛苦。

（一）人员和团队

应该说肿瘤专科医生护士或其他经常收治肿瘤患者的临床科室医护人员都应掌握癌痛规范化的治疗方法，但如果建立一支训练有素的癌痛专业队伍将对癌痛规范化治疗的推进起到非常积极的效果。这支队伍可以制定具体的癌痛诊疗流程细则，可以承担科室日常癌痛患者的诊疗和随访工作，还可以提供患者教育、毕业后教育、难治性癌痛会诊等多方面的工作。

（二）治疗规范和指南

1. WHO 三阶梯止痛原则

WHO 三阶梯止痛原则作为国际通行的治疗规范很早就进入我国并在癌痛治疗领域发挥巨大作用。其具体内容包括：按阶梯用药，口服给药，按时给药，个体化给药和注意细节问题（如不良反应处理等）。其核心内容为对不同程度的癌痛给予不同的镇痛药物区别治疗：对于轻度癌痛给予非类固醇类抗炎药（非甾体类抗炎药，如阿司匹林、对乙酰氨基酚、萘普生等），对于中度癌痛给予弱阿片类药物（如曲马多、布桂嗪、可待因等），对于重度癌痛给予强阿片药物（如吗啡、羟考酮、芬太尼等），治疗按阶梯进行，同时注意科学的给药途径和频率以达到最佳镇痛效果。三阶梯镇痛原则简洁明确，易于使用，深入人心，影响深远，是每位相关专业医护人员都应掌握的基本原则。近年来，由于癌症姑息性治疗得到前所未有的重视，癌痛治疗也与时俱进。三阶梯镇痛原则逐渐暴露出细节缺失，可操作性较差，更新不足的弱点。很多学术组织纷纷适时给出癌痛治疗指南，对 WHO 三阶梯镇痛原则做了良好的补充。

2. NCCN 成人癌痛指南

由美国 NCCN 编纂，每年更新，在 WHO 三阶梯镇痛原则的基础上完善了很多临床的细节问题，如确定阿片类药物的个体化给药剂量的具体方法（阿片类药物剂量滴定），并给出临床医护人员易用的路线图，具有很好的临床实用性。

3. 中国癌痛诊疗规范

由我国国家卫生和计划生育委员会（简称国家卫计委）发布，其内容既参考了 WHO 三阶梯镇痛原则，又借鉴了如 NCCN、EAPC、ESMO 等他国学术组织的相关指南，并且结合我国临床实际情况做出了有益的改良。其根本目的是规范我国癌痛诊疗工作，使我国众多的癌痛患者最大限度的获益。

4. 其他

由不同国家、不同学术组织编制的癌痛指南，如 EAPC（European Association for Palliative Care）、ESMO（European Society for Medical Oncology）、ASCO（American Society of Clinical Oncology）、MASCC（Multinational Association of Supportive Care in Cancer）等，可以根据实际工作需要进行参考。

（三）癌痛药物治疗

药物治疗是癌痛治疗的基石，是癌痛综合治疗模式中的首要和最普遍使用的治疗方法。通过规范合理的药物治疗，超过 90%的癌痛患者可以得到满意的疼痛控制，从而获得良好的生存质量。这其中，以吗啡为代表的阿片类药物最为重要，使用也最为广泛。

经过长期的研究和临床验证，目前吗啡仍然是治疗癌痛最为有效和安全的药物之一。吗啡结构类似于人体自身分泌的一种具有镇痛和愉悦作用的物质——脑啡肽，通过与突触前膜的 μ 阿片受体结合，减少突触前 P 物质的释放，从而抑制痛觉冲动向中枢传输，达到镇痛目的。吗啡的镇痛作用非常强大，毒性作用轻微，同时吗啡没有所谓“天花板效应”，非常适合癌痛的个体化治疗。吗啡自问世之初至今已逾 200 年，随着医药科技的发展，吗啡制剂的剂型非常丰富，可以很好地满足临床需求，并且新的剂型和给药途径还在不断的研发之中。人们对吗啡的不良反应认识也相当充分，可以做到有效的预防和治疗。WHO评价一个国家的晚期恶性肿瘤患者生存质量的一个简单而重要指标就是该国每年的医用吗啡消耗量。我国长期在这个榜单上排位落后，与我国癌痛的发病率极不相称。近年来，随着国家卫生计划生育委员会大力推进癌痛规范化治疗，随着医药政策的不断完善，以及专家学者的极力倡导，我国医用吗啡的消耗量逐年上升。最近一项在四川省乐山地区的癌痛调查结果显示，该地区吗啡使用量与其他镇痛药物使用量的比例已接近发达国家水平。

1. 吗啡的剂量滴定

以吗啡为代表的阿片类药物具有明显的剂量个体化特点，且又存在过量中毒风险和其他毒副作用。因此，需要通过一个类似于酸碱平衡滴定这样的一个精细过程，摸索出每一位癌痛患者所需的阿片类药物的个体化剂量。这个剂量应该既能有效地控制患者的疼痛，同时其不良反应患者又可以良好耐受。

（1）非阿片耐受患者的滴定流程：对于“非阿片耐受患者”，美国FDA做出如下释义：患者从未接触过阿片类镇痛药物或使用阿片类药物换算成口服吗啡日剂量不足60 mg或连续规律用药不足7天。临床通常将癌痛初治患者或不规范用药患者归为此类。可参照以下流程（图2-23-3）进行阿片类药物滴定。

（2）阿片耐受患者的滴定流程：部分癌痛患者经过前期规范的镇痛治疗后癌痛得到良好控制，但随着时间延长或病情发展，原先的阿片类药物剂量已不再能满意地控制疼痛，这类患者称为癌痛复治患者或阿片耐受患者。对此美国FDA也有明确定义：患者目前正规律使用阿片类药物，其每日用量换算成口服吗啡不少于60 mg，且已连续使用不少于7天。可参照以下流程（图2-23-4）进行滴定。

（3）滴定成功后的后续治疗：按照上述流程进行滴定的过程中，如果某一剂量的即释（速效）吗啡给药后患者疼痛降至轻度或无痛（NRS≤3分），且不良反应可被患者良好耐受，则可视作此次吗啡滴定成功，即该即释吗啡剂量就是该患者个体化的有效剂量。在滴定成功之后可有两种给药方案：①在第一个24小时内以该剂量按需给药。②在第一个24小时内以该剂量每4小时1次按时给药。第二天则将第一天所有使用的即释吗啡总量计算出，得到该患者每日所需吗啡的总剂量，再换算成准备使用的控缓释阿片制剂的剂量分次按时给药建立长期的镇痛背景。如果患者出现爆发性疼痛（简称爆发痛），则仍使用滴定成功时的即释吗啡剂量进行解救镇痛治疗。

（4）吗啡剂量滴定中需要注意的细节：①滴定过程中使用的吗啡均为即释吗啡制剂；②给药后一定要按规定时间进行再次疼痛评估；③如果给药后再次评估癌痛并未降至轻度或无痛，要注意增加或保持用药剂量立即再次给药；④滴定成功后，如果患者在第一个24小时内再次出现疼痛，就以滴定成功时的吗啡剂量按需镇痛，在后续缓释剂镇痛背景建立以后出现爆发痛时也使用该剂量给予解救镇痛；⑤对于阿片耐受患者，开始新一轮吗啡剂量滴定时要注意嘱咐患者继续服用之前的控缓释镇痛药物，完成滴定后需要将滴定过程中使用的即释吗啡总剂量换算成之前使用的控缓释镇痛药物并加入到背景镇痛中；⑥多数患者的吗啡剂量滴定会在3个循环之内获得成功，当3个循环以上仍未达到满意镇痛，则应及时调整滴定方案或考虑其他综合镇痛手段；⑦积极的预防和处理不良反应；⑧吗啡剂量滴定并非一劳永逸，当病情需要时，滴定可能会重复进行。

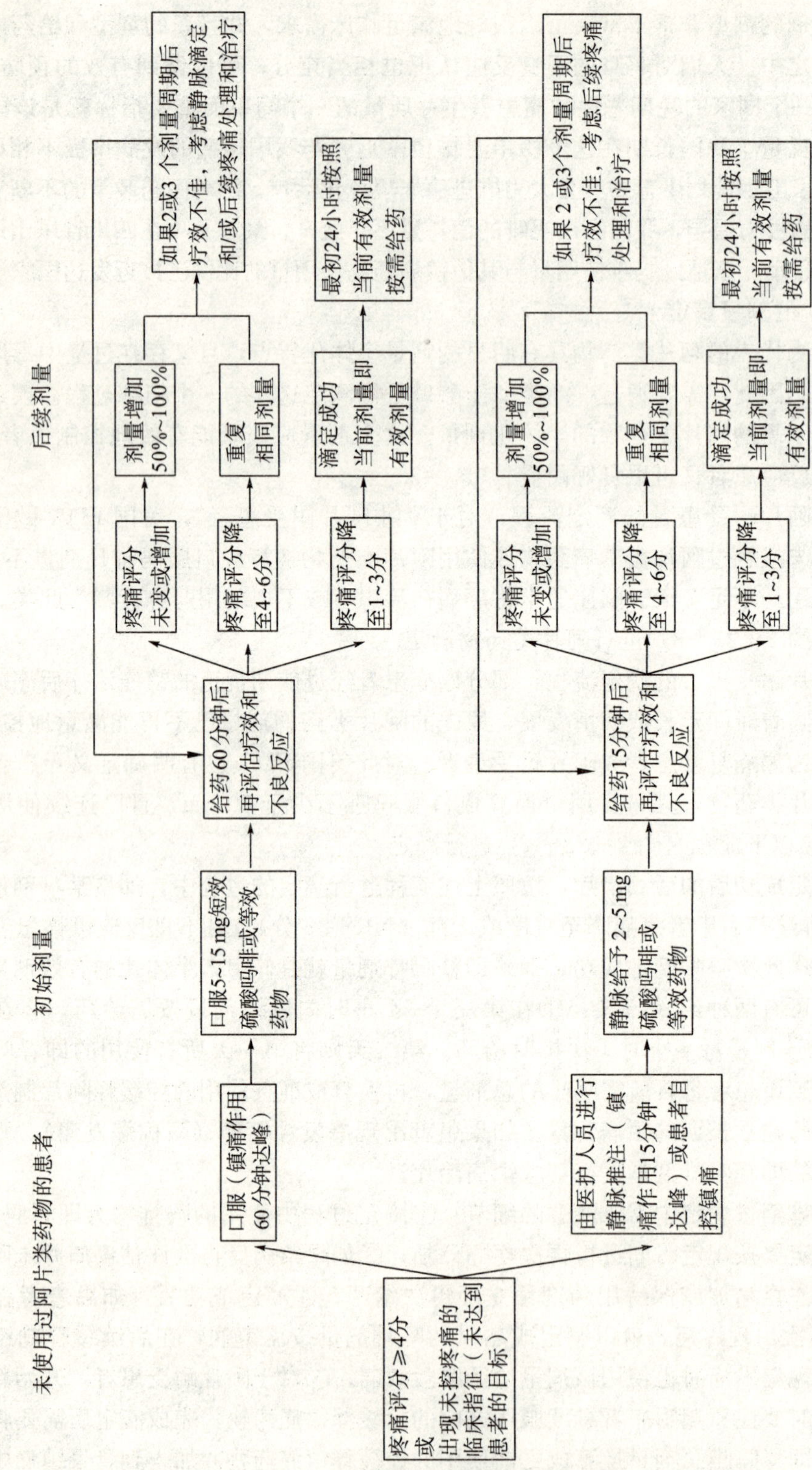

图2-23-3 非阿片耐受患者阿片类药物滴定流程

（改编自NCCN成人癌痛指南中国版）

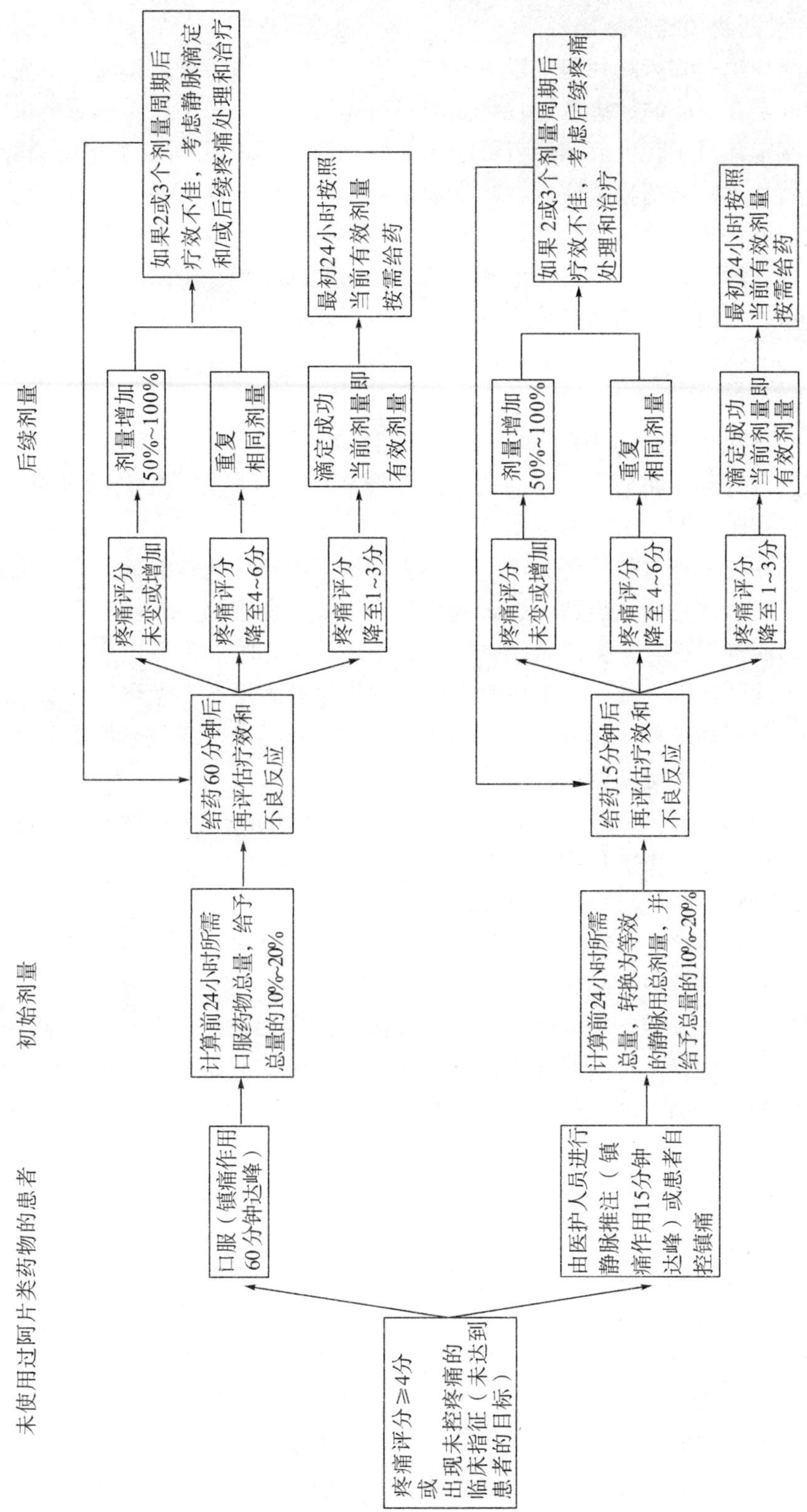

图2－23－4　阿片类药物耐受患者阿片类药物滴定流程

（改编自 NCCN 成人癌痛指南中国版）

2. 阿片类药物镇痛临床路径

阿片类药物镇痛临床路径包括以下步骤：①当恶性肿瘤患者就诊时，首先进行癌痛筛查；②对于确定存在癌痛的患者进行全面的癌痛评估；③对于中或重度癌痛患者应尽快开始吗啡剂量滴定，对于轻度癌痛患者可按 WHO 三阶梯镇痛原则给予非类固醇类抗炎药，如考虑使用阿片类镇痛药物也应进行吗啡剂量滴定；④争取在第一个 24 小时内滴定成功，之后按需给药或每 4 小时按时给药，同时积极预防和治疗不良反应；⑤根据第一天滴定及后续治疗的用药情况，计算出每天该患者镇痛所需要的吗啡总量；⑥换算成准备使用的控缓释制剂总量，从第二天起每日分次按时给药建立镇痛背景；⑦注意处理不良反应和爆发痛解救治疗；⑧随访和动态进行癌痛评估，在需要时重复上述镇痛路径。

3. 阿片类药物的选择与轮替

阿片类药物除了最常使用的吗啡外，还有许多其他药物如羟考酮、芬太尼、氢吗啡酮、美沙酮、可待因、曲马多等，剂型包括即释剂和控缓释剂，给药途径有口服、静脉、皮下、黏膜、直肠栓剂、透皮贴剂等。

每种药物和剂型都有其优势和不足，临床可根据用药后的镇痛效果以及患者对不良反应的耐受情况灵活选择或更换适合患者的药物。例如，食管癌患者伴有吞咽困难，此时栓剂或贴剂较口服剂型更容易被患者接受。又如患者使用吗啡制剂后出现严重且经过积极治疗仍难以缓解的便秘或其他不良反应时，可考虑换用芬太尼、羟考酮等药物以减轻不良反应。再如，被神经病理性疼痛或内脏痛困扰的患者，吗啡的镇痛效果可能不佳，此时可考虑使用羟考酮、曲马多等药物。

如果一种药物之前可以进行满意镇痛，但使用一段时间后疗效减弱，增加剂量后仍不能良好镇痛，也可适时更换药物或剂型。

4. 阿片类药物的不良反应及其处理

阿片类药物具有恶心、呕吐、便秘、过度镇静、胆绞痛、尿潴留、精神异常、呼吸抑制、药物依赖等不良反应。临床可分为两种：①不可耐受的不良反应。只有便秘是阿片类药物不可耐受的不良反应，需要医护人员积极给予预防和处理。当便秘非常严重时需要考虑及时更换镇痛药物。②可耐受的不良反应。除便秘外，上述其他不良反应均属此类，可以随着用药时间延长而逐渐减轻。对于这些可耐受的不良反应也要重视和积极处理，做好患者教育工作，争取患者及其家属的理解和配合。对于少数经过密切观察确实无法耐受的患者，应考虑换用其他镇痛药物。

值得注意的是阿片类药物呼吸抑制的不良反应常常被过度评估，一些由其他疾病因素导致的呼吸抑制被误判为阿片类药物过量。据统计，只要规范用药，每年阿片过量引起的呼吸抑制发生率非常低。判断阿片类药物过量的临床依据包括：短时间内使用了剂量相对较大的阿片类药物，在意识障碍的同时患者出现针尖样瞳孔缩小及呼吸频率显著减慢（<8 次/分）。如患者确系阿片类药物中毒，可立即使用纳洛酮解救催醒。

5. 辅助镇痛药物

对于一些特殊或难治性的癌痛，联合使用一些辅助药物可以增加阿片类药物的镇痛效果。这些辅助用药包括：非类固醇类抗炎药、抗惊厥药、抗抑郁药、镇静剂、糖皮质激素等。联合使用非类固醇类抗炎药对于控制癌性骨关节疼痛十分有效；对于神经病理性癌痛时，联合使用抗惊厥药物或激素可增强镇痛效果；联合抗抑郁药物可以改善患者心境，显著降低患者心理痛苦感受，亦可加强镇痛疗效。但需注意，联合用药也会增加药物不良反应发生的风险，在临床工作中要加以重视，及早发现和处治。

（四）癌痛的多学科综合治疗

癌症是一种全身性疾病，癌痛亦具有复杂的复合型疼痛的特点。癌痛可由肿瘤本身的浸润或转移产生，可由肿瘤合并症产生，可由抗肿瘤治疗产生，还会由于心理的痛苦感受以及社会功能缺失产生或加重。可以说癌痛的发生涉及躯体、心理、社会等众多因素，是一种系统性表现，客观需要多学科综合治疗。除了最为常见的药物镇痛治疗作为基础之外，放疗、外科手术治疗、化疗、生物免疫治疗、物理治疗、心理治疗、社会团体帮扶等都可作为癌痛的辅助治疗手段。一个癌痛诊疗团队通常包括肿瘤科、疼痛科、麻醉科、介入科、影像科、精神科、药剂科的专业人士及癌痛护理人员，当临床遇到难治性癌痛患者时，也需要邀请上述科室进行多科会诊。

第三节　诊疗现状与进展

自 WHO 三阶梯镇痛原则作为癌痛诊治指南进入我国以来，我国癌痛诊疗水平逐年提高，大量癌痛患者在医务工作者的努力下疼痛得以良好控制，生存质量明显提高。随着社会发展进步，恶性肿瘤患者的生存质量正被前所未有的重视，各学术组织也提出了较三阶梯镇痛原则更为全面、细致、实用、紧跟研究前沿的癌痛诊疗指南。新版的 NCCN 指南的重要更新包括：对癌痛的定义和范畴进行了明确的规定；移除了非类固醇类抗炎药如对乙酰氨基酚在轻度癌痛中的使用，推荐使用弱阿片类药物，而非类固醇类抗炎药可以作为所有癌痛的辅助治疗药物；对于中度癌痛推荐使用小剂量强阿片药物等内容。其他重要指南如 EAPC、ESMO 等癌痛指南也有类似更新。总体趋势是将非类固醇类抗炎药作为癌痛治疗的辅助药物，弱化二阶梯药物使用，强阿片类使用前移。不难发现，上述更新的出发点都是为了更好更快地为癌痛患者进行有效的镇痛治疗，又能进一步减少镇痛治疗的不良反应。2011 年在四川省范围内进行的一次癌痛调查结果显示，无论患者、家属还是医务人员，对于癌痛的认识及癌痛规范化治疗水平都亟待提高。经过几年不懈地推广宣教，情况有了明显改观。2014 年一项大型区域性癌痛调查结果显示：在当地医疗卫生机构与政府主管部门的联合干预下，在癌痛规范化治疗理念的推动下，四川省乐山地区癌痛的认知水平和诊疗水平都有了显著提高。当然，我国目前癌痛诊疗还呈现出明显的地区差异性，沿海经济发达地区已接近国际先进水平，而广大的内陆经济落后地区癌痛现状堪忧。不过从上面的两次调查结果来看，我们有理由相信，随着越来越多的有识之士投身癌痛事业，让患者过上不被癌痛困扰的、有尊严的生活是可以实现的。

【病例拓展分析】

患者，男性，62 岁，诊断为“右肺腺癌伴肺内、胸膜、骨转移Ⅳ期”。影像学检查结果提示其肱骨、多个椎体、髂骨、股骨等多处骨骼存在骨质破坏。入院时患者表情痛苦，全身大汗，呻吟，轻微活动即可引起剧烈疼痛。患者主诉其疼痛难以忍受，要求使用镇痛药物。通过癌痛评估，其 NRS 为 9 分，既往未用过镇痛药物。

问题1：该患者疼痛是否属于癌痛？程度如何？接诊后应如何治疗？

分析：该患者肺癌晚期诊断明确，伴全身广泛转移，以多发骨转移为甚。患者目前存在疼痛，考虑与癌症侵犯有关，属于癌痛；NRS评分9分属于重度癌痛，且为吗啡未耐受癌痛患者。应及时建立癌痛诊断，按肿瘤急症处理，尽快使用强阿片类药物镇痛。

问题2：在使用强阿片类药物镇痛时，如何确定该患者的适合剂量？

分析：以吗啡为代表的强阿片类药物是控制癌痛，尤其中重度癌痛的基石。但由于吗啡等药物具有剂量个体化特点，需要进行吗啡剂量滴定来确定适合患者的镇痛剂量。

主管医师立即使用吗啡注射剂静脉注射开始滴定，以5 mg为起始剂量，15分钟后再次评估，NRS评分为8分；立即加量至10 mg再次给药，15分钟后评估疼痛评分为4分；以10 mg再次给药，15分钟后NRS评分降为1分。此后在第一个24小时内按需给药2次，均为10 mg，给药后疼痛均明显缓解。

问题3：该患者从第二天起使用强阿片类缓释剂建立镇痛背景，剂量该如何计算？

分析：首先计算第一天所有阿片类药物总剂量：5＋10＋10＋10＋10＝45（mg）。45 mg吗啡注射剂换算成口服吗啡为45×3＝135（mg），可以使用吗啡缓释片70 mg每12小时建立镇痛背景，同时注意处理吗啡引起的不良反应。

问题4：如果该患者大部分时间镇痛满意，但偶尔会发生突发性剧烈疼痛，此时该如何处理？

分析：成功建立镇痛背景后，癌痛患者大部分时间疼痛控制满意，但有时会发生由各种原因引起的爆发痛，应立即按滴定成功的吗啡剂量给予即释吗啡进行解救镇痛。该患者可给予吗啡注射剂10 mg静脉注射解救。

（朱　江）

参考文献

[1] Van den Beuken-van Everdingen M H J，De Rijke J M，Kessels A G，et al. Prevalence of pain in patients with cancer：a systematic review of the past 40 years [J]. Ann Oncol，2007，18（9）：1437－1449.

[2] Klepstad P，Kaasa S，Cherny N，et al. Pain and pain treatments in European palliative care units. A cross sectional survey from the European Association for Palliative Care Research Network [J]. Palliat Med，2005，19（6）：477－484.

[3] Janjan N. Improving cancer pain control with NCCN guideline-based analgesic administration：a patient-centered outcome [J]. J Natl Compr Canc Netw，2014，12（9）：1243－1249.

[4] National Comprehensive Cancer Network. NCCN clinical practice guidelines in oncology：adult cancer pain.（Version 2. 2015）[EB/OL]. [2015－8－10]. http://www. nccn. org/professionals/physician_gls/ pdf/pain. pdf.

[5] Rodriguez C S. Pain measurement in the elderly：a review [J]. Pain Manag Nurs，2001，2：38－46.

[6] Hanks G W，De Conno F，Ripamonti C，et al. Morphine in cancer pain：modes. of administration [J]. Bm J，1996，312：823－826.

[7] Thirlwell M P，Sloan P A，Marou J A，et al. Pharmacokinetics and clinical efficacy of oral morphine solution and controlled-release morphine tablet s in cancer patients [J]. Cancer，1989，63：2275.

[8] Elsner F，Radbruch L，Loick G，et al. Intravenous versus subcutaneous morphine titration in patients with persisting exacerbation of cancer pain [J]. J Palliat Med，2005，8 (4)：743-750.

[9] 王玉梅. 一个基于循证医学证据的癌痛治疗指南——读《癌痛的阿片类药物治疗：EAPC 基于循证医学证据的推荐》[J]. 中国肿瘤临床，2012，39 (21)：1588-1590.

[10] 邵月娟，王昆. 辅助镇痛药物在癌痛治疗中的应用进展 [J]. 中国肿瘤临床，2015，42 (10)：530-534.

[11] 董彦鹏，孙莉. 癌痛治疗现状与进展 [J]. 协和医学杂志，2011，2 (4)：367-369.

第二十四章　肿瘤与并发疾病

内容提要：

- 肿瘤与糖尿病有复杂的相互关系，这种相互关系可能由于它们具有共同的生物学特性。
- 肿瘤可能造成高血压，抗肿瘤治疗也可能引起高血压。
- 肝炎会影响抗肿瘤治疗，抗肿瘤同时应给予积极抗病毒治疗。
- 结核是肺癌的危险因素，二者可以合并存在。对于肿瘤合并结核的患者，抗肿瘤治疗不影响抗结核治疗疗效。

第一节　肿瘤与糖尿病

肿瘤与糖尿病均是严重影响人类生命健康的重大疾病。以前分属两大类疾病（恶性疾病及代谢性疾病），越来越多的证据提示这两者之间可能有复杂的内在关系。两者关系也受到肿瘤学者和内分泌学者共同的关注。

一、肿瘤与糖尿病的发生和预后相关吗？

糖尿病与肿瘤的发病率在全球范围内都呈快速上升。肿瘤是第二大死亡原因，糖尿病死因则排位第十二位。临床早就观察到部分患者合并有糖尿病和肿瘤，这就引出一个很有趣的问题。两者是否可互为危险因素？荟萃分析表明，糖尿病可能引起肿瘤患者病死率升高。

二、肿瘤与糖尿病有共同的危险因素吗？

两者的共同危险因素至少包括以下几项：年龄、性别、肥胖、体育锻炼、饮食、饮酒及吸烟。肥胖与多种肿瘤（乳腺癌、大肠癌、胰腺癌等）相关，可能增加前列腺癌的死亡风险。肥胖与胰岛素抵抗及2型糖尿病关系是明确的，减轻体重可降低糖尿病风险，维持血糖在正常水平。但控制体重对减少肿瘤发病是否有益，还远不清楚。有研究提示控制体重可减少乳腺癌发生率。但应注意，观察性研究混杂因素极多，需极大样本长期观察，难度很大，几乎不可能开展。其他可控因素还包括吸烟、饮酒等。

三、治疗糖尿病会影响肿瘤的发生和预后吗？

（一）二甲双胍

二甲双胍降血糖机制仍不明。二甲双胍能抑制肿瘤细胞增殖，减少克隆形成，引起细胞周期阻滞，其机制可能涉及细胞内 AMPK 途径活化，蛋白质合成受阻。临床研究也提示二甲双胍可降低肿瘤发生风险。

（二）胰岛素增敏剂

胰岛素增敏剂包括罗格列酮与皮格列酮，它们主要通过激活 PPAR gamma 作用，并不直接增加胰岛素产生和分泌。其对抗肿瘤作用还有争议。磺脲类降糖药是一类临床应用了 50 年的老药。临床研究发现口服此类药物的人群中，肿瘤发生率和死亡率高于应用其他降糖药。新型降糖药格利萘类、GLP－1 类似物及 DPP4 抑制物，进入临床时间稍晚，还没有积累足够病例探索与肿瘤的关系。甘精胰岛素是一类新型的胰岛素类似物，临床研究发现可能引起肿瘤发生增加。

（丁振宇）

第二节　肿瘤与高血压

一、可能造成高血压的肿瘤

部分有内分泌功能的肿瘤可能造成高血压，其中最常见的是嗜铬细胞瘤。嗜铬细胞瘤引起高血压的特点是阵发性高血压，平时血压正常，发作时收缩压可达 200～300 mmHg，舒张压可达 130～180 mmHg。其他重要表现包括：剧烈头痛、面色苍白、大汗淋漓、心动过速等，重者可能发生心力衰竭、肺水肿、脑出血等。发作频率和持续时间不等，也有患者表现为持续性高血压。但是，当嗜铬细胞瘤发生出血、坏死时，由于儿茶酚胺释放骤然减少，可以造成低血压或休克，或表现为血压大幅波动。另外，部分嗜铬细胞瘤在平时并不引起高血压及其他症状，但在手术刺激、严重外伤等应激状态下可诱发高血压，这部分患者容易被漏诊或误诊。

二、抗肿瘤治疗引起的高血压

一些抗血管生成药物的使用可能造成血压升高，或使已有的高血压加重。使用贝伐单抗后高血压的发生率超过 23%，其中约 8%的患者有严重高血压。使用舒尼替尼和索拉非尼后发生高血压的比率与其相似，既往有高血压病史或肾细胞癌患者风险更高。

高血压可能出现在治疗的任何阶段，其急性并发症包括心力衰竭、蛋白尿、肾血栓性微血管病和脑出血等。对大多数患者来说，暂停或完全停止使用抗血管生成药物后高血压会得到缓解，但某些情况下严重高血压可能持续并危及生命。在使用抗血管生成药物治疗期间，必须密切监测血压，并及时治疗高血压。目前尚无循证医学证据来指导这类患者的降压治疗。不过已有成功使用血管紧张素转化酶抑制剂（ACEI）、β 受体阻滞剂、二氢吡啶类钙拮抗剂的例子。

总的来说，抗血管生成药物造成的高血压是可以控制的，只有当高血压很严重或是伴有并发症时才需要停用抗血管生成药物。美国国立癌症研究院建议将患者的血压维持在 140/90 mmHg 以下。

（张新星）

第三节 肿瘤与肝炎

目前肝炎感染呈现世界范围内流行趋势。全球每年因为乙型肝炎病毒（HBV）感染所致的肝衰竭、肝硬化和原发性肝细胞癌死亡的患者约有100万人，中国总人口的9%以上携带乙肝病毒表面抗原（HBsAg）。HBV、丙型肝炎病毒（HCV）等病毒感染是肝癌发生的重要因素之一，抗病毒治疗可能改变肝炎患者转归。抗病毒治疗后的患者较未治疗的患者出现肝癌的风险更小，抗病毒治疗可能延长非终末期的HBV DNA阳性肝癌患者的生存时间。

恶性肿瘤同时携带肝炎病毒患者化疗后出现肝功能异常及死亡风险大大提高。因为化疗药物会引起机体免疫力低下，肝炎病毒有被再度激活的可能。因此，对肝炎病毒进行监测、治疗在肿瘤治疗中具有重大意义。

中国、欧洲、美国等地区均制定了乙型肝炎（简称乙肝）防治指南，给化疗、免疫抑制剂治疗合并乙肝患者提出了治疗建议。中国慢性乙肝防治指南、美国肝病研究学会(American Association for the Study of Liver Diseases，AASLD）实践指南、欧洲肝病学会（European Association for the Study of the Liver，EASL）慢性乙型肝炎病毒感染管理临床实践指南均推荐对于接受化疗、免疫抑制剂治疗的患者，应常规筛查乙肝病毒表面抗原（HBsAg）。若HBsAg为阳性，即使丙氨酸转氨酶（谷丙转氨酶）正常和HBV DNA阴性，也应服用拉米夫定等核苷（酸）类似物。中国指南建议应用化疗及免疫抑制剂治疗前1周开始抗病毒治疗，而AASLD指南及EASL指南建议在肿瘤化疗开始或期间及免疫抑制剂治疗期间进行抗病毒治疗。

关于抗病毒治疗停药时间及抗病毒治疗药物选择由患者病情决定，中国及AASLD指南建议：①对于基线HBV DNA小于2 000 IU/ml的患者，完成免疫抑制剂或化疗后继续抗病毒治疗6个月；②基线HBV DNA大于2 000 IU/ml的患者，建议持续治疗，治疗终点与免疫功能正常的慢性乙肝患者相同；③停用核苷（酸）类似物后可能会出现复发，应高度重视；④对于预期疗程较短（≤12个月）的患者，可选拉米夫定或替比夫定；⑤预期疗程更长的患者，首选恩替卡韦或者阿德福韦酯，减少耐药发生；⑥干扰素因其骨髓抑制作用，在使用细胞毒性药物及免疫抑制剂时应避免同时应用。EASL指南对抗病毒治疗的建议稍有不同。EASL指南推荐抗病毒治疗疗程持续直至细胞毒药物及免疫抑制剂治疗结束后12个月，对HBV DNA水平高的患者建议使用恩替卡韦或替诺福韦。

丙型肝炎（简称丙肝）合并肿瘤治疗目前循证医学证据较少，无明确治疗原则及指南推荐。对于丙肝已控制的患者，可在定期监测丙氨酸转氨酶、HCV RNA下应用细胞毒性药物或免疫抑制剂。对于丙肝未控制的患者，也有关于化疗与抗丙肝病毒治疗同时应用的报道。目前针对丙肝治疗主要应用干扰素联合利巴韦林，抗病毒治疗有骨髓抑制、胃肠反应、精神异常、皮肤毒性等不良反应，应警惕与细胞毒性药物联用可能出现不良反应加重。

综上所述，抗病毒治疗可减少肿瘤发生，延缓肿瘤发展，肿瘤合并肝炎患者在抗肿瘤治疗各个环节密切监测肝炎相关指标，规范的抗病毒治疗可减少肝炎复发，降低病死率，延长患者的生存时间。

（余 敏）

第四节　肿瘤与结核

目前有多种恶性肿瘤合并结核的报道，包括肺癌、乳腺癌、肝癌、胃癌、肠癌、泌尿系统肿瘤、头颈部肿瘤、淋巴瘤、白血病等，其中肺癌报道最多。肺结核患者患肺癌概率为1%～2%，较健康人群高7%～30%。而2%～4%肺癌患者合并肺结核，较健康人群概率增加约25%。结核与肿瘤可以先后或同时发现。肿瘤伴发结核使两者的治疗复杂化，甚至影响患者的预后。

如活动性结核合并肿瘤患者在抗肿瘤治疗前未得到明确诊断与合理治疗，可能在进行抗肿瘤治疗过程中出现结核播散。另外，抗肿瘤治疗后免疫功能受抑制，可能引起结核活化或造成严重结核感染反应。因此，在恶性肿瘤患者的诊治全程中均应警惕结核感染的可能。痰涂片、痰培养、组织活检等查见结核分枝杆菌为诊断结核的“金标准”。PPD皮试不能作为明确结核的检查，淋巴瘤、慢性白血病、接受激素治疗及接受其他免疫抑制剂治疗的患者容易出现假阴性结果。即使活检查见癌细胞，也应将标本送到微生物室查找是否有伴发结核可能，特别是结核高发地区，这种检测方式应作为常规。另外，一些先进的技术如检测结核分枝杆菌PCR技术等也应进行推广。

对于肿瘤合并结核的患者，抗肿瘤治疗不影响抗结核治疗疗效。活动性肺结核患者如需进行择期手术，建议先进行3个月正规抗结核治疗后再进行手术预防结核播散。如患者一般情况允许，单纯抗结核治疗可能延误肿瘤治疗，应在抗结核治疗的同时或痰菌阴性、结核病情稳定后尽早进行手术、化疗、放疗等抗肿瘤治疗。治疗过程中应尽量避免对骨髓功能、胃肠功能、肝肾功能、免疫功能等有严重损害的药物，鼓励积极开展增强免疫及营养支持等治疗。肿瘤合并活动性结核患者同时进行抗肿瘤和抗结核治疗的较单纯进行抗肿瘤或抗结核治疗的患者预后更好。

（余　敏）

【病例拓展分析】

病案一：

患者，女性，65岁，因“咳痰，痰中带血1个月”入院。患者不吸烟，有20年高血压病史，平时口服钙拮抗剂，血压控制好。胸部CT检查结果提示右肺上叶占位伴纵隔淋巴结肿大，腹部CT检查结果提示右肾上腺占位4 cm×3 cm。骨显像结果提示多发骨异常浓聚影。头部MRI检查未见转移灶。纤维支气管镜检查结果提示右肺上叶开口处狭窄，有新生物，易出血。活检病理学诊断为乳头状腺癌，临床诊断为右肺上叶乳头状腺癌伴纵隔淋巴转移，右肾上腺、骨转移，分期为$cT_3N_2M_{1b}$。基因检测*EGFR*及*ALK*均为野生型。

问题：患者入院后发现血糖持续增高，空腹血糖浓度为10～12 mmol/L，糖化血红蛋白为7.8%。其血糖高的诊断和处理方法?

分析：患者现血糖水平已达到糖尿病诊断标准，可以诊断为2型糖尿病。对于糖尿病的治疗，应首先改善生活方式，控制饮食，加强运动。但患者为恶性肿瘤患者，饮食控制不宜过紧，以免影响体力状况。治疗可考虑口服降糖药，或注射胰岛素。患者为初发，首先考虑口服药物，可考虑应用二甲双胍。其降血糖作用明确，安全性好，并且临床前研究表明有一定抗肿瘤作用。相应的临床研究正在开展。胰岛素与恶性肿瘤的发生与演进可能有关，现在不明确。肿瘤患者能否采用胰岛素也存在部分争议。总的来说，肿瘤患者不是使用胰岛素的禁忌。最后决定口服二甲双胍 850 mg，1 次/天。

病案二：

患者，女性，56 岁。因“咳嗽、痰中带血 1 个月”入院。无高血压病史。胸部 CT 示左肺下叶占位。肺部穿刺活检病理学诊断为肺腺癌，表皮生长因子受体（EGFR）基因突变检测 *L858R* 阳性。先后给予吉非替尼、培美曲塞联合顺铂化疗。之后头部 MRI 检查结果提示颅内多发转移灶，给予全脑放疗，疗效评价部分缓解（PR）。放疗 1 年余后患者因言语障碍再次就诊，头部 MRI 提示脑转移灶较前进展。给予贝伐单抗后患者出现头痛、头晕、嗜睡等症状，血压升高至 200/120 mmHg。

问题：该患者出现血压升高、意识障碍的可能原因、诊断、处理方法。

分析：患者可能为颅内出血或贝伐单抗引起的高血压脑病。患者行 CT 检查未见颅内出血，考虑为贝伐单抗引起的高血压脑病。给予硝酸甘油降压 6 小时后，患者出现昏迷，血氧饱和度下降，后血压降至 83/46 mmHg，突发呼吸暂停，给予气管插管、呼吸机辅助呼吸及多巴胺升压治疗后生命体征稳定。可能原因为使用硝酸甘油降压过度，造成脑供血不足，进而导致昏迷、呼吸抑制。2 天后，患者逐渐清醒；2 周后，患者意识完全恢复。之后患者血压持续偏高（150/90 mmHg），口服缬沙坦控制血压。

病案三：

患者，男性，60 岁，因“咳嗽、咯血 3 个月，乏力、厌食 1 个月”来我院就诊。3 个月前出现咳嗽、咯血，遂于外院就诊。2 个月前经 CT、纤维支气管镜、头部 MRI、骨显像等检查诊断：右上肺鳞癌伴右肺门、纵隔淋巴结、骨转移（$cT_3N_2M_{1b}$，Ⅳ期），接受吉西他滨联合顺铂化疗 2 个周期，1 个月前出现乏力、厌食，为求进一步诊治入我院。既往有“乙肝”病史。入院后查 HBsAg“+”，抗 - HBe“+”，抗 - HBc“+”，HBV DNA 4.58 10E+03 copies/ml，ALT 380 U/L，AST 219 U/L。

问题 1：患者化疗后为什么会出现乙肝活跃？

分析：患者既往有“乙肝”病史，未在化疗前进行关于乙肝的评估及相应治疗，接受化疗后机体免疫力下降，肝炎病毒被再度激活，导致乙肝活跃。

问题 2：能否避免这种情况发生？

分析：可以避免。在患者进行化疗前检查乙肝标志物、肝功、HBV DNA 等指标全面评估乙肝病毒及相应风险，HBsAg“+”患者在化疗前 1 周开始接受拉米夫定等抗病毒治疗，在化疗过程中密切监测肝功、HBV DNA 等指标变化，必要时传染科就诊，根据患者具体情况决定抗病毒治疗疗程。

病例四：

患者，女性，43 岁，因“咳嗽、胸痛半年”就诊。胸部 CT 检查发现“右上肺占位”。纤维支气管镜活检发现结核分枝杆菌，右上叶支气管小细胞癌。痰培养分枝杆菌阳性。患者一般情况较好。

问题：如何合理安排抗结核治疗与抗肿瘤治疗次序？

分析：患者病理活检及结核痰菌阳性，有进行抗结核治疗指征；同时确诊小细胞肺癌，有必要进行化疗等抗肿瘤治疗抑制肿瘤生长。可在正规抗结核治疗的基础上进行抗肿瘤治疗。治疗期间密切监测患者的不良反应发生情况并及时处理，根据患者情况及时调整治疗方案。

（丁振宇　余　敏　张新星）

参考文献

[1] Giovannucci E, Harlan D M, Archer M C, et al. Diabetes and cancer: a consensus report [J]. Diabetes Care, 2010, 33 (7): 1674-1685.

[2] Barone B B, Yeh H C, Snyder C F, et al. Long-term all-cause mortality in cancer patients with preexisting diabetes mellitus: a systematic review and meta-analysis [J]. JAMA, 2008, 300 (23): 2754-2764.

[3] Ma J, Li H, Giovannucci E, et al. Prediagnostic body-mass index, plasma C-peptide concentration, and prostate cancer-specific mortality in men with prostate cancer: a long-term survival analysis [J]. Lancet Oncol, 2008, 9 (11): 1039-1047.

[4] Eliassen A H, Colditz G A, Rosner B, et al. Adult weight change and risk of postmenopausal breast cancer [J]. JAMA, 2006, 296 (2): 193-201.

[5] 中华医学会肝病学分会，中华医学会感染病学分会. 慢性乙型肝炎防治指南（2010年版）[J]. 中华肝脏病杂志，2011，19（1）：13-24.

[6] American Association for the Study of Liver Disease. Chronic hepatitis B: update 2009 [J]. Hepatology, 2009, 50 (3): 661-662.

[7] European Association for the Study of the Liver. EASL Clinical practice guidelines: management of chronic hepatitis B virus infection [J]. J Hepatol, 2012, 57 (1): 167-185.

[8] 肖和平. 结核病防治新进展 [M]. 上海：复旦大学出版社，2004.

[9] Falagas M E. Tuberculosis and malignancy [J]. Q J Med, 2010, 103: 461-487.

[10] Kim D K, Lee S W, Kin Y W, et al. Clinical characteristics and treatment responses of tuberculosis in patients with malignancy receiving anticancer chemotherapy [J]. Chest, 2005, 128 (4): 2218-2222.

附录1　实体肿瘤的疗效评价标准

（Response Evaluation Criteria in Solid Tumors，RECIST；1.1 版）

在评价肿瘤病灶时，首先将其分为可测量病灶和不可测量病灶，观测病灶分为目标病灶（靶病灶）和非目标病灶（非靶病灶）。

1. 病灶分类

（1）可测量的病灶：至少有一个可精确测量记录的肿瘤病灶最长径。在 5 mm 薄层 CT 上肿瘤病灶最长径大于或等于 10 mm；CT 检查最短径大于或等于 15 mm 的淋巴结；在对比度良好的胸部 X 线平片上最长径大于或等于 20 mm 的肿瘤病灶；体表病变，如弯脚测径器可测量的皮肤结节等，若大于或等于 10 mm 也可作为可测量病变，应通过有标尺的彩色照片明确标示其大小，若成像技术能评估应首选成像技术评估。

（2）不可测量的病灶：确实不可测量的病灶。如最长径小于 10 mm 的肿瘤病灶；最短径大于或等于 10 mm，但小于 15 mm 的淋巴结；其他如软脑膜、脊髓膜病变；腹水、胸膜、心包膜渗出液；炎性乳腺癌、皮肤或肺的癌性淋巴管炎；成像技术不能重现的腹部肿块或包块等。

（3）特殊病灶：如骨病灶、囊性病灶以及先前进行过局部治疗的病灶，在评估时需要特殊考虑。

2. 病灶的评价

在治疗前先对肿瘤病灶进行测量评估，即确立基线。以此为参照，其后的测量结果与其进行比较，确定疗效。

（1）目标病灶：在可测量病灶中选取。应根据病灶最长径和可准确重复测量性来选择。当病灶比较多时，应选取代表性病灶，每个器官最多选 2 个病灶，全部病灶总数最多 5 个作为目标病灶，并在基线时测量并记录。所有目标病灶的最长径总和（淋巴结测量记录最短径），作为有效缓解记录的参考基线。

（2）非目标病灶：所有其他病灶应作为非目标病灶并在基线上记录，非目标病灶不需像目标病灶那样去测量记录，但在随诊期间要注意其存在或消失。

3. 疗效评价

（1）目标病灶的评价：

完全缓解（CR）：所有目标病灶消失。病理性淋巴结最短径小于 10 mm。

部分缓解（PR）：与基线病灶最长径总和比较缩小 30%。

疾病进展（PD）：原靶病灶最长径总和增加大于 20%，且原靶病灶最长径总和绝对值增加大于5 mm；出现新病灶。

疾病稳定（SD）：基线病灶最长径总和有缩小但未达 PR 或有增加但未达 PD。

（2）非目标病灶的评价：

CR：所有非目标病灶消失和肿瘤标志物水平正常。所有淋巴结为非病理性（最短径<10 mm）。

非 CR/非 PD：一个或多个非目标病灶持续存在和/或肿瘤标志物检测高于正常值。

PD：出现一个或多个新病灶，或存在非目标病灶模糊进展。

（3）总疗效评价：

目标病灶	非目标病灶	新病灶	总疗效
CR	CR	无	CR
CR	非 CR/非 PD	无	PR
PR	非 PD	无	PR
SD	非 PD	无	SD
PD	任何	有/无	PD
任何	PD	有/无	PD
任何	任何	有	PD

[Eisenhauera E A，Therasseb P，Bogaertsc J，et al. New response evaluation criteria in solid tumours：Revised RECIST guideline（version 1.1）. Eur J Cancer，2009，45（2）：228-247.]

附录 2　Karnofsky 体力状况评分标准

评分	体力状况
100	正常，无症状和体征
90	能进行正常活动，有轻微症状和体征
80	勉强可进行正常活动，有一些症状或体征
70	生活可自理，但不能维持正常生活工作
60	生活能大部分自理，但偶尔需要别人帮助
50	常需要他人照料
40	生活不能自理，需要特别照顾和帮助
30	生活严重不能自理
20	病重，需要住院和积极的支持治疗
10	重危，邻近死亡
0	死亡

（Karnofsky 体力状况：Karnofsly's Performance Status，KPS）

附录3 ECOG体力状况评分标准

评分	体力状况
0	活动能力完全正常，与起病前活动能力无任何差异
1	能自由走动及从事轻体力活动，包括一般家务或办公室工作，但不能从事较重的体力活动
2	能自由走动及生活自理，但已丧失工作能力，日间不少于一半时间可以起床活动
3	生活仅能部分自理，日间一半以上时间卧床或坐轮椅
4	卧床不起，生活不能自理
5	死亡

（ECOG体力状况：Eastern Cooperative Oncology Group Performance Status）